国家科学技术学术著作出版基金资助出版

趋化因子与
神经精神疾患

主　编　陈乃宏

副主编　楚世峰　苑玉和　孔令雷　孙宏硕　王真真

编　委（按拼音顺序排列）

陈乃宏　楚世峰　冯中平　贺文彬　孔令雷　李　刚

李志鹏　石瑞丽　孙宏硕　王真真　韦桂宁　于龙川

苑玉和　张　毅　张　钊

U0245823

人民卫生出版社
·北京·

图书在版编目（CIP）数据

趋化因子与神经精神疾患 / 陈乃宏主编 . —北京：
人民卫生出版社，2023.10
ISBN 978-7-117-34283-4

Ⅰ.①趋…　Ⅱ.①陈…　Ⅲ.①神经系统疾病—治疗
Ⅳ.① R741

中国版本图书馆 CIP 数据核字（2022）第 245204 号

人卫智网	www.ipmph.com	医学教育、学术、考试、健康， 购书智慧智能综合服务平台
人卫官网	www.pmph.com	人卫官方资讯发布平台

趋化因子与神经精神疾患
Quhua Yinzi yu Shenjing Jingshen Jihuan

主　　编：陈乃宏
出版发行：人民卫生出版社（中继线 010-59780011）
地　　址：北京市朝阳区潘家园南里 19 号
邮　　编：100021
E - mail：pmph @ pmph.com
购书热线：010-59787592　010-59787584　010-65264830
印　　刷：北京汇林印务有限公司
经　　销：新华书店
开　　本：787×1092　1/16　　印张：27
字　　数：657 千字
版　　次：2023 年 10 月第 1 版
印　　次：2023 年 11 月第 1 次印刷
标准书号：ISBN 978-7-117-34283-4
定　　价：139.00 元

打击盗版举报电话：**010-59787491**　E-mail：**WQ @ pmph.com**
质量问题联系电话：**010-59787234**　E-mail：**zhiliang @ pmph.com**
数字融合服务电话：**4001118166**　E-mail：**zengzhi @ pmph.com**

编者名单（按拼音顺序排列）

陈　晨　兰州大学第一医院

陈乃宏　中国医学科学院药物研究所

陈筱雨　荣昌生物制药（烟台）股份有限公司

谌浩东　湖南中医药大学

楚世峰　中国医学科学院药物研究所

崔丽媛　中国医学科学院药物研究所

冯聚玲　湖南中医药大学

冯思同　北京中医药大学

冯中平　多伦多大学

高　岩　首都医科大学附属北京世纪坛医院

何佳琪　天津中医药大学

贺文彬　山西中医药大学

胡凯超　天津中医药大学

黄菊阳　中山大学

孔令雷　中国医学科学院药物研究所

孔庆瑶　芝加哥大学

黎丽清　广东药科大学

李　刚　内蒙古医科大学

李志鹏　滨州医学院

刘　诺　中国医学科学院药物研究所

刘丹丹　中国中医科学院中药研究所

刘家岐　中国药科大学

刘杨波　湖南中医药大学

马文玉　广州中医药大学科技创新中心

马一丹　安徽中医药大学

马寅仲　中国科学院深圳先进技术研究院生物医药技术研究所

牟　正　山东大学齐鲁医院

彭　也　中央民族大学

任思宇　湖南中医药大学

石瑞丽　内蒙古科技大学

宋修云　神州细胞工程有限公司

孙宏硕　多伦多大学

王　洁　山西中医药大学

王洪蕴　中国医学科学院药物研究所

王惠芹　湖南中医药大学

王莎莎　广州中医药大学科技创新中心

王真真　中国医学科学院药物研究所

王梓林　山西中医药大学

韦桂宁　广西壮族自治区中医药研究院

吴青林　广州中医药大学科技创新中心

夏聪媛　中日友好医院

薛　薇　北京医院临床试验研究中心

闫　旭　中国医学科学院药物研究所

闫加庆　中国医学科学院肿瘤医院

杨鞠祥　内蒙古医科大学

叶君锐　中国医学科学院药物研究所

于龙川　北京大学

苑玉和　中国医学科学院药物研究所

张　毅　北京中医药大学

张　钊　中国医学科学院药物研究所

张成凤　广东药科大学

张程璐　中国医学科学院药物研究所

张建军　中国科学院心理研究所

张宁宁　中国医学科学院药物研究所

张志玲　中国医学科学院药物研究所

郑清炼　华南师范大学

郑晓溪　广东药科大学

周　欣　中国医学科学院药物研究所

左　玮　中国医学科学院北京协和医院

　　陈乃宏研究员早年留学日本，在日本理化研究所和其他重要学术单位学习和工作十余年。归国后，他治学严谨，尤重视基础理论研究和推广前沿科技，如利用荧光蛋白可视化技术研究细胞信号转导途径、缝隙连接障碍与抑郁症发病的关系。引人注目的还有趋化因子研究，趋化因子是抗病毒、抗炎、抗过敏等的药物作用新靶点，具有重要的理论应用价值。《趋化因子与神经精神疾患》是他继《神经递质与神经疾患》出版之后的又一力作，其科学性、前沿性、真实性值得称道。他带领一批年轻科学工作者写成此书，更值得我国青年科学工作者学习、参考和借鉴，也为他们如何工作、如何奋斗、如何创新提供了可效仿的模板。

　　趋化因子，顾名思义是指可以诱导细胞发生定向迁移运动的一类细胞因子的总称。自 1987 年首个趋化因子被发现以来，目前其家族成员已经超过 50 个，是生命科学研究最活跃的领域之一。趋化因子研究不仅丰富了免疫调控机制，更开启了免疫系统对神经系统及其他器官发育调控的新领域，具有重大的医学价值，但趋化因子在神经发育及神经精神疾患中的病理生理学作用尚无系统性归纳和整理。

　　本书总结了趋化因子在神经系统发育及二十余种神经精神疾患中的作用，并对趋化因子的生物功能研究方法、创新药物开发策略进行了系统性梳理。本书具有如下特点。

　　1. 本书收录的神经精神疾患均是神经精神常见病、多发病，如帕金森病、抑郁症、脑卒中、阿尔茨海默病等。本书以趋化因子作为切入点，以神经免疫调控作为主线，对趋化因子在上述疾病中的病理学作用及其潜在分子机制进行了系统性的整理，内容丰富、介绍全面，不仅符合专业研究人员深入研讨的需求，也适合于大学本科及以上学历的青年医药工作者和研究生阅读。

　　2. 创新药物研发是推动神经精神疾患治疗的核心驱动力，针对目前神经精神疾患治疗效果欠佳的现状，本书对以趋化因子为靶点的先导化合物 / 候选药物的研发进展进行了归纳整理，使趋化因子生物学研究在神经精神疾患治疗中的应用价值得到体现。

　　3. 趋化素样因子（chemokine-like factor，CKLF）是我国科学家发现并主导研究的趋化因子家族，代表了我国在趋化因子研究领域的最高水平。主编团队对趋化素样因子 1（CKLF1）在神经发育中的生物学功能及在神经精神疾患中的治疗价值，坚持不懈地研究了十余年，构建了以 CKLF1 为靶点的核心技术群，完成了以 CKLF1 为靶点的先导化合物的研发、候选药物确定和临床前研究等创新药物研究历程，其中的成功与失败、经验与教训，在本书中均有详细描述，为以趋化因子为靶点的创新药物研究提供了模板与参考。

科学研究，历久弥新。本书是陈乃宏研究员带领近百名研究生、青年科技工作者历经十余年科研工作的总结，是对趋化因子在神经精神疾患基础研究与应用转化方面的真实写照。书中的许多内容引用了其团队的研究资料数据、论文和综述文章，保证了内容和数据的翔实性和新颖性。编撰过程中，数易其稿，不断充实最新研究进展，奠定了本书的科学性、真实性和前沿性。

鉴于本书内涵丰富、特点突出，相信本书出版后定能受到专业人员和广大青年医药工作者的青睐。在本书即将出版之际，特为序！

张均田 研究员
中国药理学会　原理事长
中国医学科学院药物研究所　原所长

趋化因子是发现最晚的一类细胞因子（1987年发现首个趋化因子白细胞介素8），也是研究最为活跃的细胞因子家族成员。截至目前，该家族成员已超50个，它们不仅在防御和清除入侵病原体等异物时发挥着重要的作用，更开启了细胞因子对其他系统发育调控的新领域，扩展了免疫系统的新功能。其作为抗病毒、抗炎、抗过敏等药物的作用靶点，广泛应用于临床一线的疾病治疗与创新药物的筛选发现，具有重大的医学价值。

我们的研究团队从2005年开始，针对我国科学家发现的趋化素样因子1（CKLF1）等的生物学功能及病理学作用进行深入研究，构建了以CKLF1为靶点的药物筛选与评价系统，获得了一批具有治疗价值的候选药物，取得了大量的科学实验数据，公开发表英文学术论文和综述158篇、中文学术论文和综述139篇。

在深入研究CKLF1与神经精神疾患的密切关系时，我们发现诸多趋化因子与神经精神疾患的发病及病理过程有密切关系，而以往的书籍和文献中对趋化因子与肿瘤、炎症、病毒类疾患的报道较多，没有对趋化因子与神经精神疾患进行系统性整理。

作者在人民卫生出版社的提议下，在国家科学技术学术著作出版基金的资助下，结合自己团队10余年来对趋化因子与神经精神疾患相关研究的数据和文献，经过3年余的整理分类，编写成《趋化因子与神经精神疾患》一书。

本书是首部系统性阐述趋化因子对神经精神疾患生物学功能与病理学意义的科技书籍；本书对以趋化因子为靶点的神经精神疾患创新药物进行了集中展示，重点展示了我国科学家在该领域取得的科技成果。本书的编写人员都是从事一线实验研究的学者，书中各章节不仅引用了大量国内外最新的文献，更对作者团队的研究工作进行了梳理，从科学假说的预测到实验结果验证，均有详尽的科学数据支撑。

综上所述，本书为读者系统性地展现了以科学数据为基础的、全新的趋化因子；不仅为研究趋化因子提供了丰富的知识，也为神经精神疾患的治疗和相关药物研发提供了大量新的思路与线索，值得读者全面深入地阅读、理解。

本书的编写力求为趋化因子及相关研究提供丰富的知识，也为神经精神疾患的基础研究和防治提供新的思路与线索。因此，本书适合于从事神经精神科学基础与临床研究，以及从事神经精神药理学研究的中青年工作者、研究生等阅读参考。

在本书编写过程中，为保证内容和数据的翔实性和新颖性，数易其稿。编写团队大多是在一线从事繁忙实验研究的中青年学者，在此，我谨向付出辛勤工作的各位编写人员表示诚挚的谢意！也特别感谢负责本书出版事务的人民卫生出版社的各位编辑！感谢国家科学技术学术著作出版基金的资助！

本书内容有不足之处恳请提出宝贵意见！

陈乃宏

2022 年 10 月

目录

04

第四章
趋化因子与帕金森病

05

第五章
趋化因子与抑郁症

09

第九章
趋化因子与癫痫

10

第十章
趋化因子与药物成瘾

16

第十六章
趋化因子与中枢神经系统炎性脱髓鞘病

17 第十七章
趋化因子与神经干细胞

18 第十八章
趋化因子与重症肌无力

23 第二十三章
趋化因子与多发性硬化

24 第二十四章
趋化素样因子 1 的药理学研究进展

01

第一章

趋化因子概述

趋化因子（chemokine），顾名思义就是可以诱导细胞定向迁移的细胞因子。自 1987 年首批趋化因子被发现以来，目前趋化因子家族成员已经超过 50 个，趋化因子成为细胞因子家族中成员最多的分支，也是生命科学研究最为活跃的领域。趋化因子生物学功能的研究不仅丰富了对免疫系统应对损伤调控机制的研究，更开启了免疫系统对人体其他系统发育成熟过程影响的研究。本章仅以神经系统为核心，初步阐述趋化因子对神经系统内各类细胞功能以及神经免疫的调控作用，为理解后续章节内容提供初步概念。

第一节　趋化因子研究历程

趋化因子是指能够诱导细胞发生定向迁移的细胞因子的总称，是一类分子量为 8 ～ 12kDa 的小分子蛋白，最早发现于哺乳动物、鸟类和鱼类体内。世界上第一个趋化因子白细胞介素 -8 于 1987 年被发现，它可对中性粒细胞产生明显的趋化作用[1]。1 年后，可诱导单核细胞趋化运动的趋化因子单核细胞趋化蛋白（MCP-1）被发现。1990 年后，越来越多可对中性粒细胞和单核细胞产生趋化作用的细胞因子被发现[2]，但由于当时的趋化因子研究仍受限于炎症反应，并未在免疫学领域引发研究热潮。

趋化因子的第二次发展高峰得益于表达序列标签技术的发展和推广。与第一阶段不同，此阶段发现的趋化因子多为特定器官或细胞的组成型表达，同时它们所趋化的细胞类型也从中性粒细胞、单核细胞转向树突状细胞、淋巴细胞，表明趋化因子的生物学功能由固有免疫反应扩展到获得性免疫反应，特别是在非免疫器官、细胞中趋化因子的发现，极大地丰富了人们对免疫系统的原有认知，引发了趋化因子的研究热潮[3]。

由于新发现的趋化因子越来越多，为规范趋化因子的命名，1999 年国际命名委员会规定，所有的趋化因子应依据其结构特征进行命名。因绝大多数趋化因子具有 4 个保守的半胱氨酸，根据中间两个半胱氨酸的相对位置不同，将趋化因子分为 CXC、CC、C 和 CX3C 四类，并分别用 CXCLn、CCLn、CLn 和 CX3CLn 代表相应的趋化因子，其中 "L" 为 "ligand（配体）" 的简写，趋化因子受体的命名为将 "L" 置换为 "R"，即 "receptor（受体）" 的意思[4]。趋化因子及受体的基因分布图谱见图 1-1。

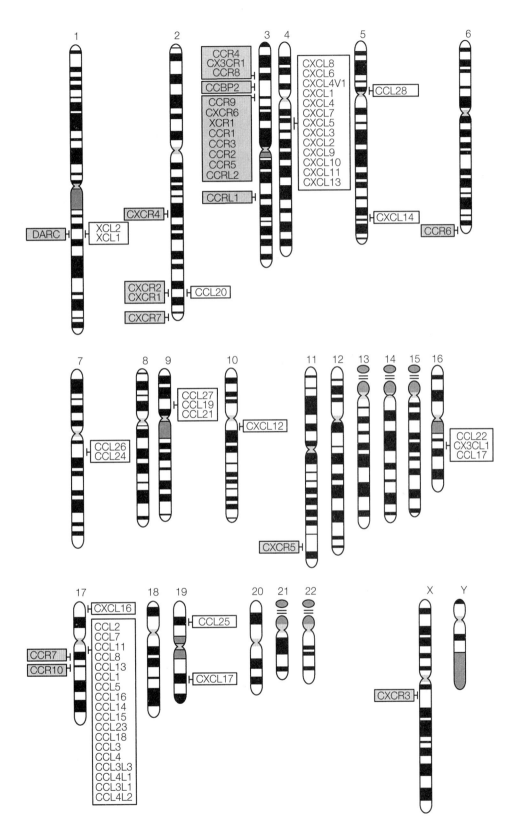

图1-1　趋化因子及受体的基因分布图谱

第二节 趋化因子在神经系统内的分布

CCL2 为最早被发现的存在于脑内的趋化因子，经免疫组织化学检测发现，CCL2 广泛分布于运动皮质、海马、纹状体、蓝斑核、小脑等脑区的神经元中，其受体 CCR2 在嗅球、下丘脑等部位[5]。采用 RNA 测序（RNA-seq）技术检测发现，目前已经在健康人类脑内检测发现 24 种趋化因子基因表达，包括 CC 家族的 CCL1、CCL2、CCL3、CCL4、CCL8、CCL18、CCL22、CCL26、CCL27、CCL28、CCL3L3、CCL4L2 共计 12 种。CXC 家族的 CXCL1、CXCL2、CXCL3、CXCL5、CXCL10、CXCL11、CXCL12、CXCL14、CXCL16 共计 9 种。CX3C 家族的 CX3CL1，XCL 家族的 XCL1、XCL2 共计 2 种。除传统的趋化因子外，由中国科学家发现的趋化素样因子家族在人类大脑中也存在表达，如 *CKLF* 基因及其超家族成员 *CMTM1*、*CMTM3*、*CMTM4*、*CMTM5*、*CMTM6*、*CMTM7*、*CMTM8* 共计 8 种基因均在成人大脑中被检测发现。上述现象提示，脑内趋化因子种类丰富，但各个趋化因子之间表达丰度差异巨大，表明它们可能在神经系统内发挥不同的生物学作用。

趋化因子在神经系统的分布特征见图 1-2。

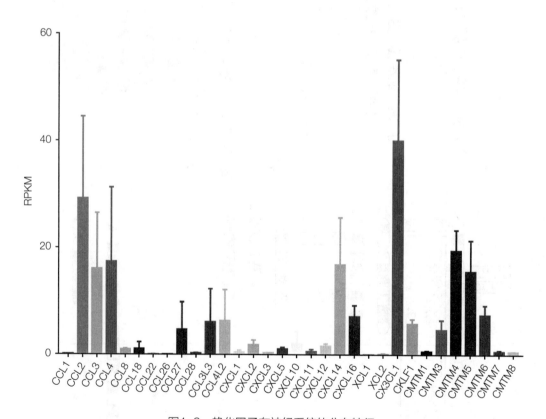

图1-2 趋化因子在神经系统的分布特征

一、趋化因子在神经系统细胞中的分布特征

神经系统具有人体最精密的组织结构，它是人类感知世界、产生情感、作出决断的组织器官。这些功能都是由神经细胞活动而产生。在神经组织内，神经细胞主要包括两大类细胞，即神经细胞和神经胶质细胞。神经细胞也称为"神经元"，是一类高度分化的有突起的细胞，它们可接受刺激和整合信息，并将信息精准地传递至下一节神经元。部分神经元还具有内分泌与旁分泌功能，可通过释放营养因子、多肽、激素等小分子物质，参与神经功能的调节。神经胶质细胞包括星形胶质细胞、小胶质细胞以及少突胶质细胞。其中星形胶质细胞是胶质细胞中体积最大、数量最多的一种，主要负责为神经元提供营养物质、调控神经信息传递、参与神经炎症反应等。小胶质细胞为大脑内固有的免疫细胞，负责大脑的免疫防御系统。少突胶质细胞是构成中枢神经系统髓鞘的胶质细胞，负责包裹神经元轴突，保证神经信息的快速传导。研究表明，少突胶质细胞也具有脑内免疫细胞的部分功能，参与神经系统的发育与成熟。除此之外，神经系统还存在于室管膜细胞、脉络丛上皮细胞等，共同维护神经系统内环境的稳定。

在人类大脑中，CXCL1 表达于胎儿期 27～36 周的神经元内，出生后维持表达，至2 岁后表达逐渐消失[6]。CXCL1 在小鼠脑中分布于神经元、星形胶质细胞和内皮细胞中，癫痫损伤可迅速提升小鼠脑内的 CXCL1 水平[7]。CXCL12 最早于胚胎期第 12.5 天的小鼠脑膜内皮细胞中被发现，出生后 CXCL12 可广泛表达于神经系统的各类细胞中，包括神经细胞、星形胶质细胞和小胶质细胞中，成年后脑膜内的 CXCL12 水平开始下降。在成人大脑中，CXCL12 分布广泛，包括大脑皮质、基底节、蓝斑核、海马、丘脑等脑区[8]。CXCL9、CXCL10、CXCL11 作为干扰素诱导表达的趋化因子，在健康成人脑内并不表达。当神经系统受到病毒感染或炎症反应时，CXCL9、CXCL10、CXCL11 会立即被诱导表达。

CX3CL1 作为 CX3C 家族唯一的成员，在小鼠兴奋性神经元与中间神经元中均有分布。在成人大脑中，CX3CL1 可分布于海马、嗅球、杏仁核、苍白球和丘脑等脑区的细胞内[6]。星形胶质细胞内存在低水平的 CX3CL1 的表达，当受到 TNF-α 等致炎因子诱导时，星形胶质细胞内的 CX3CL1 可迅速升高[9]。CXCL8 可由神经系统的多种细胞分泌，包括小胶质细胞、星形胶质细胞、少突胶质细胞以及神经元。其中神经元内的 CXCL8 为诱导性表达，正常神经元内并不存在[10]。CCL3 仅表达于发育期的神经元内，成人大脑神经元内 CCL3 表达消失，但经 RNA 测序发现，CCL3 可在成人大脑的星形胶质细胞中表达。经神经系统病理模型筛选后发现，CCL3 仅在阿尔茨海默病（Alzheimer's disease，AD）模型大脑神经元内被检测到，提示其可能与 AD 的发病有关。CCL20 和 CCL21 均为诱导性表达，正常脑组织中无表达。

CKLF1 作为趋化因子家族的新成员，在神经系统的分布亦有特殊规律。在大脑胚胎发育期，CKLF1 可广泛分布于大脑皮质、海马和纹状体和下丘脑中。其表达细胞类型为神经元、小胶质细胞与少突胶质细胞。出生后，CKLF1 表达水平逐渐降低，至出生后 2周 CKLF1 表达消失。经多种神经病理学模型筛选发现，成年大鼠脑内 CKLF1 可经缺血性损伤诱导回复，其分布脑区为缺血侧大脑皮质、海马、纹状体及下丘脑，其表达的细胞类型为神经元、小胶质细胞。除此之外，研究还发现，在前额皮质及中脑黑质致密部注射脂多糖（lipopolysaccharide，LPS），可诱导 CKLF1 的表达回复，表明诱导性 CKLFL1 可

能参与了神经炎症反应。其超家族的 CMTM 系列在中枢神经系统的分布尚待深入探讨。

二、趋化因子对神经发育的影响

趋化因子对多种细胞具有趋化和促进增殖等活性，这正是神经系统发育所需要的生物学功能。与类固醇激素和神经肽相似，趋化因子参与了大脑发育的过程。

CXCL12/CXCR4 在胚胎期大脑中高表达，至成年后仅在海马齿状回颗粒下层和侧脑室下层（subventricular zone，SVZ）区的神经干细胞中保留持续表达，其他脑区表达水平很低。成年大鼠齿状回区 CXCL12 可促进颗粒细胞的增殖，指引轴突出芽和延伸的方向。在多种神经损伤模型中，均可见 CXCL12 的表达水平升高，以改善神经元的修复和连接功能的正常。在体外研究中，CXCL12 可发挥类似神经递质的功能，引发和调控神经元轴突的延伸，在 CXCL12 和 CXCR4 基因敲除小鼠中，可见小鼠海马和小鼠发育障碍[11]。

胰岛素样生长因子是大脑第五层神经元发育所必需的营养因子。在脑内，这一因子由小胶质细胞负责合成与分泌。已有研究发现，由神经元合成的 CX3CL1，可通过作用于小胶质细胞表面的 CX3CR1，激活胰岛素样生长因子的释放，促进大脑皮质神经元的发育[12]。除此之外，小胶质细胞 CX3CR1 的激活是小胶质细胞发挥吞噬作用的重要环节，这一作用与大脑发育期凋亡神经元的清除和多余突触修剪至关重要。CX3CL1/CX3CR1 信号破坏可导致海马区神经发生减少，补充 CX3CL1 可减缓衰老过程中神经发生减少[13]，从而在正反两方面证明了 CX3CL1/CX3CR1 信号通路在神经发育中的作用。

在神经发育过程中，CX3CR1 基因敲除可导致小胶质细胞分支减少，运动能力降低等功能缺陷，由此导致谷氨酸能神经元发育障碍，信息传递受损，主要表现为：① AMPA/NMDA 发育障碍。在神经发育初期，α- 氨基 -3- 羟基 -5- 甲基 -4- 异噁唑（AMPA）受体表达量显著低于 N- 甲基 -D- 天冬氨酸（NMDA）受体，随着神经系统发育成熟，AMPA 受体表达增多，相应的，AMPA 受体介导的兴奋性突触后电流也显著增加。然而，在 CX3CR1 敲除小鼠的海马锥体神经元中，AMPA 受体介导的兴奋性突触后电流并没有随着神经发育的成熟而增加，CX3CR1 基因敲除小鼠表现出明显 AMPA/NMDA 发育障碍现象。②谷氨酸神经环路传输障碍。表现为 CX3CR1 基因敲除小鼠 CA3-CA1 区谷氨酸能神经传递的输入 - 输出曲线斜率显著低于野生型小鼠。③神经元突触前膜功能障碍。表现为 CX3CR1 基因敲除小鼠由双脉冲易化诱发的神经递质释放显著少于野生型小鼠。上述研究说明，CX3CR1 基因缺失导致的小胶质细胞功能障碍可引起神经元发育及功能障碍[14]。除此之外，CX3CR1 介导的小胶质细胞功能在小鼠出生后视网膜感光细胞成熟的过程中也具有重要的作用，表现为 CX3CR1 基因缺失可导致感光器外段延长的纤毛结构发生变异，导致发育障碍[15]。

CCL2/CCR2 海马 SVZ 神经元持续表达，并可被 CCL2 诱导发生趋化运动。但在 CCL2 基因敲除小鼠中，并未发现神经发生的显著改变，提示我们在神经发育期，大脑可能存在对 CCL2 基因缺失的代偿机制。进一步的研究显示，在缺血性神经损伤模型中，海马区神经干细胞的运动是依赖于 CCL2/CCR2 信号通路的激活[16]，抑制 CCL2 活性可显著阻碍神经干细胞向受损脑区的迁移，表明 CCL2 在生理与病理不同环境中，具有不同的生物学功能。除此之外，已有研究证明，CCL2/CCR2 信号通路可促进 Tuj1 蛋白的表达，表明 CCL2/CCR2 具有促进神经干细胞向神经细胞分化的功能，但对神经干细胞的增殖无明显影响。

髓鞘附着于神经元轴突外，负责神经元电信号的跳跃式传播，由少突胶质细胞构成。已有研究表明，表达于星形胶质细胞的 CXCL1 可通过作用于少突胶质前体细胞表面的 CXCR2，促进少突胶质前体细胞在脊髓内的正确迁移。更为重要的是，CXCL1/CXCR2 信号可以维持少突胶质细胞的线性分布和髓鞘的行程[17]。

CCL17 及其受体 CCR4 在小鼠脑中海马脑区为组成型表达，LPS 诱导的神经炎症反应可显著增加 CCL17 在海马锥体神经元中的含量，并且这一升高依赖于海马区 TNF-α 信号通路的激活。同步上调的 CCL22 的表达则是依赖于粒细胞 - 巨噬细胞集落刺激因子的表达。CCL17 缺乏可导致海马脑区小胶质细胞密度降低。借助于计算机辅助的图像分析，研究者发现缺乏 CCL17 的小胶质细胞表现出细胞胞体缩小，分支增多的现象，提示其现象受到抑制，电生理学研究表明，CCL17 可抑制海马脑片谢弗侧支（Schaffer collateral）的基础突触传递效能，表明 CCL17 具有潜在的抑制学习记忆功能的作用。CCR4 为树突状细胞表达 IL-23 和粒细胞 - 巨噬细胞集落刺激因子所需，在实验性自发性脑脊髓炎动物模型中，CCR4 是 Treg 细胞跨越血脑屏障（blood brain barrier，BBB）的关键受体之一。CCR4 基因敲除小鼠显示出自主运动和探索行为，表明 CCR4 可能参与了神经 - 胶质细胞相互作用。

第三节　趋化因子在神经系统中的生物学作用

虽然神经元活动在神经系统发挥功能的过程中占据主导地位，但是越来越多的证据表明，胶质细胞在神经系统中也具有较重要的作用，神经元与胶质细胞之间的相互作用不仅是维系神经系统内环境稳态的重要因素，也是抵御外界应激、维护神经系统功能的核心机制。

一、趋化因子在神经元信息传递中的生物学作用

化学传递与电传递是神经元发挥信息传递功能的基本形式。其中化学传递的介质为神经递质或调质。虽然趋化因子不具备神经递质的典型特征，但早在 2007 年就有学者提出，趋化因子是一类新型的神经调质，参与神经系统功能的调控。趋化因子作为神经调质的特征表现如下。

1. 趋化因子可在神经元内合成　如前所述，CCL2、CX3CL1、CCL3 等趋化因子广泛存在于神经系统内。经免疫学方法检测发现 CCL2 基因及蛋白均在神经元内被检测到，其分布包括运动皮质，海马齿状回区、纹状体、蓝斑核、小脑等脑区，其受体 CCR2 分布于嗅球、下丘脑和小脑等脑区[18]。

2. 趋化因子可与神经递质共同存在于囊泡中　经原位杂交与透射电镜观察，发现在大鼠神经垂体的血管升压素神经末梢的致密核神经囊泡中有 CXCL12 的分布。CCL2 也存

在神经元末梢的囊泡之中，表明趋化因子可能以与递质相似的方式被释放至细胞间隙。

3. **趋化因子与神经递质和神经调质可共存**　在基底节胆碱能神经元和中脑黑质多巴胺神经元中，均发现有 CCL2 蛋白的存在。在下丘脑侧叶包含黑色素凝集素神经元以及下丘脑室旁核的含血管升压素的神经元中，也都发现了 CCL2 的表达。除此之外，在多巴胺神经元和胆碱能神经元中发现 CXCL12 的存在，表明趋化因子可与神经递质共存。

4. **趋化因子可从神经元释放**　越来越多的体内外试验表明，趋化因子可从神经元释放至细胞间隙，例如过表达 CCL21 的小鼠皮质神经元可快速激活小胶质细胞，其机制分析为过表达于神经元内的 CCL21 经释放后，与小胶质细胞表面的 CXCR3 结合，诱导小胶质细胞激活。我们前期采用纯化的海马神经元经氧糖剥夺（oxygen glucose deprivation, OGD）造模后，在细胞培养基中检测到了 CKLF1 的信号。上述研究结果均提示，趋化因子可从神经元中释放出来，但其释放机制仍须深入探讨。

5. **趋化因子的电生理学特性**　已有研究表明，CCL2、CCL5、CXCL12 可通过与 CXCR2 相结合，诱导神经细胞产生电生理学活动。在谷氨酸能神经元中，CXCL12 可导致自发突触活动后的缓慢的内向电流，这一作用与离子型谷氨酸受体的持续激活有关。在多巴胺能神经元中，CXCL12 可促进突触前膜 γ- 氨基丁酸（γ-aminobutyric acid, GABA）和谷氨酸的释放，这一现象依赖于分布在多巴胺神经元上的 CXCR4。CCL2 可通过与 CCR2 结合，调控 N- 电压门控钙通道对多巴胺释放。采用全细胞膜片钳技术发现，CCL2 可诱导急性分离小鼠脑片海马 CA1 区神经元（谷氨酸能神经元）的细胞膜去极化现象，提升兴奋性突触后电流，这一现象是依赖于 CCL2 对突触前膜功能的调控而产生的。由此可见，趋化因子具有调控神经元电生理活动潜能。CCL3 可显著抑制海马 CA3-CA1 区 Schaffer 谷氨酸能神经通路的基础突触传递效能，破坏长时程增强（long-term potentiation，LTP）现象，但对长时程抑制（long-term depression，LTD）并无显著影响。经脑内注射 CCL3 可导致小鼠学习记忆能力的明显损伤，从而在电生理与行为学两个层面证明 CCL3 可对海马神经元的突触可塑性产生破坏作用。

6. **趋化因子可通过自分泌形式发挥作用**　趋化因子受体在突触前膜与后膜均有分布。例如 CXCL12 与它的受体 CXCR4 在大鼠胚胎脑内高水平表达，成年后，在表达 CXCL12 的神经元表面仍有 CXCR4 的分布，特别是在皮质、黑质和下丘脑中。在黑质致密部的多巴胺能神经元中，CXCL12 不仅可以调控多巴胺能神经元的放电频率，也可以对多巴胺能神经元投射到的纹状体区的多巴胺释放进行调控。鉴于趋化因子与它的受体共同表达于相同的神经元，因此有学者提出趋化因子是通过自分泌作用于突触前膜受体而发挥神经调控作用，这一作用模式与多巴胺十分相似。因为多巴胺的受体 D1 和 D2 也可以分布于突触前和突触后两个不同部位，发挥不同的调控作用。血管升压素可以通过自身分泌来调控 α 受体的表达，而 α 受体也是表达于血管升压素的神经元表面，有研究也表明，CXCL13 可以抑制血管升压素的释放，这一机制可能与它抑制突触前 cCScI4 突触活动相关。

7. **趋化因子可通过旁分泌形式发挥作用**　趋化因子受体可在胶质细胞表达。虽然部分趋化因子受体可表达于突触前神经元，但更多的研究表明，CX3CL1 和它的受体 CX3CR1 在小胶质细胞和神经元中表达。具有相似表达规律的还有 CXCL10 和它的受体 CXCR3 在胆碱能神经元中的表达，CCL2 可通过与分布在投射末端的 CXCR1、CXCR2 相互作用，发挥神经调控作用。上述研究均提示，趋化因子受体不仅可在神经元分布，而且可在胶质细胞表面分布，提示趋化因子对神经元 - 胶质细胞调控的重要作用。

二、趋化因子对神经元 - 胶质细胞相互作用的调控作用

胶质细胞在神经系统可分为小胶质细胞、星形胶质细胞和少突胶质细胞，如前所述，三种胶质细胞分工明确，共同与神经元组成神经网络，完成信息的传递与整合。此过程中，众多趋化因子参与其中，如 CX3CL1、CXCL1、CCL17、CCL2 等，其中 CX3CL1/CX3CR1 被认为是神经元 - 胶质细胞调控的核心趋化因子，参与神经系统稳态维持和多种神经系统疾病的病理过程。

1. 趋化因子在神经元 - 星形胶质细胞相互作用中的生物学作用　星形胶质细胞对于神经系统可以发挥四方面的作用：①星形胶质细胞是构成血脑屏障的重要组成部分。众所周知，血脑屏障是分割大脑与外界循环系统的重要屏障，星形胶质细胞通过与血管内皮细胞、周细胞的直接相互作用，构成维系脑内免疫豁免权的重要物理屏障。②星形胶质细胞可对脑血流量、脑脊液离子平衡以及神经递质的稳态都具有重要的调控作用。③星形胶质细胞的突触作为兴奋性突触结构的重要组成部分，可调控突触传递效能，调控谷氨酸 - 谷氨酰胺循环，抑制兴奋性氨基酸毒性的发生。④星形胶质细胞是调控神经元能量代谢的重要途径，分布于星形胶质细胞内的谷氨酰胺转移酶可为神经元合成谷氨酸提供重要的原料，维持神经元的正常功能[19]。

与免疫细胞相似，星形胶质细胞也可依据其功能状态分为静息态和激活态。当大脑受到急性攻击或者慢性刺激时，星形胶质细胞可以由静息态变为激活态，在形态学和功能上均发生显著的变化，按照其功能又可分化为 A1 和 A2 型星形胶质细胞，A1 型星形胶质细胞失去了它促进突触形成的能力，吞噬功能受阻，并且可适当释放细胞因子，导致神经元和少突胶质细胞的凋亡，对系统是有害的。A2 型星形胶质细胞对神经系统的修复是有益的，该细胞可以释放神经营养因子以及血小板反应蛋白，来促进突触的修复。

前期研究表明，体外神经元 - 星形胶质细胞共培养拮抗谷氨酸毒性的能力显著高于单独培养神经元，这可能与星形胶质细胞表面分布的谷氨酸转运体对谷氨酸的清除作用有关。然而，研究发现，将神经元 - 星形胶质细胞共培养的条件培养基也可拮抗谷氨酸的神经毒性，提示除了清除细胞外谷氨酸外，星形胶质细胞还可以通过其他形式发挥抗兴奋性毒性的功效。经检测，神经元 - 星形胶质细胞共培养诱导星形胶质细胞中 CCL6 表达可能是发挥这一作用的关键因子。在单独培养的神经元与星形胶质细胞内，均未发现 CCL6 的表达。但是，在共培养体系的星形胶质细胞中和培养基中均发现 CCL6 的存在，但在神经元中无 CCL6 的表达。采用 CCR1 拮抗剂可阻断神经元 - 星形胶质细胞共培养条件培养基的保护作用。在神经元培养基中共同加入 CCL6 和磷脂酰肌醇 3 激酶（PI3K）抑制剂可阻断 CCL6 的神经保护作用，提示 CCL6 可通过 CCR1/PI3K 信号通路拮抗谷氨酸神经毒性[20]。

脑卒中后神经元 CCR5 表达升高被认为是促进神经元修复、治疗脑卒中的新型靶点，但其诱导表达机制尚未阐明。前期研究表明，神经元 - 星形胶质细胞相互作用可能是诱导 CCR5 表达的机制之一。研究人员发现，大鼠的星形胶质细胞 - 小胶质细胞共培养条件培养基可显著促进体外培养神经元的成熟与分化。经分析发现，此条件培养基中富含 CCL5、CCL2 等趋化因子，进一步分析发现，这些趋化因子均源于星形胶质细胞分泌而

得。研究表明趋化因子可显著增加神经元 CCR5 和分化神经标志性蛋白含量。与野生型小鼠神经元相比，此条件培养基诱导 CCR5 基因敲除小鼠神经元的分化能力显著降低，提示神经元分化过程中 CCR5 蛋白表达升高可能源于星形胶质细胞分泌的趋化因子，这对于解析脑卒中后 CCR5 表达诱导机制具有重要的提示作用 [21]。

　　SMN1 基因突变是导致运动神经元死亡的重要原因，也是导致脊髓性肌萎缩发病的遗传背景。已有研究表明，特异性回复星形胶质细胞中 SMN1 基因可显著改善小鼠脊髓性肌萎缩病情进展。机制研究发现 SMN1 突变的小鼠星形胶质细胞内 CCL2 的表达和分泌量都明显降低，不能支持运动神经元轴突的正常生长。补充 CCL2 可显著改善运动神经元的轴突生长情况，提示星形胶质细胞分泌的 CCL2 对于运动神经元的发育与修复具有重要的作用 [22]。

　　趋化因子在疼痛的研究中越来越受到重视。已有研究表明 CXCL1/CXCR2 信号通路参与了癌性疼痛的调控过程。在骨癌疼痛模型中，研究人员发现骨癌疼痛可导致腹侧中脑导水管周围灰质 NF-κB 磷酸化、CXCL1 和 CXCR2 三者水平升高，经与不同细胞标记物进行荧光共染后发现，升高的这些蛋白均位于胶质细胞原纤维酸性蛋白（glial fibrillary acidic protein，GFAP）阳性细胞内，即骨癌疼痛模型可导致星形胶质细胞中趋化因子水平升高。通过脑定位注射 BAY11-7082（NF-κB 抑制剂）可显著缓解疼痛程度，降低 CXCL1 的含量。采用 CXCL1 的中和抗体脑定位注射后的第 6 ～ 9 日，大鼠的疼痛现象也显著缓解。为深入观察 CXCL1 在该模型中的作用，研究者将 CXCL1 直接注射至正常大鼠腹侧中脑导水管灰质内，发现 CXCL1 的升高可导致痛觉超敏现象。受体研究发现，CXCL1 的受体 CXCR2 仅在神经元中表达升高，阻断 CXCR2 活性可完全阻断 CXCL1 导致的痛觉超敏现象，缓解骨癌疼痛症状 [23]。除此之外，来源于脊髓星形胶质细胞的 CXCL12 可通过神经元表面的 CXCR4 加重癌性疼痛，采用 CXCL12 或 c-Jun 氨基端蛋白激酶（N-terminal kinase，JNK）选择性抑制剂 SP600125 可改善疼痛表现，延缓疼痛发生时间 [24]。

　　除星形胶质细胞 - 神经元的调控外，趋化因子也参与了神经元对星形胶质细胞病变的调控过程。在疼痛导致星形胶质细胞增殖的过程中，神经元分泌的 CCL7 发挥了重要作用。在脊髓损伤导致的疼痛模型中，脊髓神经元中的 CCL7 显著增加。敲除 CCL7 可显著缓解疼痛症状。体外研究发现，来源于神经元的 CCL7 可促进星形胶质细胞的激活和增殖 [25]。上述研究提示，趋化因子信号通路在星形胶质细胞 - 神经细胞相互作用介导的痛觉调控中具有重要作用。

　　2. 神经元 - 小胶质细胞相互作用　　小胶质细胞占整个脑细胞数量的 5% ～ 12%，作为脑内固有的免疫细胞，小胶质细胞负责监控脑内环境的微妙变化，包括神经元活动、外界应激、病毒感染等。小胶质细胞表达大量的不同的神经递质受体，它们的激活可影响小胶质细胞的功能，比如增殖、激活、细胞因子的合成与释放以及吞噬功能等。另一方面，神经元也分布有许多可感知小胶质细胞释放分子的受体，增强小胶质细胞对神经传递的保护作用。在神经发育期，小胶质细胞通过补体系统促进细胞的死亡，并负责清除凋亡的神经元以及胶质细胞，从而使神经结构达到一个完美的分化结构 [26]。在成年脑中小胶质细胞可以促进神经发生，通过促进神经干细胞的增殖神经、营养因子的释放以及神经球的迁移。已有研究证明静息态的小胶质细胞可参与神经元的功能调控，例如突触的修饰和成熟。当大脑受到攻击时，小胶质细胞通过分化为促进炎症反应的 M1 型或者抑制炎症反应的 M2 型，对神经炎症进行调控。参与神经元 - 小胶质细胞相互作用的趋化因子成员众多，CX3CL1/CX3CR1 信号通路是神经元 - 小胶质细胞相互作用的研究热点，也是研究最充分的趋化因子信号通路。

CX3CL1 是神经元特异性分泌的趋化因子，包含 373 个氨基酸残基，以两种形式存在于神经系统内，一种为分布于细胞膜上的 CX3CL1，一种为可溶性的 CX3CL1，两者为 CX3CL1 在细胞膜表面被切割所导致。细胞膜上的 CX3CL1 主要发挥黏附因子样作用，而可溶性 CX3CL1 可与其受体 CX3CR1 结合，调控神经元 - 小胶质细胞的相互作用[27]。

众多研究表明，在神经炎症反应中，CX3CL1/CX3CR1 信号通路因环境不同而表现不同的神经生物学调节作用。例如神经细胞分泌的 CX3CL1 可通过作用于小胶质细胞表面的 CX3CR1 调控小胶质细胞极化状态，抑制神经炎症反应。而外源性给予 CX3CL1 却不能改善神经炎症反应。通过基因调控的方法发现，CX3CL1 和 CX3CR1 敲除可缓解脊髓侧索硬化综合征模型、帕金森病模型和多发性硬化模型的神经炎症反应，但是却可加重阿尔茨海默病和脑卒中模型的神经炎症反应，说明 CX3CL1/CX3CR1 信号通路在调控神经炎症反应中具有双面性，对该信号通路加强时间和空间的调控尤为重要。

在阿尔茨海默病模型中，已有研究表明，Aβ 寡聚体与细胞内 τ 蛋白聚集均可引起神经元合成与释放 CX3CL1，可溶性的 CX3CL1 一方面可通过与小胶质细胞表面的 CX3CR1 结合，提升小胶质细胞的吞噬功能，清除 Aβ 聚集体和细胞碎片，另一方面也可激活小胶质细胞内的 Nrf2 信号通路，抑制小胶质细胞的过度激活，提示探索 CX3CR1 介导的下游信号通路产生偏倚的内在机制至关重要。已知 NF-κB 是小胶质细胞内炎症因子表达的核心转录因子，而 Nrf2 是抑制小胶质细胞过度激活的关键机制。自由基氧化损伤是激活 Nrf2 的直接原因，而 CX3CL1 可促进 Nrf2 信号通路活性，CX3CR1 基因敲除小鼠小胶质细胞 Nrf2 信号通路活性受到明显抑制，表明小胶质细胞内自由基水平的变化可能是 CX3CL1/CX3CR1 信号通路介导的重要细胞内变化。自由基水平升高不仅可激活 Nrf2 信号通路，也可促进 NF-κB 信号通路的激活，促进炎症因子的合成。而 Nrf2 信号通路激活所产生的抗氧化物质可通过 3 条途径抑制 NF-κB 活性：① Nrf2 下游基因 NQO-1 可直接拮抗自由基氧化损伤，降低自由基含量；② HO-1 可催化一氧化碳的生成，在转录水平抑制 NF-κB 活性；③ GCLC 与 GCLM 可催化谷氨酸、半胱氨酸与甘氨酸联合生成谷胱甘肽，阻断氧化应激，抑制 NF-κB 激活。因此，笔者认为，监测 CX3CL1/CX3CR1 信号调控小胶质细胞内自由基水平的变化，可能是解析其双重作用的关键机制。虽然有研究表明，在 CX3CR1 基因敲除小鼠中，给予 Nrf2 激动剂却并不能抑制 τ 蛋白 301L 突变导致的小胶质细胞增生，可能为 CX3CR1 缺失可导致小胶质细胞发育障碍而引起的，而非 Nrf2 信号通路与 NF-κB 信号通路失衡所致。

3．趋化因子对神经元 - 少突胶质细胞相互作用的影响　少突胶质细胞是中枢神经系统髓鞘神经胶质细胞，它们包裹神经元轴突形成的髓鞘，是保证神经信息跳跃式快速传导的生物学基础。众所周知，神经系统的发育成熟与各类神经细胞迁移密切相关。少突胶质细胞，无论在胚胎发育期，还是成熟神经系统内，均为迁移能力最强的细胞类型，并且在少突胶质细胞表面分布有 CXCR1、CXCR2、CXCR3、CXCR4 等 CXCR 系列受体。采用小鼠少突胶质前体细胞作为观察对象，在体外发现生长调节癌基因 -α（GRO-α）、白细胞介素 -8（IL-8）、基质细胞衍生因子 -1α（SDF-1α）和 CCL5 可剂量依赖性地促进少突胶质前体细胞的增殖，而 CXCL2 无此功效。进一步研究表明，CXC 趋化因子 GRO-α、IL-8 和 SDF-1α 可促进髓鞘相关蛋白的合成，而 CC 类的趋化因子却无此作用。受体研究发现，CXCR4 可表达于血小板衍生生长因子受体 α（PDGFRα）阳性的少突胶质前体细胞，SDF-1 引发的少突胶质前体细胞增殖依赖于 CXCR4 的介导。提示 CXC 类趋化因子可能在髓鞘形成的过程中发挥了重要作用。

神经活动可促进少突胶质前体细胞的增殖和分泌，导致神经元轴突髓鞘的增加。有趣的是，阻断神经元囊泡释放可降低轴突髓鞘的形成，提示神经元活动导致的髓鞘形成与神经元囊泡释放有关。如前所述，已有数种趋化因子在神经元囊泡中被发现，比如 CCL2 和 CXCL12，并且它们的释放与神经元去极化相关。已有研究表明，少突胶质细胞，尤其是少突胶质前体细胞与神经细胞存在紧密的相互作用，趋化因子中 CX3CL1/CX3CR1、CXCL12/CXCR4 在其中发挥重要作用，现分述如下。

2017 年，*Neuron* 发表文章显示，来源于内侧基底节的中间神经元可促进胶质倾向的神经前体细胞转化为少突胶质细胞。干扰内侧基底节中间神经元可导致皮质少突胶质细胞新生减少[28]。采用转录组学模拟中间神经元 - 少突胶质细胞相互作用显示，趋化因子 CX3CL1 有促进少突胶质细胞新生的功效，这种在体内通过旁分泌的相互作用是十分重要的。通过特异性敲除神经前体细胞的 CX3CR1 或者组成型敲除 CX3CR1，发现出生后皮质中少突胶质前体细胞和少突胶质细胞的数量显著减少，提示中间神经元分泌的 CX3CL1 对于少突胶质细胞的发育具有重要的调控作用。

少突胶质细胞在神经信息传递过程中具有重要的作用。已有研究表明，条件性敲除少突胶质细胞上的脑源性神经营养因子（brain-derived neurotrophic factor，BDNF）受体 TrkB 可导致小鼠认知功能障碍。一种可促进髓鞘再生的抗组胺药物氯马斯汀，可逆转威廉姆斯综合征（Williams syndrome）中的神经和行为学损伤。

2018 年，*PNAS* 发表文献显示，CXCL1 在雌激素改善轴突髓鞘再生功能中具有重要作用[29]。轴突数量和髓鞘新生减少是多发性硬化与自发性免疫性脑脊髓炎的典型的病理改变。已有研究表明，激活雌激素受体 β（ERβ）可显著提升神经元轴突的髓鞘再生，但是对浸润至中枢神经系统的免疫细胞无显著影响。机制研究发现，ERβ 激活可显著提升趋化因子 CXCL1 的表达量。在中枢神经系统，星形胶质细胞是 CXCL1 的主要来源，采用免疫组织化学的方法发现，经 ERβ 激动剂治疗后，CXCL1 阳性的星形胶质细胞显著增加，释放的 CXCL1 通过与分布于少突胶质细胞表面的 CXCR2 结合，促进髓鞘再生。同时该研究发现 CXCL1 与 IL-1β 呈现明显共定位，提示 IL-1β 与 CXCL1 可能存在相互依存的关系。在体外采用 IL-1β 刺激星形胶质细胞发现，IL-1β 可显著提升星形胶质细胞内的 CXCL1 的表达，且该培养基也可以显著促进少突胶质细胞中髓鞘碱性蛋白（myelin basic protein，MBP）的表达。采用 CXCR2 的拮抗剂 SB225002 可显著抑制少突胶质细胞的分化，增加凋亡现象。

除神经元外，少突胶质细胞与内皮细胞的相互作用介导了少突胶质细胞的发育。众所周知，少突胶质细胞为神经系统内迁移能力最强的细胞类型，在大脑和脊髓的发育过程中，少突胶质细胞需要借助识别并且依托已经发育成熟的物理性依托，例如神经网络或血管结构，进行迁移。2016 年，*Science* 发表文献显示，少突胶质细胞可与血管内皮细胞相互作用。迁移中的少突胶质细胞可沿血管或者以血管为依托，跨越血管进行迁移。在血管结构破坏的小鼠脑内发现，少突胶质细胞的迁移受限。深入研究显示，Wnt-CXCR4 信号通路在调控少突胶质细胞与内皮细胞相互作用的过程中发挥了重要作用[30]。

少突胶质细胞沿血管迁移的终止是由于少突胶质前体细胞的分化，导致少突胶质细胞与内皮细胞解离，提示抑制少突胶质细胞分化的信号分子可能参与了少突胶质细胞与内皮细胞的相互作用。已有研究表明，Wnt 信号通路是少突胶质前体细胞分化的抑制因子。无论是通过基因调控，还是药理学激动 Wnt，都可显著减少少突胶质细胞与内皮细胞的解离。采用条件性表达活性 β 联蛋白（β-catenin）来激活少突胶质前体细胞中的 Wnt 信号通路，经转录组学分析发现，趋化因子受体 CXCR4 是上调最明显的 mRNA。CXCR4 在胚胎发育期的少突胶质前体细胞中表达，但是，随着前体细胞分化为成熟的少突胶质细胞，Wnt 信号通路活性降低，CXCR4 的表达也随之降低。药理学研究表明，阻断 CXCR4 功能可导致神经发育过程中少突胶质前体细胞迁移功能受阻。上述研究结果表明，Wnt 通路通过上调少突胶质前体细胞中的趋化因子受体 CXCR4 促进了其与内皮细胞的相互作用，进而促进了少突胶质前体细胞沿血管系统迁移的功能。

随后，有研究表明，CXCL12 过表达内皮细胞的培养基可显著促进少突胶质前体细胞的增殖、迁移和分化，研究结果显示过表达 CXCL12 内皮细胞培养基可促进少突胶质前体细胞的增殖，上调细胞内 PDGFRα、bFGF、CXCR4 和 CXCR7 的表达。阻断 CXCR4 可抵消 CXCL12 对少突胶质前体细胞增殖与迁移的促进作用，敲除 CXCR7 可抑制少突胶质前体细胞的分化。上述研究结果表明，内皮细胞中 CXCL12 可促进少突胶质前体细胞增殖与迁移，内皮细胞与少突胶质细胞之间相互作用对白质损伤的修复具有积极的作用。

第四节　我国科学家发现的趋化素样因子家族趋化因子研究进展

趋化素样因子 1（CKLF1）是我国科学家在执行人类基因组计划中发现的 CC 类趋化因子，与现有的 CC 类趋化因子相比，CKLF1 具有显著的特征，表现为：① CKLF1 蛋白 C 端缺少半胱氨酸残基；②与 CC 类趋化因子的基因分布具有显著差异，CC 类趋化因子分布于人类第 17 号染色体，而 CKLF 家族趋化因子分布于第 16 号染色体；③经已知的蛋白序列数据库比对筛查，目前尚无 CKLF 家族趋化因子的同源蛋白。CKLF1 在人类大脑胚胎发育期呈现高表达状态，其表达水平显著高于其他脏器，至成年时表达降低，其表达规律与某些神经肽类物质相似。除 CKLF1 外，其超家族的 CMTM 成员在脑内表达含量高，提示该家族可能对神经系统具有调节作用。目前，CKLF 家族在神经系统的研究仅进行了 CKLF1 在脑卒中后神经损伤过程中的生物学研究，本书后文中有专篇详述，在此不做赘述。CMTM 系列在神经系统中的研究仍有待深入开发。

综上所述，趋化因子在神经系统内广泛分布，涉及生物学功能广泛，具有成为继神经递质、神经调质后的第三大影响神经系统的生物活性物质，我国科学家在趋化因子研究方面取得了一定的进展，但对于趋化因子与神经系统功能，尤其是神经系统疾病方面的研究，在以下方面需要加强研究力量。

1. **趋化因子网络在神经系统功能中的调控作用**   如前所述，脑内存在趋化因子种类众多，趋化因子与受体的对应关系尚未完全明确，从而形成复杂的趋化因子网络，因此，需借助如芯片技术、质谱技术等对不同发育时期，不同疾病状态下的趋化因子网络加以解析。

2. **趋化因子与神经递质、调质的关系**   在神经突触前膜以及神经递质囊泡中，均发现趋化因子的存在，趋化因子也可通过自分泌与旁分泌途径发挥神经调控作用。因此，解析趋化因子与神经递质、调质之间的关系对于深入了解神经系统工作原理具有重要意义。

3. **趋化因子作为神经系统疾病诊断标记物的可能性**   神经系统疾病病理机制复杂，诊断困难，大多数疾病均缺乏特异性的诊断标记物。对趋化因子在神经系统疾病病理过程中特异性的表达规律及生物学作用的解析，尤其是中枢神经系统病变与外周趋化因子之间的关联性分析，可为中枢神经系统疾病提供候选诊断标记物，深入探索趋化因子作为神经系统疾病治疗靶点的可行性。

（楚世峰　闫加庆　闫旭　孙宏硕　冯中平　陈乃宏）

参考文献

[1] SHETELIG C, LIMALANATHAN S, HOFFMANN P, et al. Association of IL-8 With infarct size and clinical outcomes in patients with STEMI. J Am Coll Cardiol, 2018, 72 (2): 187-198.

[2] LECHNER J, CHEN M, HOGG R E, et al. Peripheral blood mononuclear cells from neovascular age-related macular degeneration patients produce higher levels of chemokines CCL2 (MCP-1) and CXCL8 (IL-8). J Neuroinflammation, 2017, 14 (1): 42.

[3] JAERVE A, MÜLLER H W. Chemokines in CNS injury and repair. Cell Tissue Res, 2012, 349 (1): 229-248.

[4] ADLER M W, ROGERS T J. Are chemokines the third major system in the brain? J Leukoc Biol, 2005, 78 (6): 1204-1209.

[5] ROSTÈNE W, KITABGI P, PARSADANIANTZ S M. Chemokines: a new class of neuromodulator? Nat Rev Neurosci, 2007, 8 (11): 895-903.

[6] ZHANG Z J, JIANG B C, GAO Y J, Chemokines in neuron-glial cell interaction and pathogenesis of neuropathic pain. Cell Mol Life Sci, 2017, 74 (18): 3275-3291.

[7] ZHU B, GONG Y, SHEN L, et al. Total Panax notoginseng saponin inhibits vascular smooth muscle cell proliferation and migration and intimal hyperplasia by regulating WTAP/p16 signals via m^{6}A modulation. Biomed Pharmacother, 2020, 124: 109935.

[8] THULASITHA W S, UMASUTHAN N, WHANG I, et al. A CXC chemokine gene, CXCL12, from rock bream, oplegnathus fasciatus: molecular characterization and transcriptional profile. Fish Shellfish Immunol, 2015, 45 (2): 560-566.

[9] SUZUKI M, EL-HAGE N, ZOU S, et al. Fractalkine/CX3CL1 protects striatal neurons from synergistic morphine and HIV-1 Tat-induced dendritic losses and death. Mol Neurodegener, 2011, 6: 78.

[10] MAMIK M K, GHORPADE A. CXCL8 as a potential therapeutic target for HIV-associated neurocognitive disorders. Curr Drug Targets, 2016, 17 (1): 111-121.

[11] OZAWA P M, ARIZA C B, ISHIBASHI C M, et al. Role of CXCL12 and CXCR4 in normal cerebellar development and medulloblastoma. Int J Cancer, 2016, 138 (1): 10-13.

[12] ADLER M W, GELLER E B, CHEN X, et al. Viewing chemokines as a third major system of communication in the brain. AAPS J, 2006, 7 (4): E865- E870.

[13] SHERIDAN G K, MURPHY K J. Neuron-glia crosstalk in health and disease: fractalkine and CX3CR1 take centre stage. Open Biol, 2013, 3 (12): 130181.

[14] BASILICO B, PAGANI F, GRIMALDI A, et al. Microglia shape presynaptic properties at developing glutamatergic synapses. Glia, 2019, 67 (1): 53-67.

[15] JOBLING A I, WAUGH M, VESSEY K A, et al. The role of the microglial CX3CR1 pathway in the postnatal maturation of retinal photoreceptors. J Neurosci, 2018, 38 (20): 4708-4723.

[16] CONDUCTIER G, BLONDEAU N, GUYON A, et al. The role of monocyte chemoattractant protein MCP1/CCL2 in neuroinflammatory diseases. J Neuroimmunol, 2010, 224 (1/2): 93-100.

[17] PADOVANI-CLAUDIO D A, LIU L, RANSOHOFF R M, et al. Alterations in the oligodendrocyte lineage, myelin, and white matter in adult mice lacking the chemokine receptor CXCR2. Glia, 2006, 54 (5): 471-483.

[18] COUGHLAN C M, MCMANUS C M, SHARRON M, et al. Expression of multiple functional chemokine receptors and monocyte chemoattractant protein-1 in human neurons. Neuroscience, 2000, 97 (3): 591-600.

[19] LINNE M L, JALONEN T O. Astrocyte-neuron interactions: from experimental research-based models to translational medicine. Prog Mol Biol Transl Sci, 2014, 123: 191-217.

[20] NAKAGAWA S, IZUMI Y, TAKADA-TAKATORI Y, et al. Increased CCL6 expression in astrocytes and neuronal protection from neuron-astrocyte interactions. Biochem Biophys Res Commun, 2019, 519 (4): 777-782.

[21] PARK M H, LEE Y K, LEE Y H, et al. Chemokines released from astrocytes promote chemokine receptor 5-mediated neuronal cell differentiation. Exp Cell Res, 2009, 315 (16): 2715-2726.

[22] MARTIN J E, NGUYEN T T, GRUNSEICH C, et al. Decreased motor neuron support by SMA astrocytes due to diminished MCP1 Secretion. J Neurosci, 2017, 37 (21): 5309-5318.

[23] NI H, WANG Y, AN K, et al. Crosstalk between NFκB-dependent astrocytic CXCL1 and neuron CXCR2 plays a role in descending pain facilitation. J Neuroinflammation, 2019, 16 (1): 1.

[24] SHEN W, HU X M, LIU Y N, et al. CXCL12 in astrocytes contributes to bone cancer pain through CXCR4-mediated neuronal sensitization and glial activation in rat spinal cord. J Neuroinflammation, 2014, 11: 75.

[25] KE B C, HUANG X X, LI Y, et al. Neuronal-derived CCL7 drives neuropathic pain by promoting astrocyte proliferation. Neuroreport, 2016, 27 (11): 849-857.

[26] PAOLICELLI R C, BOLASCO G, PAGANI F, et al. Synaptic pruning by microglia is necessary for normal brain development. Science, 2011, 333 (6048): 1456-1458.

[27] LUO P, CHU S F, ZHANG Z, et al. Fractalkine/CX3CR1 is involved in the cross-talk between neuron

and glia in neurological diseases. Brain Res Bull, 2019, 146: 12-21.

[28] ANASTASSIA V, SCOTT A Y, BEARTRIX S W, et al. Migrating Interneurons Secrete Fractalkine to Promote Oligodendrocyte Formation in the Developing Mammalian Brain. Neuron, 2017, 94 (3): 500-516.

[29] HAWRA K, SUNG H K, ANDREW S L, et al. Increase in chemokine CXCL1 by ERβ ligand treatment is a key mediator in promoting axon myelination. Proc Natl Acad Sci U S A, 2018, 115 (24): 6291-6296.

[30] HUI H T, JIANGIN N, ROEBEN M, et al. Oligodendrocyte precursors migrate along vasculature in the developing nervous system. Science, 2016, 351 (6271): 379-384.

02

趋化因子与
神经发育

趋化因子是一类具有趋化作用的细胞因子，参与白细胞迁移的调控，可被炎症诱导表达，与炎症过程密切相关。因此，最初研究趋化因子主要局限于免疫系统方面。进一步研究发现，趋化因子不仅参与神经系统疾病的炎症过程，而且在神经细胞发育、成熟等生理情况下也有结构性表达，发挥重要的生理调节作用，成为日益关注的焦点[1]。本章主要针对趋化因子及其受体在神经系统发育中的作用及相关机制的研究成果予以总结，为深入理解趋化因子与神经系统发育的关系提供研究依据。

第一节　神经发育过程简介

一、神经发育过程

哺乳动物中枢神经系统从胚胎最外层的外胚层组织发育而来。在人类胚胎发育的第 3 周，神经外胚层出现并沿着胚胎背侧形成神经板。神经板是中枢神经系统大多数神经元和胶质细胞的来源。沿着神经板长轴形成凹槽，并且在发育的第 4 周，神经板自身缠绕形成神经管，其中充满脑脊液。随着胚胎发育，神经管前部形成一系列称为"脑泡"的突起，这些脑泡发育成脑的主要解剖区域：前脑、中脑和后脑。早期的脑泡扩大并进一步分化为端脑（未来的大脑皮质和基底神经节）、间脑（未来的丘脑和下丘脑）、中脑（未来的丘脑）、后脑（未来的脑桥和小脑）和末脑（未来的髓质）。充满脑脊液的中央腔室从中脑连续分布到脊髓，然后构成了中枢神经系统发育中的脑室系统。因为神经管会发育成大脑和脊髓，在发育的这个阶段任何突变都可能会导致致死性畸形（如无脑畸形）或终身残疾（如脊柱裂）。在此阶段，神经管的壁层包含神经干细胞，会分裂很多次，由它们驱动大脑生长。逐渐地，一些细胞停止分裂并分化成神经元和神经胶质细胞，成为神经系统的主要细胞。新生成的神经元迁移到正在发育的大脑的不同部分，组成不同的大脑结构。一旦神经元到达其特定区域位置，就会延伸出树突和轴突，使神经元通过这些结构的突触与其他神经元进行通信。神经元之间的突触通信导致功能性神经通路的建立，可以介导感觉和运动处理，并且是行为的基础。

二、趋化因子参与神经发育过程的机制及生物学意义

在神经系统，趋化因子及其受体不仅受炎症的诱导性表达，而且在生理情况下也存在结构性表达，它们与神经元的分化和迁移密切相关，并在细胞凋亡与存活、细胞活化和血管发生以及细胞增殖中发挥重要的调节作用，而神经发生和神经细胞迁移是神经系统发育的必要条件，表明趋化因子参与神经系统的发育过程[2]。脑内趋化因子及其受体并非均匀分布，主要分布于下丘脑、伏隔核、齿状回、侧脑室的室下区、边缘系统、海马、丘脑、皮质、中间带、嗅球及小脑的胶质细胞和神经元，调节少突胶质细胞的成熟及髓鞘的形成，并能影响轴突的生长和神经元的存活。不同的趋化因子在不同脑区分布的特异性和一过性出现，表明趋化因子的特殊意义及其在发育过程中的重要作用，这是研究神经系统趋化因子的关键。

不同的趋化因子在不同的脑区、不同的发育阶段作用于不同的细胞群，因此，在神经系统发育中可能需要多种趋化因子的相互协同或相互制约。目前，大多数趋化因子在神经系统发育中的作用机制尚未完全阐明，但通过以往研究的结果推测，在神经系统发育过程中，许多重要趋化因子的功能异常均可导致神经系统的发育障碍，产生先天性大脑、小脑功能异常，如智力低下、平衡失调等[3]。同时，进一步对各种趋化因子之间的协同或制约作用以及同一族趋化因子在神经系统发育不同阶段的作用进行研究，不仅是神经科学研究的重要课题之一，而且可以为小儿智力低下、儿童精神分裂症等疾患的病因研究提供重要的依据，进而在关键发育时期，以某些趋化因子为靶点，对趋化因子功能进行一过性调节的方法，能否有助于某些神经系统疾患的改善，是有待于进一步深入研究的问题。

第二节　趋化因子参与神经发育过程的研究进展

目前，CC 类、CXC 类、CX3C 类趋化因子均有报道参与神经发育过程，XC 类趋化因子尚未报道与该过程有关。

一、参与神经发育过程的 CC 类趋化因子及其作用机制

1. MIP-1α/CCL3 及其受体 CCR1　巨噬细胞炎症蛋白 -1α（macrophage inflammatory protein-1α，MIP-1α）及其受体 CCR1 表达于小脑发育阶段。在啮齿动物出生后 3 周，其小脑颗粒细胞、浦肯野细胞（Purkinje cell，也称"梨状细胞"）和高尔基（Golgi）神经元、星形胶质细胞、贝格曼（Bergmann）胶质细胞和小胶质细胞等细胞上均有 CCR1 的短暂表达，但它们表达 CCR1 的时期略有不同。不过，有趣的是在 CCR1 受体表达的高峰期，每种细胞都与浦肯野细胞密切作用，而且浦肯野细胞能够自身合成趋化因子 MIP-1α。浦肯野细胞是小脑皮质的核心细胞，它接收所有传入小脑的信息，其轴突穿过颗粒层进入髓质，构成皮质唯一的传出纤维。因此，推测 MIP-1α/ CCR1 信号通路可能在小脑发育的关键时期发挥重要作用，参与轴突的成熟和突触的形成[4]。

有研究发现，CCL3 在离体和活体研究中都会损害基础突触传递[5]。虽然已经发现其他炎症介质如 IL-6 通过增强 AMPA 和 NMDA 介导的突触反应调节突触传递，研究数据发现 CCL3 突触传递的影响主要归因于 AMPA 活性的变化，因为研究表明 CCL3 无法改变在 AMPA 受体拮抗剂 NBQX 存在下记录的低 Mg^{2+} 条件下的 NMDA 浓度。在竞争性 γ- 氨基丁酸 A 受体（GABA A 受体）拮抗剂荷包牡丹碱存在下，CCL3 对基础突触传递的影响仍然存在，并且发现其作用更显著，该结果支持除 CCL3 作用于基础 AMPA 依赖性传递外，还可降低 GABA 能传递。先前已经描述了趋化因子家族的另一成员 CXCL14 的这种作用，其显示抑制 GABA 介导的突触后电流和 GABA 能神经电流。然而，关于 CCL3 对 GABA 能中间神经元的作用，需要进行特定研究，以突出 CCL3 可能对 GABA 能神经元具有抑制作用。某些趋化因子，如 CXCL8、SDF-1/CXCL12 或 CCL2，也被发现能控制神经递质的释放。然而，实验数据表明 CCL3 诱导的基底突触传递的减少发生在突触后。

研究数据表明 CCL3 显著损害了 LTP，同时保留了 LTD。此外，由于 CCL3 不改变 NMDA 场电位，推测 CCL3 诱导的 LTP 损伤是不依赖于 NMDA 的。重要的是，CCL3 对突触传递和可塑性的不利影响也从缓慢注射 CCL3 的动物心室的海马切片中观察到。CCL3 对 LTP 的损害可能由 CCR5 受体介导，因为这一过程可被 CCR5 特异性拮抗剂马拉韦罗（maraviroc）逆转，CCR5 拮抗剂并未影响 LTP 本身。先前报道 CCR5 是由星形胶质细胞、小胶质细胞和神经元表达的同源 CCL3 受体之一。事实上，已经发现 CCR5 能增强炎症部位的疼痛感觉，调节人大脑皮质谷氨酸释放。在海马中，已发现能激活 CCR5 受体的两种趋化因子：CCL3 和 CCL5，可调节钙信号转导并抑制自发性谷氨酸能兴奋性突触后电流的频率。

2. RANTES/CCL5 及其受体 CCR1 和 CCR3　T 细胞激活性低分泌因子（reduced upon activation，normal T cell expressed and secreted factor，RANTES/CCL5），是 CC 类趋化因子亚家族成员之一，对单核细胞、记忆 T 细胞、嗜酸性粒细胞、嗜碱性粒细胞具有趋化性，能介导白细胞的迁移，促使白细胞黏附至内皮细胞，激活和诱导 T 细胞的增殖，促使嗜碱性粒细胞释放组胺。它除具有中枢神经系统的趋化活性外，还能促进人前脑星形胶质细胞和少突胶质细胞的增殖，控制胚胎发育期和出生后的神经可塑性。在体外条件下，RANTES 还可引起小鼠胚胎背根神经节（dorsal root ganglia，DRG）细胞的分化和移动。

3. MCP-1/CCL-2 及其受体 CCR2　CCL2 也称为单核细胞趋化蛋白（MCP-1），是 CC 类趋化因子的一个成员，它的受体 CCR2 在分化的 A1 细胞中也被上调。特定趋化因子的表达并不总是与其在 SVZ 和海马中的受体表达相关，推测这些趋化因子的分泌可能对周围组织具有旁分泌作用。虽然趋化因子受体在促进神经细胞分化的相关性还没有得到证实，但它们广泛表达于胚胎和成年神经祖细胞，在正常中枢神经系统发育和细胞间通信中发挥相应的作用。研究发现，趋化因子 MCP-1/CCL2 能够影响 A1 神经元分化：增殖的 A1 细胞与重组小鼠 CCL2 共孵育会导致 A1 细胞的形态学分化（即延长和 / 或形成神经元过程），与未处理的细胞相比，CCL2 剂量依赖性地增加了 β Ⅲ - 微管蛋白 / Tuj1 阳性细胞的数量，提示 CCL2 影响神经元分化。因此推测，在神经分化过程中，A1 细胞表达并分泌 CCL2，CCL2 可能反过来在分化过程中发挥重要作用。

研究发现，胚胎第 11 天从小鼠腹侧中脑获得的中脑成神经细胞，在其原代培养物中加入 rCCL2 能够影响干细胞和分化标志物的表达。在该实验模型中，给予外源性 rCCL2 可导致 βⅢ的上调[6]。不同的是，SOX2 基因表达在 rCCL2 刺激后没有变化。SOX2 是一种转录因子，在中枢神经系统（central nervous system，CNS）祖细胞和神经干细胞中广泛表达，被认为是保持神经祖细胞（neural progenitor cell，NPC）的泛神经属性的必要成分。研究发现 rCCL2 刺激引起不同细胞谱系的标志物的增加可能依赖 SOX2 的存在。然而实验表明，在原代培养物中，CCL2 也能够影响神经分化。因此 CCL2 对分化的影响在不同细胞类型和/或模型系统（例如原代培养物、细胞系）中并不完全重叠也就不足为奇了。实际上，在分化过程中分子之间产生错综复杂的相互作用，这些分子的相互作用在上述实验环境中可能存在部分差异。

其他研究主要集中于揭示 MCP-1/CCL2 在缺血性脑卒中后成年小鼠中诱导 SVZ NPC 迁移和分化中的作用。已证明 CCL2 促进成人 NPC 运动并增强 NPC 向神经元的分化。总之，多数研究支持这样的观点，即 MCP-1/CCL2 和一般的分泌细胞因子/趋化因子及其受体网络是关键的自分泌或旁分泌信号分子，参与神经祖细胞和干细胞分化的协同机制。

二、参与神经发育过程的 CXC 类趋化因子及其作用机制

1. SDF-1/CXCL12 及其受体 CXCR4　由于基质细胞衍生因子 -1（SDF-1）与 CXCR4 受体均在胚胎神经系统发育的早期阶段广泛表达，并呈动态互补性，因此推测 CXCR4 受体可能在神经系统发育中发挥重要作用。Zou 等和 Ma 等尝试证实了这种推测，两个课题组都发现，CXCR4 受体或 SDF-1 基因敲除的小鼠出生后表现出器官发育上的缺陷，包括神经系统发育障碍，并于出生前后死亡。此后的一系列研究表明，SDF-1 及其受体 CXCR4 在小脑、海马和大脑新皮质的发育中发挥重要的作用。

实验表明 SDF-1 及其受体 CXCR4 在整个发育过程和成人神经系统中广泛表达[7]，而且 CXCR4 信号转导在神经系统发育过程中发挥了重要作用。已显示 CXCR4 信号转导在神经元发育过程中起两个主要作用，第一个是作为神经干/祖细胞迁移的趋化线索；第二个作用是调节轴突寻路。然而，人们对 SDF-1/CXCR4 在成人神经系统中的作用知之甚少。研究观察到 SDF-1 是成熟大脑中神经元的组成型表达，已有研究显示，它对神经元兴奋性和爆发性释放产生影响。这些观察结果表明 SDF-1 可能在突触通信的调节中起作用，尽管尚未证实 SDF-1 是否在神经元中存储并从神经元释放，但 SDF-1 和其他趋化因子可能作为神经递质的观点得到一些文献的支持。基于检测到其在细胞和亚细胞定位以及电生理学效应的实验结果，SDF-1 可能作为神经递质，与来自抑制性中间神经元的 GABA 一起释放，与 GABA 协同参与神经祖细胞通信。目前尚不清楚 SDF-1 如何增强 GABA 能传递，有实验观察到这个相互作用发生在突触后。在河鲀毒素的存在下，可以观察到 SDF-1 的作用。在表达 EGFP 的 2 型祖细胞的电压钳研究中观察到 SDF-1 和 GABA 之间的协同效应。此外，CXCR4 不是由篮细胞表达的，可能是来源于释放 SDF-1 和 GABA 的突触前膜。因此，神经祖细胞表达的 CXCR4 受体的激活能够同时激活由相同细胞表达的 GABA A 受体。从中看出，SDF-1 对 GABA 的作用具有重要影响，因为 CXCR4 受体的抑制能完全阻断荷包牡丹碱的任何后续作用。SDF-1 的影响很可能不是恒定的，并且 SDF-1 或 CXCR4 受体的水平本身可能受到调节，导致对 GABA 能传递的环境依赖性影响。

已发现在 SVZ 中，CXCR4 主要以磷酸化或非磷酸化形式存在于质膜上。另外，具有 CXCR4⁺ 细胞内斑点的细胞数量低。研究表明，CXCL12 与 CXCR4 的结合激活了两个过程：一个是通过异源三聚体 G 蛋白介导的许多信号级联导致增殖和迁移，另一个是 CXCL12/CXCR4 复合物的磷酸化依赖性内吞作用，发生溶酶体降解和受体信号的脱敏。目前的研究中，在质膜上存在的非磷酸化的 CXCR4 和少量的 CXCR4⁺ 细胞内斑点，意味着质膜上的 CXCR4 在很大程度上可用，并且没有显著下调。此外，CXCR4 拮抗剂 AMD3100 对 CXCL12/CXCR4 信号转导的抑制，导致增殖祖细胞数量减少和分化的神经元前体数量增加，表明 SVZ 中 CXCR4 介导的信号转导与抑制粒细胞趋化肽（granulocyte chemotactic peptide，GCP，又称白介素 -8）的早熟分化有关。已经报道了在发育中的小脑中有类似类型祖细胞的早熟分化的现象。使用 CXCR4-null 小鼠的分析显示，CXCL12/CXCR4 信号转导是将祖细胞锚定到外部颗粒层（external granular layer，EGL）内的颗粒细胞所必需的，它能维持祖细胞增殖的环境，CXCR4 的丢失将导致祖细胞过早迁移远离 EGL。总之，CXCR4 介导的信号转导最有可能在 SVZ 中维持 GCP 的干细胞样特征并阻止它们的早熟分化。

在背内侧纹状体（dorsomedial striatum，DMS）中，在质膜和细胞内斑点中都发现了 CXCR4，在细胞内的位置主要靠近中心体、高尔基体和溶酶体。在质膜中的 CXCR4 分子主要被磷酸化。当 CXCL12/CXCR4 信号被抑制时，大多数 CXCR4 分子被限制在质膜上并被去磷酸化。这些结果表明 CXCL12/CXCR4 信号调节 CXCR4⁺ 细胞内斑点的形成和 CXCR4 的磷酸化。在免疫系统中，CXCR4 的磷酸化依赖性的内化已被证实：暴露于 CXCL12 后，T 细胞质膜上的 CXCR4 迅速内化，然后被转运至高尔基体以调节 T 细胞迁移，或被分选至溶酶体待降解或回收。已经发现，来自细胞表面的 CXCR4 受体的内化及其被溶酶体降解导致细胞表面 CXCR4 数量的减少，可调节 CXCR4 受体的可用性，以及信号转导的大小和持续时间。造血干细胞的研究表明，高水平 CXCL12 能诱导受体脱敏和内化，而低水平的 CXCL12 能促进细胞运动、增殖和迁移。据报道，在成年海马和原代胚胎海马培养中，CXCL12 刺激的神经元中 CXCR4 的水平受到内化的 CXCR4 的再循环和降解的双重控制。总之，CXCP12 与 GCP 质膜上的 CXCR4 结合可能诱导 CXCR4 的磷酸化和内化，内化的 CXCR4 面临被分选至中心体、高尔基体和溶酶体。

一些研究报道了 CXCR4 在发育中的神经系统细胞内点状表达，但这些 CXCR4⁺ 点状结构的功能仍不清楚。在来自 E15 大鼠脑的神经元祖细胞中，CXCR4 在核周区域被发现为点状聚集体。在开发 CXCL12 表达水平增加的 CXCR7 基因缺失小鼠中，在迁移的促性腺激素释放激素（gonadotropin-releasing hormone，GnRH）阳性神经元中检测到 CXCR4 的细胞内聚集，但在野生型小鼠中未发现类似的聚集。这意味着过量的 CXCL12/CXCR4 信号转导导致 CXCR4 在细胞内聚集。在成人海马中，CXCR4 表达位于颗粒区的神经祖细胞 / 前体的质膜和细胞内斑点，并且 CXCL12/CXCR4 信号转导的抑制导致 CXCR4⁺ 膜细胞数量增加。除了 CXCR4 的细胞内点状表达外，研究还发现 CXCR4⁺ 细胞内斑点与中心体、高尔基体和溶酶体的关联。如前所述，分选至溶酶体的 CXCR4 可以降解或再循环。然而，被转运至中心体和高尔基体的 CXCR4 的作用仍不清楚。已经报道中心体和高尔基体与细胞迁移相关。因此，与中心体和高尔基体相关的 CXCR4 可能在 GCP 的迁移中起作用。

已发现 CXCL12/CXCR4 信号转导的抑制导致 DG 中 Prox1⁺ 细胞数量的减少，这表明 GCP 的延迟迁移。使用 CXCR4 缺陷型和 CXCL12 缺陷型小鼠的研究证明了类似的延迟迁移现象。这些研究表明，CXCL12/CXCR4 信号转导调节卡哈尔 - 雷丘斯（Cajal-Retzius，CR）细胞的迁移。已有报道，前脑的 GnRH 神经元和中脑的多巴胺神经元，在 CXCR4 缺陷小鼠的海马的延迟迁移和过早分化。综上，这些研究表明在 DMS 中，CXCR4 参与 GCP 的迁移和分化。

通常，GCP 在 DG 中迁移并沉降，分化成颗粒细胞或继续增殖以产生颗粒细胞。然而，在 AMD3100（CXCR4 拮抗剂）处理的小鼠中，许多 GCP 在 HFSR 中异位检测，表明抑制 CXCL12/CXCR4 信号转导会破坏 GCP 的最终定位。目前尚不清楚 GCP 如何在 DG 中正常停止和稳定，以及抑制剂如何干扰定位。据报道，在斑马鱼中，CXCR4 的内化对于 CXCL12 引导的细胞迁移，保证原始生殖细胞在靶标上的精确到达至关重要。也有研究发现，在 DG 中 CXCR4 主要存在于细胞内斑点结构中。因此，可能是 GCP 中 CXCR4 的内化指导它们在 DG 内的精确定位，并且内化过程的抑制将破坏这种精准定位。在免疫系统中，免疫细胞可被低浓度的 CXCL12 吸引，但被高浓度的 CXCL12 排斥。在发育中的海马体，HCLR 中可能具有较高浓度的 CXCL12，因为 HFSR 含有许多分泌 CXCL12 的 CR 细胞。这种较高浓度的 CXCL12 可以趋避 GCP，防止 GCP 侵入 HFSR。

CXCR4 的细胞内分布模式和 AMD3100 诱导的 GCP 定位改变取决于海马区（例如 SVZ、DMS 和 DG）中 CXCL12 的浓度水平。在海马体中，位于 HFSR 中的 CR 细胞分泌 CXCL12。推测 CXCL12 浓度（信号强度），从 DG 到 SVZ 可能存在依次降低的趋势。因为 CXCL12 刺激引起 CXCR4 的磷酸化和随后的内化，因而 CXCL12 的浓度就可以决定 CXCR4 的磷酸化和内化程度。在 GCP 通过 DMS 从 SVZ 迁移到 DG 期间，CXCR4 可以响应 CXCL12 浓度逐渐升高并随之磷酸化逐渐增强，随着 GCP 接近 DG，CXCR4 逐渐内化和累积，准确指导 GCP 的定位。

在上述研究的基础上，有学者提出一个假设模型，用于描述 CXCR4 在海马发育过程中形成 GCL 的动力学和功能。在远离 HFSR 的 SVZ 中，CXCL12 水平非常低，仅仅诱导 CXCR4 的部分磷酸化。这种情况下内化的 CXCR4 量非常低。因此，CXCR4 主要以磷酸化或非磷酸化形式存在于质膜上。位于 SVZ 细胞质膜上的 CXCR4 可能参与维持 SVZ 中 GCP 的干细胞样特征，调节神经分化和预防早熟。在 DMS 中（即 SVZ 和 DG 之间的中点）CXCL12 水平适中。此时，CXCL12/CXCR4 信号转导可以维持 CXCR4 的完全磷酸化和 CXCR4 的部分内化。其中内化的 CXCR4 作为点状聚集体锚靠在中心体、高尔基体和溶酶体附近。这些内化的 CXCR4 在分选到溶酶体时可以被降解或再循环，当它们被运输到中心体和高尔基体时，可能在微管的细胞迁移中起作用。在 HFSR 附近的 DG 中，CXCL12 水平（浓度）高，促使 CXCR4 大部分内化，靠近中心体、高尔基体和溶酶体的细胞内斑点结构累积，可能发挥调节 GCP 最终定位的作用。

Tham 等 [8] 通过原位杂交分析，在胚胎期第 15 天，胚胎的室周区和形成的大脑皮质深层存在 SDF-1 转录。在出生时可观察到小脑的颗粒细胞、嗅球延髓外层的胶质细胞显示 SDF-1 信号。在出生后的 2 周内，SDF-1 信号呈进行性地减少。而在其他部位如皮质、丘脑和海马，SDF-1 的转录在出生时进行性地增加，在出生后期更丰富。用免疫印迹鉴定和 / 或丘脑核和皮质层的第 5 神经元，以及脑桥和脑干，它传递伤害性的反应。SDF-1 在小脑颗粒细胞的转录与其颗粒层从外到内的迁移相关，当迁移完成后 SDF-1 转录信号亦消失。相反，在海马齿状回形成时 SDF-1 mRNA 信号增加，并且整个生命过程中在这个部位都维持较高水平。在这些部位，SDF-1 选择性和调节性地表达，提示了 SDF-1 mRNA 在前体细胞迁移、神经发生及突轴小体中的作用。McGrath[9] 等研究证实小鼠胚胎期第 8.5 ～ 9.5 天，在神经上皮以从前到后的顺序开始出现 CXCR4 的转录。然后 CXCR4 主要在神经组织中表达。这种表达分成两种类型：第一种是在脊髓及后脑表达，CXCR4 在此处的表达最强烈，并与刺激肌肉及肠的神经细胞有关。第二种是在中脑和前脑的表达，与扩展的神经结构亚群相关。

当小鼠小脑 CXCR4 受体或 SDF-1 基因被敲除后，这一有序过程被扰乱，使得颗粒细胞和 / 或它们的前体细胞在早期就异常迁出外颗粒层，过早地（胚胎期 E17，即受孕第 17 天）进入到内颗粒层（而正常情况下这种迁移在出生后才发生），以致正常的发育顺序遭到严重的破坏。另外，上述基因敲除小鼠从胚胎期 E13 ～ E14 开始，出现 B 细胞生成缺陷，造血干细胞从胚肝向骨髓迁移缺陷，同时伴有胃肠道无毛细血管生成，心室间隔缺损和神经元的异常聚合。Klein 等[7] 发现，SDF-1 不仅与颗粒前体细胞在外颗粒层的定位有关，而且可以上调外颗粒层中颗粒前体细胞丝裂原 Shh（Sonic hedgehog）的活性，进而增强小脑颗粒细胞的增殖效应。然后在某个时间点，颗粒前体细胞下调 CXCR4 受体的表达，终止细胞分裂，移动到外颗粒层的内侧，最后进入内颗粒层，与脑源性神经营养因子（brain-derived neurotrophic factor，BDNF）等其他因子相互作用，最终调节颗粒前体细胞由外颗粒层到内颗粒层的迁移。CXCR4 和 SDF-1 基因敲除小鼠的初始表征显示，除了造血系统缺陷和心脏缺陷之外，这两条通路在小脑发育中表现出很大程度上重叠的缺陷（Ma 等，1998；Zou 等，1998）。通常，菱形唇衍生的增殖颗粒细胞沿着小脑表面切向地迁移并形成外部颗粒细胞层（EGL）。分割小脑颗粒细胞表达 CXCR4，并假设脑膜细胞分泌 SDF-1 作为化学引诱物，维持 EGL 中的颗粒细胞，并通过将它们暴露于 Shh 促进它们的增殖。Shh 是未成熟颗粒细胞的有丝分裂原。颗粒细胞最终失去对 SDF-1 的反应性，通过下调 CXCR4，并迁移到内部颗粒细胞层（internal granular layer，IGL）。这是由其他化学引诱物和驱虫剂控制的过程。在缺乏 CXCR4 或 SDF-1 的小鼠中，EGL 和 IGL 的时空形成被破坏，在 IGL 和浦肯野细胞中发现，颗粒细胞群在胚胎发生过程中异位到其他层，表明 SDF-1 和 CXCR4 是防止颗粒细胞早期迁移到 IGL 所必需的。或者 SDF-1 引导颗粒细胞从菱形唇的生发区开始沿着小脑表面的切线迁移，与此同时 CXCR4 高度表达。这种早期破坏的颗粒细胞的切向迁移也可能有助于在 SDF-1 和 CXCR4 基因敲除小鼠中观察到改变的形成[10]。

SDF-1/CXCR4 除了在小脑中高表达，在出生前的脑脊膜和出生后早期的海马齿状回也有高表达。与小脑的发育相似，SDF-1 与齿状回颗粒前体细胞的增殖和迁移有关。在 CXCR4 基因敲除的小鼠齿状回中，颗粒前体细胞数量减少而发育仍然正常，但不能迁移到正确的部位而发生异常易位。CXCR4/SDF-1 也通过类似机制调节其他几个脑区颗粒细胞的增殖和 / 或迁移。例如，CXCR4 在沿着海马腹侧表面形成的增殖细胞迁移流中高度表达，并有助于产生齿状回。与小脑一样，这种祖细胞流与分泌 SDF-1 的脑膜相邻。缺乏 CXCR4 的小鼠，齿状颗粒细胞及其前体的迁移和增殖缺陷而导致齿状回形成异常。同样，由皮质表面上的脑膜和皮质 SVZ 和中间区域中的细胞表达的 SDF-1 充当了 GABA

能中间神经元的化学引诱物，助其从切向上迁移到皮质中。皮质脑膜产生的 SDF-1 也影响 CR 细胞的边缘区细胞的瞬时分布，这对于哺乳动物皮质的内向外层流发育是至关重要的。甲基唑氧甲醇（MAM）是用来制作精神分裂症有关的发育破坏模型的 DNA 烷化剂，用 MAM 处理 E15 小鼠后，导致 CR 细胞重新分布到更深的皮质，这类似于 CXCR4 和 SDF-1 基因敲除小鼠的胚胎中看到的缺陷。考虑到 CXCR4 正常表达，而且 CR 细胞在 MAM 处理之前正常分布在边缘区域，推测 MAM 处理后诱导脑膜损伤并严重降低 SDF-1 的表达，最终导致 CR 细胞重新分布到远离边缘区。而通过添加外源性 SDF-1 在 MAM 处理的胚胎切片培养物中能够使 CR 细胞分布正常化，也支持了上述假设。

　　显然，成人中 DG 神经发生受许多因素的影响。推测存在这样的机制：颗粒细胞层的活性应与发育中的神经祖细胞库连通，从而根据 DG 的精确要求调节神经发生。究竟如何实现这种反馈机制还没有完全理清。研究发现，GABA 能传递和 GABA 能输入对 DG 神经祖细胞具有确定的作用[11]。一种可能是在其发育过程中通过 GABA 能阶段的未成熟颗粒细胞。另一种可能性是 GABA 来源于一种 DG 中间神经元。更多研究支持 DG 中间神经元这种可能性，因为试验中观察到表达小清蛋白的 GABA 能中间神经元的末端与分裂的神经祖细胞非常接近。推测颗粒细胞层中的神经元活动可能通过与篮细胞的突触（释放 GABA 和 SDF-1）连接，调节 DG 神经祖细胞的增殖和分化。此前已经证实，GABA 能神经 2 型细胞的传递可以通过 SDF-1 调节。SDF-1 对巢蛋白 -EGFP 和 DCX-EGFP 细胞产生类似的作用。尽管这种细胞群确实是异质的，但它确实含有"瞬时扩增的群体"，其增殖可能易受外部影响。CXCR4 来自发育最早阶段的海马齿状回颗粒下层神经祖细胞。因此，CXCR4 也在表达 GFAP 和巢蛋白的 1 型细胞中表达。CXCR4 也由表达钙视网膜蛋白的未成熟颗粒细胞表达，因此，CXCR4 也可能调节颗粒细胞发育中的其他步骤。

　　SDF-1 是由脑脊膜细胞分泌的，而脑脊膜覆盖了整个大脑皮质，因此推测 SDF-1 可能在大脑皮质的发育中也发挥一定的作用。后续的研究表明，在大脑皮质区，SDF-1 调节星形胶质细胞和神经元前体细胞的生长。SDF-1 促进大鼠大脑皮质分离得到的神经元前体细胞增殖，主要与细胞外信号调控的激酶 1/2（extra-cellular regulated kinase 1/2，ERK1/2）和磷脂酰肌醇 3 激酶（phosphoinositide 3-kinase，PI3K）信号途径有关。SDF-1 和 CXCR4 对于促性腺激素释放激素（GnRH）+ 神经元的胚胎迁移和一些鞘膜胶质前体从犁鼻器的感觉上皮细胞进入基底前脑也是至关重要的。这些神经元和神经胶质细胞表达 CXCR4 并通过鼻间充质进行迁移，鼻间充质分泌 SDF-1，形成尾端至尾部的浓度梯度，在前脑的边界处浓度最高。*CXCR4* 基因敲除小鼠（无 SDF-1 表达）很少有 GnRH 神经元到达其在下丘脑中的最终目的地，表明 SDF-1 是这些神经元的化学引诱物。GnRH 神经元无法到达卡尔曼综合征的下丘脑，导致部分或完全丧失嗅觉，提示 SDF-1/CXCR4 在该综合征中可能具有潜在作用。此外，对 *CXCR4* 基因敲除小鼠的分析显示，通过切向迁移的前小脑神经元，需要这种受体形成脑桥核。上述发现证明了在几个 CNS 区域中 SDF-1/CXCR4 化学引诱物信号转导的共同要求，以指导祖细胞的迁移或维持其位置。除了神经元祖细胞迁移的调节之外，神经系统的发育还取决于神经元之间复杂电路的建立，而 SDF-1/CXCR4 也通过调节对轴突导向线索的响应来调节轴突寻路。通过 CXCR4 起作用的 SDF-1 分别降低 Slit-2、semaphorin 3A 和 semaphorin 3C 对培养的视网膜神经节细胞轴突、背根神经节感觉轴突和交感神经轴突的驱避活性。这种机制可能是由环磷酸腺苷

（cAMP）水平升高介导的：在斑马鱼中，SDF-1 或 CXCR4 的敲减导致视网膜内的轴突途径异常。但是与小鼠一样，这一结果不是因为 SDF-1 介导的指导提示的丧失，而是调节对 Slit-2 的反应所致。具有部分功能丧失的 robo（斑块受体）斑马鱼在视网膜中出现轴突寻路错误，这一过程可以通过 SDF-1 信号转导的减少而改变。研究还发现，通过脊髓腹角发出轴突的运动神经元在其生长锥上能瞬时表达 CXCR4，将它们延伸至表达 SDF-1 的间充质细胞。SDF-1 或 CXCR4 的缺失会导致轴突投射异常，一些轴突显示脊柱内轨迹与颅背运动神经元相似。

趋化因子对胶质细胞发育也很重要。例如，少突胶质前体细胞（oligodendrocyte precursor cell，OPC）表达几种功能性趋化因子受体，包括 CXCR4、CXCR2 和 CCR3。CXCR4 基因敲除小鼠在 E14 脊髓中表现出血小板衍生生长因子受体 α（PDGFRα）+OPC 数量减少，这种减少在背部更明显。而 SDF-1 作为化学引诱物，在培养的新生儿 OPC 体外表达 CXCR4，但是研究没有证明脊髓 OPC 在体内表达 CXCR4，并且尚不清楚 *CXCR4* 基因敲除小鼠中 OPC 的缺陷是否源于 OPC 内 CXCR4 信号的直接丧失或其他细胞改变引起的继发效应。

基质细胞衍生因子 1（SDF-1）与其受体 CXCR4 结合后可调节中枢神经系统 2 条细胞信号通路：一条是 ERK 通路，如 SDF-1 激活啮齿动物的星形胶质细胞、神经元前体细胞和皮质神经元的 ERK1/2；另一条是 PLCβ 通路，该通路的激活能使细胞内钙离子增加，从而激活钙依赖脯氨酸激酶 CPYK2。此外，SDF-1 可通过 aPTS 通路调节 SHH 活性，进而增强小脑颗粒细胞的增殖效应。而与轴突导向及神经元分裂相关的蛋白如肝配蛋白（ephrins），也可调节 SDF-1 的这种激活作用。另外，胞质蛋白 PDZ-RGS3 也能通过 PDZ 结构域结合 ephrin B，而后通过 RGS 结构域的 GAP 活化阻断 G 蛋白通路。

在 Wnt 激活的 OPC 中，上调最显著的因子之一是趋化因子受体 CXCR4，它是其他系统中 Wnt 直接靶标，并且结合配体 SDF1（CXCL12），其在整个 OPC 发育过程中由内皮表达迁移。CXCR4 与 OPC 迁移有关，但与 Wnt 通路或脉管系统无关。研究检测到与 Olig2-cre：Apc（fl/fl）小鼠的脑和脊髓中的血管相关的成簇 Wnt 激活的 OPC 中 CXCR4 mRNA 出现上调。此外，用 CXCR4/SDF-1 拮抗剂 AMD3100 体内处理发育年龄在出生后第 3～10 天（即 P3 和 P10 之间）的小鼠，会导致血管相关 OPC 聚集的逆转。这不是由于 AMD3100 对 OPC 分化的直接影响，证明了 Wnt 依赖性的 CXCR4 活化机制，其驱动 OPC 吸引血管支架。CXCR4 在胚胎发育迁移期间由 OPC 表达，但在分化成熟的少突胶质细胞中随着 Wnt 途径下调而下调。此外，CXCR4 功能缺失将导致 OPC 在 CNS 发育中的迁移能力降低。因此，OPC 中的 Wnt 激活介导了它们在迁移过程中对脉管系统的吸引力，并且阻断它们的分化，将这两个事件与内皮细胞解离和随后的分化过程与 Wnt 下调相结合。

有研究相继发现了一些与 CXCR4 受体及 SDF-1 相似的蛋白[12]。RDC1 受体是 G 蛋白耦联的孤儿受体，它与 CXCR4 受体密切相关，可能是人淋巴细胞中 SDF-1 的一个新受体。Cerdan 等发现 RDC1 在神经发育的早期阶段高表达，并集中表达于后脑的特定细胞群，在斑马鱼发育的早期阶段能参与神经细胞的迁移和 / 或运动神经元的分化。Gorba 等鉴定发现 *nrp* 基因表达的神经再生蛋白具有与 SDF-1 相似的作用，而且效价更高，其促进神经元存活的功能是通过 ERK1/2 和 Akt 激酶实现的，而神经再生蛋白诱导神经细胞迁移的作用只依赖于 p44/42 MAP 激酶的活性。

敲除 CXCR4a 会导致 CNCC 向异位目的地异常迁移以及 CNCC 在腭咽弓内完全凝结的失败。推测 CNCC 的异常缩合是由于 CXCR4a/SDF-1b 在 CNCC 迁移的最后步骤中起作用。SDF-1b 和 CXCR4a 的过表达导致 CNCC 迁移，腭咽弓形态发生和颅面软骨元件图案化的缺陷[13]。此外，SDF-1b 和 CXCR4a 的敲减和过表达导致迁移和颅面缺陷，表明 CNCC 迁移需要 CXCR4a 和 SDF-1b 信号转导的严格平衡。因此，通过 CXCR4a 的 SDF-1b 信号转导在 CNCC 的迁移过程中起作用。CNCC 可以到达其最终目的地的事实表明 CXCR4a/SDF-1b 信号转导是定向迁移和凝聚所必需的，但不是整体靶向。该假设与 CXCR4a/SDF-1b 在指导多种细胞类型（包括小鼠 DRG 和生殖细胞）迁移中的保守作用一致。有趣的是，在 CNCC 停止迁移后，CXCR4a 和 SDF-1b 的表达在整个颅面发育的腭咽弓中持续存在。此外，后颅神经节舌咽神经（IX）和迷走神经（X）在 CXCR4a 基因突变胚胎中受到影响，表明 CXCR4a 在模拟颅神经节中起作用。虽然 CNCC 对斑马鱼颅神经节的确切贡献尚不清楚，但在鸡中，CNCC 产生了舌咽神经（IX）和迷走神经（X）颅神经节。此外，与 CXCR4a 过度表达相关的颅面软骨表型表明，CXCR4a 信号转导除了对迁移很重要外，对颅面骨骼的图案化也很重要。虽然通过建立 SDF-1b 梯度已证明 CXCR7 在生殖细胞迁移中很重要，但是 CXCR7b 在 CNCC 迁移中并不能与 SDF-1/CXCR4 一起发挥作用。

SDF-1b 信号从视杆迁移到表达 CXCR4b 的视网膜神经节细胞，并在视网膜轴突导向中起作用。在神经嵴细胞迁移到鳃弓或前部视杆区域之后，各种细胞类型和组织层之间的通信对于 CNCC 的正常图案化是至关重要的。有报道表明，适当形成内胚层小袋是颅面图案化的必要条件。关于外胚层在颅面发育中的作用研究揭示了，在颅面图形化过程，中外胚层和 CNCC 之间信号转导的重要性。对 *SDF-1b* 基因表达的分析表明，SDF-1b 是从视杆和前内胚层咽囊分泌的。这一观察结果与之前的研究表明 SDF-1 优先结合 CXCR4 受体，使得 SDF-1b 可能从视杆和内胚层发出信号，表达 Nxs 的 CXCR4a 直接迁移，颅面图形和形态发生。这一假设得到了 SDF-1b 突变胚胎对 CXCR4a 中观察到的骨骼缺陷的表型的结果支持，进一步支持了组织之间串扰的想法，特别是在视杆中的 SDF-1b 和内胚层与颅面发育过程中表达 CNCC 的 CXCR4a 之间的串扰，并确定了这些组织之间通信的新参与者。另有研究表明，Fgf 和 RA 信号转导对于在颅面发育过程中模拟内胚层很重要：RA 和 Fgf 信号转导涉及调节内胚层囊形态发生。已发现 RA 信号转导对于调节腭咽弓内的 SDF1b 和 CXCR4a 表达非常重要，但在斑马鱼发育期间不在视杆内。相反，Fgf 信号转导不调节 SDF-1b/CXCR4a 表达。对具有阿尔新蓝染色的 CXCR4a/SDF-1b 形态颅面表型的分析揭示了神经颅内的缺陷，包括小梁的融合和筛骨板的丧失。这些缺陷通过遗传突变体 sonic 和使用 Hh 抑制剂环巴胺的药理学处理来表达 Hh 信号转导的表型缺失。已显示 Hh 信号转导在发育期间多次起作用，最初将 CNCC 的浓缩引导至口道的顶部，随后模拟神经颅。然而，尚未发现在神经颅发育中 Hh 下游起作用的信号转导组分。研究发现，视杆内的 SDF-1b 表达受 Hh 信号调节：通过环巴胺抑制 Hh 信号转导将导致 SDF-1b 表达的丧失。总之，SDF-1b 可能在前神经颅的发育中起 Hh 信号转导的下游作用。

研究发现，C57BL/6J 新生小鼠耳蜗中 CXCL12 和 CXCR4 水平升高，表明 CXCL12/CXCR4 信号通路在听觉形成过程中至关重要[14]。用 CXCL12 处理显著增加螺旋神经节神经元存活和神经突生长。该结果与先前对解离的螺旋神经节神经元的观察一致。磷脂酰肌醇 -4, 5- 二磷酸 3- 激酶 / Akt 信号参与介导 BDNF 对体外螺旋神经节神经元的影响，包括神经元存活和神经突延伸。然而，某些神经营养因子对螺旋神经节神经元发挥相反作用，并改变竞争信号的平衡以影响神经突形成。例如，通过 BDNF 激活 Ras 相关的 C3 肉毒杆菌毒素底物 1（Rac）/ 细胞分裂周期 42（CDC42）/ c-Jun 氨基端蛋白激酶（JNK）信号转导可以减少神经突的产生。以前的研究结果表明，大鼠肉瘤病毒致癌基因同源物或丝裂原活化蛋白激酶 / 细胞外信号调控的激酶信号是体外螺旋神经节神经元向外生长的主要介质，其抑制作用将阻断神经营养素 -3 对螺旋神经节神经元的作用。此前已经证明，上述对螺旋神经节神经元的作用是由各种信号转导途径介导的，神经突数通过 p38 和 Akt 信号转导途径增加，但可被 Rac/CDC42/JNK 信号转导途径抑制。在目前的研究中，当 CXCL12/CXCR4 被激活时，神经突数量和长度的增加，表明 CXCL12/CXCR4 信号通路参与螺旋神经节神经元的发育。

CXCL12 和 CXCR4 在发育和成熟的中枢神经系统中组成型表达，会刺激一系列下游信号通路。在早期发育阶段，CXCR4 的表达有助于皮质神经元前体的存活和增殖。在成熟的中枢神经系统中，CXCL12 和 CXCR4 的表达水平在分化细胞内存在宽范围的变化。在海马中，神经发生和 CXCR4 的表达在整个生命过程中持续存在。脑卒中后，神经元 CXCR4 在神经发生的区域中上调。这些结果表明 CXCR4 在神经元细胞中具有增殖潜力。研究表明，在螺旋神经节神经元中激活 CXCL12/CXCR4 信号通路后，细胞凋亡明显减少。然而，抑制 CXCL12/CXCR4 信号转导能显著逆转 CXCL12 的作用，表明 CXCL12/CXCR4 信号通路对于螺旋神经节神经元存活的调节是重要的。

值得注意的是，CXCL12 和 CXCR4 调节突触形成和功能。突触连接需要正常的神经功能，神经突必须找到它们的目标，树突必须达到正常的形态。此前研究表明，CXCR4 的激活能在体外调节小脑和海马颗粒细胞的突触传递，并诱导损伤性突触的传递[15]。此外，CXCR4 的活化参与形成小脑颗粒细胞和浦肯野细胞之间平行纤维的突触，其中 CXCL12 能调节钙瞬变。本研究通过蛋白质印迹分析检测神经突标记物 MAP2，证实 CXCL12/CXCR4 信号通路参与螺旋神经节神经元的神经元电路形成。此外，螺旋神经节神经元的体内形态学证明 CXCL12/CXCR4 信号转导途径参与突触形成。

此前一项研究表明，耳蜗损伤后听神经中 CXCL12 的表达水平增加。另一项研究进一步深入探讨了螺旋神经节神经元变性后 CXCL12 与移植干细胞之间的关系。在宿主微环境中，CXCL12 的上调和供体干细胞中 CXCR4 的活化能提高移植细胞在大鼠耳蜗损伤区域的迁移效率。然而，CXCL12/CXCR4 信号通路在新生小鼠耳蜗发育中的确切功能仍有待研究。在耳蜗发育过程中螺旋神经节神经元中 CXCL12 和 CXCR4 的表达水平增加。用 CXCL12 处理能增加螺旋神经节细胞中的细胞存活和树突生长，这种作用可被 CXCR4 拮抗剂 AMD3100 所阻断，提示 CXCL12/CXCR4 信号转导对螺旋神经节神经元生长至关重要。此外，对 CXCL12/CXCR4 信号转导的抑制能显著减少体内螺旋神经节神经元的数量并改变其形态。总的来说，目前的研究表明 CXCL12/CXCR4 信号通路在新生小鼠的耳蜗发育中很重要。

2. MIP-2 及其受体 CXCR2　Luan 等[16]运用免疫组织化学染色、RT-PCR 分析及免疫蛋白印迹分析方法检测到胚胎鼠的脑组织中高表达巨噬细胞炎症蛋白 -2（macrophage

inflammatory protein-2，MIP-2）与 CXCR2。在小鼠胚胎期第 11.5 天，免疫染色检测表明，在头部间质部位有 MIP-2 的表达，CXCR2 则分布于背根神经节、交感神经以及脊索，这种特异性分布模式一直持续到发育后期。发育到胚胎期第 12.5 天，在前脑及头部间质可观察到 CXCR2 的普遍表达，脑和脊髓的脑脊膜为阳性，底板呈强阳性，在头部间质及底板可观察到 MIP-2 的表达，这种在底板部位的分布模式一直持续到第 13.5 天。然后发育脑的矢状切片显示海马、端脑、背侧丘脑及下丘脑的 CXCR2 表达均为阳性。在胚胎期第 14.5 天，在丘脑背侧及下丘脑也有表达，表明 MIP-2 及其受体 CXCR2 在大脑发育过程的不同阶段以及不同脑室有其特殊的生理功能。

3. GRO-α/CXCL1 及其受体 CXCR2　趋化因子及其受体不仅参与神经元的发育过程，而且在胶质细胞的发育过程中也发挥重要的作用。生长调节癌基因 -α（growth-regulated oncogene-α，GRO-α）是第一个发现的能增强少突胶质前体细胞增殖能力的趋化因子，它是由星形胶质细胞分泌的。脊髓腹侧区的少突胶质前体细胞于出生后一周开始发育并表达 CXCR2 受体，与此同时，星形胶质细胞开始合成趋化因子 GRO-α。GRO-α 一方面可以抑制少突胶质细胞的迁移，增强少突胶质细胞与细胞外基质的黏附作用；另一方面，GRO-α 还协同血小板衍生生长因子（platelet-derived growth factor，PDGF）促进脊髓腹侧区少突胶质细胞的增殖。而后，GRO-α 不再抑制少突胶质细胞的迁移，而是促进少突胶质前体细胞由脊髓腹侧区迁移至背侧区。同时，脊髓背侧区的星形胶质细胞合成 GRO-α 的数量增加，有利于背侧区和髓鞘轴突上少突胶质前体细胞的增殖。体外试验证明，GRO-α 除调节少突胶质前体细胞的增殖外，还刺激髓鞘碱基蛋白和髓鞘片段的形成，从而在髓鞘的精确组装中发挥重要作用。

在缺乏 CXCR2 的小鼠中，出生后第 7 天脊髓中成熟的 CC1[+] 少突胶质细胞的数量和分布存在缺陷（P7）。基于体外研究结果，推测 CXCR1 的配体 CXCL1（GRO-α）在 GRO-α 表达的位置保持 OPC，以增强它们对局部有丝分裂因子如 PDGF 的反应。在体内，GRO-α 由星形胶质细胞瞬时表达，首先在腹侧表面附近表达，然后在脊髓背侧表达，因此可以作为 OPC CXCR2 刺激的配体起作用。但是，CC1[+] 细胞的缺陷，以及在没有 CXCR2 的情况下，正常的初始 OPC 产生和分布似乎也与该趋化因子受体的作用一致。在少突胶质细胞成熟中，尚未有类似研究。因此，对于神经元和神经胶质细胞，趋化因子似乎不仅作为祖细胞迁移的调节剂起作用，而且作为促有丝分裂信号转导和轴突导向线索的调节剂起作用。

4. IL-8/CXCL8 及其受体 CXCR1 和 CXCR2　白细胞介素 -8（interleukin-8，IL-8）是 20 世纪 80 年代后期发现的一种内源性、多源性的细胞因子，是由多种细胞产生的一种重要的炎症介质，主要来源于单核细胞和血管内皮细胞，具有广泛的生物学活性。脑源性 IL-8 参与正常脑组织的代谢和功能，在脑部病变（如感染、创伤、缺氧、缺血以及自身免疫性疾病等）时，脑源性 IL-8 的产生受到抑制，使受损区脑组织的 IL-8 含量骤然下降，随后由脑部病变导致炎症反应，产生炎症细胞因子，这些细胞因子再诱导内皮细胞、单核细胞和中性粒细胞等产生 IL-8，主要起炎症趋化作用，吸引中性粒细胞到达病变区，加重该区域的损伤。可见 IL-8 可能存在双重作用：①正常脑组织产生生理作用；②脑部病变炎症反应时可产生趋化作用。IL-8 除了具有与 GRO-α 相似的作用外，还有提供对神经元的营养支持功能。在大鼠海马细胞的培养中，IL-8 处理过的海马神经元与对照组相比，存活的神经元数目显著增多，表明 IL-8 能够提高神经元的存活率，这可能与 CXCR2 在海马神经元上的表达有关。

5．CXCL14　CXCL14 蛋白在角膜和虹膜的神经支配过程的关键时刻以及神经发生过程中的视网膜中表达。CXCL14 敲减在角膜和虹膜神经支配期间引起神经图形缺陷。与前眼神经支配缺陷一致，也存在视网膜神经缺损和视网膜神经节异常投射神经。体外研究显示，神经缺陷可能是由于在无 CXCL14 的情况下，CXCL12 的化学吸引增加。研究还表明，CXCL14 在预防晚期角膜血管形成中起着至关重要的作用。与对照相比，CXCL14 敲减后角膜中 TrkA、VEGFR2、CXCL12 和 CXCR4 显著上调，可能是感觉神经支配增加。因此，CXCL14 的信号转导能确保适当的神经支配和神经发生，在眼睛发育期间维持角膜无血管性。CXCL14 蛋白定位于前基质和角膜上皮，感觉神经随后产生，在虹膜神经支配和神经发生过程中，CXCL14 的表达也分别位于虹膜和神经视网膜中。因此，CXCL14 在这些眼组织中的高水平表达，表明它们在其形成和神经支配过程中起着至关重要的作用[17]。

CXCL14 定位于多个神经组织，包括为角膜提供感觉神经支配的三叉神经节。由于角膜和相邻晶状体分泌的化学物质如 Sema3A 和 Slit2 的存在，角膜神经最初被角膜排斥。相反，CXCL14 在角膜的前部区域表达，引导感觉神经的侵入。因此，推测 CXCL14 在感觉神经投射中起着化学吸引作用，这与先前的观察结果一致，即 CXCL14 在体外作为小脑颗粒细胞迁移的化学引诱剂，但是，研究结果显示其在角膜中的缺失能增强基质和上皮的神经支配，实验也证实 CXCL14 的过表达具有抑制作用。在 pericorneal 神经环中异位表达后缺乏神经支配的表型说明，单独的 CXCL14 可能不影响神经投射，需要在角膜和眼周区域之间存在差异表达的生长因子。类似于角膜中的 CXCL14 敲减，可以观察到广泛的虹膜神经支配，其源自三叉神经和睫状神经节。而许多 Tuj1 阳性的细胞仍然未掺入 CXCL14 敲减的眼虹膜神经丛。这些分离的细胞可能是在无 CXCL14 的情况下广泛迁移、增殖或分化的未成熟神经元。结合起来，这些结果表明 CXCL14 在控制角膜和虹膜神经支配的程度中起作用。而目前，CXCL14 的受体仍然未知，因此很难提供一种明确的调节机制阐述眼组织中的轴突生长。体外考察 CXCL14 对解离的三叉神经轴突的作用模式表明，它不影响 NGF 刺激的神经生长。然而，如前所述的研究提示，CXCL12 刺激中枢神经系统的神经迁移、轴突生长和分离的背根神经节的存活，也观察到在 CXCL12 存在下三叉神经轴突生长显著增加。有趣的是，CXCL14 能够消除 CXCL12 诱导的轴突生长增加，即显示 CXCL14 作为 CXCL12 抑制剂而起作用。推测是可能通过 CXCL12 受体 CXCR4 和 CXCR7 而起作用，因为它们在晚期发育期间和在非洲爪蟾、斑马鱼的神经节发生过程中都由鸡三叉神经神经元表达。CXCL12 可能与神经营养因子相互作用指导前眼中轴突生长，而 CXCL14 在角膜和虹膜中降低，以实现最佳的虹膜和角膜神经支配。研究还表明，CXCL14 对神经视网膜的正常发育至关重要，其在神经发生过程中在整个神经视网膜中都有表达，并随后在视网膜神经节细胞中表达升高。研究证明，鸡 CXCL14 的敲减会导致神经视网膜的严重缺陷，包括视网膜神经节细胞数量的增加和神经元的异常投射。这表明 CXCL14 调节视网膜神经节细胞的增殖、迁移及其向视神经的投射。由于视网膜中的 CXCL14 转录物表达模式在鸡和小鼠中是保守的，推测其功能也是一致的。CXCL14 突变的成年小鼠饲养行为不一致可能表明视力不佳。如上所述，视网膜缺陷也可能是由于在没有 CXCL14 的情况下 CXCL12 信号转导的失调节作用。视网膜神经节细胞的错误投射可能是由于在没有 CXCL14 的情况下该层中的大量细胞无法遵循 CXCL12 的现有线索，这需要适当的神经引导进入视神经。

三、参与神经发育过程的 CX3C 类趋化因子及其作用机制

fractalkine/CX3CL1 是 I 型跨膜糖蛋白，其 N 末端含有趋化因子结构域，可与其已知的唯一受体 CXC3R1 结合。分形趋化因子（fractalkine）既是一种黏附分子，又是一种可溶性的化学吸引物，在中枢神经系统表达于神经元，而其受体 CXC3R1 则表达于小胶质细胞。在新生大鼠的神经元培养中，Zujovic 等[18] 观察到分形趋化因子 mRNA 随着培养时间的延长表达升高，提示分形趋化因子在神经元发育和分化过程中扮演了一定的角色。另外研究还发现，分形趋化因子可促进小胶质细胞的趋化、增殖、存活、细胞内钙水平的升高以及细胞因子和金属酶的分泌，这些反应能被抗 CX3CR1 抗体阻断。

中间神经元衍生的分形趋化因子在整个生命过程中调节少突胶质细胞的起源，它直接作用于出生后的 OPC[19]。在这方面，成年 OPC 与中间神经元密切相关，小白蛋白阳性皮质中间神经元是有髓的，提高了它们可能分泌分形趋化因子而直接调节自己的髓鞘化的可能性。第二个关键问题涉及中间神经分泌的分形趋化因子相对于其他细胞来源的重要性。FISH 数据显示皮质层内的许多非 MGE 衍生细胞也表达分形趋化因子 mRNA，多个报道显示皮质神经元也表达并分泌分形趋化因子。因此，兴奋性神经元也可能分泌分形趋化因子以调节轴突相关的 OPC 和 / 或少突胶质细胞。而前脑神经元（包括皮质投射神经元）已被证明可以调节少突胶质细胞的形成，并且很有可能与轴突分泌的分形趋化因子有关，在这个过程中发挥重要作用。

有研究表明，小胶质细胞在突触环节对成年神经元的初始发育、维持、可塑性和生理影响中起重要作用。通过 CX3CR1 信号转导的小胶质细胞 - 神经元通信是小胶质细胞在这些过程中发挥作用的重要机制[19]。在成熟的 abGC 中，小胶质细胞参与突触调节（在基础 / 静止条件下）消退。该结果扩展了先前关于小胶质细胞在各种生理和病理条件下调节成人出生神经元数量的作用研究：在 CX3CR1−/− 小鼠中，由 CX3CR1 介导的神经元 - 小胶质细胞通信被废除。因此，该模型提供了比小胶质细胞耗竭更具特异性的工具，以探测小胶质细胞影响突触发育的机制。CX3CR1−/− 小鼠在正常生理条件下表现出脊柱消除减少，表明与它们在早期大脑发育中的作用类似。在正常发育的成年出生的神经元中，小胶质细胞通过 CX3CR1 信号转导与神经元的通信也参与修剪树突棘。但是，与早期开发相比，CX3CR1 缺乏与脊柱密度的短暂增加有关，成人大脑中的 CX3CR1 缺乏与发育中的 abGC 中脊柱密度降低有关，而 CX3CR1−/− 可以解释这种差异。小鼠也表现出 abGC 中脊柱形成的减少。这些发现表明，小胶质细胞对脊柱密度的总体影响在新生儿与成年出生的神经元中是不同的，是因为这些时期脊柱的不同发育动态。具体而言，在出生后早期嗅球（olfactory bulb，OB）中，脊柱数量在前 2 周内迅速增加，反映出脊柱形成比消除更快，随后脊柱减少一段时间，反映出更大的脊柱修剪。因此，在生命的第 3 周（发现 CX3CR1 缺乏与脊柱密度增加相关的时间点），小胶质细胞主要参与修剪。相反，在 abGC 的发展过程中，在脊柱形成的比率高于消除比率的这段时间（直到产生 abGC 后 28 天），小胶质细胞主要参与脊柱形成，因此，这一时期小胶质细胞畸变（例如 CX3CR1 耗尽或缺乏）

与脊柱密度降低有关。

已发现 CX3CR1$^{-/-}$ abGC 具有较小的脊柱头部，说明除了在脊柱形成和消除中起作用外，小胶质细胞也调节脊柱形态。脊柱大小与突触功效正相关，说明小胶质细胞也调节突触强度。小胶质细胞耗竭未导致脊柱形态发生任何变化，表明小胶质细胞对脊柱头部大小的调节不是必需的。相反，直接证据表明，在视觉皮质发育中，小胶质细胞和脊柱的接触可导致脊柱大小的短暂改变。研究发现，在 abGC 中这种变化是持续性和累积性的，导致小脊柱在脊柱总数中的比例几乎翻倍，这可能反映了突触正常成熟的延迟。

研究表明，CX3CL1-CX3CR1 信号通路是调控 abGC 突触发育的重要机制。在 CNS 中，CX3CL1 诱导小胶质细胞能趋向于神经元损伤的位置，然而还没有研究直接检验其作用。信号通路正常静止条件下，小胶质细胞和神经元组分之间通过相互作用而发挥作用。目前发现，CX3CR1 缺乏的小胶质细胞与 abGC 的树突轴产生较少的接触，表明 CX3CL1-CX3CR1 系统在这种接触中的作用。此外，小胶质细胞 - 树突轴接触的减少可能是脊柱形成减少以及随后 abGC 脊柱密度降低的原因。最近的一项研究表明，在大脑发育过程中，小胶质细胞和树突轴之间的接触对脊柱形成至关重要。研究发现，CX3CR1 信号转导损伤对脊柱形成和密度的影响与小胶质细胞耗竭的影响相似，这突出了 CX3CL1-CX3CR1 系统在这些过程中的重要性。在小胶质细胞 - 树枝状轴接触减少的 CX3CR1$^{-/-}$ 小鼠中，小胶质细胞接触的脊柱比例增加。表明这种增加不是由于每个脊柱的更多假定接触所致，而仅仅反映了 CX3CR1$^{-/-}$ 小鼠中的 abGC 比野生型（wild-type，WT）小鼠中的 spGCs 少的事实。尽管在 CX3CR1$^{-/-}$ 小鼠中接触的脊柱比例较大，但脊柱消除较少表明小胶质细胞 - 脊柱接触不一定导致脊柱消除。事实上，在发育中的动物中，小胶质细胞接触的只有一小部分脊柱随后被消除，这一过程至关重要地取决于其配体对 CX3CR1 的激活，因此该信号转导的特异性损伤或小胶质细胞消耗导致脊柱消除减少。显然，其他小胶质细胞非依赖性机制也参与脊柱清除（在小胶质细胞耗尽的小鼠中也存在一定程度）。

支持脊柱形成的一种机制涉及与树突和脊柱接触期间从小胶质细胞分泌 BDNF。最近的一项研究报道，BDNF 通过促进从丝状伪足到脊柱的转化，特别是在 OB 的 abGC 中，支持幼脊的稳定化。该 BDNF 的来源可能是小胶质细胞，因为先前已报道，小胶质细胞 *BDNF* 基因特异性敲除能减少运动皮质中与学习相关的脊柱形成。小鼠中小胶质细胞的数量减少，或者小胶质细胞过程与 CX3CR1 中的树突之间的接触减少可能导致树突附近的 BDNF 分泌较低，因此脊柱形成的促进较少。发现早期发育过程中小胶质细胞相关突触消除的机制涉及补体系统。具体而言，细胞因子 TGFβ 诱导神经元中补体的表达，可被小神经胶质细胞上的补体受体感知来促进突触的吞噬作用。然而，尚未研究 CX3CR1 缺乏在这些机制中的特定作用。未来的研究应该寻求确定小胶质细胞及其 CX3CR1 信号在形成和消除 abGC 突触中的作用的精确分子机制。

一般而言，CX3CR1 缺乏的影响很大程度上包括了小胶质细胞耗竭对 OB abGC 突触发育的影响。然而，应注意的是 OB 微环境在 CX3CR1$^{-/-}$ 与小胶质细胞耗尽的小鼠中可能不同。因此，相似的发现可能涉及每个模型中不同的小胶质细胞相关机制。例如，先前的研究发现，CX3CR1 信号转导参与小胶质细胞抑制，并且 CX3CR1$^{-/-}$ 小鼠具有一些炎症激活的标志物，而小胶质细胞耗尽的小鼠具有低水平的炎症激活标记。目前研究发现，OB 炎症细胞因子环境中两种模型之间没有差异，表明在 OB 这些模型中的炎症微环境是相似的。尽管如此，其他基因在这些模型中显然是差异性调节的，未来的研究应该集中在可能介导小胶质细胞对突触发育的近端作用的特定分子上。还应该注意到，在两个模型中，小胶质细胞操纵在大脑中的作用是全局的。因此，OB 外脑区的小胶质细胞相关变化可能影响该区域中 abGC 的发展。未来的研究应将小胶质细胞操作（耗尽或 CX3CR1 缺乏）特异性地靶向 OB，以明确评估这种可能性。因为 CSFR1 和 CX3CR1 都在外周巨噬细胞和其他几种免疫细胞类型上表达，小胶质细胞耗竭和 CX3CR1 缺乏模型也涉及外周改变，这可能间接影响 abGC。目前的研究结果表明，两种模型中大多数外周细胞因子和趋化因子的水平没有差异，并不能支持这一假设。此外，在一个模型中确实显示，差异表达模式的少数外周分子的水平通常反映了减少的炎症状况。例如，在 CX3CR1 敲除小鼠的血清中，细胞间黏附分子 -1（ICAM-1）、CXCL12 的水平降低，与炎症状态（例如多发性硬化）期间在这些分子中观察到的变化相反。此外，外周细胞因子和趋化因子的改变均未通过 OB 的平行变化反映出来。因此，两种模型中外周炎症环境的变化通常不一定间接地影响脑神经元，特别是通过外周衍生的炎性分子间接影响 abGC。

（刘诺　张宁宁　王惠芹　任思宇　王真真　陈乃宏）

参考文献

[1] DEVERMAN B E, PATTERSON P H. Cytokines and CNS development. Neuron, 2009, 64 (1): 61-78.

[2] 时小燕，刘少君. 趋化因子及其家族在中枢神经生长发育、损伤修复中的作用. 中国临床康复，2006，10（13）：148-150.

[3] 王真真，胡金凤，李刚，等. 趋化因子及其受体在神经系统发育中的作用. 生命科学，2007，19（5）：536-542.

[4] 王沙燕，张阮章，戴勇. 趋化因子在神经系统发育中的生物学作用. 医学综述，2003，9（7）：396-397.

[5] MARCINIAK E, FAIVRE E, DUTAR P, et al. The Chemokine MIP-1α/CCL3 impairs mouse hippocampal synaptic transmission, plasticity and memory. Sci Rep, 2015, 5: 15862.

[6] COLUCCI-D'AMATO L, CICATIELLO A E, RECCIA M G, et al. A targeted secretome profiling by multiplexed immunoassay revealed that secreted chemokine ligand 2 (MCP-1/CCL2) affects neural differentiation in mesencephalic neural progenitor cells. Proteomics, 2015, 15 (4): 714-724.

[7] KLEIN R S, RUBIN J B. Immune and nervous system CXCL12 and CXCR4: parallel roles in patterning and plasticity. Trends Immunol, 2004, 25 (6): 306-314.

[8] THAM T N, LAZARINI F, FRANCESCHINI I A, et al. Developmental pattern of expression of the alpha chemokine stromal cell-derived factor 1 in the rat central nervous system. Eur J Neurosci, 2001, 13 (5): 845-856.

[9] MCGRATH K E, KONISKI A D, MALTBY K M, et al. Embryonic expression and function of the chemokine SDF-1 and its receptor, CXCR4. Dev Biol, 1999, 213 (2): 442-456.

[10] MA Q, JONES D, BORGHESANI P R, et al. Impaired B-lymphopoiesis, myelopoiesis, and derailed cerebellar neuron migration in CXCR4-and SDF-1-deficient mice. Proc Natl Acad Sci USA, 1998, 95

(16): 9448-9453.

[11] BHATTACHARYYA B J, GHAZAL B, HOSUNG J, et al. The chemokine stromal cell-derived factor-1 regulates GABAergic inputs to neural progenitors in the postnatal dentate gyrus. J Neurosci, 2008, 28 (26): 6720-6730.

[12] GORBA T, BRADOO P, ANTONIC A, et al. Neural regeneration protein is a novel chemoattractive and neuronal survival-promoting factor. Exp Cell Res, 2006, 312 (16): 3060-3074.

[13] OLESNICKY KILLIAN E C, BIRKHOLZ D A, ARTINGER K B. A role for chemokine signaling in neural crest cell migration and craniofacial development. Dev Biol, 2009, 333 (1): 161-172.

[14] ZHANG W, SUN J Z, HAN Y, et al. CXCL12/CXCR4 signaling pathway regulates cochlear development in neonatal mice. Mol Med Rep, 2016, 13 (5): 4357-4364.

[15] MIMURA-YAMAMOTO Y, SHINOHARA H, KASHIWAGI T, et al. Dynamics and function of CXCR4 in formation of the granule cell layer during hippocampal development. Sci Rep, 2017, 7 (1): 5647.

[16] LUAN J, FURUTA Y, DU J, et al. Developmental expression of two CXC chemokines, MIP-2 and KC, and their receptors. Cytokine, 2001, 14 (5): 253-263.

[17] OJEDA A F, MUNJAAL R P, LWIGALE P Y. Knockdown of CXCL14 disrupts neurovascular patterning during ocular development. Dev Biol, 2017, 423 (1): 77-91.

[18] ZUJOVIC V, TAUPIN V. Use of cocultured cell systems to elucidate chemokine-dependent neuronal/ microglial interactions: control of microglial activation. Methods, 2003, 29 (4): 345-350.

[19] VORONOVA A, YUZWA S A, WANG B S, et al. Migrating interneurons secrete fractalkine to promote oligodendrocyte formation in the developing mammalian brain. Neuron, 2017, 94 (3): 500-516, e9.

03

趋化因子与
阿尔茨海默病

在阿尔茨海默病（Alzheimer's disease，AD）中，趋化因子与 AD 的两大损伤机制——β 淀粉样蛋白斑块的形成以及神经原纤维缠结均有关联。此外，趋化因子还可以通过募集 T 细胞以及调控小胶质细胞 / 巨噬细胞活化，发挥免疫炎症调节作用。事实上，靶向炎性通路是潜在的有效的治疗 AD 的途径之一。

本章节将对细胞因子和趋化因子在 AD 病理发生发展中的作用及机制进行总结。研究趋化因子及其受体在 AD 中的作用，可为 AD 的预防和延缓疾病进展提供新的借鉴。

 第一节　阿尔茨海默病简介

一、阿尔茨海默病流行病学及治疗现状

阿尔茨海默病是最常见的神经退行性疾病，是导致痴呆的主要原因，其中 60% 的 AD 患者最终发展为痴呆 [1]。AD 的发病率随着年龄的增加而升高，大多数的 AD 患者的年龄大于 65 岁。65 岁之后，年龄每增加 5 岁 AD 的发病率即增加一倍，而 85 岁之后，患 AD 的人数近半 [2]。AD 的临床表现为进展性的记忆力减退，最终导致记忆功能受损。甚至不能形成近期的记忆，最终逐渐进展为智力减退。随着疾病的进展，由于皮质功能的显著下降，患者出现神经错乱、失语、定向障碍、行动不便，到晚期时失去自理能力而完全依赖于他人。许多因素包括遗传的和非遗传的，都会导致 AD 发病风险增加，其中年龄是最大的独立影响因素。

目前普遍认为神经炎症与 AD 的病理发展有关。事实上，炎症介质，如炎症因子和趋化因子，可以影响淀粉样前体蛋白的表达、剪切，影响 β 淀粉样蛋白的聚集。此外，细胞因子和趋化因子还可以影响激酶的活性，导致 τ 蛋白异常磷酸化。美国食品药品管理局（Food and Drug Administration，FDA）批准用于治疗 AD 的 5 种药物中除了美金刚属于 N- 甲基 -D- 天冬氨酸（NMDA）受体拮抗药外，其余 4 种［他克林（tacrine）、多奈哌齐（donepezil）、加兰他敏（galanthamine）和卡巴拉汀（rivastigmine）］均属于乙酰胆碱酯酶抑制剂。至今还没有治愈 AD 的手段，但是炎症的预防已成为目前的治疗策略之一。过去认为能够抗淀粉样蛋白的化合物对于预防和治疗 AD 具有重要的意义，但有研究认为，相

比抗淀粉样蛋白，能够对抗炎症的化合物，比如黄酮类化合物能够有效地调节神经退行性疾病的病理改变。

二、阿尔茨海默病发病机制假说

目前 AD 被分为两型：早发型家族性阿尔茨海默病（early onset familial AD，EO-FAD），与孟德尔遗传有关，发病年龄在 65 岁以下，占 AD 的 5% 左右；晚发型阿尔茨海默病（late onset AD，LOAD），又被称为散发性阿尔茨海默病，发病年龄通常在 65 岁以上且在老年患者中十分普遍，占 AD 的 90% ~ 95%。早发型家族性阿尔茨海默病十分罕见，主要由淀粉样前体蛋白（amyloid precursor protein，APP）、早老蛋白（presenilin，PS）1 和早老蛋白 2，三个不同基因的突变导致。载脂蛋白 E（apolipoprotein E，ApoE）的基因多态性（特别是 ApoE ε4 等位基因的多态性）和生活暴露因素共同构成散发性 AD 的主要风险因素[3]。

在神经病理水平，AD 主要表现为 β 淀粉样蛋白（amyloid β-protein，Aβ）的聚集，进而引起老年斑（senile plaque，SP）和 τ 蛋白的沉积以及神经原纤维缠结（neurofibrillary tangle，NFT），最终导致突触信号的改变、突触的丢失以及神经元变性[4-6]。

神经元胞质内早期就会出现 NFT 的积累，并随着 τ 蛋白磷酸化的异常而逐渐增加。τ 蛋白磷酸化相关的激酶有：周期蛋白依赖性激酶 5（cyclindependent kinase 5，CDK5）、糖原合成酶激酶（glycogen synthase kinase-3β，GSK-3β）和 p38 丝裂原激活的蛋白激酶（p38 mitogen-activated protein kinases，p38-MAPK）。在轴突中，τ 蛋白是主要的微管相关蛋白之一，正常情况下可通过与微管结合来维持微管和细胞骨架的稳定性，此外还可以促进神经突的生长[7]。然而，当 τ 蛋白被过度磷酸化时，τ 蛋白从微管上解离并聚集，破坏微管的稳定性并干扰轴突的运输[8-10]。τ 蛋白异常磷酸化具有神经毒性，可以导致神经元死亡。NFT 主要存在于 AD 患者脑中的特殊区域，在内侧颞叶椎体神经元中密度较高，在相关皮质的额叶、颞叶和顶叶的特定层面密度中等[11]。

细胞外部 Aβ 沉积的增加会导致老年斑的形成，广泛分布在整个脑区，皮质和海马最为显著[12]。Aβ 过度产生会引起自身的聚集并形成更大的不溶性的 β- 片状结构，最终导致 SP 的形成以及神经退化。Aβ$_{1-42}$ 聚集体是 AD SP 沉积物中的主要形式，这是因为与 Aβ$_{1-40}$ 相比，前者纤维化程度和不溶性更强[5]。Aβ 本身可以通过影响激酶和磷酸化酶的活性，促进 τ 蛋白过度磷酸化[13-15]。

 第二节 趋化因子在阿尔茨海默病中的生物学意义及可能机制

越来越多的证据表明，神经退行性疾病如 AD、帕金森病（Parkinson disease，PD）、多发性硬化（multiple sclerosis，MS）、人免疫缺陷病毒相关的痴呆以及脑卒中等患者的中枢神经细胞中，趋化因子及其受体的表达都会上调，在神经炎症和神经元死亡过程中发挥重要调节作用[16-17]。在 AD 中，长时间和持续的炎症反应会产生细胞毒性，升高疾病的发病率、增加严重程度以及加快疾病进展[18-19]。在 AD 特别是前驱症状期以及轻度认知功能障碍期，脑组织和脑脊液中的趋化因子如 γ 干扰素诱导蛋白 -10（IP-10），CCL2 以及 CXCL8 水平增加[20-21]。轻度认知功能障碍期 IP-10 水平显著增加，随着 AD 的进展逐渐下调；而 CCL-2 和 CXCL8 在 AD 晚期仍然维持高表达，提示趋化因子在神经退变的活跃期发挥重要作用[22]。还有数据表明，在疾病进展早期就会出现这些改变，这可能是临床上抗炎药物治疗重度 AD 失败的原因。尽管可以在淀粉样斑块和神经原纤维缠结附近的脑组织中检测到多种趋化因子，但在临床早期诊断以及疾病进展的监控中，血液和脑脊液更容易获得[20-22]。Olson 等[23] 提出可以利用脑脊液和血液中的生长因子、细胞因子以及趋化因子作为 AD 诊断的替代指标。值得注意的是生长因子、细胞因子以及趋化因子的水平具有异质性，提示疾病病理改变具有多样性。

由于中枢神经系统病理损伤后会诱导趋化因子的表达和上调，因此有些趋化因子可能成为生物标记物。比如 CXCR4 和 CXCL12 的表达水平与胶质瘤的进展具有相关性，因此被推荐可作为这一类中枢神经系统肿瘤的生物标记物。同样鉴于 CCR1 在 Aβ 中的特异性表达，其可作为 AD 的病理标记物。此外还有研究者发现将趋化因子和其他已知的脑脊液标记物如 Aβ、总的 τ 蛋白以及过度磷酸化的 τ 蛋白等联合检测，并结合其他神经生理和神经影像的工具，可以作为早期的标记物对轻度认知功能障碍（mild cognitive impairment，MCI）进行诊断，以及对 MCI 向 AD 的进展进行预测[24]。由于病理性的改变出现数年后才会有症状性的表现，因此这些生物标记物可能成为疾病早期诊断的工具。除了诊断，这些生物标记物还可以用于评估预后和疾病进展、监测治疗效果、开发新的治疗药物以及研究疾病机制[25]。

因此，寻找新的生物标记物十分必要。目前，许多脑脊液（cerebrospinal fluid，CSF）中的生物标记物被引入[25]。Corrêa 等[20] 发现脑脊液中 CCL2 的水平与 AD 发病机制有关，而脑脊液中 CCL2 的水平与其在血浆中的水平负相关。此外，他们提出 CCL2 可以作为监测疾病进展的额外的有效生物标记物[20, 26-27]。

Alsadany 等[28] 还提出血浆中 CXCL8 的水平在监测 AD 疾病进展的过程中具有较高的灵敏性和特异性，可能成为有效的生物标记物。除此之外，还有很多潜在的候选生物标记物，如视锥蛋白 -1[29]、神经颗粒素[30]、YKL-40[31] 以及 F2- 异前列烷[32]。

总之，趋化因子及其受体已成为目前 AD 研究的热点，其在 AD 中生物活性及变化规律可以概括为诱导炎症细胞迁移、活化或诱导星形胶质细胞和小胶质细胞参与炎症级联反应，参与 APP 过程和 τ 蛋白磷酸化，以及调节神经元和突触可塑性。在 AD 的发生和发展中，神经胶质细胞也发挥了关键性作用。一方面，可以介导炎症反应，影响神经突触功能，并参与 Aβ 形成与沉积和胞内 NFT 的形成，加速 AD 的发展。另一方面，其不仅可以通过吞噬作用清除 Aβ 沉积物和其他碎片，还能提供营养以减缓 AD 病情的进展，如图 3-1 所示。下文将介绍与 AD 机制相关且具有代表性的趋化因子。

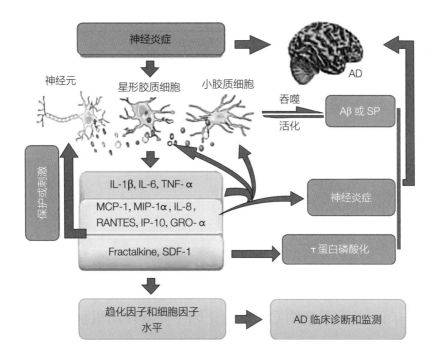

图3-1　趋化因子在阿尔茨海默病中的生物学意义及可能机制

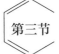 **第三节　趋化因子在阿尔茨海默病中的研究进展**

　　目前普遍认为慢性神经炎症是 Aβ 引发的继发性反应，也是 AD 的重要病理特征之一。炎症病变会促进 AD 样神经衰退性病变的发展。在此过程中，Aβ 沉积物会沉积神经胶质细胞释放细胞因子，包括 MCP-1、MIP-1α、IL-8、FKN、IP-10、IL-10、IL-6 等。这些因子不但会诱导炎症细胞进入中枢神经系统，参与神经免疫炎症过程，也可选择性的诱发白细胞释放整合素、促炎因子和黏附分子，进一步加剧炎症反应，炎症又影响趋化因子及其他细胞因子的表达，形成一种反馈调节机制。与正常机体中的相比，AD 患者血清、脑脊液和脑组织中不同趋化因子的水平发生了不同程度的变化。例如，AD 患者血清中毒性趋化因子 MCP-1 和 IL-8 水平升高，而保护性趋化因子 SDF-1 水平下降。AD 病理过程中，血清、脑脊液和脑组织中的某些趋化因子变化情况如表 3-1 所示。

表 3-1　趋化因子及其受体在 AD 中作用机制

趋化因子		受体	在各部位的变化情况			功能
系统名称	通用名称		脑组织	脑脊液	血清	
CCL2	MCP-1	CCR2	增加	增加	增加	炎症细胞浸润和神经炎症
CCL3	MIP-1α	CCR5	增加	无报道	无报道	募集和活化胶质细胞，神经炎症

趋化因子		受体	在各部位的变化情况			功能
系统名称	通用名称		脑组织	脑脊液	血清	
CCL5	RANTES	CCR1, CCR3, CCR5	增加	无报道	减少	集合活化小胶质细胞，促进细胞存活
CXCL1	GRO-α	CXCR2	无报道	无报道	无报道	影响 τ 蛋白 /Aβ 比值和少突胶质细胞发育
CXCL8	IL-8	CXCR1, CXCR2	增加	增加	增加	趋化物，炎症和神经保护
CXCL10	IP-10	CXCR3	无报道	增加	无报道	募集和活化胶质细胞，易感基因
CXCL12	SDF-1	CXCR4	无报道	减少	减少	神经发生，募集循环细胞
CX3CL1	fractalkine	CX3CR1	无报道	无报道	减少	神经保护，抑制小胶质细胞活化

一、参与阿尔茨海默病的 CC 类趋化因子及其作用机制

1. CCL2/CCR2　CCL2 又称为单核细胞趋化蛋白 1（monocyte chemoattractant protein 1, MCP-1），是一种分泌性炎性分子，受体为 CCR2。CCL2/CCR2[33] 不仅诱导单核细胞、淋巴细胞和小胶质细胞向炎症部位迁移，还能调节单核细胞和巨噬细胞等渗透血脑屏障，扩大脑内神经炎症反应，不过它们进入脑内还可清除 SP，因而 AD 患者中激活的小胶质细胞具有两面性[34]。活化的神经胶质细胞还可自分泌 CCL2 等细胞因子，在 AD 慢性炎症中起重要作用。AD 患者血清和脑脊液中 CCL2 水平都上调，轻度患者外周血中 CCL2 与 AD 病情呈正相关，而脑脊液中 CCL2 水平还能预测早期 AD 患者记忆能力。因此，CCL2 可成为早期 AD 患者诊断和预测的潜在性生物标志物。CCL2 可通过影响 Aβ 沉积以及神经元突触可塑性，干预记忆的形成过程。体外细胞实验显示，原代星形胶质细胞受 Aβ 刺激后 CCL2 表达上调。诸多研究发现，体内 CCL2 缺陷加速 AD 模型鼠的行为学异常以及病程的进展，这可能与神经发生有关。Kiyota 等[35] 证实了，*PS1/CCL2* 基因敲除鼠的学习记忆、突触可塑性和长时程增强效应的损伤等与海马神经发生相关。还有研究显示 CCL2 受体 CCR2 敲除可能影响了可溶性 Aβ 的形成过程，加剧淀粉样蛋白病变和认知障碍，这表明 CCR2 在 AD 的发病中起重要作用。综上所述，CCL2 及其受体 CCR2 能调节 Aβ 沉积或形成，而 Aβ 也可刺激胶质细胞释放 CCL2，影响神经再生，进而影响学习记忆功能障碍。JNK-AP1 信号通路的激活是 Aβ 引起的人脑血管内皮细胞（human brain endothelial cell，HBEC）和 AD 脑内炎症反应的常见机制。已有实验[36] 证实了在 Aβ 刺激下，HBEC 以及 AD 患者和 AD/ 脑淀粉样血管病患者的脑中 AP1 可被激活，这由于 JNK 介导 c-Jun 磷酸化，进而激活 AP1。JNK-AP1 信号通路的激活导致炎症基因如 CCL2、GRO、IL-10、IL-1β 和 IL-6 的表达增加，引发或加剧炎症反应。然而，JNK 抑制剂（SP600125）可抑制 Aβ 诱导的 c-Jun 磷酸化，AP-1 的激活 和 CCL2 在 HBEC 中的表达。此外，也有研究发现干扰 TLR2/JNK/NF-κB 信号途径可以减缓 Aβ$_{1-42}$ 诱导神经炎症反应。这些结果表明，JNK 信号途径可能成为 AD 中 Aβ 诱导的神经炎症潜在的治疗靶点。

2. CCL3/CCR5　CCL3 又称为巨噬细胞炎症蛋白 -1α（macrophage inflammatory protein-1α，MIP-1α），其受体 CCR5 主要表达于小胶质细胞和星形胶质细胞，与 CCL3 结合可以调节免疫炎症细胞的游走，还能活化星形胶质细胞和小胶质细胞，参与神经炎症。与 MCI 患者相比，AD 患者中 Aβ$_{42}$ 刺激 CD14 细胞表达 NLRP1 以及单核细胞表达 NLRP3 和胱天蛋白酶 -1，这些炎症小体不仅明显地扩大炎症反应，还涉及了 Aβ 病理学改变[37]。炎症小体在神经炎症中发挥关键性作用，Aβ 能够激活星形胶质细胞的炎症小体。但是 CCL3 的释放可以下调炎症小体的活性而增加星形胶质细胞的吞噬作用，进而减轻淀粉样蛋白负荷和认知障碍。这阐述了 CCL3 为什么能降低 AD 模型鼠淀粉样蛋白负荷来拯救记忆缺陷[38]。另外，Heneka 等[39] 研究发现抑制炎症小体激活可以减少神经元死亡，改善 AD 动物的认知功能。

AD 患者与同龄人相比，外周 T 淋巴细胞表达 CCL3 明显升高，人脑微血管内皮细胞（human brain microvascular endothelial cell，HBMEC）表达 CCR5 也增加，还能介导 T 细胞浸润血脑屏障。并且发现 JNK、ERK 和 PI3K 的抑制剂能明显降低 Aβ 诱导的 HBMECS 中 CCR5 的表达，T 细胞浸润也减少。另外，CCR5 缺陷会造成小鼠记忆功能损伤[40]，β 分泌酶表达上调，而 CCL3 表达下调，还促使星形胶质细胞活化，导致 Aβ 寡聚体增加。CCL3 水平在 AD 患者中较低，与情绪障碍和人格变化的非认知症状相关，但 CCL3 与简易精神状态检查（mini-mental state examination，MMSE）评估的痴呆的严重性，或与总体衰退量表（global deteriorate scale，GDS）评估的疾病恶化程度均无关。

3. CCL5/CCR1、CCR3、CCR5　CCL5 又称 T 细胞激活性低分泌因子（reduced upon activation，normal T cell expressed and secreted factor，RANTES），与其相匹配的受体有 CCR1、CCR3 和 CCR5。CCL5 及其受体主要分布于内皮细胞、胶质细胞和神经元。其是一种典型的趋化性因子，能够诱导炎症细胞向炎症区域聚集。深入研究发现，CCL5 不仅仅局限于趋化性细胞，参与炎症反应，在神经细胞生长发育中也发挥重要作用，还参与了调节神经可塑性和神经突触发生。

临床研究发现，AD 患者血清中 CCL5 水平下降，但外周低水平的 CCL5 与 AD 患者的认知功能障碍没有明显相关性。在 AD 患者脑微循环中的 CCL5 水平上升[41]，并且 Aβ 还会刺激星形胶质细胞和少突胶质细胞分泌 CCL5。神经系统微环境受到来自外界的刺激物侵袭时，CCL5 水平升高以抵抗刺激物侵害，维护神经系统的稳定性。体外细胞试验证实了 CCL5 可以抵抗凝血酶和硝普酸钠的毒性[41]，具有神经保护作用。早在 2004 年，已经发现日本脑炎病毒感染胶质细胞后，提供 ERK、NF-κB 和 NF-IL-6 介导信号以刺激 CCL5 的表达，影响中枢神经系统中炎症反应的早期发展。

二、参与阿尔茨海默病的 CXC 类趋化因子及其作用机制

1. CXCL1/CXCR2　CXCL1 又称生长调节癌基因 -α（growth-regulated oncogene-α，GRO-α），其特异性受体为 CXCR2，表达于少突胶质细胞。免疫荧光双标显示脊髓白质中活化的星形胶质细胞中 CXCL1 水平较高，以刺激少突先驱胶质细胞增殖。CXCL1/CXCR2 交互作用能增强少突胶质细胞内与细胞外基质的黏附作用，并协同血小板源性生长因子促进脊髓腹侧区少突胶质细胞的增殖，还能抑制少突胶质细胞的迁移。Aβ$_{1-40}$

能刺激人类大脑内皮细胞验证基因 GRO 和 IL-6 等表达[36]，参与神经炎症过程。另外，CXCL1 对 AD 患者脑脊液中生物标志物和 τ 蛋白 /Aβ$_{42}$ 比值具有一定影响[42]。

2. CXCL8/（CXCR1、CXCR2）　CXCL8 又称"白细胞介素 -8（interleukin-8，IL-8）"，是一种多源性细胞因子，其受体为 CXCR1 与 CXCR2，但 CXCL8 不是 CXCR1 与 CXCR2 的唯一配体。CXCL8 具有双重性，即保护性和促炎性。脑源性的 CXCL8 维持脑组织的生理功能，而脑部发生炎性改变时 CXCL8 表达上调，诱导中性粒细胞向病源部位游走，加剧炎症反应。AD 患者在 Aβ 的刺激下，小胶质细胞、星形胶质细胞和神经元分泌 CXCL8。在 AD 发病早期，活化的星形胶质细胞表达趋化因子 CXCL10、CXCL8 和 CCL2 增加。在 AD 患者中，组蛋白脱乙酰酶（histone deacetylase，HDAC）、铜和 CXCL8 水平明显升高，对所有认知评估测试有明显的负调控作用[43]。另外，脑定位向小鼠海马内注射 Aβ，刺激 CXCR2 表达增加，募集 T 细胞迁移至脑内，而 CXCR2 拮抗剂能有效地阻止此过程，因而 CXCR2 拮抗剂可能有效地抑制 AD 动物模型中炎症反应和保护神经[44]。CXCL8 及其受体可能成为 AD 潜在的治疗靶点。

然而，进一步研究发现神经元可能通过旁分泌或者自分泌 CXCL8 保护神经元，调节神经元生理功能。虽然 CXCL8 单独作用不能改变神经元生存能力，但其确实可以抑制 Aβ 诱导的神经元凋亡，这可能增加神经元脑源性神经营养因子（brain-derived neurotrophic factor，BDNF）产生。因此，CXCL8 在 AD 发病机制中可能发挥保护作用。

3. CXCL10/CXCR3　CXCL10 又称 γ 干扰素诱导蛋白 -10（interferon γ-inducible protein-10，IP-10），其受体为 CXCR3。CXCL10 主要来源于单核细胞、树突状细胞、自然杀伤细胞（NK 细胞）和内皮细胞，有趋化中性粒细胞、调节免疫细胞分化等生物学功能。CXCL10 是一种神经退行性疾病的调节因子，也是 AD 发病的易感基因。临床数据显示，CXCL10 在 AD 患者脑脊液中升高，而外周血清中 CXCL10 并未增加[45]。这些数据表明 CXCL-10 有望成为 AD 临床诊断的生物学指标之一。

另有研究发现，在 Tg2576 鼠脑组织大脑皮质和海马中 CXCL10 表达增加，并且 Aβ 斑块与 CXCL10 阳性存在共位现象。更深入研究离体脑定位注射 Aβ 到人海马区，CXCL10 在星形胶质细胞中表达明显升高。另外，CXCL10 和 CXCR3 能通过激活小鼠皮质神经元 ERK1/2 信号通路以传递神经元 - 胶质细胞信息，参与 AD 发展。体外细胞实验显示 CXCL10 募集星形胶质细胞向 Aβ 沉积形成的 SP 附近迁移，吞噬 Aβ 聚集物碎片和调节神经再生[46]。

4. CXCL12/CXCR4　CXCL12 又称基质细胞衍生因子 -1（stromal cell derived factor-1，SDF-1），受体为 CXCR4。CXCL12 不只局限在心血管系统和免疫系统中发挥生物学作用，在神经系统中也产生调节效应，如涉及中枢神经系统的发育和突触间信息的传递，并影响认知功能。临床检测发现，AD 早期患者血清和脑脊液中的 CXCL12 水平下降，与脑积液中 τ 蛋白水平负相关。在 Tg2576 AD 模型鼠中，CXCL12 的蛋白和 mRNA，以及 CXCR4 的表达均下调，且 CXCR4 拮抗剂长期治疗非转基因小鼠，可以导致小鼠认知功能受损。由此可以推测，CXCL12 可以改善学习记忆功能。此外，CXCL12 治疗 APP/PS1 转基因鼠，鼠脑内的 Aβ 斑块数量和块径均减小，提高了小胶质细胞 Iba1 表达水平，减轻神经元和突触间的传递障碍[47]。CXCL12 还可以调节谷氨酸兴奋性传递和保护神经元免受 Aβ 寡聚体的损害。上述结果表明 CXCL12 是一种保护性趋化因子，对认知功能具有潜在的保护作用。

此外，适当锻炼可以减缓 AD 样症状。老年 Tg2576 鼠进行短期的锻炼后，海马 CXCL12 水平升高，减轻炎症反应和改善认知功能障碍。此外还可以通过逆转体内 CCL2 和 CCL5 的表达变化，改善 AD 样的症状[48]。

5. CX3CL1/CX3CR1　CX3CL1 又称分形趋化因子（fractalkine，FKN），其受体是 CXCR1。中枢系统中，CX3CL1 主要表达在神经元和小胶质细胞，而其受体主要表达于小胶质细胞。CX3CL1 参与神经炎症型退行性疾病的发病机制，能够降低神经毒性，发挥保护作用。在体内，CX3CL1 具有膜结合型和可溶型两种形式，二者的平衡受到金属蛋白酶依赖性蛋白酶调节。据报道[49]，GSK-3β 也可调节 CX3CL1 的生成。轻度至中度 AD 患者血浆中 CX3CL1 水平高于重度患者，且 AD 患者血浆中可溶性 CX3CL1 水平与生理状态相比呈下降趋势，这种趋势还与 MMSE 评分呈正相关。这些表明 CX3CL1 可以作为 AD 患者诊断的生物学标志物。CX3CL1 水平升高，可增强小胶质细胞的活化和吞噬作用，减缓早期 AD 疾病进展。CX3CL1/CX3CR1 可抑制小胶质细胞活化，降低肿瘤坏死因子 -α（TNF-α）、白细胞介素 -1β（IL-1β）和一氧化氮（NO）的水平，发挥抗炎效应。CX3CL1/CX3CR1 除了参与 AD 的神经性炎性病变外，还参与了其他神经炎性疾病，包括 PD、多发性硬化和老年性黄斑变性。此外，CX3CL1 还可以通过调节 τ 蛋白、Aβ、细胞凋亡以及突触可塑性，影响 AD 发展。

CX3CL1/CX3CR1 交互作用是神经元 - 小胶质细胞间信息交流的一种重要方式。CX3CL1/CX3CR1 与 AD 主要的病理特征相关[50]，包括 τ 蛋白和 Aβ 病理学特征。一方面，CX3CL1 可以抑制 τ 蛋白病理改变或改善 τ 蛋白引发的病变。在 APP/PS1 转基因鼠中，可溶型 CX3CL1 大量分泌，抑制 τ 蛋白病理变化，但对 Aβ 沉积无明显影响。CX3CL1 激活 NRF2/NFE2L2 和血红素加氧酶 1 以抑制 τ 蛋白诱导的小胶质细胞和星形胶质细胞增生，进而控制 τ 蛋白病变诱发的神经炎症[51]。相反，在 CX3CL1 缺陷的情况下，尽管可以减少 APP/PS1 转基因鼠中 Aβ 沉积，但相关 τ 蛋白磷酸化水平升高。膜结合型 CX3CL1 缺陷还会促进小胶质细胞分泌 IL-1α 和 IL-6，进而激活 p38 MAPK，导致细胞内微管相关蛋白 τ 蛋白的过度磷酸化和聚集[52]。另一方面，CX3CL1 与 Aβ 沉积也具有相关性。体内、体外研究均表明，CX3CL1/CX3CR1 改变小胶质细胞的吞噬能力，并在 CX3CR1 缺陷时减少 Aβ 沉积。此外，神经元 CX3CR1 敲除后，还可以减轻 Aβ 聚集和构象改变。给予神经元 CX3CR1 的拮抗剂，可以得到同样的结果。因此神经元 CX3CR1 受体可能通过调节 Aβ 构象以防止 Aβ 诱导的神经毒性[53]。

CX3CL1 不仅影响 AD 患者的 τ 蛋白和 Aβ，对细胞凋亡和突触丢失也有一定影响。CX3CL1/CX3CR1 通过抑制 Fas-FasL 介导的细胞凋亡而增加小胶质细胞的存活率。其主要作用机制：激活小胶质细胞 PI3K/Akt 信号转导途径，磷酸化作用增强，Bad 促凋亡作用受阻；调节 Bcl-2 家族成员蛋白的表达。神经元自分泌的 CX3CL1 与膜上的 CX3CR1 结合，激活 Akt 激酶，使 NF-κB 异位激活，促进抗凋亡基因的表达。趋化因子 CX3CL1 调节海马 CA1 区突触传递和长时程增强效应，有利于谷氨酸介导的神经传递，保护突触的可塑性[54]。CX3CL1 与血清中 BDNF 能改善 Aβ 寡聚体诱导的神经损伤和认知功能。CX3CL1 除了依赖于 A1 受体调节星形胶质细胞谷氨酸转运体 -1 的活性和释放生长因子以降低神经兴奋性毒性外，还可以通过激活腺苷酸 3 受体，抑制海马 CA1 区 LTP，调节突触可塑性，保护神经元免受谷氨酸（Glu）兴奋性毒性作用[55]。总之，CX3CL1/CX3CR1可调节细胞凋亡，降低神经兴奋性毒性，发挥保护作用。

第四节 以趋化因子为靶点的阿尔茨海默病创新药物研发进展

目前还没有以趋化因子为靶点的治疗阿尔茨海默病的创新药物。但如前所述，趋化因子在炎症反应中具有重要的作用，目前针对炎症调节的药物的研究可能为未来以趋化因子为靶点的抗阿尔茨海默病创新药物的研发提供思路和借鉴。下面就目前调节炎症为主要作用的抗阿尔茨海默病药物进行总结。

1. **中医药治疗 AD** 作为中华传统瑰宝的中药具有多系统、多环节、多途径、多靶点且不良反应小的特点，在防治老年性疾病方面有着丰富的理论基础和实践经验以及潜在的优势。临床已证实某些中药复方具有抗 AD 的功效，如化痰开窍方、六味地黄汤、复方大黄制剂、补中益气汤等，在 AD、神经衰弱等精神性疾病中发挥了显著的疗效。六味地黄汤具有补肾填精益髓的功效，能改善智能、延缓衰老。现代研究发现六味地黄汤通过抑制小胶质细胞活化和炎症因子的分泌，从而降低血清、海马和皮质内炎症因子的水平[56]。除了六味地黄汤之外，当归芍药散、十全大补汤等经典中药复方也被许多医药学者应用于动物实验和临床抗 AD 研究中。目前公认的具有抗 AD 功效的单味药有人参、何首乌、五味子、淫羊藿、石菖蒲、丹参、绞股蓝、葛根等。国内外学者对这些中药化学成分进行了大量的研究，结果表明其中的活性成分包括生物碱类、酚酮类、皂苷类和多糖类，如石杉碱甲、人参皂苷以及银杏叶提取物中的黄酮类物质、姜黄素和旋覆花内酯等。这些单体可以通过不同的途径发挥抗 AD 的作用，如姜黄素可以提高小胶质细胞对 Aβ 的吞噬能力，汉黄芩素可以抑制小胶质细胞的迁移[57-58]。银杏叶提取物中含有的成分，可以降低炎症反应中 NO 含量，具有抗氧化、提高认知功能等作用，已被开发成不同剂型的畅销药物，如银杏达莫注射液、银杏叶提取物注射液等。

我国依据中医药辨证论治的观点，研发抗 AD 的药物，虽然取得了一定的成绩，但与西药和国际上关于治疗 AD 的天然药物相比较，中医药治疗 AD 的效果仍存在一定的差距，如药物分子结构和作用机制不明确等。因此，中医药工作者在继承前人经验与成果的同时要扬长避短，才能为治疗 AD 提供新的思路。

2. **姜黄素与 AD** 姜黄素（curcumin）是从姜黄（turmeric）中分离出的一种化合物，占姜黄成分的 3%～5%。自 20 世纪 90 年代初，科学家们就开始关注这类物质，并认为它可能是导致姜黄产生多种促进健康作用的潜在组成，有望用于治疗癌症和阿尔茨海默病等疾病。研究发现，姜黄素能抑制环氧合酶 -2（COX-2）、磷酸酯酶、转录因子和膜磷脂的有关酶类，减少活性氧（reactive oxygen species，ROS）释放，抑制 AP-1、NF-κB、TNF-α、IL-β 以及 IL-12 p40/70 和 IL-12 p70 表达，减轻炎症和抑制炎症细胞因子转录是其主要化学特性，姜黄素抑制促炎细胞因子的产生具有不同的靶细胞作用。在一项为期 18 个月的双盲、对照试验中，共招募了 40 名患有轻度记忆衰退的中老年人[59]。参与者被随机分成两组，每天分别接受两次 90mg 的姜黄素或者安慰剂。研究结果显示，相较对照组，姜黄素组的参与者在记忆力、注意力方面有显著提高。具体来说，服用姜黄素的人其记忆力在 18 个月内提高了 28%，同时他们的情绪也得到了轻微改善。此外，大脑正电子发射体层摄影（positron emission tomograph，PET）结果显示，姜黄素组参与者的大脑杏仁核、下丘脑中的淀粉样蛋白和 τ 蛋白（都是与阿尔茨海默病相关的蛋白质）累积明显少于对照组。还有研究显示通过改变剂型，提高姜黄素的生物利用度，可以改善学习记忆。

然而，尽管被寄予"厚望"，但关于姜黄素治疗疾病的实质性进展却并不多。*Nature* 杂志曾经"泼冷水"的文章就认为，没有证据表明，姜黄素有任何特别的治疗效益。姜黄素在生理条件下是不稳定的，且不容易被身体吸收。这些特性表明，它可能并不是一个好的候选药物。而先后出炉的这两项新成果，就进一步支持了姜黄素的治疗潜能。

3. 非甾体抗炎药与 AD 流行病学证据表明，长期应用非甾体抗炎药（nonsteroidal anti-inflammatory drug，NSAID）可以降低 AD 的发病风险或保护认知。研究证明，阿司匹林、吲哚美辛、布洛芬、萘普生和罗非昔布等多种 NSAID 可能通过多种途径抑制炎症反应以影响 AD 发病[60]，如抑制 COX、前列腺素的合成及下游 TNF-α；减少小胶质细胞活化和炎症基因表达；激活 PPARγ，抑制 AD 患者脑中炎症反应；抑制 γ 分泌酶活性，选择性减少 $A\beta_{42}$ 产生[61]，从而减轻 Aβ 神经毒性作用，减轻 CNS 炎症级联反应，保护神经元。Lichtenstein 等[62]研究证明 NSAID 布洛芬及其衍生物（R- 氟比洛芬）可通过 RhoGTPase/PAK/ERK 依赖途径调节星形胶质细胞的可塑性以发挥治疗 AD 的作用。Di Stefano 等[63]将布洛芬与抗氧化剂硫辛酸制成复合药物，发现其能减轻 AD 大鼠模型脑中淀粉样沉积，改善大鼠的行为学能力。R- 氟比洛芬能抑制 γ 分泌酶表达，抑制 Aβ 形成，长期服用能减轻 AD 动物模型脑中淀粉样变。在 AD Ⅱ 期临床试验中，R- 氟比洛芬能改善患者的认知和行为操作，显著降低其精神症状发生率，缩短首次精神症状的持续时间，总体耐受性良好[64]。目前 R- 氟比洛芬在美国已进入Ⅲ期临床试验阶段，此试验可能为该药防治 AD 的可行性提供指导。此外，Breitner 等[65]在 AD 抗炎预防试验基础上进一步研究发现 NSAID 对 AD 发病的后期阶段有不利影响，而采用常规 NSAID 萘普生的无症状人群在 2～3 年后降低了 AD 的发生率。因此认为 NSAID 在 AD 的不同阶段作用不同。NSAID 的临床应用极为广泛，开发其对 AD 的防治作用，有望扩展其临床适应证，对合并存在炎性过程的多种疾病也大有裨益，但其安全有效的剂量有待进一步研究。

尚无基于炎症假说的 AD 临床试验成功实例，正在进行的有近 10 项（表 3-2），而宣告失败的已有数十项，其中有 5 项是非甾体抗炎药。

表 3-2 靶向炎症因子治疗 AD 相关药物研究[66]

药物	靶点及机制	药物类型
CHF5074	起初报道为 γ 分泌酶调节剂，后发现具有多靶点作用，如降低患者脑脊液中的 CD40 和 TNF-α，抑制炎症	小分子
表没食子儿茶素、没食子酸酯	抗炎，抑制可溶性 Aβ 形成	补剂
gamunex（免疫球蛋白）	通过外周清除机制将 Aβ 从脑脊液转移至血液中	抗体
GC 021109	结合小胶质细胞上的 P2Y6 受体，增强其嗜菌能力	小分子
米诺环素	抗炎，抑制 BACE 表达	小分子

续表

药物	靶点及机制	药物类型
octagam（人静脉注射用免疫球蛋白）	抑制 Aβ 相关炎症	抗体
PQ912	谷氨酰胺环化酶抑制剂，抑制 Aβ 炎症	小分子
沙格司亭	激活小胶质细胞对 Aβ 的免疫应答	小分子
沙利度胺	抑制 TNF-α 的释放，抑制 BACE 表达	小分子

第五节　趋化因子在阿尔茨海默病诊疗中的研究展望

　　阿尔茨海默病（AD）是高发于 65 岁以上人群的神经退行性疾病，其病理特征是大脑中 β 淀粉样蛋白（Aβ）聚集形成的老年斑，过度磷酸化的 τ 蛋白聚集而成的神经原纤维缠结，长期炎症反应以及神经元死亡等。因此，除了衰老之外，Aβ 聚集、τ 蛋白过度磷酸化、慢性炎症及神经元死亡被认为是 AD 的主要发病假说之一。当前药物研发大都基于 β 淀粉样蛋白沉淀、τ 蛋白过度磷酸化、神经免疫、神经传递等假说，但在过往数十载中，诸多制药巨头如罗氏、强生、默克等都相继在 AD 治疗药物研发领域惨遭失败。AD 治疗药物研发陷入困境的原因，主要包括以下 3 个方面：①药物缺乏临床应用指标，比如难以通过血脑屏障，不良反应多，易产生抗性等；②由于 AD 复杂的病理机制和临床表现，目前没有合适的动物研究模型；③现有假说，很多关键机制都未被完全揭示。

　　而目前临床使用的药物，主要为缓解认知功能障碍和调节精神异常的药物，包括胆碱酯酶抑制剂、兴奋性氨基酸受体拮抗剂、抗精神病药、抗抑郁药、抗焦虑药等，只是具有一定的缓解作用，无法真正控制 AD 病程的进展，达不到有效治疗的目的。

　　近 20 年来，美国 FDA 仅批准 6 个阿尔茨海默病治疗药物，分别是：1993 年批准的他克林（tacrine），1996 年批准的多奈哌齐（donepezil），2000 年批准的利斯的明（rivastigmine），2001 年批准的加兰他敏（galantamine），2003 年批准的美金刚（memantine），以及 2014 年 12 月 24 日批准的美金刚多奈哌齐复方制剂（namzaric）。以上药物中，前 4 个是胆碱酯酶（AChE）抑制剂，美金刚是 N- 甲基 -D- 天冬氨酸（NMDA）受体拮抗剂。这些药物只能控制或改善认知和功能症状 6 ～ 12 个月，不能阻止或显著延缓病情的进一步发展。

　　近 10 年来真正获得美国 FDA 批准上市的治疗 AD 的新化学分子药物非常少，仅批准了 3 个 AD 诊断药物，分别是：2012 年批准的美国礼来的诊断药物 amyvid；2013 年批准 Medi-Physics 通用医疗公司的放射性诊断药物 vizamyl；2014 年批准印度制药商 Piramal 成像公司氟比他班（neuraceq）诊断试剂。

　　全球 AD 权威组织 Alzheimer's Disease International 公布的数据显示：2015 年，全球约有 990 万例新发痴呆患者将被诊断，意味着每 3.2 秒增加 1 例；到 2050 年全球患有阿尔茨海默病的人数将从目前的 4 600 万人增加到 1.315 亿人。其中分布在非洲、美洲、欧洲和亚洲的 AD 患者数分别约为 400 万、940 万、1 050 万和 2 290 万，有半数分布在亚洲；2015 年全球用于 AD 的相关医疗和社会负担花费约为 8 180 亿美元，预计到 2030 年将可能增至 2 万亿美元。

　　尽管十多年来，AD 治疗领域没有新药上市，药物研发失败率高达 99% 以上。但鉴于全球 AD 发病率快速上升，临床对能够有效治疗 AD 治疗药物的需求愈加迫切，AD 治疗药物的研发并未停止。此外随着医学、生物学等基础研究的不断发展，人们也在不断刷新对 AD 的认识，先前失败的经验也为未来药物研发提供了新的线索，使得研究人员相应调整药物研发方向并转变思路，AD 治疗药物研发仍充满希望。以 AD 为关键词进行检索，根据"clinicaltrials.gov"网站注册数据统计，截至 2019 年 2 月的临床试验数目（研发状态包括 Notyet recruiting、Recruiting、Enrollingby invitation、Active，not recruiting）如表3-3 所示。

表 3-3　阿尔茨海默病（AD）治疗药物临床试验数目

检索词	临床试验数目 / 个
Synonyms（同义词）	
AD（阿尔茨海默病）	1 035
Alzheimer Disease（阿尔茨海默病）	1 035
Alzheimer Dementias（阿尔茨海默病）	32
Dementia of the Alzheimer's type（阿尔茨海默病）	18
Dementia alzheimers（阿尔茨海默病）	7
Demetia of Alzheimer Type（阿尔茨海默病）	4
Alzheimer Type Dementia（阿尔茨海默病）	4
Senile Dementia（阿尔茨海默病）	2
Alzheimer Syndrome（阿尔茨海默综合征）	1
dats（多巴胺转运体）	1
Disease（疾病）	1 035
Disorders（疾病）	1 026
Condition（状态）	21
Alzheimer（阿尔茨海默）	1 035

　　事实上，AD 的发病机制非常复杂，除了 Aβ 和 τ 蛋白直接导致的标志性病理变化外，尚存在其他重要机制。炎症反应是机体免疫系统对有害刺激如病原体、死亡细胞、创伤等产生的保护性生理应答，涉及非常广泛的细胞、分子机制，形成复杂的调控网络。神经炎症反应在清除脑内残骸、应答病原体入侵等过程中发挥着重要作用，但如果炎症反应失控或长期存在，将会对大脑产生损害，这种情况在神经退行性疾病中同样存在。如 AD 患者脑中不仅有老年斑和神经原纤维缠结，同时常伴随胶质细胞聚集，这些固有免疫细胞介导的炎症反应，会加重 AD 患者脑中的损伤，脑中炎症因子水平的异常可能是 AD 的病因之一。因此 AD 发病机制的炎症假说也日益受到关注。

　　以抗炎治疗 AD 为关键词进行检索，根据"clinicaltrials.gov"网站注册数据统计，目前的临床试验中抗炎为主的研究数目（研发状态包括 Not yet recruiting、Recruiting、Enrolling by invitation、Active，not recruiting）如表 3-4 所示。

表 3-4　抗炎为主的 AD 临床研究

药物	研究数目 / 个
对乙酰氨基酚、氢可酮联合治疗	1
非甾体抗炎药	27
阿司匹林	1
塞来昔布	3
琥珀酸氢化可的松	1
姜黄素	6
环氧合酶 2 抑制剂	4
环氧合酶抑制剂	14
依那西普	4
氟比洛芬	3
氢化可的松 -17- 丁酸盐 -21- 丙酸盐	1
醋酸氢化可的松	1
布洛芬	4
吲哚美辛	1
氯诺昔康	1
萘普生	4
吡罗昔康	1
白藜芦醇	5
罗非昔布	1
水杨酸	1
双水杨酯	1
水杨酸钠	1
己曲安奈德	5

　　虽然基于炎症假说的 AD 治疗药物已有诸多失败案例，但现在仍在进行中的临床试验也可带来一线希望。

（左玮　陈乃宏）

参考文献

[1] KALARIA R N, MAESTRE G E, ARIZAGA R, et al. Alzheimer's disease and vascular dementia in developing countries: prevalence, management, and risk factors. Lancet Neurol, 2008, 7 (9): 812-826.

[2] BROOKMEYER R, GRAY S, KAWAS C. Projections of Alzheimer's disease in the United States and the public health impact of delaying disease onset. Am J Public Heal, 1998, 88 (9): 1337-1342.

[3] HARMAN D. Alzheimer's disease pathogenesis: role of aging. Ann N Y Acad Sci, 2006, 1067: 454-460.

[4] TANZI R E. The genetics of Alzheimer disease. Cold Spring Harb Perspect Medicine, 2012, 2: 1-10.

[5] DA CRUZ E SILVA O A, HENRIQUES A G, DOMINGUES S C, et al. Wnt signalling is a relevant pathway contributing to amyloid beta-peptide-mediated neuropathology in Alzheimer's disease. CNS

Neurol Disord Drug Targets, 2010, 9 (6): 720-726.

[6] SERRANO-POZO A, FROSCH M P, MASLIAH E, et al. Neuropathological alterations in Alzheimer disease. Cold Spring Harb Perspect Med, 2011, 1 (1): a006189.

[7] HENRIQUES A G, OLIVEIRA J M, CARVALHO L P, et al. Aβ Influences cytoskeletal signaling cascades with consequences to Alzheimer's disease. Mol Neurobiol, 2015, 52 (3): 1391-1407.

[8] MANDELKOW E M, MANDELKOW E. Tau in Alzheimer's disease. Trends Cell Biol, 1998, 8 (11): 425-427.

[9] GUSTKE N, STEINER B, MANDELKOW E M, et al. The Alzheimer-like phosphorylation of tau protein reduces microtubule binding and involves Ser-Pro and Thr-Pro motifs. FEBS Lett, 1992, 307 (2): 199-205.

[10] ALONSO A C, ZAIDI T, GRUNDKE-IQBAL I, et al. Role of abnormally phosphorylated tau in the breakdown of microtubules in Alzheimer disease. Proc Natl Acad Sci U S A, 1994, 91 (12): 5562-5566.

[11] MANDELKOW E M, STAMER K, VOGEL R, et al. Clogging of axons by tau, inhibition of axonal traffic and starvation of synapses. Neurobiol Aging, 2003, 24 (8): 1079-1085.

[12] BRAAK H, BRAAK E. Neuropathological stageing of Alzheimer-related changes. Acta Neuropathol, 1991, 82 (4): 239-259.

[13] CHUNG S H. Aberrant phosphorylation in the pathogenesis of Alzheimer's disease. BMB Rep, 2009, 42 (8): 467-474.

[14] VINTÉM A P, HENRIQUES A G, DA CRUZ E SILVA O A, et al. PP1 inhibition by Abeta peptide as a potential pathological mechanism in Alzheimer's disease. Neurotoxicol Teratol, 2009, 31 (2): 85-88.

[15] BLURTON-JONES M, LAFERLA F M. Pathways by which Abeta facilitates tau pathology. Curr Alzheimer Res, 2006, 3 (5): 437-448.

[16] RUAN L, KONG Y, WANG J M, et al. Chemoattractants and receptors in Alzheimer's disease. Front Biosci (Schol Ed)，2010, 2 (2): 504-514.

[17] DUAN R S, YANG X, CHEN Z G, et al. Decreased fractalkine and increased IP-10 expression in aged brain of APP (swe) transgenic mice. Neurochem Res, 2008, 33 (6): 1085-1089.

[18] CONDUCTIER G, BLONDEAU N, GUYON A, et al. The role of monocyte chemoattractant protein MCP1/CCL2 in neuroinflammatory diseases. J Neuroimmunol, 2010, 224 (1/2): 93-100.

[19] POPP J, BACHER M, KÖLSCH H, et al. Macrophage migration inhibitory factor in mild cognitive impairment and Alzheimer's disease. J Psychiatr Res, 2009, 43 (8): 749-753.

[20] CORRÊA J D, STARLING D, TEIXEIRA A L, et al. Chemokines in CSF of Alzheimer's disease patients. Arq Neuropsiquiatr, 2011, 69 (3): 455-459.

[21] GALIMBERTI D, SCARPINI E. Inflammation and oxidative damage in Alzheimer's disease: friend or foe? Front Biosci (Schol Ed), 2011, 3: 252-266.

[22] AKIYAMA H, BARGER S, BARNUM S, et al. Inflammation and Alzheimer's disease. Neurobiol Aging, 2000, 21 (3): 383-421.

[23] OLSON L, HUMPEL C. Growth factors and cytokines/chemokines as surrogate biomarkers in cerebrospinal fluid and blood for diagnosing Alzheimer's disease and mild cognitive impairment. Exp

Gerontol, 2010, 45 (1): 41-46.

[24] GALIMBERTI D, SCHOONENBOOM N, SCHELTENS P, et al. Intrathecal chemokine synthesis in mild cognitive impairment and Alzheimer disease. Arch Neurol, 2006, 63 (4): 538-543.

[25] AKIYAMA H, BARGER S, BARNUM S, et al. Inflammation and Alzheimer's disease. Neurobiol Aging, 2000, 21 (3): 383-421.

[26] ROSÉN C, HANSSON O, BLENNOW K, et al. Fluid biomarkers in Alzheimer's disease-current concepts. Mol Neurodegener, 2013, 8: 20.

[27] OLSON L, HUMPEL C. Growth factors and cytokines/chemokines as surrogate biomarkers in cerebrospinal fluid and blood for diagnosing Alzheimer's disease and mild cognitive impairment. Exp Gerontol, 2010, 45 (1): 41-46.

[28] TARKOWSKI E, BLENNOW K, WALLIN A, et al. Intracerebral production of tumor necrosis factor-alpha, a local neuroprotective agent, in Alzheimer disease and vascular dementia. J Clin Immunol, 1999, 19 (4): 223-230.

[29] SOKOLOVA A, HILL M D, RAHIMI F, et al. Monocyte chemoattractant protein-1 plays a dominant role in the chronic inflammation observed in Alzheimer's disease. Brain Pathol, 2009, 19 (3): 392-398.

[30] ALSADANY M A, SHEHATA H H, MOHAMAD M I, et al. Histone deacetylases enzyme, copper, and IL-8 levels in patients with Alzheimer's disease. Am J Alzheimers Dis Other Demen, 2013, 28 (1): 54-61.

[31] TARAWNEH R, D'ANGELO G, MACY E, et al. Visinin-like protein-1: diagnostic and prognostic biomarker in Alzheimer disease. Ann Neurol, 2011, 70 (2): 274-285.

[32] THORSELL A, BJERKE M, GOBOM J, et al. Neurogranin in cerebrospinal fluid as a marker of synaptic degeneration in Alzheimer's disease. Brain Res, 2010, 1362: 13-22.

[33] BONNEH-BARKAY D, BISSEL S J, WANG G, et al. YKL-40, a marker of simian immunodeficiency virus encephalitis, modulates the biological activity of basic fibroblast growth factor. Am J Pathol, 2008, 173 (1): 130-143.

[34] MONTINE T J, MARKESBERY W R, MORROW J D, et al. Cerebrospinal fluid F2-isoprostane levels are increased in Alzheimer's disease. Ann Neurol, 1998, 44 (3): 410-413.

[35] JIANG Y N, XHEN N H. Mechanism of CCL-2/MCP-1 in its relevant disease. Chin Pharmacol Bull, 2016, 32 (12): 1634-1638.

[36] TEJERA D, HENEKA M T. Microglia in Alzheimer's disease: the good, the bad and the ugly. Curr Alzheimer Res, 2016, 13 (4): 370-380.

[37] KIYOTA T, MORRISON C M, TU G, et al. Presenilin-1 familial Alzheimer's disease mutation alters hippocampal neurogenesis and memory function in CCL2 null mice. Brain Behav Immun, 2015, 49: 311-321.

[38] VUKIC V, CALLAGHAN D, WALKER D, et al. Expression of inflammatory genes induced by beta-amyloid peptides in human brain endothelial cells and in Alzheimer's brain is mediated by the JNK-AP1 signaling pathway. Neurobiol Dis, 2009, 34 (1): 95-106.

[39] SARESELLA M, LA ROSA F, PIANCONE F, et al. The NLRP3 and NLRP1 inflammasomes are activated in Alzheimer's disease. Mol Neurodegener, 2016, 11: 23.

[40] COUTURIER J, STANCU I C, SCHAKMAN O, et al. Activation of phagocytic activity in astrocytes by reduced expression of the inflammasome component ASC and its implication in a mouse model of Alzheimer disease. J Neuroinflammation, 2016, 13: 20.

[41] HENEKA M T. Inflammasome activation and innate immunity in Alzheimer's disease. Brain Pathol, 2017, 27 (2): 220-222.

[42] LEE Y K, KWAK D H, OH K W, et al. CCR5 deficiency induces astrocyte activation, Abeta deposit and impaired memory function. Neurobiol Learn Mem, 2009, 92 (3): 356-363.

[43] TRIPATHY D, THIRUMANGALAKUDI L, GRAMMAS P. Rantes upregulation in the Alzheimer's disease brain: a possible neuroprotective role. Neurobiol Aging, 2010, 31 (1): 8-16.

[44] CRAIG-SCHAPIRO R, KUHN M, XIONG C, et al. Multiplexed immunoassay panel identifies novel CSF biomarkers for Alzheimer's disease diagnosis and prognosis. PLoS One, 2011, 6 (4): e18850.

[45] ALSADANY M A, SHEHATA H H, MOHAMAD M I, et al. Histone deacetylases enzyme, copper, and IL-8 levels in patients with Alzheimer's disease. Am J Alzheimers Dis Other Demen, 2013, 28 (1): 54-61.

[46] RYU J K, CHO T, CHOI H B, et al. Pharmacological antagonism of interleukin-8 receptor CXCR2 inhibits inflammatory reactivity and is neuroprotective in an animal model of Alzheimer's disease. J Neuroinflammation, 2015, 12: 144.

[47] GALIMBERTI D, VENTURELLI E, FENOGLIO C, et al. IP-10 serum levels are not increased in mild cognitive impairment and Alzheimer's disease. Eur J Neurol, 2007, 14 (4): e3-e4.

[48] LAI W, WU J, ZOU X, et al. Secretome analyses of $A\beta_{1-42}$ stimulated hippocampal astrocytes reveal that CXCL10 is involved in astrocyte migration. J Proteome Res, 2013, 12 (2): 832-843.

[49] WANG Q, XU Y, CHEN J C, et al. Stromal cell-derived factor 1α decreases β-amyloid deposition in Alzheimer's disease mouse model. Brain Res, 2012, 1459: 15-26.

[50] HASKINS M, JONES T E, LU Q, et al. Early alterations in blood and brain RANTES and MCP-1 expression and the effect of exercise frequency in the 3xTg-AD mouse model of Alzheimer's disease. Neurosci Lett, 2016, 610: 165-170.

[51] FUSTER-MATANZO A, JURADO-ARJONA J, BENVEGNÙ S, et al. Glycogen synthase kinase-3β regulates fractalkine production by altering its trafficking from Golgi to plasma membrane: implications for Alzheimer's disease. Cell Mol Life Sci, 2017, 74 (6): 1153-1163.

[52] MERINO J J, MUÑETÓN-GÓMEZ V, ALVÁREZ M I, et al. Effects of CX3CR1 and fractalkine chemokines in amyloid beta clearance and p-tau accumulation in Alzheimer's disease (AD) rodent models: is fractalkine a systemic biomarker for AD? Curr Alzheimer Res, 2016, 13 (4): 403-412.

[53] LASTRES-BECKER I, INNAMORATO N G, JAWORSKI T, et al. Fractalkine activates NRF2/NFE2L2 and heme oxygenase 1 to restrain tauopathy-induced microgliosis. Brain, 2014, 137 (Pt 1): 78-91.

[54] LEE S, XU G, JAY T R, et al. Opposing effects of membrane-anchored CX3CL1 on amyloid and tau pathologies via the p38 MAPK pathway. J Neurosci, 2014, 34 (37): 12538-12546.

[55] DWORZAK J, RENVOISÉ B, HABCHI J, et al. Neuronal CX3CR1 deficiency protects against amyloid β-induced neurotoxicity. PLoS One, 2015, 10 (6): e0127730.

[56] SHERIDAN G K, WDOWICZ A, PICKERING M, et al. CX3CL1 is up-regulated in the rat

hippocampus during memory-associated synaptic plasticity. Front Cell Neurosci, 2014, 8: 233.

[57] ROSITO M, LAURO C, CHECE G, et al. Trasmembrane chemokines CX3CL1 and CXCL16 drive interplay between neurons, microglia and astrocytes to counteract pMCAO and excitotoxic neuronal death. Front Cell Neurosci, 2014, 8: 193.

[58] 刘港. 六味地黄汤和当归芍药散活性组分对 MG 激活抑制作用的初步研究. 北京：解放军军事医学科学院，2009.

[59] LIM G P, CHU T, YANG F, et al. The curry spice curcumin reduces oxidative damage and amyloid pathology in an Alzheimer transgenic mouse. J Neurosci, 2001, 21 (21): 8370-8377.

[60] PIAO H Z, CHOI I Y, PARK J S, et al. Wogonin inhibits microglial cell migration via suppression of nuclear factor-kappa B activity. Int Immunopharmacol, 2008, 8 (12): 1658-1662.

[61] SMALL G W, SIDDARTH P, LI Z, et al. Memory and brain amyloid and tau effects of a bioavailable form of curcumin in non-demented adults: a double-blind, placebo-controlled 18-month trial. Am J Geriatr Psychiatry, 2018, 26 (3): 266-277.

[62] LICHTENSTEIN M P, CARRIBA P, BALTRONS M A, et al. Secretase-independent and RhoGTPase/PAK/ERK-dependent regulation of cytoskeleton dynamics in astrocytes by NSAIDs and derivatives. J Alzheimers Dis, 2010, 22 (4): 1135-1155.

[63] DI STEFANO A, SOZIO P, CERASA L S, et al. Ibuprofen and lipoic acid diamide as co-drug with neuroprotective activity: pharmacological properties and effects in beta-amyloid (1-40) infused Alzheimer's disease rat model. Int J Immunopathol Pharmacol, 2010, 23 (2): 589-599.

[64] GEERTS H. Drug evaluation: (R)-flurbiprofen: an enantiomer of flurbiprofen for the treatment of Alzheimer's disease. IDrugs, 2007, 10 (2): 121-133.

[65] BREITNER J C, BAKER L D, MONTINE T J, et al. Extended results of the Alzheimer's disease anti-inflammatory prevention trial. Alzheimers Dement, 2011, 7 (4): 402-411.

[66] SEABROOK T J, THOMAS K, JIANG L, et al. Dendrimeric Abeta1-15 is an effective immunogen in wildtype and APP-tg mice. Neurobiol Aging, 2007, 28 (6): 813-823.

04

第四章

趋化因子与
帕金森病

帕金森病（Parkinson disease，PD）是一种慢性神经退行性疾病，其发病率随年龄的增长而增加，在老年人群中发病率最高。帕金森病最普遍的神经病理学标志是中脑黑质中的多巴胺能神经的退化和丧失。近年来，大多数帕金森病相关的研究都基于免疫和炎症机制，其中趋化因子是该机制研究的热点。

趋化因子是一类决定不同靶点细胞趋化性的细胞因子。趋化因子可能通过诱导神经元凋亡和 / 或小胶质细胞活化，参与帕金森病的发病机制。临床研究表明，帕金森病患者血浆和脑脊液中的趋化因子水平也发生相应的变化。本章内容总结了针对趋化因子及其在帕金森病中的相关机制研究：①探究趋化因子在帕金森病发病机制的作用；②为帕金森病的临床诊断提供新的参考指标；③为帕金森病的治疗药物研发提供新的靶点。

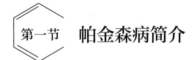

第一节　帕金森病简介

一、帕金森病流行病学及治疗现状

帕金森病是仅次于阿尔茨海默病的第二大神经退行性疾病，其全人群的患病率大约为0.3%。并且患病率随着年龄的增长而增加，60 岁以上人群患病率约为 1%，80 岁以上的老年人患病率则高于 3%。同时，帕金森病呈现性别差异：男性人群患帕金森病的相对风险要高于女性约 1.5 倍，女性的平均患病年龄晚于男性约 2.1 年 [1]。帕金森病在全球各个国家和地区的患病率基本相同。随着人口增长及老龄化，帕金森病患者的数量将会随之增长。根据国家统计局的报道，截至 2017 年底，我国 60 周岁及以上人口共有 24 090 万人，占总人口的 17.3%。世界帕金森病协会的统计数据表明，目前全球共有帕金森病患者 570万，其中我国患病人数约为 260 万，居世界第一，且每年递增 10 万新发病患者。作为世界上老年人口最多的国家，在未来，我国的帕金森病患者人数将可预见地保持增长 [2]。

大脑成像研究表明，帕金森病患者纹状体的病变在他们确诊数年之前就已经发生，并且黑质神经末端功能失调退化也早于神经细胞死亡，因此，帕金森病患者的早期诊断和治疗非常困难。现阶段，帕金森病的药物治疗主要通过补充外源性的多巴胺或者降低多巴胺在脑内的降解，从而提高脑内多巴胺水平，改善运动症状。临床一线的用药包括左旋多巴类药物（常常与外周多巴脱羧酶抑制剂合用）、多巴胺受体激动剂和单胺氧化酶 B（MAO-B）抑制剂等。其中左旋多巴作为改善症状最为有效的药物被广泛使用，但是多数患者在长期用药之后会出现药效降低、"开 - 关"现象、运动障碍以及中枢神经症状等并发症。联合使用多巴胺受体激动剂、单胺氧化酶 B 抑制剂、儿茶酚氧位甲基转移酶（COMT）抑制剂等可以有效地推迟左旋多巴药效降低的时间，减慢其剂量递增及其相应副作用的产生。但是，目前所有治疗药物都不具有延缓或终止疾病进程的作用，仅仅能够改善症状。为了提高患者的生活质量以及延长寿命，治疗作用更彻底、副作用更少的新药还有待研发 [3]。除药物治疗以外，还有深部脑刺激等外科手术作为补充和辅助治疗。

二、帕金森病发病机制假说

距离 1817 年首次发现帕金森病已有 200 多年的时间，其主要的病理学特征是中脑黑质致密部的多巴胺能神经的缺失和退行性病变。但是帕金森病的具体发病机制仍然不完全清楚。目前认为帕金森病的病因是多种因素共同作用的结果，包括遗传和环境因素等。现阶段对于帕金森病发病机制的假说主要有 α 突触核蛋白过度累积、氧化应激、线粒体功能障碍和神经炎症等。

1. **α 突触核蛋白过度累积**　编码 α 突触核蛋白的基因 SNCA 突变导致了家族性的遗传型帕金森病，这一证据表明 α 突触核蛋白在帕金森病的发病机制中扮演了重要的角色。α 突触核蛋白作为路易小体的主要成分，在多个脑区中均发现存在异常的累积和增殖。α 突触核蛋白过度累积和增殖可能源于基因突变引起的过度表达或者错误折叠，或者脑内对 α 突触核蛋白降解功能降低。研究表明，随着年龄的增长，正常人脑内的蛋白水解系统如溶酶体自噬系统的功能将会出现生理性降低，同时，黑质中也会出现 α 突触核蛋白的生理性增高。研究表明，帕金森病患者和动物模型黑质中，特别是存在 α 突触核蛋白累积的神经元中的溶酶体功能出现下降，而 α 突触核蛋白的过度累积还将反馈抑制各个蛋白水解系统的功能。同时 α 突触核蛋白的错误折叠和过度累积将会导致线粒体功能障碍，并触发神经炎症反应，激活小胶质细胞，从而与其他可能的机制相互关联和作用。随着帕金森病的进展，α 突触核蛋白也将逐渐扩散到各个脑区。有研究认为，α 突触核蛋白具有类似于朊病毒样的性质，可以通过轴突在不同脑区之间运输，一旦 α 突触核蛋白被释放到胞外，被邻近的神经元吸收后，就可以在新的神经细胞中进行大量的增殖。而当其扩散到黑质中时，便会导致运动症状（如运动障碍、慌张步态等）的产生 [4]。

2. **氧化应激和线粒体功能障碍**　研究表明，帕金森病患者的脑黑质部位出现游离铁离子水平上升、谷胱甘肽含量下降、线粒体复合体 I 功能抑制以及大量蛋白质受到氧化损伤的异常变化。同时，通过破坏线粒体功能造模的动物模型也表现出了类似帕金森病的症状，表明氧化应激和线粒体功能障碍可能在帕金森病发病中起到了重要的作用 [5]。

线粒体功能障碍主要是通过升高氧化应激水平，产生过度的活性氧引起细胞损伤，导致帕金森病的发生。而脑作为耗氧量巨大的器官组织，其对于异常的氧化损害非常敏感。在正常的生理条件下，线粒体及细胞质中的谷胱甘肽以及相关氧化还原酶会将活性氧催化成二价氧和水，以避免对细胞造成损伤。然而，在基因突变或神经毒素等因素影响下，线粒体功能产生障碍，无法催化活性氧的反应，导致活性氧过度堆积而产生细胞毒性。而过量的活性氧又会反过来抑制线粒体呼吸链复合物 I 的功能，从而进一步破坏线粒体功能，造成神经元损伤。同时，活性氧堆积还会导致蛋白质（如 α 突触核蛋白）的错误折叠，而 α 突触核蛋白在线粒体中的过度堆积，则又会导致线粒体功能障碍和氧化应激。也有研究认为，线粒体功能障碍会导致能量代谢过程受阻，从而产生大量的一氧化氮（NO）和活性氧，引发神经炎症，最终导致神经元的退行性病变[6]。

3. 神经炎症　研究表明，免疫炎症反应可能是帕金森病发病机制和疾病进展当中的主要因素。易感基因、衰老相关的免疫改变和黑质中慢性轻度的炎症都会使多巴胺能神经更加易于退化。多巴胺含量高，而谷胱甘肽含量低，使得多巴胺能神经的抗氧化能力弱，同时研究表明，多巴胺能神经对炎症反应也更加敏感，更容易受到损伤后产生退行性病变。当脑组织受到物理损伤或者病原体入侵时，脑内的免疫炎症应答也会被激活，炎症反应将促使小胶质细胞的分化和增殖，小胶质细胞和星形胶质细胞在中枢炎症反应或者脂多糖（LPS）等毒性物质的刺激下被激活，释放出各种炎症细胞因子、趋化因子、补体蛋白、活性氧和活性氮等物质调控炎症反应，激活 NADPH 氧化酶、诱导性一氧化氮合酶，形成更多活性氧及一氧化氮，从而对多巴胺能神经造成损伤。外周的炎症反应与中枢炎症反应并不是完全割裂开的，外周炎症反应可以通过趋化因子等作用促进和加重中枢炎症应答，加剧神经元的退行。炎症情况下血脑屏障的透性增加，使得更多的外周免疫细胞透过血脑屏障的孔隙进入中枢神经系统中参与炎症反应。如前所述，神经炎症反应将会导致 α 突触核蛋白的错误折叠和过度增殖，其在邻近神经元之间的传播将会进一步促进小胶质细胞的表达增加，分泌肿瘤坏死因子（TNF），白细胞介素 -1β（IL-1β）等细胞因子，加重炎症反应，从而形成一个恶性循环，不断加重帕金森病的进程。

但是实验表明，当细胞中完全没有 α 突触核蛋白时，小胶质细胞的调节也会出现异常，例如其形态的改变，并且 TNF-α 水平也将升高。说明 α 突触核蛋白的含量过低可能同样会触发和加剧炎症反应。在 α 突触核蛋白和 LPS 联合造模的模型中，通过抑制 NO 的产生和超氧化物释放能够表现出神经保护作用。这表明 α 突触核蛋白和 LPS 的作用可能是通过 NO 和超氧化物分子介导的。此研究也支持了神经炎症所介导的氧化应激将会引起帕金森病中的 DA 神经元凋亡。研究发现，神经炎症反应也与帕金森病的非运动症状相关：免疫炎症应答中白细胞介素 -1（IL-1）的表达可能会引发学习、记忆和行为障碍，而肿瘤坏死因子 -α（TNF-α）、白细胞介素 -6（IL-6）可能与疲劳、抑郁和失眠等症状有关[7]。

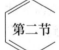

第二节　趋化因子在帕金森病中的生物学意义及可能机制

趋化因子是一类能够吸引白细胞到炎症部位的低分子量分泌蛋白，其主要功能是使细胞沿着趋化因子浓度增加的信号方向迁移。趋化因子作为一个超级家族，目前已经发现了 50 多种配体和 20 多种 G 蛋白耦联受体。但其在各种疾病的发生发展中的作用还有待于更加深入的研究。趋化因子通过与其靶细胞表面的特异性受体结合，调控免疫细胞的迁移。趋化因子所发挥的作用分为两类：①作为促炎症因子在感染炎症部位分泌；②作为稳态因子用于调节正常组织的生长和维持。趋化因子与其受体的结合也表现出互补模式，参与神经元与小胶质细胞的信息传递。因此，趋化因子主要通过调控免疫细胞如白细胞在脑内炎症部位的迁移和聚集，参与免疫炎症反应，介导神经元与小胶质细胞之间的反应，在帕金森病的发病机制中发挥作用。也发现有的趋化因子在此过程中表现出抑制小胶质细胞活性，抵御病变和改善神经元损伤的作用。

第三节　趋化因子在帕金森病中的研究进展

根据氨基酸序列组成，趋化因子可以分为 CXC、CC、XC 和 CX3C 四个家族，包括配体 CXCL1 ～ 17、CCL1 ～ 28、XC1 ～ 2 以及 CX3CL1。其中 CC 趋化因子通过刺激单核细胞、嗜碱性粒细胞、嗜酸性粒细胞、T 淋巴细胞和自然杀伤细胞参与炎症反应；而 CXC 趋化因子则主要刺激中性粒细胞的趋化性[8]。其中与帕金森病相关的趋化因子主要是 CXC、CC 和 CX3C 三大家族（表 4-1）。这些趋化因子主要通过调控免疫炎症反应或者免疫细胞内、细胞间的物质运输，参与脑内的免疫炎症应答，从而在帕金森病的发病机制中发挥作用。趋化因子参与帕金森病的发病机制见图 4-1。

表 4-1　参与帕金森病的趋化因子分布及功能

系统名称	通称	受体	外周血	脑组织	脑脊液	血清	血浆	功能
CXC								
CXCL8	IL-8	CXCR1,CXCR2	?	—	—	—	—	介导神经胶质细胞和神经元之间的相互作用，促进神经元损伤
CXCL10	IL-10	CXCR3	—	—	↑	—	↑	参与炎症反应，抑制肿瘤发生
CXCL11	I-TAC, IP-9	CXCR3	—	—	—	—	—	吸引聚集免疫细胞到大脑的炎症部位
CXCL12	SDF-1	CXCR4	—	↑	—	—	—	参与多巴胺能神经元的调节
CC								
CCL2	MCP-1	CCR2	↑	—	↑	↑	↑	提高细胞的运动性，参与炎症反应，改变血脑屏障通透性
CCL3	MCP-1α	CCR5	—	—	—	—	—	吸引和聚集淋巴细胞和单核细胞到炎症部位，参与神经炎症过程
CCL4	MIP-1β	CCR5	—	—	—	—	—	将单核细胞聚集到病变部位，调节神经元和小胶质细胞之间的相互作用
CCL5	RANTES	CCR1, CCR2,CCR4, CCR5	—	↑	—	↑	—	白细胞聚集到炎症部位，参与免疫过程
CCL7	MCP-3	CCR1, CCR2	—	—	—	—	—	将单核细胞/巨噬细胞聚集到炎症部位，通过淋巴细胞参与神经炎症反应

续表

系统名称	通称	受体	外周血	脑组织	脑脊液	血清	血浆	功能
CCL11	eotaxin	CCR3	—	↑	—	↑	—	通过调节嗜酸性粒细胞，参与免疫过程
CX3C CX3CL1	fractalkine, neurotactin	CX3CR1	—	—	↑	—	—	在神经元和小胶质细胞之间传递信号

表注：表中"？"表示截至 2019 年 10 月已有相关的研究，而没有统一的结论；"—"表示截至本章节完成时还没有相关的研究；"↑"表示含量增加。

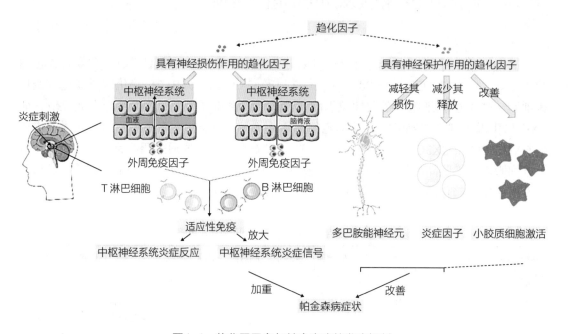

图4-1　趋化因子参与帕金森病的发病机制

一、参与帕金森病的 CC 类趋化因子及其作用机制

CC 家族已鉴别出 28 种趋化因子，包括 CCL1～CCL28，CC 家族趋化因子的第一个半胱氨酸和第二个半胱氨酸直接相邻。其中，CCL2、CCL4 和 CCL3 等为炎性趋化因子，而 CCL14、CCL19 和 CCL20 等为稳态趋化因子。

1. CCL2/MCP-1　CCL2 通常被称为单核细胞趋化蛋白 -1（MCP-1），主要负责调节单核细胞的聚集。CCL2 是一种碱性蛋白，其趋化性的必需氨基酸是结构中的第 28 个和第 30 个氨基酸。研究表明，CCL2 及其特异性受体 CCR2 在黑质多巴胺能神经元中属于组成型表达，同时注射 CCL2 的大鼠多巴胺能神经元的兴奋性明显强于空白组，说明 CCL2 可能促进神经递质多巴胺的释放，在调节多巴胺能神经的生长中发挥作用。

CCL2 能通过改变血脑屏障的通透性调控中枢神经系统中单核细胞的迁移。其机制可能是破坏血脑屏障中内皮细胞的紧密连接，或者短暂性地破坏内皮细胞的粘连。在帕金森病患者的脑内和受损脑组织中表达 CCL2 可激活小胶质细胞，并使已活化的小胶质细胞迅速增殖，进一步迁移到受损脑组织中吞噬受损细胞残片。CCL2 通过损伤血脑屏障和巨噬细胞极化影响神经元丢失，从而参与帕金森病的进展。在对帕金森病患者的研究中发现，患者血液和脑脊液中 CCL2 的水平明显高于对照组。帕金森病患者血清中 CCL2 水平的升高，可能是单核细胞产生的，或者是炎症介质和活化的小胶质细胞分泌产生的。小胶质细胞则由细胞外 α 突触核蛋白和凋亡神经元激活，活化的小胶质细胞分泌产生的 CCL2 可以通过血脑屏障，并且诱导单核细胞在中枢神经系统聚集，从而介导帕金森病的发生。单核细胞释放的 CCL2 则具有反馈效应，进一步促进单核细胞在炎症部位的聚集。通过 Hoehn-Yahr 量表评估 CCL2 水平和帕金森病之间的关系，发现帕金森病患者外周血液中单核细胞的 CCL2 水平与 Hoehn-Yahr 量表分期呈正相关，即 CCL2 水平越高，帕金森病越严重。根据对 CCL2 基因的研究，CCL2 远端调控区 -2518 位点的单核苷酸 A/G 对帕金森病患者的发病年龄有影响。有研究发现，1- 甲基 -4- 苯基 -1，2，3，6- 四氢吡啶（MPTP）模型小鼠纹状体中 CCL2 mRNA 的表达高于对照组。CCL2 有利于提高 CCL3 和 CCL4 水平，实验表明其参与了由 MPTP 诱导的神经退行性过程。

2．CCL3/MCP-1α　CCL3 作为 CC 家族中的炎性趋化因子，通常称为巨噬细胞炎症蛋白 -1α（MIP-1α）。通过与特异性受体 CCR5 结合，CCL3 可以催化淋巴细胞和单核细胞迁移到炎症部位，参与神经炎症过程。实验表明，在老年小鼠中脑的趋化因子基因的表达水平有所增长。同时，帕金森病患者脑中的 CCL3 水平比一般人也有所增加。CCL3 水平与 Hoehn-Yahr 量表分期呈正相关，即与帕金森病的严重程度呈正相关。

3．CCL4/MIP-1β　CCL4 也是一种 CC 家族中的炎性趋化因子，其基因位于人类 17 号染色体上。通常被称为巨噬细胞炎症蛋白 -1β（MIP-1β）。与特异性受体 CCR5 结合后，可以引起受体的构象变化，引发生物效应，将单核细胞聚集到炎症部位，也能调节神经元和小胶质细胞之间的相互作用，维持神经元的正常生物活性。有研究发现，CCL4 参与帕金森病的发病。CCL4 基因在老年小鼠的中脑中表达增加，CCR5 基因敲除小鼠中的酪氨酸羟化酶阳性（TH+）神经元比野生型（WT）小鼠有所减少，基因敲除小鼠脑中多巴胺消耗和小胶质细胞激活的程度更加严重。CCL4 有利于 MPTP 造模的帕金森病小鼠的恢复。

4．CCL5/RANTES　CCL5 通常被称为 T 细胞激活性低分泌因子（RANTES），可以与 CCR1、CCR2、CCR4 和 CCR5 四种跨膜 G 蛋白耦联受体结合，发挥其生物学效应。CCL5 能趋化单核细胞如白细胞向炎症部位的浸润，从而参与体内免疫应答过程，表明 CCL5 可能通过免疫炎症反应在帕金森病的发病机制中发挥作用。帕金森病患者血清中 CCL5 水平与 Hoehn-Yahr 量表分期呈正相关，即血清中的 CCL5 水平随着帕金森病患病的时间延长而增加。因此，CCL5 可以作为评估帕金森病严重程度的生物标记物之一。MPTP 造模的帕金森病小鼠中，黑质和血清中 CCL5 的表达增加。而外周给予帕金森病小鼠 CCL5 中和抗体后，显示抗 CCL5 中和抗体能降低小鼠黑质中促炎因子的表达，抑制黑质胶质细胞的活化，在帕金森病模型小鼠身上表现出了治疗作用。鉴于血清中 CCL5 的表达水平与帕金森病的严重程度之间的相关性，推测中枢神经系统炎症反应中的促炎症因子能刺激 CCL5 的释放，通过血脑屏障可以渗透到血清中。而接受左旋多巴治疗的帕金森病患者的血清中 CCL5 水平显著高于一般人，也高于未接受左旋多巴的帕金森病患者。说明帕金森病治疗药物，如左旋多巴，可能会干扰血清中 CCL5 的水平。

5．CCL7/MCP-3　CCL7 也称为单核细胞趋化蛋白 3（MCP-3），可以趋化单核细胞和巨噬细胞，活化后可以吞噬病原体。在中枢系统神经中，CCL7 通过聚集淋巴细胞和其他炎症细胞参与炎症反应。研究表明，CCL7 可以促进中脑多巴胺能神经元的神经突形成，以及促进多巴胺能前体分化为神经元和中脑多巴胺能神经元的神经发生。CCL7 可以与其特异性受体 CCR1 或 CCR2 结合产生生物学效应。其中 CCR2 在成年大鼠脑内神经细胞、小胶质细胞、黑质致密和腹侧被盖区域的 TH$^+$ 神经元中都有表达，提示 CCL7 可能成为治疗帕金森病的新靶点。

6. CCL11/eotaxin　CCL11 又称为"嗜酸性粒细胞趋化因子（eotaxin）"，特异性与其唯一受体 CCR3 结合，并且特异性地聚集嗜酸性粒细胞。嗜酸性粒细胞在免疫应答中起到重要作用。MPTP 模型小鼠的黑质和血清中 CCL11 水平有所上调，推测 CCL11 可能通过免疫炎症应答参与帕金森病的发病。在给予小鼠抗 CCL11 中和抗体后，发现 CD4$^+$T 细胞和 CD8$^+$T 细胞在黑质中的浸润及促炎症因子的表达有所减少，对该模型小鼠的多巴胺能神经表现出保护作用，并改善其运动症状。

二、参与帕金森病的 CXC 类趋化因子及其作用机制

CXC 家族中的 CXCL8 和 CXCL10 是炎性趋化因子，而 CXCL12 是一种稳态趋化因子，这三类趋化因子在帕金森病的研究中备受关注。

1. CXCL8/IL-8　CXCL8 于 1987 年在中性粒细胞中发现，通常称为白细胞介素 -8（IL-8）。其基因定位于人类染色体 4q12-21。而帕金森病发病相关的基因，如 α 突触核蛋白、UCH-L1 和 PARK4 也分别位于人类染色体的 4q21、4q14-15 和 4q15 中，而该基因的易感性与罕见的家族性帕金森病相关。CXCL8 与两种受体（CXCR1 和 CXCR2）结合，其中对 CXCR1 特异性更高，而对 CXCR2 特异性较低。研究表明，CXCL8 与受体的结合可能介导神经胶质细胞和神经元的相互作用，从而加重神经元损伤。有研究对比了帕金森病患者和健康对照者的外周血中 CXCL8 的含量，发现帕金森病患者血中 CXCL8 水平显著高于对照组。但是其他研究显示，帕金森病患者和对照组的外周血中 CXCL8 水平没有显著差异。因此，帕金森病患者外周血中 CXCL8 的含量趋势尚未得到证实。

2. CXCL10/IL-10　CXCL10 是在 γ 干扰素诱导免疫应答时，从淋巴瘤细胞（U937）中克隆得到的无 ELR 序列的 CXC 趋化因子，通常被称为"白细胞介素 -10（IL-10）"。CXCL10 通过与其受体 CXCR3 结合而在炎症反应和肿瘤抑制中发挥趋化作用。研究发现，通过 Hoehn-Yahr 量表评估趋化因子 CXCL10 的表达水平与帕金森病进展的关系，发现帕金森病患者血浆中 CXCL10 水平与 Hoehn-Yahr 量表分期呈正相关。通过 FACIT-F 和 MMSE 量表来评估趋化因子 CXCL10 与帕金森病非运动症状之间的关系，也发现趋化因子 CXCL10 水平越高，帕金森病患者的疲劳症状越严重。帕金森病患者脑脊液中趋化因子 CXCL10 水平也与 MMSE 评分呈正相关，即趋化因子 CXCL10 水平越高，帕金森病患者认知功能障碍越严重。上述研究提示，随着 CXCL10 的表达越来越多，帕金森病患者的病情也随之进展。

3. CXCL11/（I-TAC 或 IP-9）　CXCL11 是含有 ELR 序列的 CXC 家族趋化因子，也被称为"干扰素诱导的 T 细胞 α 化学引诱物"（I-TAC）或 γ 干扰素诱导蛋白 -9（IP-9）。它是一种淋巴细胞趋化因子，与特异性受体 CXCR3 结合后，可趋化免疫细胞聚集到大脑的炎症部位。研究表明，CXCL11 在细胞免疫应答相关的疾病中起重要作用。在 DJ-1 敲

除的帕金森病小鼠的黑质中，在 DJ-1 缺陷的小胶质细胞帕金森病细胞模型中，CXCL11 的基础水平均有升高。此外发现，LPS 刺激的小胶质细胞能够通过 NF-κB 信号通路释放 CXCL11，而 CXCL11 对 LPS 的敏感性也将随着 NF-κB 信号转导的增强而增加。

4．CXCL12/SDF-1　趋化因子 CXCL12 通常称为基质细胞衍生因子 -1（SDF-1）。其在许多组织中例如脑和心脏都有表达。在体内，CXCL12 有 CXCL12a 和 CXCL12b 两种亚型，其中最主要的是 CXCL12a。CXCL12 可以结合 CXCR4 和 CXCR7 两种受体，在神经系统中发挥作用。CXCL12 与 CXCR4 受体结合能激动 Gαi 亚基，抑制腺苷酸环化酶活性，降低细胞内 cAMP 含量。CXCL12 还通过介导第一和第二信使的信号通路调节神经递质的释放。CXCL12 和 CXCR7 受体的结合并不会激动 Gαi 亚基，而是通过调节细胞内的 CXCR4 受体的转运功能，发挥相应的生物作用。另有研究表明，CXCR4 受体基因敲除的新生小鼠或者 CXCL12 基因敲除的小鼠都表现出神经发育障碍。因此，推测 CXCR4 受体是 CXCL12 在神经中发挥作用的主要受体。CXCL12 及其受体 CXCR4 在啮齿动物的黑质纹状体中有高表达，并且参与多巴胺能神经的调节。研究表明，趋化因子和受体的结合有利于各种免疫细胞的正常发育，而帕金森病患者脑中 CXCL12 和其受体的表达水平显著高于对照组，表明 CXCL2 可能通过免疫和炎症机制参与了帕金森病的发病机制。研究还发现，CXCR4 受体在黑质多巴胺能神经元中高表达，同时伴随着小胶质细胞活化的增加，免疫反应性也随之增强，最终导致帕金森病中神经元的损伤。总的来说，CXCL12 及其受体 CXCR4 和帕金森病有着显著的相关性，而受体 CXCR4 则可以通过激活其相应的配体 CXCL12 增加帕金森病相关的神经凋亡。

三、参与帕金森病的 CX3C 类趋化因子及其作用机制

CX3CL1 是 CX3C 家族中唯一的成员，通常称为"驱动蛋白"或者"神经趋化因子"。CX3CL1 和其受体在大脑中有着广泛的分布。CX3CL1 和细胞核蛋白 NeuN 的共定位实验表明，CX3CL1 主要在神经元中表达。双免疫荧光显示，在 MPP⁺ 对黑质损伤 14 天后，几乎所有 CX3CR1-IR 细胞均表达小胶质细胞标记物 OX-42，但很少有 CX3CR1-IR 细胞表达核蛋白 NeuN 或星形胶质细胞标记物 GFAP。表明 CX3CR1 主要在小胶质细胞中表达，而小胶质细胞也是中枢神经系统中唯一能表达 CX3CR1 的细胞。CX3CL1 具有两种存在形式：膜结合形式和可溶性形式，这两种形式的趋化因子配体必须在相同程度上与其特异性受体 CX3CR1 结合才能起作用。CX3CL1 及其受体的这种互补模式表明 CX3CL1 可能在神经元和小胶质细胞之间的信号转导中起作用。可溶性 CX3CL1 作为常规的趋化因子，可以增强 CX3CR1 表达的白细胞的聚集和活化，而膜结合形式 CX3CL1 则作为黏附分子介导白细胞捕获和渗透。但只有可溶性 CX3CL1 在 MPTP 模型鼠中表现出减少多巴胺能神经损失和神经保护，改善小胶质细胞活性和减少炎症因子释放的作用。而膜结合形式 CX3CL1 则无以上表现。而小胶质细胞作为一种在中脑丰富存在且在中枢神经系统免疫过程中起到重要作用的免疫细胞，其活化状态的改变可能对于帕金森病的易感性有重要的影响。

CX3CL1 及其受体 CX3CR1 同样在帕金森病的发病机制中起到重要的作用，通过建立一系列动物实验模型来研究其在帕金森病发病机制中的功能。在帕金森病小鼠中，CX3CR1⁻ᐟ⁻ 小鼠比 CX3CR1⁺ᐟ⁺ 小鼠表现出更多的黑质致密部细胞死亡。在对 LPS 帕金森

病模型小鼠与野生型（WT）小鼠的研究中，敲除 CX3CL1 的受体使 CX3CR1$^{-/-}$ 小鼠的黑质神经元变性，并且增加了细胞因子 IL-1β 的表达。在体外海马神经元与 LPS 刺激的小胶质细胞共培养中，也出现神经元死亡，而给予外源性的 CX3CL1 后则表现出保护海马神经元的作用。在 MPTP 模型鼠中，CX3CR1 基因敲除使神经炎症和神经退行性病变加重。由 α 突触核蛋白造模的帕金森病模型鼠中，敲除 CX3CR1 则减少小胶质细胞中 MHC Ⅱ 的表达和免疫球蛋白 G 在黑质致密部中的沉积，减弱 α 突触核蛋白诱导的神经炎症反应，但没有加剧由 α 突触核蛋白引起的神经元变性。在另一 α 突触核蛋白帕金森病模型鼠中，CX3CL1 的过度表达产生神经保护作用。同时，CX3CL1 在 6- 羟基多巴胺（6-OHDA）模型鼠中也通过保护纹状体的 TH$^+$ 末端和抑制纹状体小胶质细胞的活化产生了神经保护作用。研究发现，外源性可溶性 CX3CL1 有助于保护黑质中的多巴胺能神经细胞，阻断纹状体炎症反应和减少黑质中的炎症级联反应。而通过外源性加入抗 CX3CR1 抗体，消除帕金森病模型小鼠脑中小胶质细胞的活性，耗尽多巴胺能细胞，则能够产生帕金森样的运动功能障碍。这说明 CX3CL1 及其受体 CX3CR1 是帕金森病药物治疗中一个非常重要的靶点。

临床上，研究人员还使用高灵敏度和定量 LAMEX 分析测量帕金森病患者脑脊液中 CX3CL1 的水平以评估帕金森病的严重程度。fractalkine /Aβ$_{42}$ 的比例也与帕金森病的严重程度和进展密切相关。总的来说，CX3CL1 在不同的神经毒性帕金森病模型中发挥了不同的作用，这也为帕金森病的治疗提供了新的思路[9]。

第四节 以趋化因子为靶点的帕金森病创新药物研发进展

趋化因子作为一种与免疫应答密切相关的细胞分泌蛋白，在各种免疫或者炎症相关疾病当中都发挥了重要的作用，例如哮喘、类风湿关节炎和癌症。这些疾病的治疗药物的研究，可以启发帕金森病治疗的新思路。目前以趋化因子为靶点的药物主要是针对单一的趋化因子受体或者配体，但是趋化因子本身并不是简单的一对一的关系，而是一个配体可结合多种受体，同时一个受体也可以结合多种配体，这就导致了不同趋化因子的生理或病理功能之间可能存在交叉和重叠，趋化因子这种受体和配体结合的模式决定了其功能的完整性和不易破坏性。考虑到白细胞的表面表达数种趋化因子受体，而在炎症刺激产生免疫应答时，任何的免疫细胞都可以产生不同种类的趋化因子。因此，单一抑制某一种趋化因子可能无法有非常好的治疗效果，联用多种趋化因子抑制剂或广谱抑制剂可能会有更好的治疗作用。

1. **雷公藤甲素** 是从卫矛科植物雷公藤中提取分离的一种环氧二萜内酯化合物，广泛应用于类风湿关节炎等免疫炎性疾病。雷公藤甲素作为雷公藤提取物的主要活性成分，具有抗炎和免疫抑制的作用，在 LPS 和 MPTP 诱导的帕金森病模型中，雷公藤甲素表现出一定的神经保护作用。研究发现，雷公藤甲素主要通过抑制小胶质细胞的活性、减少趋化因子 CX3CR1 的表达、减少促炎因子（TNF-α、IL-1、IL-2、IL-6、IL-8 等细胞因子和趋化因子）的释放、干扰 MAPKs 和 NF-B 信号通路、减少氧化应激水平和钙超载来发挥治疗作用[10]。

雷公藤甲素

2．BX-471 是一种哌嗪类小分子物质，能够选择性抑制趋化因子受体 CCR1，减少由 CCL3 诱导的细胞内钙动员。CCR1 可以与趋化因子配体 CCL3、CCL5、CCL7 相结合，因此抑制 CCR1 的作用也就同时抑制了 CCL3、CCL5、CCL7 的作用。BX-471 对 CCL3、CCL5、CCL7 的抑制常数（Ki）值分别为 1nmol/L、2.8nmol/L、5.5nmol/L，在实验性过敏性脑脊髓炎的大鼠多发性硬化模型中，给予大鼠剂量为 50mg/kg 的 BX-471 就能显著减轻疾病的严重程度。研究还发现，BX-471 可以降低败血症的炎症反应，阻断从类风湿关节炎患者体内分离得到的单核细胞的迁移，防止狼疮性肾炎小鼠模型中巨噬细胞和 T 细胞的聚集。上述研究表明 BX-471 可能对多种免疫炎症疾病有良好的治疗作用。目前由 Bayer 公司主持的 BX-471 治疗子宫内膜异位症伴盆腔疼痛的临床试验 Ⅱ 期已经完成。

BX-471

3．SCH527123 是一种选择性的 CXCR1 和 CXCR2 抑制剂，半数抑制浓度（IC_{50}）值分别为 42nmol/L 和 3nmol/L。SCH527123 通过降低 NF-κB/MAPK/AKT 信号通路的磷酸化抑制 CXCR2 的信号转导。研究表明，SCH527123 可以结合中性粒细胞表面的 CXCR2 受体，抑制中性粒细胞的活化，影响慢性炎症。临床前研究发现，SCH527123 具有抑制肺中性粒细胞增多和迁移的作用，通过恢复失衡的免疫反应而在肺中性粒细胞过多的疾病（如哮喘和慢性阻塞性肺疾病）中发挥重要作用。关于 SCH52123 在哮喘和慢性阻塞性肺疾病中的应用，现已完成 Ⅱ 期临床试验。

SCH527123

4. 普乐沙福（plerixafor） 是由 Genzyme 公司开发的一种小分子 CXCR4 和 CXCL12 拮抗剂，对 CXCR4 和 CXCL12 的 IC_{50} 分别为 44nmol/L 和 5.7nmol/L，已于 2008 年通过 FDA 批准上市。CXCR4 和 CXCL12 是调节癌细胞侵袭和转移的关键因子，普乐沙福可以阻止 SDF-1 与 CXCR4 结合起到抑制癌症转移的作用。普乐沙福干扰 CXCL12/CXCR4 介导的骨髓造血干细胞的保留和向血液中转移。普乐沙福促进肺部定向区循环的中性粒细胞的释放，同时防止中性粒细胞返回骨髓。目前用于非霍奇金淋巴瘤和多发性骨髓瘤患者的骨髓干细胞疗法。研究也发现，普乐沙福在啮齿动物关节炎模型中也表现出了改善滑膜炎的作用。

AMD3100（普乐沙福，plerixafor）

5. T140　是一种短肽，可以抑制趋化因子受体 CXCR4。T140 在胶原诱导的小鼠关节炎模型中能减缓炎症反应，而体外研究表明，10 ～ 100nmol/L T140 能有效抑制由 CXCL12 诱导的人乳腺癌细胞（MDA-MB-231）、人白血病 T 细胞（Sup-T1）和人脐静脉内皮细胞的迁移[11]。

第五节　趋化因子在帕金森病诊疗中的研究展望

帕金森病作为一种神经退行性疾病，其中枢神经内在病理改变的发生可能早于运动症状数年。因此，临床上除了根据 Hoehn-Yahr 量表评估患者的严重程度以外，还需要能够更早期诊断帕金森病的手段。目前研究表明，帕金森病患者外周血中单核细胞出现大幅上调，其表面的趋化因子 CCL2 也出现过度表达的现象。帕金森病患者外周血中单核细胞在 LPS 刺激下表现出一种病理上的过度活跃，这种过度活跃与疾病的严重程度相关。在帕金森病患者单核细胞的转录组下一代测序中，观察到了炎症预处理的行为。因此，临床上或许可以通过检测外周血中单核细胞或者趋化因子 CCL2 的表达水平来诊断帕金森病[12-13]。

趋化因子与免疫细胞、小胶质细胞等中枢神经细胞在中枢免疫炎症反应中相互激发，相互促进。因此，针对此靶点的药物研发既可以抑制产生趋化因子的细胞的活性，也可以选择抑制趋化因子及其受体的活性。而趋化因子的广泛分布及其与受体的交叉结合关系为研究此类药物增加了难度，目前也并没有以趋化因子为靶标的药物上市。但趋化因子抑制剂在治疗其他免疫炎性疾病（例如哮喘、类风湿关节炎），甚至治疗癌症的过程中都表现出良好的疗效。同时发现，一种趋化因子相关药物可能具有治疗多种免疫相关疾病的效果，提示以趋化因子为靶点的药物也可能能够治疗帕金森病患者脑中的神经炎症，不仅仅改善疾病的症状，而且延缓甚至终止疾病的进展。

（张程璐　刘家岐　楚世峰　苑玉和　陈乃宏）

参考文献

[1] LEE A, GILBERT R M. Epidemiology of Parkinson Disease. Neurol Clin, 2016, 34 (4): 955-965.

[2] 刘疏影，陈彪. 帕金森病流行现状. 中国现代神经疾病杂志，2016，16（2）：98-101.

[3] OERTEL W, SCHULZ J B. Current and experimental treatments of Parkinson disease: a guide for neuroscientists. J Neurochem, 2016, 139, Suppl 1: 325-337.

[4] POEWE W, SEPPI K, TANNER C M, et al. Parkinson disease. Nat Rev Dis Primers, 2017, 3: 17013.

[5] 梁志刚，罗鼎真，王晓民. 氧化应激、线粒体功能障碍与帕金森病. 中国老年学杂志，2018，38（11）：2809-2812.

[6] 柳毅刚，姜嘟嘟，靳令经. 线粒体功能障碍与帕金森病. 神经病学与神经康复学杂志，2018，14（2）：100-105.

[7] VIVEKANANTHAM S, SHAH S, DEWJI R, et al. Neuroinflammation in Parkinson's disease: role in neurodegeneration and tissue repair. Int J Neurosci, 2015, 125 (10): 717-725.

[8] PALOMINO D C, MARTI L C. Chemokines and immunity. Einstein (Sao Paulo), 2015, 13 (3): 469-473.

[9] CARDONA A E, PIORO E P, SASSE M E, et al. Control of microglial neurotoxicity by the fractalkine receptor. Nat Neurosci, 2006, 9 (7): 917-924.

[10] LU L, LI F, WANG X. Novel anti-inflammatory and neuroprotective agents for Parkinson's disease. CNS Neurol Disord Drug Targets, 2010, 9 (2): 232-240.

[11] SZEKANECZ Z, KOCH A E. Successes and failures of chemokine-pathway targeting in rheumatoid arthritis. Nat Rev Rheumatol, 2016, 12 (1): 5-13.

[12] FUNK N, WIEGHOFER P, GRIMM S, et al. Characterization of peripheral hematopoietic stem cells and monocytes in Parkinson's disease. Mov Disord, 2013, 28 (3): 392-395.

[13] GROZDANOV V, BLIEDERHAEUSER C, RUF W P, et al. Inflammatory dysregulation of blood monocytes in Parkinson's disease patients. Acta Neuropathol, 2014, 128 (5): 651-663.

05

第五章

趋化因子与抑郁症

抑郁症的发病机制与多种因素有关，研究表明炎症反应在抑郁症发病过程中起了重要的作用，趋化因子是炎症反应过程中不可缺少的一类重要因子。近年来，越来越多的研究发现趋化因子在抑郁症中的表达水平发生明显变化，同时一些抗抑郁药物可以影响趋化因子的表达水平，提示趋化因子可能参与了抑郁症的发病与药物的抗抑郁作用。本部分内容将根据已报道的相关研究，对趋化因子参与抑郁症可能的作用机制展开阐述。

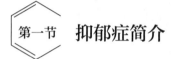

第一节 抑郁症简介

一、抑郁症流行病学及治疗现状

抑郁症又称"抑郁障碍"，以显著而持久的心境低落为主要临床特征。据 2019 年世界卫生组织发布的数据显示，全球抑郁症患者已达 3.5 亿人，抑郁症成了全球的常见疾病，预计到 2030 年，抑郁症将成为全球最严重的健康问题之一，中国抑郁症患病率为 4.2%，保守估计中国抑郁症患病人群目前已超过 5 800 万。抑郁症有多种不同的分类方法，按病情严重程度分类，抑郁症分为轻度、中度和重度抑郁症三个类别；按发病的急缓程度划分，抑郁症被分为急性抑郁症和慢性抑郁症。

目前抗抑郁症的治疗主要分为药物治疗和非药物治疗。抗抑郁药于 20 世纪 50 年代问世，随着药物研究技术的发展及抑郁症基础理论的深入研究，抗抑郁药也得到迅速发展[1]。传统抗抑郁药物有单胺氧化酶抑制剂、三环类抗抑郁药和四环类抗抑郁药；新型抗抑郁药物有选择性 5- 羟色胺再摄取抑制剂（selective serotonin reuptake inhibitor，SSRI）、选择性 5- 羟色胺和去甲肾上腺素再摄取抑制剂等。抗抑郁药物的种类繁多，其中最常用的是选择性 5- 羟色胺再摄取抑制剂。此外，随着中药研究的不断深入，中药的抗抑郁作用越来越引起人们的关注。虽然抗抑郁药对于抑郁症的临床治疗有着不可替代的作用，多数患者通过抗抑郁药的治疗取得了一定的治疗效果，但是抗抑郁药物的副作用也不容忽视[2]。

1. **单胺氧化酶抑制剂** 单胺氧化酶抑制剂是 20 世纪 50 年代初期最早发现的抗抑郁药。主要的代表药物包括苯乙肼、异烟肼、异丙肼等，其作用机制主要是通过抑制单胺氧化酶的活性，减少单胺类神经递质的氧化代谢过程，从而增加此类神经递质的含量，发挥抗抑郁作用，但是该类药物的不良反应较多，目前临床上已经较少使用[3]。

2. **三环类抗抑郁药**　三环类抗抑郁药也是较早应用于临床的抗抑郁药物，主要的代表药物有丙米嗪、地昔帕明、阿米替林、多塞平等，主要是通过抑制突触前膜对 5- 羟色胺和去甲肾上腺素的再摄取，增加患者体内 5- 羟色胺和去甲肾上腺素的含量，发挥抗抑郁症的效果，该类药物的不良反应较多，目前在临床上也较少使用[4]。

3. **四环类抗抑郁药**　四环类抗抑郁药的代表药物是马普替林和米安色林。马普替林药理作用与三环类抗抑郁药一致，能够阻止中枢神经突触前膜对去甲肾上腺素的再摄取，从而达到抗抑郁效果。与三环类药物比较具有起效快、副作用少、抗抑郁作用谱广等优点。

4. **选择性 5 - 羟色胺再摄取抑制剂**　选择性 5- 羟色胺再摄取抑制剂是通过抑制突触前膜对 5- 羟色胺的再摄取过程而发挥作用，主要的代表药物有氟西汀、帕罗西汀、舍曲林等，而且经大量临床实践证明该类药物的口服吸收好，不良反应的发生率低，适用性广，是最常用的抗抑郁药[5]。

5. **5- 羟色胺与去甲肾上腺素再摄取抑制剂**　此类药物能够拮抗 5- 羟色胺和去甲肾上腺素和的再摄取，代表药物有文拉法辛（venlafaxine）、度洛西汀（duloxetine）。其中文拉法辛的代谢产物也具有拮抗 5- 羟色胺与去甲肾上腺素的再摄取功能。

6. **抗抑郁中药**　随着中医药的发展，中医药治疗抑郁症越来越受重视，中医药治疗强调辨证论治，可以明显改善患者的症状，已证明多种中药具有明确的抗抑郁作用，包括贯叶金丝桃、柴胡和石菖蒲等。中药治疗抑郁症的特点在于成分的多样性及机制多靶点，加上中医理论指导，整体调节、辨证用药，不良反应少。因此，中药的抗抑郁作用，越来越受到人们的重视。

7. **其他治疗方法**　药物治疗虽可有效地改善抑郁症状，但停药后容易复发和不良反应等因素制约着药物治疗的效果，因此，非药物治疗在抗抑郁症中的潜力日益受到重视，目前的非药物治疗方法主要包括改良电休克治疗（modified electro-convulsive therapy，MECT）、经颅磁刺激治疗、认知及行为治疗、绘画和沙盘治疗等，还有音乐疗法、阅读疗法、中医疗法等诸多治疗手段，每一种治疗手段均有其特定的治疗效果或者治疗优势。

二、抑郁症发病机制假说

抑郁症发病机制复杂，与遗传因素和外部环境均有关系，其分子机制尚未阐明，目前关于抑郁症的发生有多种假说，包括神经递质假说、神经可塑性假说、神经内分泌假说，以及近年来越来越受到重视的炎症假说。

1. **神经递质假说**　抑郁症发病机制研究最早提出的是神经递质假说[6]，该假说认为抑郁症的发生跟中枢神经突触间隙神经递质的水平有密切的关系，目前大多数抗抑郁药是通过调节神经递质水平发挥抗抑郁作用。与抑郁症发作相关的神经递质主要有 5- 羟色胺、去甲肾上腺素和多巴胺等，其中 5- 羟色胺是一个重要的神经递质，其水平的降低可以诱导抑郁症的发生，而临床上多种药物通过增加 5- 羟色胺的水平而起到抗抑郁作用，如常用的 5- 羟色胺再摄取抑制剂。

2. **神经可塑性假说**　随着对抑郁症研究的不断深入，研究发现神经可塑性与抑郁症关系密切，因此有学者提出了神经可塑性假说[7]。研究证实抑郁症患者大脑海马区和前额皮质神经可塑性确实会有所下降。认为抑郁症患者的边缘系统部分脑区结构和功能受损，尤其以海马体神经元最为明显。

3. 神经内分泌紊乱假说　下丘脑-垂体-肾上腺轴（hypothalamic-pituitary-adrenal axis，HPA）是神经内分泌系统的重要组成部分，它的功能异常也是抑郁症的发病机制之一[8-9]。下丘脑-垂体-肾上腺轴的结构非常复杂，它涉及多种激素的合成和分泌，参与机体内环境的稳态，并参与对外界应激反应的调控。在抑郁症患者中，研究人员发现HPA轴常常过度活跃，皮质醇的应激激素水平往往高于健康人。

4. 炎症假说　近年来，炎症因素已逐渐成为抑郁症发病机制的研究热点。有学者认为，抑郁症是一种慢性炎性疾病，炎症反应参与了抑郁症的发生发展过程[10]。炎症因子是炎症反应中重要的参与因子，它与抑郁症的关系密切[11-13]。小胶质细胞作为脑内的免疫细胞，在中枢神经系统免疫和炎症反应过程中发挥重要作用。中枢神经系统的多种疾患均可出现反应性小胶质细胞，动物实验研究显示，小胶质细胞的功能改变与抑郁症发生关系密切[14-15]，重度抑郁症的死者背侧前扣带皮质发现有小胶质细胞激活和巨噬细胞的聚集。并且在抑郁后自杀死亡的患者的腹侧前额叶白质中发现激活的小胶质细胞数目增加[16-17]。抑郁症的炎症假说为探讨抑郁症状的机制和治疗抑郁症提供了一个新的视角[18]。

第二节　趋化因子在抑郁症中的生物学意义及可能机制

趋化因子是一类小分子细胞因子家族蛋白，目前发现的有50多种，其分子量较小，8～10kDa，有4个位置保守的半胱氨酸残基以保证其三级结构，按照一级肽链结构特点，其N端半胱氨酸的位置和数目可将趋化因子分为4个亚族：CC、CXC、C和CX3C（C为半胱氨酸，X为任意氨基酸）。趋化因子受体是7个跨膜结构域的G蛋白偶联受体，表达于T细胞、B细胞、单核细胞和中性粒细胞等多种细胞。趋化因子主要的功能是趋化细胞定向移动，人体在清除入侵病原体等异物时，趋化因子具有趋化白细胞的功能，对机体的防御和炎症反应等方面起着重要的调节作用。研究发现趋化因子广泛表达于中枢神经系统，并具有多种功能[19]。抑郁症的发生与神经发育、突触可塑性、神经内分泌、神经递质和神经炎症等多方面有关系，趋化因子也是从这几个方面参与了抑郁症的发生发展，趋化因子参与抑郁症的可能机制如图5-1。

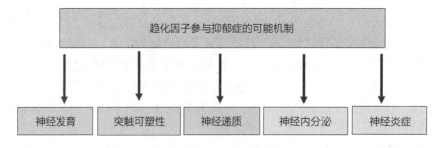

图5-1　趋化因子参与抑郁症的可能机制示意图

1. **趋化因子与神经发育和突触可塑性**　有研究发现，趋化因子不仅参与神经系统疾病的炎症过程，而且在神经细胞成熟、发育等过程中也发挥重要的生理调节作用，神经发生发育是一个受到多种因素调控的生物学过程，许多种类型基因的表达与神经系统发育有关。趋化因子在中枢神经系统神经网络的发育和损伤的修复中起作用[20]。有研究发现趋化因子 CCL3 可以调节中枢系统的突触可塑性[21]，CX3CL1 和其受体 CX3CR1 参与了神经发育和突触可塑性方面的调控，在 CX3CR1 基因敲除动物模型上的研究揭示了 CX3CL1-CX3CR1 信号通路可以调节神经回路可塑性，影响大脑连通性，以及海马神经发生、记忆、学习和行为性能[22]。

2. **趋化因子与神经内分泌**　趋化因子广泛表达于中枢神经系统，研究发现趋化因子还与神经内分泌有密切关系[23]，目前报道的与神经内分泌相关的趋化因子有 CCL2、CXCL1、CXCL8 等。有研究发现 CCL2 具有神经内分泌调节功能[24]。甲醛溶液注射的有害刺激引起的疼痛应激增强神经垂体和正中隆起外层的 CXCL1 免疫反应[25]。脂多糖可以诱导 CXCL1 在室旁核中表达，而室旁核是下丘脑的重要神经分泌核团[26]。

趋化因子在神经内分泌功能中的作用主要与其参与应激反应有关[27]。研究发现 CXCL8 的 mRNA 表达于大鼠室旁核，产生促肾上腺皮质激素释放激素。此外，CXCL8 的表达也在海马体，对下丘脑 - 肾上腺轴产生负反馈。表明 CXCL8 可能与应激相关[28]。以上表明，趋化因子与神经内分泌关系密切，但是具体的参与和调节机制还有待进一步的研究。

3. **趋化因子参与神经递质**　趋化因子与神经递质关系密切[29]。研究表明，CCL2 参与了大鼠海马区的神经传递[30]，其受体 CCR2 参与了胆碱和多巴胺能神经元的神经传递功能[31]。趋化因子 CXCL16 可以调节海马 CA1 区的神经递质释放[32]。有研究发现 CX3CR1、CX3CL1 与 5-HT 共定位表达于中缝背核神经元，CX3CL 可通过上调中缝背核 5-HT 神经元对 GABA 的敏感程度从而间接抑制 5-HT 的神经传递[33]。

4. **趋化因子与神经炎症**　炎症因素在抑郁症发病中的作用越来越受到人们的重视，有研究发现，血浆 IL-6 水平增加的人群，抑郁症的发病率较高[34]。在重症抑郁患者中，应激导致的外周免疫系统改变，可能是抑郁患者循环系统促炎因子增多的一个主要因素，是抑郁样行为改变的一个重要原因。趋化因子的功能在炎症反应过程中有着重要的角色，在中枢神经系统（central nervous system，CNS）中也发挥了重要作用，其中涉及神经炎症过程，趋化因子参与了神经炎症的病理过程[35]。

趋化因子在炎症介质的诱导下，在神经系统广泛表达，表达之后的趋化因子又进一步促进了神经炎症的发展。趋化因子及其受体被认为是炎症过程的重要介质，单核细胞趋化蛋白家族包括 CCL2、CCL7、CCL8 和 CCL13 在内的成员参与免疫 / 炎症反应，是在中枢神经系统中参与神经炎症的重要介质[36]。趋化因子 CCL2 的研究最为广泛[37]，CCL2 和其受体 CCR2 在星形胶质细胞、神经元、小胶质细胞中表达[38-39]，调节单核细胞源性巨噬细胞和其他巨噬细胞的趋化性，CCL2 在小胶质细胞中具有调节作用[40]。

近年来，趋化因子 CX3CL1 参与神经炎症的机制也受到广泛关注。CX3CL1 主要表达于成年大鼠和老年大鼠的神经元，然后通过其受体作用于小胶质细胞[41]。另有研究也表明，CX3CL1 能够调节神经胶质细胞活性，是重要的神经炎症调节因子[42-43]。此外，最近的研究表明，CX3CL1 可以通过作用于小胶质细胞，促进 CXCL16 的分泌[44]，可以起到协同作用。

第三节　趋化因子在抑郁症中的研究进展

抑郁症相关的趋化因子见图 5-2，分述如下。

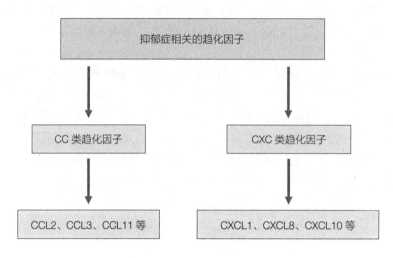

图5-2　抑郁症相关的主要的趋化因子示意图

一、参与抑郁症的 CC 类趋化因子及其作用机制

1．CCL2 与抑郁症　CCL2 是趋化因子 CC 亚家族成员之一，即单核细胞趋化蛋白 1（monocyte chemotactic protein 1，MCP1）。氧化应激、炎症反应等因素可诱导 CCL2 在单核细胞、内皮细胞和小胶质细胞中的表达[45]。当感染和炎症反应时它对外周免疫细胞具有趋化和激活作用[46]。除外周作用以外，CCL2 还具有重要的中枢作用[47]，CCL2 在调节中枢小胶质细胞的炎症激活中起重要作用，CCL2 能调节神经干细胞及祖细胞的迁移及分化[48]，CCL2 通过趋化并激活单核细胞参与了血管内壁的增厚过程[49]。有发现 CCL2 表达于大鼠的大脑皮质、海马和下丘脑组织，而这些区域与抑郁症的发生关系密切[50]。临床发现重度抑郁患者的血清 CCL2 水平显著升高，而经过文拉法辛治疗后 CCL2 水平显著降低[51]。有研究表明重度抑郁患者中血清 CCL2 水平显著升高[52]，同时也有研究表明包括CCL2 在内的一些趋化因子在抑郁症中表现为降低[53]，有自杀倾向的抑郁患者血清 CCL2 水平也显著降低[54]。有研究通过对 8～12 周的孕早期抑郁症患者血液检测，发现抑郁症组血清 CCL2 水平与非抑郁组比较明显升高，同时发现血清脂多糖（Lipopolysaccharide，LPS）水平升高，这种现象可能跟肠道细菌移位有关[55]。采用 LPS 刺激不同抑郁程度男性的血液，通过检测发现相对于健康男性，具有轻中度抑郁症状男性的血液被刺激后表现为CCL2 表达升高[56]。此外，CCL2 具有调节其他细胞因子表达的作用，它能刺激 Th-2 系统中IL-4 的表达[57]，而 IL-4 参与抗抑郁治疗过程以及对细胞因子 IL-6 和 IL-8 的调节[58-60]。以上表明，在一些研究中，抑郁患者血清 CCL12 表现为升高，而另一些研究表现为降低，说明 CCL12 与抑郁症的关系比较复杂，有待进一步的研究。

2．CCL3 与抑郁症　CCL3 即巨噬细胞炎症蛋白 -1α（MIP-1α），它在脑内主要表达于星形胶质细胞，神经炎症可诱导其表达升高，它的受体可表达于小胶质细胞、星形胶质细胞、少突胶质细胞等脑内多种细胞。研究发现在重度抑郁症患者血中 CCL3 水平显著增加 [61]。但是健康女性中研究发现 BDI 评分值 与 CCL3 水平无相关性 [62]。另有研究发现只有少部分中度抑郁患者血清 CCL3 水平表现为升高 [63]，但是目前关于 CCL3 与抑郁症关系的有限研究还不足以对二者关系有个明确的结论。

3．CCL11 与抑郁症　趋化因子 CCL11 是 CC 趋化因子家族的成员，具有驱动免疫细胞迁移的功能。目前关于 CCL11 在抑郁中的相关研究不多，有研究报道重度抑郁患者血中 CCL11 水平显著升高 [61]，其他两项研究表明有自杀倾向的重度抑郁症患者外周血 CCL11 水平明显升高 [54, 64]。

二、参与抑郁症的 CXC 类趋化因子及其作用机制

1．CXCL1 与抑郁症　CXCL1 是 CXC 趋化因子家族的一员，与肿瘤的侵袭、淋巴道转移和远处转移密切相关。受产后抑郁症的影响妇女占 10% 以上，而且妇女患产后抑郁还影响到婴儿、家庭和社会。有研究发现，产后抑郁的患者血清中趋化因子 CXCL1 水平升高 [65]。另一项研究表明在老年抑郁患者血中 CXCL1 水平降低，CXCL1 的水平降低可能是诊断老年抑郁症的潜在生物标志物 [66]。以上研究表明，在不同群体的抑郁患者中，CXCL1 表现出不同的表达水平。关于 CXCL1 在抑郁患者中的作用，需要进一步的基础实验和临床研究。

2．CXCL8 与抑郁症　趋化因子 CXCL8 又称为白细胞介素 -8（interleukin-8，IL-8），CXCL8 是巨噬细胞和上皮细胞等分泌的细胞因子。CXCL8 能通过增强递质释放，抑制长时程增强，从而发挥神经调节作用。在尸检研究中进行基因表达分析发现重度抑郁症患者大脑中 CXCL8 的表达水平在前额皮质增加 [67]。研究发现 CXCL8 与抑郁症的始发及发展阶段均有一定的相关性 [68]。另有研究发现老年女性抑郁患者脑脊液中 CXCL8 水平升高 [69]，除此之外，一项对老年人随访 2 年的前瞻性研究发现，CXCL8 基因与患有严重躯体疾病的老年人抑郁症发作显著相关 [70]。

3．CXCL10 与抑郁症　CXCL10 属于 CXC 趋化因子家族，又被称为干扰素 γ 诱导蛋白 10（IP-10）。由 IFN-γ 在巨噬细胞、单核细胞、内皮细胞和成纤维细胞中诱导表达。CXCL10 的功能包括对 T 细胞和单核细胞的细胞趋化作用。不同于趋化因子 CXCL1，研究发现在老年抑郁患者血清中 CXCL10 水平升高 [66]。另有研究报道，重度抑郁患者血清的 CXCL10 水平升高，而经抗抑郁药物治疗后 CXCL10 水平显著降低，表明趋化因子 CXCL10 与重度抑郁症关系密切 [71]。

 第四节　以趋化因子为靶点的抑郁症创新药物研发进展

目前的抗抑郁药物主要通过调节单胺类递质水平、改善应激反应及营养神经等方面发

挥作用。越来越多的研究表明，免疫炎症通路参与了抑郁症的发生和发展过程，而趋化因子作为免疫炎症过程中的一类重要分子，它的表达和功能的改变在抑郁症的发生和发展过程中可能起到了重要的作用。虽然目前关于趋化因子与抗抑郁药物的关系的相关研究并不多，但是已有的一些研究表明，趋化因子可能是潜在的抗抑郁药物靶点。

抗抑郁药物能降低周围炎症反应，同时伴随着趋化因子水平的变化。产前应激子代大鼠皮层和海马区的趋化因子 CX3CL1 表达降低，而 CXCL12 的表达升高，经过噻奈普汀治疗可以升高 CX3CL1 的表达，并能够降低 CXCL12 的表达水平，文拉法辛也可降低 CXCL12 的表达 [72]。另有研究发现抗抑郁药文拉法辛和舍曲林治疗均可使得抑郁症患者血清中 CCL2 水平显著下降 [51, 52]。尽管目前基于趋化因子调控的抗抑郁药物研究结果存在争议，但现有的研究证据显示趋化因子与抗抑郁药物治疗作用中存在一定的相关性。虽然趋化因子在抑郁发病中的作用机制的研究报道并不是非常多，但是已有的研究表明趋化因子通过直接或者间接的作用参与了抑郁症的发生过程，与抑郁症关系密切，趋化因子是抑郁症治疗的潜在的药物靶点。

大部分的抑郁患者经抗抑郁药治疗后，症状缓解，仍有部分患者没有任何缓解 [73]。为了有效地治疗抑郁症，需要研究针对抑郁症治疗的新的作用靶点药物。抗抑郁药物具有免疫调节作用，部分抗炎药物具有抗抑郁效应，同时非药物治疗可以通过免疫调节作用改善抑郁状态，通过大量的基础研究和临床试验进一步了解神经免疫炎症途径在抑郁症中的作用 [74-75]，随着多种趋化因子在神经精神疾病过程中的基础认识的不断深入，趋化因子和其介导的下游分子通路成为开发抗抑郁药物新的潜在靶点。

第五节　趋化因子在抑郁症诊疗中的研究展望

趋化因子与抑郁症关系密切，具体机制可能涉及神经炎症反应、神经可塑性、神经传递、神经内分泌等功能的调节，趋化因子广泛涉及与抑郁相关的分子机制，提示趋化因子可能是潜在的诊断抑郁症的生物标志因子。目前已有多项研究表明在抑郁症患者血清中有些趋化因子水平升高，有些趋化因子水平降低，但是有些趋化因子的表达变化还存在争议，目前的研究多数是针对抑郁患者血清趋化因子水平的检测，针对趋化因子参与抑郁症机制的基础研究还不多。

趋化因子参与了抑郁症相关的神经生物学调控机制，阐明趋化因子参与抑郁相关的生理机制，通过检测与抑郁症相关的单一趋化因子或趋化因子组成改变，对抑郁症的早期诊断和治疗有重要意义。随着蛋白质组学和代谢组学等新技术的兴起，寻找与抑郁相关的血浆蛋白标志物和代谢标志物成为可能，而趋化因子可能作为潜在的抑郁症标志物，将为抑郁症的诊断提供简洁、准确和快速的方法。

（李志鹏）

参考文献

[1] 刘佳莉，苑玉和，陈乃宏. 抑郁症的治疗研究进展. 中国药理学通报，2011，27（9）：1193-1196.

[2] SETTLE E C JR. Antidepressant drugs: disturbing and potentially dangerous adverse effects. J Clin Psychiatry, 1998, 59 (Suppl 16): 25.

[3] FIEDOROWICZ J G, SWARTZ K L. The role of monoamine oxidase inhibitors in current psychiatric practice. J Psychiatr Pract, 2004, 10 (4): 239-248.

[4] GILLMAN P K. Tricyclic antidepressant pharmacology and therapeutic drug interactions updated. Br J Pharmacol, 2007, 151 (6): 737-748.

[5] FERGUSON J M. SSRI Antidepressant medications: adverse effects and tolerability. Prim Care Companion J Clin Psychiatry, 2001, 3 (1): 22-27.

[6] JIMERSON D C. Neurotransmitter hypotheses of depression. Research update. Psychiatr Clin North Am, 1984, 7 (3): 563-573.

[7] SERAFINI G. Neuroplasticity and major depression, the role of modern antidepressant drugs. World J Psychiatry, 2012, 2 (3): 49-57.

[8] THOMSON F, CRAIGHEAD M. Innovative approaches for the treatment of depression: targeting the HPA axis. Neurochem Res, 2008, 33 (4): 691-707.

[9] JOYCE P R. Neuroendocrine changes in depression. Aust N Z J Psychiatry, 1985, 19 (2): 120-127.

[10] MILLER A H, RAISON C L. The role of inflammation in depression: from evolutionary imperative to modern treatment target. Nat Rev Immunol, 2016, 16 (1): 22-34.

[11] LOTRICH F E. Inflammatory cytokine-associated depression. Brain Res, 2015, 1617: 113-125.

[12] FELGER J C, LOTRICH F E. Inflammatory cytokines in depression: neurobiological mechanisms and therapeutic implications. Neuroscience, 2013, 246: 199-229.

[13] FAROOQ R K, ASGHAR K, KANWAL S, et al. Role of inflammatory cytokines in depression: Focus on interleukin-1β. Biomed Rep, 2017, 6 (1): 15-20.

[14] YIRMIYA R, RIMMERMAN N, RESHEF R. Depression as a microglial disease. Trends Neurosci, 2015, 38 (10): 637-658.

[15] WANG Y L, HAN Q Q, GONG W Q, et al. Microglial activation mediates chronic mild stress-induced depressive-and anxiety-like behavior in adult rats. J Neuroinflammation, 2018, 15 (1): 21.

[16] SCHNIEDER T P, TRENCEVSKA I, ROSOKLIJA G, et al. Microglia of prefrontal white matter in suicide. J Neuropathol Exp Neurol, 2014, 73 (9): 880-890.

[17] TORRES-PLATAS S G, CRUCEANU C, CHEN G G, et al. Evidence for increased microglial priming and macrophage recruitment in the dorsal anterior cingulate white matter of depressed suicides. Brain Behav Immun, 2014, 42: 50-59.

[18] 王真真，陈乃宏. 抑郁症与炎症. 神经药理学报，2013，3（5）：27-37.

[19] ŚLUSARCZYK J, TROJAN E, CHWASTEK J, et al. A Potential contribution of chemokine network dysfunction to the depressive disorders. Curr Neuropharmacol, 2016, 14 (7): 705-720.

[20] 王真真，胡金凤，李刚，等. 趋化因子及其受体在神经系统发育中的作用. 生命科学，2007，

19（5）：536-542.

[21] MARCINIAK E, FAIVRE E, DUTAR P, et al. The Chemokine MIP-1α/CCL3 impairs mouse hippocampal synaptic transmission, plasticity and memory. Sci Rep, 2015, 5: 15862.

[22] SHERIDAN G K, WDOWICZ A, PICKERING M, et al. CX3CL1 is up-regulated in the rat hippocampus during memory-associated synaptic plasticity. Front Cell Neurosci, 2014, 8: 233.

[23] LICINIO J, WONG M L, GOLD P W. Neutrophil-activating peptide-1/interleukin-8 mRNA is localized in rat hypothalamus and hippocampus. Neuroreport, 1992, 3 (9): 753-756.

[24] BANISADR G, GOSSELIN R D, MECHIGHEL P, et al. Highly regionalized neuronal expression of monocyte chemoattractant protein-1 (MCP-1/CCL2) in rat brain: evidence for its colocalization with neurotransmitters and neuropeptides. J Comp Neurol, 2005, 489 (3): 275-292.

[25] MATSUMOTO K, KOIKE K, MIYAKE A, et al. Noxious stimulation enhances release of cytokine-induced neutrophil chemoattractant from hypothalamic neurosecretory cells. Neurosci Res, 1997, 27 (2): 181-184.

[26] SAKAMOTO Y, KOIKE K, KIYAMA H, et al. Endotoxin activates a chemokinergic neuronal pathway in the hypothalamo-pituitary system. Endocrinology, 1996, 137 (10): 4503-4506.

[27] CALLEWAERE C, BANISADR G, ROSTÈNE W, et al. Chemokines and chemokine receptors in the brain: implication in neuroendocrine regulation. J Mol Endocrinol, 2007, 38 (3): 355-363.

[28] LICINIO J, WONG M L, GOLD P W. Neutrophil-activating peptide-1/interleukin-8 mRNA is localized in rat hypothalamus and hippocampus. Neuroreport, 1992, 3 (9): 753-756.

[29] SEMPLE B D, KOSSMANN T, MORGANTI-KOSSMANN M C. Role of chemokines in CNS health and pathology: a focus on the CCL2/CCR2 and CXCL8/CXCR2 networks. J Cereb Blood Flow Metab, 2010, 30 (3): 459-473.

[30] ZHOU Y, TANG H, LIU J, et al. Chemokine CCL2 modulation of neuronal excitability and synaptic transmission in rat hippocampal slices. J Neurochem, 2011, 116 (3): 406-414.

[31] BANISADR G, GOSSELIN R D, MECHIGHEL P, et al. Constitutive neuronal expression of CCR2 chemokine receptor and its colocalization with neurotransmitters in normal rat brain: functional effect of MCP-1/CCL2 on calcium mobilization in primary cultured neurons. J Comp Neurol, 2005, 492 (2): 178-192.

[32] DI CASTRO M A, TRETTEL F, MILIOR G, et al. The chemokine CXCL16 modulates neurotransmitter release in hippocampal CA1 area. Sci Rep, 2016, 6: 34633.

[33] HEINISCH S, KIRBY L G. Fractalkine/CX3CL1 enhances GABA synaptic activity at serotonin neurons in the rat dorsal raphe nucleus. Neuroscience, 2009, 164 (3): 1210-1223.

[34] HODES G E, MÉNARD C, RUSSO S J. Integrating Interleukin-6 into depression diagnosis and treatment. Neurobiol Stress, 2016, 4: 15-22.

[35] RAMESH G, MACLEAN A G, PHILIPP M T. Cytokines and chemokines at the crossroads of neuroinflammation, neurodegeneration, and neuropathic pain. Mediators Inflamm, 2013: 480739.

[36] GERARD C, ROLLINS B J. Chemokines and disease. Nat Immunol, 2001, 2 (2): 108-115.

[37] 姜懿纳，陈乃宏. CCL2/MCP-1 在其相关疾病的机制研究. 中国药理学通报，2016，32（12）：1634-1638.

[38] STUART M J, BAUNE B T. Chemokines and chemokine receptors in mood disorders, schizophrenia, and cognitive impairment: a systematic review of biomarker studies. Neurosci Biobehav Rev, 2014, 42: 93-115.

[39] SEMPLE B D, KOSSMANN T, MORGANTI-KOSSMANN M C. Role of chemokines in CNS health and pathology: a focus on the CCL2/CCR2 and CXCL8/CXCR2 networks. J Cereb Blood Flow Metab, 2010, 30 (3): 459-473.

[40] HINOJOSA A E, GARCIA-BUENO B, LEZA J C, et al. CCL2/MCP-1 modulation of microglial activation and proliferation. J Neuroinflammation, 2011, 8: 77.

[41] BACHSTETTER A D, MORGANTI J M, JERNBERG J, et al. Fractalkine and CX3CR1 regulate hippocampal neurogenesis in adult and aged rats. Neurobiol Aging, 2011, 32 (11): 2030-2044.

[42] JONES B A, BEAMER M, AHMED S. Fractalkine/CX3CL1: a potential new target for inflammatory diseases. Mol Interv, 2010, 10 (5): 263-270.

[43] LYONS A, LYNCH A M, DOWNER E J, et al. Fractalkine-induced activation of the phosphatidylinositol-3 kinase pathway attenuates microglial activation in vivo and in vitro. J Neurochem, 2009, 110 (5): 1547-1556.

[44] ROSITO M, LAURO C, CHECE G, et al. Trasmembrane chemokines CX3CL1 and CXCL16 drive interplay between neurons, microglia and astrocytes to counteract pMCAO and excitotoxic neuronal death. Front Cell Neurosci, 2014, 8: 193.

[45] SCHÖNEMEIER B, KOLODZIEJ A, SCHULZ S, et al. Regional and cellular localization of the CXCl12/SDF-1 chemokine receptor CXCR7 in the developing and adult rat brain. J Comp Neurol, 2008, 510 (2): 207-220.

[46] SHI C, PAMER E G. Monocyte recruitment during infection and inflammation. Nat Rev Immunol, 2011, 11 (11): 762-774.

[47] RÉAUX-LE GOAZIGO A, VAN STEENWINCKEL J, ROSTÈNE W, et al. Current status of chemokines in the adult CNS. Prog Neurobiol, 2013, 104: 67-92.

[48] TRAN P B, BANISADR G, REN D, et al. Chemokine receptor expression by neural progenitor cells in neurogenic regions of mouse brain. J Comp Neurol, 2007, 500 (6): 1007-1033.

[49] KOYANAGI M, EGASHIRA K, KITAMOTO S, et al. Role of monocyte chemoattractant protein-1 in cardiovascular remodeling induced by chronic blockade of nitric oxide synthesis. Circulation, 2000, 102 (18): 2243-2248.

[50] BANISADR G, GOSSELIN R D, MECHIGHEL P, et al. Highly regionalized neuronal expression of monocyte chemoattractant protein-1 (MCP-1/CCL2) in rat brain: evidence for its colocalization with neurotransmitters and neuropeptides. J Comp Neurol, 2005, 489 (3): 275-292.

[51] PILETZ J E, HALARIS A, IQBAL O, et al. Pro-inflammatory biomakers in depression: treatment with venlafaxine. World J Biol Psychiatry, 2009, 10 (4): 313-323.

[52] SUTCIGIL L, OKTENLI C, MUSABAK U, et al. Pro-and anti-inflammatory cytokine balance in major depression: effect of sertraline therapy. Clin Dev Immunol, 2007: 76396.

[53] LEHTO S M, NISKANEN L, HERZIG K H, et al. Serum chemokine levels in major depressive disorder. Psychoneuroendocrinology, 2010, 35 (2): 226-232.

[54] BLACK C, MILLER B J. Meta-analysis of cytokines and chemokines in suicidality: distinguishing suicidal versus nonsuicidal patients. Biol Psychiatry, 2015, 78 (1): 28-37.

[55] ZHOU Z, GUILLE C, OGUNRINDE E, et al. Increased systemic microbial translocation is associated with depression during early pregnancy. J Psychiatr Res, 2018, 97: 54-57.

[56] SUAREZ E C, KRISHNAN R R, LEWIS J G. The relation of severity of depressive symptoms to monocyte-associated proinflammatory cytokines and chemokines in apparently healthy men. Psychosom Med, 2003, 65 (3): 362-368.

[57] KARPUS W J, LUKACS N W, KENNEDY K J, et al. Differential CC chemokine-induced enhancement of T helper cell cytokine production. J Immunol, 1997, 158 (9): 4129-4136.

[58] PAVON L, SANDOVAL-LOPEZ G, EUGENIA HERNANDEZ M, et al. T2 cytokine response in major depressive disorder patients before treatment. J Neuroimmunol, 2006, 172: 156-165.

[59] MYINT A M, LEONARD B E, STEINBUSCH H W, et al. T_1, T_2, and T_3 cytokine alterations in major depression. J Affect Disord, 2005, 88: 167-173.

[60] KIM Y K, NA K S, SHIN K H, et al. Cytokine imbalance in the pathophysiology of major depressive disorder. Prog Neuropsychopharmacol Biol Psychiatry, 2007, 31 (5): 1044-1053.

[61] SIMON N M, MCNAMARA K, CHOW C W, et al. A detailed examination of cytokine abnormalities in major depressive disorder. Eur Neuropsychopharmacol, 2008, 18 (3): 230-233.

[62] SUAREZ E C, LEWIS J G, KRISHNAN R R, et al. Enhanced expression of cytokines and chemokines by blood monocytes to in vitro lipopolysaccharide stimulation are associated with hostility and severity of depressive symptoms in healthy women. Psychoneuroendocrinology, 2004, 29 (9): 1119-1128.

[63] MERENDINO R A, DI PASQUALE G, DE LUCA F, et al. Involvement of fractalkine and macrophage inflammatory protein-1 alpha in moderate-severe depression. Mediators Inflamm, 2004, 13 (3): 205-207.

[64] GRASSI-OLIVEIRA R, BRIEZTKE E, TEIXEIRA A, et al. Peripheral chemokine levels in women with recurrent major depression with suicidal ideation. Rev Bras Psiquiatr, 2012, 34 (1): 71-75.

[65] BRÄNN E, FRANSSON E, WHITE R A, et al. Inflammatory markers in women with postpartum depressive symptoms. J Neurosci Res, 2020, 98 (7): 1309-1321.

[66] FANELLI G, BENEDETTI F, WANG S M, et al. Reduced CXCL1/GRO chemokine plasma levels are a possible biomarker of elderly depression. J Affect Disord, 2019, 249: 410-417.

[67] SHELTON R C, CLAIBORNE J, SIDORYK-WEGRZYNOWICZ M, et al. Altered expression of genes involved in inflammation and apoptosis in frontal cortex in major depression. Mol Psychiatry, 2011, 16 (7): 751-762.

[68] BAUNE B T, SMITH E, REPPERMUND S, et al. Inflammatory biomarkers predict depressive, but not anxiety symptoms during aging: the prospective sydney memory and aging study. Psychoneuroendocrinology, 2012, 37 (9): 1521-1530.

[69] KERN S, SKOOG I, BÖRJESSON-HANSON A, et al. Higher CSF interleukin-6 and CSF interleukin-8 in current depression in older women. Results from a population-based sample. Brain Behav Immun, 2014, 41: 55-58.

[70] KIM J M, STEWART R, KIM S W, et al. Physical health and incident late-life depression: modification by cytokine genes. Neurobiol Aging, 2013, 34 (1): 356.e1-e9.

[71] WONG M L, DONG C, MAESTRE-MESA J, et al. Polymorphisms in inflammation-related genes are associated with susceptibility to major depression and antidepressant response. Mol Psychiatry, 2008, 13 (8): 800-812.

[72] TROJAN E, ŚLUSARCZYK J, CHAMERA K, et al. The modulatory properties of chronic antidepressant drugs treatment on the brain chemokine-chemokine receptor network: a molecular study in an animal model of depression. Front Pharmacol, 2017, 8: 779.

[73] GUO H, CALLAWAY J B, TING J P. Inflammasomes: mechanism of action, role in disease, and therapeutics. Nat Med, 2015, 21 (7): 677-687.

[74] O'BRIEN S M, SCOTT L V, DINAN T G. Antidepressant therapy and C-reactive protein levels. Br J Psychiatry, 2006, 188: 449-452.

[75] HANESTAD J, DELLA GIOIA N, BLOCH M. The effectofanti-depressant medication treat mentoserum levels of inflammatory cytokines: a Meta analysis. Neuropsycho-pharmacol, 2011, 12 (6): 2452-2459.

06

第六章

趋化因子与
焦虑症

焦虑症又称焦虑性神经症，以焦虑情绪为主要特征的神经症，主要表现为没有明确事实根据、客观对象和具体内容的恐惧不安和恐惧心情，并具有自主神经症状和运动性不安等特征，以发作性惊恐状态和广泛性焦虑症为主要临床表现。发作性惊恐状态具有自发出现、反复发生和难以预料的特点，伴有濒死感、失去控制感和精神崩溃感。临床上，循环系统、呼吸系统、消化系统和神经系统均出现不适症状：循环系统出现心慌出汗、心跳加快、自觉惊慌不安、不能自主并伴有心前区不适感；呼吸系统出现胸部压迫感、胸痛不适、少气、喉部异物堵塞感；消化系统出现恶心呕吐、腹部疼痛、腹部胀气、消化功能紊乱；神经系统出现身体飘浮、震颤、前庭系统性眩晕、发冷发热、皮肤有刺痛感、肌肤感觉障碍，以及现实解体或人格解体症状。广泛性焦虑障碍以弥散性、慢性和不现实的过度紧张和担心为特征。临床症状包括精神性焦虑、躯体性焦虑、运动性不安症状等，精神性焦虑临床上表现为对日常小事过度和持久地担心、不安，对一些随机事件过度害怕，同时伴有失眠多梦、注意力难以集中，易烦恼、急躁或愤怒等；躯体性焦虑主要表现为自主神经功能异常，包括呼吸、心血管、神经、消化、泌尿、躯体运动等系统的一些症状以及睡眠障碍和手足多汗，临床表现为多汗、心慌、心率加快、口干、咽部不适、异物感、腹泻、尿急、性欲冷淡、尿频、勃起不能、视物模糊、耳鸣、周身不适、刺痛感、头晕、烦躁不安、肌肉震颤、易怒、行为的控制力减弱、表情紧张、姿势僵硬不自然、不能静坐，小动作增多、头挤压性疼痛、肩腰背僵硬感、疼痛、动作困难、恐惧、入睡困难或有噩梦等。

趋化因子是一类小分子分泌蛋白，由 70 ～ 100 个氨基酸残基组成[1]。趋化因子受体是一类 G 蛋白耦联受体（GPCR），包括 7 个跨膜区分成的细胞外自由 N 端、C 端、3 个细胞内环、3 个细胞外环等部分，异三聚体 G- 蛋白与胞内第二环耦联部位有天冬氨酸 - 精氨酸 - 酪氨酸盒（DRY box）氨基酸特征序列。通常表达于免疫细胞、内皮细胞等细胞膜上，介导趋化因子行使生理功能[2]。趋化因子与相应受体相互作用，趋化因子的 N 端序列与受体结合引起信号转导，C 端能够增强 N 端肽段的信号转导功能。趋化因子受体胞外区的 N 端及一个以上的胞外环参与其配体的结合，且 N 端的序列决定受体对趋化因子的特异选择性。趋化因子受体的 C 端（胞内部分）大都为富含丝氨酸（serine）和苏氨酸（threonine）残基的片段，其磷酸化可能参与受体活化后的信号转导和内化。在配体 - 受体结合实验中发现一个趋化因子可与数个趋化因子受体结合，一种趋化因子可以趋化表达不同趋化因子受体的免疫细胞做定向迁移，一种免疫细胞可以为多种趋化因子所趋化。正是这种趋化因子及其受体相互作用的冗余，才使趋化因子系统在体内的精细调控成为可能。在体内，各种趋化因子通过它们在组织中不同时相的表达和分布差异，以及趋化因子受体在不同免疫细胞类群上不同时相的表达和分布差异，调控着不同免疫细胞的定向迁移和相互作用，并由此决定了趋化因子与其受体作用的特异性。

趋化因子系统在免疫系统功能行使的各个环节中处于关键地位，并由此在病原体的清除、炎症反应、病原体感染、细胞及器官的发育、创伤的修复、肿瘤的形成及其转移、移植免疫排斥等方面都起着重要的作用。以趋化因子及其受体分子为控制靶点，通过激活或拮抗趋化因子受体的信号转导来调控趋化因子系统的功能，有望用于控制和治疗相关疾病。研究表明，焦虑症的发生、发展和趋化因子密切相关，某些趋化因子可能成为未来用于诊断及治疗焦虑症的新标志物或治疗新靶点。

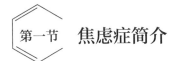

第一节　焦虑症简介

一、焦虑症流行病学及治疗现状

在现代生活中，由于生存压力、社会竞争日益加重，以及老龄化步伐加快等因素，焦虑症的发病率急剧上升。流行病学研究表明，焦虑常起病于儿童和青少年时期，广泛性焦虑障碍比较常见，在成年人口中占 3%～5%，女性患者是男性的 2 倍，中青年女性多发。焦虑症的发生与遗传有关，在焦虑症患者的家族中，其发病率高达 15%，为普通人的 3 倍。广泛性焦虑起病缓慢，病程多迁延，长期随访 41%～50% 的病例痊愈好转。惊恐障碍患者有 30%～40% 症状消失，约 50% 的患者有轻度症状，10%～20% 有明显的症状，预后欠佳。大多数患者，病情时好时坏，随着时间推移还有可能有所加重（尤其是处在应激的时候），并迁延多年不愈。重度焦虑是诱引抑郁症的一个明显危险因素。

焦虑症是神经症中相对治疗效果较好、预后较好的疾病。通常采用药物治疗和心理治疗。

1. **药物治疗**　药物治疗能够明显缓解焦虑患者的精神和躯体症状，对患者预后生活质量和社会功能的恢复至关重要。医生一般会根据患者病情、身体情况、经济情况等因素综合考虑。一般服药 1～2 年。

（1）抗抑郁药：抗抑郁药是指一组主要用来治疗以情绪抑郁为突出症状的精神疾病的精神药物，由于焦虑症有着和抑郁症相似的发病机制，部分抗抑郁药物用于治疗焦虑症，也取得良好的效果。①选择性 5- 羟色胺和去甲肾上腺素再摄取抑制剂：去甲肾上腺素再摄取抑制剂抑制 5- 羟色胺（5-HT）和去甲肾上腺素（NE）的再摄取，降低细胞外 5-HT 和 NE 的浓度，增加突触间隙内 5-HT 和 NE 的浓度，提高 5-HT 和 NE 能神经的传导，从而调节神经信号转导，同时还具有微弱降低 NE-β 受体活性、抑制多巴胺转运的作用。主要药物有文拉法辛、度洛西汀、米那普仑等。②三环类抗抑郁药：三环类抗抑郁药能阻断 NA 和 5-HT 能神经末梢对 NA 和 5-HT 的再摄取，增加了突触间隙单胺类递质的浓度，起到抗焦虑的作用，主要有阿米替林、丙米嗪、多塞平等，对焦虑具有一定的疗效，但不良反应发生率高，起效较慢。③褪黑素类似物：例如阿戈美拉汀，阿戈美拉汀是一种新型抗抑郁药，是首个褪黑素 MT1、MT2 受体激动剂，也是 $5-HT_{2C}$ 受体拮抗剂，动物实验与临床研究表明该药有抗抑郁、抗焦虑、调节生物钟及调整睡眠节律作用，同时其对性功能无不良影响，不良反应少，也未见停药反应。

（2）钙离子通道调节剂：新型 GABA 受体激动剂，能与 $\alpha2\delta$ 突触前电压依赖性 Ca^{2+} 通道结合，调节过度兴奋的神经元，减少神经递质的释放，抑制中枢敏化。主要有普瑞巴林，对焦虑的治疗具有效果好、起效快的特点。不良反应有头晕、嗜睡和体重增加等。

（3）苯二氮䓬类：小剂量苯二氮䓬类药物对人有良好的抗焦虑作用。药效快而确切，能显著改善患者不安、紧张、忧虑、激动、恐惧和烦躁等焦虑症状。主要作用于脑干网状结构和大脑边缘系统（包括杏仁核、海马等）的苯二氮䓬类受体，提高脑内 5-HT 水平，并增强 GABA 而抑制 NA 能神经元，能显著改善患者紧张、不安、忧虑、恐惧、烦躁和激动等焦虑症状，疗效发生快而确实。主要有氯硝西泮、地西泮、阿普唑仑等。地西泮的抗焦虑作用选择性高，对各种原因导致的焦虑症均有效，且可产生暂时记忆缺失，麻醉前给药，可缓解患者对手术的恐惧情绪，减少麻醉药用量，增加其安全性，使患者在术后不复记忆术中的不良刺激。但是该类药物可致困倦、损害肝功能等，长期使用易产生耐受、依赖、停药反应等不良反应。

（4）阿扎哌隆类：丁螺环酮为高选择性抗焦虑药物，主要作用于海马部位的 $5-HT_{1A}$ 受体和多巴胺受体，使 5- 羟色胺功能向下调节而产生抗焦虑作用，对多巴胺受体有亲和力，可阻断突触前膜的多巴胺受体。丁螺环酮具有抗焦虑作用，不具有催眠、肌肉松弛和抗惊厥作用。因起效慢而不适用于急性病例，亦可用于焦虑伴有轻度抑郁者，最大优点为不产生依赖，因而无滥用危险。

（5）非典型抗精神病药：喹硫平是非典型抗精神病药，对多种神经递质受体有相互作用，能阻断多巴胺 D_2 受体，较传统抗精神病药不良反应轻，对患者阴性症状效佳。在脑中，喹硫平对 $5-HT_2$ 受体具有高度亲和力，且大于对脑中多巴胺 D_1 和多巴胺 D_2 受体的亲和力，喹硫平对组胺受体和肾上腺素能 α_1 受体同样有高亲和力，对肾上腺素能 α_2 受体亲和力低，但对胆碱能毒蕈碱样受体或苯二氮䓬受体基本没有亲和力。喹硫平对抗精神病药活性测定和条件回避反射呈阳性结果。

（6）中医药治疗 [3-4]：基于辨证论治与整体观念的中医药理论治疗焦虑症，中医药治疗焦虑症研究已取得令人瞩目的成果。中药含有多种活性组分 / 成分，对焦虑症的治疗立足于整体，多途径、多层次、多靶点发挥作用，体现了中医药治疗焦虑的优势，受到国内外研究人员和患者的广泛重视。

1）分症论治：历代医家根据焦虑症的病位、病机及临床实践，将焦虑进行临床辨证，主要为气阴两虚、燥热扰神证，阳虚不顾、神不守舍证，痰热瘀滞证和瘀血内结证等。气阴两虚、燥热扰神证治宜益气养阴，清热安神，用夜交藤、合欢皮、龙齿、黄连、莲子心等；阳虚不顾、神不守舍证治宜温补肾阳、安神定智，用淫羊藿、巴戟天、胡芦巴等；痰热瘀滞证治宜理气和胃、清热化痰，用半夏、竹茹、枳实等；瘀血内结证治宜行气活血、清热化瘀，用生地黄、桃仁、红花等。

2）从脏腑论治：①从心论治。唐代伟大医家孙思邈在《备急千金要方·心脏》提出"心实热，惊梦喜笑，恐畏悸惧不安"，用竹沥汤治疗。②从肾论治。明代伟大医家张景岳认为本病"阴虚劳损之人乃有之""所以上不宁者，未有不由乎下，心气虚者，未有不因乎精""凡治此者，速宜养气养精，滋培根本"。清代医家吴澄认为"心主神，肾主志，水火既济，须在阴精上奉，则其神安，阳气下藏，则其志定"。用七福饮、大补元煎、左归饮、右归饮等补肾益精治疗。③从肺论治。悲忧伤肺，忧虑过度，肺气郁闭，肺失宣降，气机失畅，往往导致肝气郁结，肝失疏泄，心失所养，故而出现精神抑郁、焦躁。药用宣通肺气温阳健脾的桂枝、当归、川芎、干姜等。④从肝胆论治。肝气不舒、肝经郁热、气机逆乱、木横侮土、心主血脉藏神、肝热及肝气逆乱、上扰心神，故出现焦虑、心烦等症。肝郁气滞型：药用合欢皮、鸡内金、厚朴、法半夏、郁金、香附、白芍、柴胡、陈皮、枳壳、苏梗、川芎、甘草。方选疏肝理气，清热养阴，解郁安神之四逆散加味。

3）基于现代药理学的中药抗焦虑研究：动物实验结果表明，抗焦虑中药主要通过影响单胺类神经递质、GABA及其受体、Glu兴奋性毒性、下丘脑-垂体-肾上腺轴功能、免疫功能、一氧化氮（NO）、一氧化氮合酶（NOS）和脑源性神经营养因子（BDNF）而起到抗焦虑作用。①对单胺类神经递质水平的影响，NE、5-HT、DA等单胺类神经递质及其代谢产物水平异常或相应受体表达异常是焦虑症发生的重要病理学基础。丹参甲素、钩藤总碱、肉桂醇提物的抗焦虑作用与其对NE、5-HT的调控有关。②对GABA及其受体的功能的影响，GABA广泛地分布于中枢神经系统，作为抑制性神经递质，GABA和其特异性受体的作用与焦虑、失眠、惊厥等的病因学的变化有关，蜘蛛香、野菊花水提物、酸枣仁汤调节GABA及其受体的功能，具有抗焦虑作用。③对Glu兴奋性毒性的影响，Glu是兴奋性神经递质，与其N-甲基-D-天冬氨酸（NMDA）受体结合，中枢NMDA受体的过度兴奋可诱发焦虑。熟地黄、酸枣仁醇提物、逍遥散可降低神经中枢系统Glu水平，具有抗焦虑作用。④对下丘脑-垂体-肾上腺轴（HPA）功能的影响，HPA是神经内分泌系统的重要部分，参与控制应激的反应，并调节许多身体活动，如消化功能、免疫系统、心情和情绪、性行为以及能量贮存和消耗。HPA在焦虑症的发生机制中起着重要的作用，蜘蛛香提取物及蜘蛛香缬草素、舒郁宁心汤、逍遥散能抑制下丘脑-垂体-肾上腺轴功能亢进而具有抗焦虑作用。⑤BDNF功能的影响，BDNF是神经营养因子家族中重要的一员，在神经元的存活、分化及突触可塑性调节中起重要作用，参与大脑学习记忆的过程。研究证实，BDNF表达量减少，可导致焦虑症的发生。逍遥散可提高海马BDNF的含量及其特异性受体TrkB受体表达，进而防止神经元产生的应激损伤，具有抗焦虑作用。⑥对神经肽Y（NPY）的影响，NPY是胰多肽家族成员之一，由36个氨基酸残基组成，可能通过G蛋白耦联受体激活K^+电流从而介导GABA突触前抑制或内在神经元NPY的释放。在应激和焦虑状态下，中枢给予NPY可达到抗焦虑的作用。

2. 心理治疗　心理治疗是应用心理学的原理和方法，消除或缓解患者的心理、情绪、认知和行为等障碍，目的在于解决患者所面对的心理困难，减少焦虑、抑郁、恐慌等精神症状，改善患者的非适应行为，包括对人和事的看法及人际关系，并促进人格成熟，能以较有效且适当的方式来处理心理问题和适应生活。心理治疗包括认知行为疗法、催眠疗法、森田疗法、精神分析疗法和综合心理治疗等。

（1）认知行为疗法：1976年，美国心理学家贝克（Beek）建立认知行为疗法，以认知治疗技术为基础，由认知理论和行为治疗相互吸纳、相互补充形成的系统心理治疗方法；是根据认知过程影响情感和行为的理论假设，通过认知和行为矫正技术来改变求助者不良认知的心理治疗方法。认知行为疗法通过改变人的认知过程，矫正患者不合理的认知观念，并时刻把认知矫正与行为矫正结合起来，努力在两者之间建立一种良性循环，取代原来存在的恶性循环，从而使原来的不良症状减轻、消失，有利于疾病的改善。目前，认知行为疗法已经成为主流、有效和可实验证明的心理治疗方法。

（2）催眠疗法：通过与患者潜意识交流，了解深藏于潜意识中的焦虑根源，使其暴露于意识之中，让患者了解焦虑根源并进行疏导、发泄，以利于缓解焦虑症状。催眠使焦虑症患者处于安静放松状态，直接有效缓解紧张惊恐及自主神经紊乱、肌肉紧张与运动性不安。

（3）森田疗法：20世纪20年代日本森田正马创立，以东方文化为背景，以治疗神经症为特点的一种心理治疗方法，主要用于治疗焦虑症、强迫症、恐惧症等各类神经症，焦虑症的治疗包括门诊治疗和住院治疗。门诊森田治疗注重个性锻炼，重视正确行动，让患者把情绪本位转为目的、行动本位，强调顺其自然的人生观、积极进取的生活态度，对于许多无能为力的客观事实，要承认自己无能为力。心理门诊治疗，使患者接受谈话交流和治疗指导，指导患者接受自己的症状，不排斥。住院治疗是森田治疗的基本方法，治疗前先向患者讲解森田住院式理论，让患者认识到在疾病症状出现后，由于担心治不好病而整日在痛苦之中，加重了躯体和心理的负担，导致病情恶化，即身心交互作用。让患者知道这种身心交互作用是导致病情加重的主要原因，以达到治疗目的。

（4）精神分析疗法：通过对患者的联想分析或梦的分析，唤醒患者早年的精神创伤和痛苦经历，一旦患者在分析中有所领悟，他为什么害怕、为什么焦虑，他的紧张和恐怖就会大大减轻乃至缓解。精神分析对于改变和调整焦虑症患者由于幼年经历造成的人格和思维模式更为彻底。

二、焦虑症发病机制假说 [3-5]

1. **基于中医药理论的焦虑症发病机制**　根据中医理论，焦虑症基本病机为情志失调、肝失疏泄、气郁化火。古今各医家对焦虑症的认识有独特的见解，通常认为焦虑症的基本病机为情志失调、肝郁化火并伴脾虚，不外虚实以及虚实夹杂三个方面，虚证多为心气不足、心阳虚损、心神失养，或惊恐伤肾，肾之阴不能上达于心而致心肾不交；实证则由情志不畅导致少阳枢机不利，肝气郁结，气滞则血运不畅、心脉瘀阻、心失所养；或因阳虚不能化水，水湿内停，上凌于心而发，属虚实夹杂之证。从中医"心藏神、肝藏魄、肾藏志"的理论出发，本病与心、肝、肾三脏功能失调密切相关。

2. **基于现代医学理论的焦虑症发病机制**　现代研究关于焦虑症的发病机制，主要是从神经递质（5-羟色胺、多巴胺、去甲肾上腺素、γ-氨基丁酸、神经肽Y）假说，神经内分泌功能紊乱假说以及免疫功能紊乱假说等方面进行解释。

（1）神经递质假说：中枢神经系统（CNS）以突触的形式进行信息传递，其中最主要的是化学性突触传递。现代医学认为，焦虑症的发病与突触间隙单胺类神经递质浓度的改变密切相关，各种原因导致的神经突触间隙单胺类神经递质浓度异常，会引起神经功能混乱，焦虑症是比较显著症状之一。5-HT神经元及其受体大量分布于与焦虑相关的脑区，如大脑边缘系统、海马、中缝核以及伏隔核等，参与个体情绪复杂的调节过程。5-HT受体（5-HTR）的6个亚型：5-HT 1R、5-HT 1AR、5-HT 1BR、5-HT 2BR、5-HT 2CR和5-HT 3R，可介导焦虑情绪的产生。5-HT 1AR 存在部位不同所产生的效应也不同，5-HT 1AR 激动剂注射于海马及杏仁核部位后，可通过激动脊核突触前受体而起到抗焦虑作用，而该激动剂注射于中缝背核，则会激动突触后受体而产生致焦虑作用。此外，5-HT 还通过改变其他神经递质系统功能，如改变去甲肾上腺素能神经和多巴胺能神经，起到抗焦虑的作用。DA 在认知、情绪调节中具有重要作用，多巴胺能系统参与焦虑情绪的调节。DA 通过激动杏仁核中的多巴胺受体 D1R 和 D2R，抑制腺苷酸环化酶活性，引起环磷酸腺苷（cAMP）减少，继而抑制蛋白激酶 A 和环磷酸腺苷效应元件结合蛋白（cAMP response element binding protein，CREB）活性，而发挥对情绪的调节作用。脑中杏仁核是脑内处理情感刺激最重要的部位，焦虑症、孤独症、应激和恐惧症等都与杏仁核功能异常有关。NE 参与情绪调节，NE 能神经元主要分布在脑干的蓝斑核团，神经纤维投射到海马、杏仁核、边缘叶和额叶皮质，参与情绪的调节。GABA 为存在于中枢神经系统中的抑制性神经递质，在相关区域 GABA A 受体被激活时，细胞膜超级化，致使去极化过程更加缓慢，抑制神经元的兴奋性，从而表现抗焦虑活性。此外，脑内存在的致焦虑肽可通过下调 GABA A 受体表达，减少 GABA A 受体与配体结合，产生致焦虑作用。NPY 通过与其受体相结合而发挥作用，其受体主要有 66 种类型（Y1 ～ Y66），均为 G 蛋白耦联受体。其中 Y1R 主要分布在大脑皮质、丘脑及杏仁核。Y1 受体兴奋可以产生抗焦虑效应，而 Y2、Y4 受体兴奋则产生致焦虑效应。

（2）神经内分泌功能紊乱假说：内分泌功能紊乱会引起心理或行为方面的改变，外界刺激产生的应激反应，引起人体内的内分泌系统的改变，引起焦虑的发生。应激反应是机体对环境刺激作出的反应，可刺激 HPA，引起促肾上腺皮质激素（adrenocortico-tropic hormone，ACTH）和皮质醇（cortisol，CS）释放增加。在应激状态时下丘脑通过释放促肾上腺皮质激素释放因子（corticotropinreleasing factor，CRF）刺激腺垂体分泌 ACTH，进而刺激肾上腺皮质释放 CS，而 CS 负反馈调节 CRF 和 ACTH。甲状腺激素的合成和分泌主要受下丘脑 - 垂体 - 甲状腺轴调节，血清中 FT_3、FT_4 水平降低则会触发机体的负反馈调节，引起下丘脑释放促甲状腺激素释放激素以及腺垂体分泌促甲状腺激素。下丘脑 - 垂体 - 性腺轴（hypothalamic-pituitary-gonadal axis，HPGA）调控人体性激素的分泌。心理及躯体应激会损害 HPGA，从而影响性激素释放的调节。生长激素（growth hormone，GH）在调节动物生长发育过程中发挥重要作用，GH 可能通过影响 HPGA 参与焦虑情绪的调控过程。

（3）免疫功能紊乱假说[6-7]：焦虑患者多伴有免疫功能紊乱，T 细胞功能的异常，T 细胞的活化减少，而肿瘤坏死因子 -α（TNF-α）和白细胞介素 -17（IL-17）的水平显著升高。单胺类递质的活性受到分布在神经中枢的 IL-1β、IL-2 和 TNF-α 影响，其中 IL-1β 和 TNF-α 水平上升会产生明显的病理性焦虑。

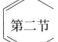

第二节　趋化因子在焦虑症中的生物学意义及可能机制

　　趋化因子广泛地表达于 CNS，具有趋化免疫炎症细胞游走的能力，参与焦虑症的病理过程。

（一）趋化因子对免疫细胞的趋化作用

趋化因子可对表达有相应趋化因子受体的细胞定向趋化。目前认为，免疫细胞克服血管内皮细胞屏障，在体液和组织间穿行包括 4 个步骤，即细胞随体液流动、细胞被稳固黏附到血管内皮上、细胞穿过内皮细胞间隙、细胞迁移到特定组织中。在此过程中，趋化因子控制着渗出细胞的选择性以及被选择细胞的稳固黏附。体外试验证实，在一定的血流速度下，趋化因子能使淋巴细胞黏附在固相支持物上，不同的趋化因子特异地引导表达相应趋化因子受体的淋巴细胞的附着。免疫细胞由于所表达的选择素与血管内皮细胞上的选择素受体的相互作用，与血管内皮有瞬间的非选择性的可逆性黏附，因此免疫细胞在血流中沿血管壁滚动前行。局部组织中血管内皮细胞所分泌的趋化因子通过内皮细胞上的糖胺聚糖被富集在血管内皮表面。表达相应趋化因子受体的免疫细胞在滚动前行中由于与血管内皮上趋化因子作用而促使免疫细胞整合素上调，整合素与内皮细胞上的黏附分子的相互作用导致免疫细胞不可逆地黏附到血管内皮表面。稳固黏附的免疫细胞在其分泌的特殊酶的作用下，穿过内皮细胞间隙和基底膜，并在趋化因子浓度梯度的引导下，移行至特定组织中。

（二）趋化因子与天然免疫

研究表明，趋化因子具有直接抑菌作用。趋化因子 MIG、IP-10 及 I-TAC 在体外抑菌试验中具有防御素样的直接抑菌作用。经 IFN-γ 刺激外周血单个核细胞所产生的 MIG、IP-10 及 I-TAC 是非刺激细胞的 28 ～ 35 倍，在琼脂扩散实验中能够抑制大肠杆菌和李斯特菌的生长。而且，与防御素相同，该抑菌作用受高浓度 NaCl 的抑制。另外，人 β- 防御素是趋化因子受体 CCR6 的配体，能趋化表达 CCR6 的未成熟树突状细胞（dendritic cell，DC）和记忆性 T 细胞的定向迁移。天然免疫因子 β- 防御素通过与 CCR6 的相互作用，招募 DC 和 T 细胞到达微生物感染部位，可能是启动获得性免疫应答的途径之一。

（三）趋化因子与获得性免疫

1. **抗原呈递与 T 细胞、B 细胞的活化**　DC 是目前发现的功能最强的抗原呈递细胞（antigen presenting cell，APC）。DC 从外周组织迁移到周围淋巴组织伴随着其抗原呈递过程亦即 DC 的成熟过程。趋化因子通过作用于具有不同趋化因子受体表达谱的 DC，控制和调节 DC 完成其迁移过程。未成熟 DC 表达多种趋化因子受体，在感染和创伤组织中不同的趋化因子的招募下进入损伤组织，在进行抗原摄取和处理的过程中，由不表达 CCR7 的未成熟 DC 转变为高表达 CCR7 的成熟 DC（mDC），使之能在表达于输入淋巴管高内皮细胞小静脉（HEV）和次级淋巴组织中的副皮质区（T- 区）的趋化因子 SLC/ELC 的引导下，从周围组织进入二级淋巴组织中。同样，幼稚 T 细胞亦高表达 CCR7。与 mDC 一样，受 HEV 和周围淋巴组织中 SLC/ELC 的引导进入淋巴结的副皮质区（T- 区域），并在此接受 APC 呈递的抗原信息而被激活成效应 T 细胞。效应 T 细胞离开淋巴结并经血液循环游走到外来抗原部位启动特异性免疫反应。幼稚 B 细胞亦高表达 CCR7 和 CXCR5，受 SLC/ELC 和表达于周围淋巴组织浅皮质区的 B 细胞活化趋化因子（B cell-activating chemokine-1，BCA-1）的引导，通过 HEV 进入淋巴结并定位于浅皮质区（B 细胞区域）而被活化。

2．细胞的极化 T 细胞极化成 TH1 或 TH2 代表着 T 细胞应答的重要特征。环境中的细胞因子类型决定了 T 细胞极化的方向。IL-12、INF-α 促使幼稚 T 细胞极化成 TH1 细胞；IL-4 则促使幼稚 T 细胞极化成 TH2 细胞；而 TGF-β 能够促使幼稚 T 细胞发展成 TH0 细胞，TH0 细胞具有被极化成 TH1 细胞或 TH2 细胞的潜能。极化的 T 细胞表达不同的趋化因子受体，从而使不同的 T 细胞被趋化到不同的组织部位，发挥不同的生物学功能。TH1 细胞特征表达 CCR5、CXCR3，受趋化因子如 MIP-1α、RANTES、MIG 和 IP-10 的驱使到达损伤组织，并能表达上述趋化因子以募集更多的淋巴细胞，引起 TH1 型炎症反应；TH2 细胞特征表达 CCR3、CCR4、CCR8，可以受趋化因子如 eotaxin-1、eotaxin-2、eotaxin-3、MCP-2、MCP-3、MCP-4 的驱使而到达损伤组织，引发 TH2 型炎症反应。趋化因子能通过诱导 TH0 细胞定向分化来调节前炎症细胞因子与抗炎细胞因子的平衡。MIP-1α 与活化的 T 细胞孵育可导致向 TH1 的极化，升高 IFN-γ 的表达水平，下调 IL-4 的水平；而 MCP-1 与活化的 T 细胞孵育后则导致向 TH2 的极化，升高 IL-4 的水平，下调 IFN-γ 水平。最近还发现，IP-10、MIG、I-TAC 既是 TH1 细胞特征表达的趋化因子受体 CXCR3 的激动剂，同时又是 TH2 表达的趋化因子受体 CCR3 的天然拮抗剂，这一事实表明，通过 CXCR3 招募 TH1 细胞的趋化因子作为 CCR3 的拮抗剂，又能阻断 CCR3 的趋化因子对 TH2 细胞的招募。因此，趋化因子能促使不同极化 T 细胞的募集。

3．病原体的清除 免疫活性细胞到达病原体感染部位，是免疫系统进行抑制和清除病原体的先决条件。机体对结核分枝杆菌的感染所产生的细胞免疫反应，需要巨噬细胞和 T 细胞聚集到感染部位。*CCR2* 基因敲除小鼠在结核分枝杆菌感染的早期就会死亡，其感染肺部组织中细菌数量是正常感染小鼠的 100 倍，在感染早期和晚期皆可观察到巨噬细胞和 DC 及 T 细胞积聚到感染肺部的数量大大减少，表明 CCR2 及其相应趋化因子在起始和控制结核分枝杆菌感染中的重要作用。

4．趋化因子的其他功能 趋化因子并不仅仅是最初认为的机体的免疫调节因子，还明确地具有除调节免疫细胞迁移以外的其他功能，如一些趋化因子是细胞生长调节因子，一些是血管生成调节因子，一些则参与胚胎期免疫系统、循环系统和中枢神经系统的形成和发育，还有一些趋化因子受体是一些病原体入侵宿主细胞的受体。这些发现将趋化因子及其受体的重要作用扩展到参与免疫系统功能以外的生物学功能之中。

（1）调节血细胞发育：趋化因子系统以多种方式调节血细胞的发育。①调节造血干细胞和血细胞前体的增殖。体内、体外试验证实，趋化因子如 MIP-1α、IL-8 等，能够抑制正常血细胞前体的增殖，并有协同作用。由于这种抑制作用能够保护造血细胞免受抗肿瘤药物导致的对细胞周期中造血前体细胞的毒性作用，MIP-1α 的类似物作为治疗乳腺癌化疗中血细胞减少的药物进入 II 期临床试验。SDF-1 能促进人外周血 CD34$^+$ 前体细胞的增殖，增强人骨髓、脊柱血及小鼠脊柱中造血干细胞的生存和抗凋亡能力，增强体外长期培养小鼠造血干细胞的植入能力。②可以调节造血干细胞和血细胞前体的迁移和归巢。*SDF-1/CXCR4* 基因敲除小鼠骨髓中造血前体细胞而非胎肝中造血前体细胞减少，表明 SDF-1 在胚胎发育中造血干细胞和前体细胞从胎肝向骨髓的迁移中起决定性作用。③调节淋巴细胞发育中淋巴细胞的迁移和归巢。许多趋化因子表达于胸腺组织、周围淋巴结和其他淋巴组织中，选择性地招募表达有相应趋化因子受体的幼稚淋巴细胞，使得胸腺及周围淋巴组织能够发育正常。这些趋化因子被称为归巢趋化因子。如在胸腺组织中表达有趋化因子 TECK、ELC、SLC、MIP-3α 等，在二级淋巴组织中表达有 ELC、SLC、树突状细胞趋化因子 -1（dendritic cell chemokine-1，DCCK-1）、BCA-1 等，招募幼稚 T 细胞和 B 细胞分别进入各自的发育成熟部位。

（2）参与胚胎期器官的发育：胚胎期 *SDF-1/CXCR4* 基因敲除小鼠出现死亡，同时伴有严重的心室隔膜缺损，小脑组织结构发育异常，胃肠道的血管发育异常，显示 SDF-1/CXCR4 在器官发育中具有重要作用。

（3）参与血管生成：在 CXC 类趋化因子中，根据其 N 端是否存在 ELR（Glu- Leu-Arg）序列将之分为 2 个亚类，即 ELR⁺-CXC 和 ELR-CXC。ELR⁺-CXC 类趋化因子，如 IL-8、MGSA（melanoma growth-stimulatory activity，MGSA），能趋化培养的内皮细胞定向移动，并能增强家兔角膜新生血管的数量，具有促血管生成作用；而 ELR- CXC 类趋化因子，如 IP-10、MIG、PF4（platelet factor 4），则具有抑制血管生成作用，它们在体外趋化试验中能够拮抗 ELR⁺-CXC 类趋化因子对内皮细胞的趋化作用，并抑制 ELR⁺-CXC 类趋化因子的促家兔角膜血管生成。促血管生成功能在促进创伤的愈合和肿瘤的生长中有重要作用。

（4）趋化因子受体与病原微生物感染

1）原虫受体：疟原虫通过红细胞上的 Duffy 抗原趋化因子受体（Duffy antigen receptor for chemokine，DARC）介导入侵红细胞。DARC 是红细胞上能够结合多种趋化因子的趋化因子受体，是第一个可以和不同类趋化因子结合（如可以和 CC 类的 MCP-1、RANTES 及 CXC 类的 IL-8、MGSA 结合）的趋化因子受体，但不能引发信号转导。在功能上可能是血液中的趋化因子池，以吸收并调节血液循环中过量的趋化因子。

2）人类免疫缺陷病毒的辅助受体：人类免疫缺陷病毒（human immunodeficiency virus，HIV）感染宿主细胞除需要细胞上的 CD4 为受体外，还需要趋化因子受体作为其辅助受体。HIV 首先与宿主细胞上的 CD4 结合，进一步与相应的趋化因子受体 CCR5 或 CXCR4 结合，最终导致 HIV 核酸穿膜进入宿主细胞。根据分离时病毒所利用的辅助受体的差别，将 HIV 分为嗜巨噬细胞株（M-株）和嗜 T 细胞株（T-株），前者主要侵染细胞表面表达有 CCR5 的巨噬细胞，后者主要侵染细胞表面表达有 CXCR4 的 T 淋巴细胞。通常在初始感染者上分离到的 HIV 都是 M-株。由于 HIV 的高变异性，在持续感染一段时间后，从感染者身上还可以分离到能够利用其他趋化因子受体的 HIV，如 CCR2、CCR3、CXCR2 等。参与辅助受体功能的结构主要是趋化因子受体的 N-端、胞外区的一些部位，与其趋化因子结合区域有部分交叉重叠。

3）对组织细胞及肿瘤细胞的趋化作用：趋化因子除了对免疫细胞有定向趋化作用外，对其他能够表达相应趋化因子受体的组织细胞都具有趋化作用。ELR-CXC 类趋化因子对内皮细胞具有趋化作用。SDF-1 对胚胎期神经细胞的趋化能力使之在中枢神经系统神经网络的发育中起重要作用。长期以来一直有报道，在肿瘤组织中有趋化因子和趋化因子受体的表达，包括肿瘤细胞和浸润细胞。但趋化因子对肿瘤的发生和发展的正向或负向作用是多方面的，且具有不确切性。一些趋化因子通过激活免疫活性细胞、毒性细胞或抑制肿瘤相关血管生成，抑制肿瘤的生长和发展；而另一些趋化因子则通过促肿瘤细胞增生、移行，促进蛋白水解酶的分泌和诱导血管生成，促进肿瘤的发展。在不同的研究中，不同的趋化因子有不同的作用，或相同的趋化因子也有不同的作用，表明在肿瘤的形成和发展中趋化因子网络的参与是复杂的。肿瘤的转移是一种非随机的、有组织器官选择性的、高度组织化的过程，与淋巴细胞的定向迁移有相似之处。已有实验证实，肿瘤细胞的转移受趋化因子的严格调控。与正常乳腺细胞和乳腺组织相比，在乳腺癌培养细胞、乳腺癌组织和乳腺癌转移瘤上有高表达 CCR7 和 CXCR4。CCR7 的配体 SLC/ELC 表达于 HEV 和周围淋巴组织中，CXCR4 的配体 SDF-1 主要表达于淋巴结、肺、肝及骨髓，而在小肠、肾、大脑和骨骼肌中痕迹量表达。乳腺癌转移特征正是向周围淋巴结、骨髓、肺及肝转移，极少至肾脏。在体外试验中，相应趋化因子对乳腺癌细胞有趋化作用和诱导浸润作用；体内试验表明，抗 CXCR4 的单抗能够阻止乳腺癌细胞转移至淋巴结和肺组织。同样，在黑色素瘤的组织特异性转移与肿瘤细胞上表达的趋化因子受体 CXCR4、CCR7 和 CCR10 有关。趋化因子及其受体在决定肿瘤转移目的组织中有重要作用。

（四）基于趋化因子的免疫系统在焦虑症发病机制中的作用

趋化因子可通过趋化并活化大量免疫细胞如淋巴细胞、巨噬细胞、中性粒细胞，调节各种细胞因子，引起焦虑。研究表明，焦虑患者多伴有免疫功能紊乱，T 细胞功能的异常，T 细胞的活化减少，TNF-α 和 IL-17 的水平显著升高；TNF-α 和 IL-17 水平的显著升高会影响神经中枢单胺类递质的活性，产生明显的病理性焦虑。

第三节　趋化因子在焦虑症中的研究进展

近年来的研究成果显示，焦虑患者或焦虑动物模型中，某些趋化因子如 CCL2、CCL3、CCL5、CCL8、CCL10、CCL13、CCL24、CX3CL1、CXCL8 和 SDF1（CXCL12）等水平出现异常升高或降低，提示趋化因子和焦虑的病理过程有着密切的联系。

1. 焦虑症的趋化因子水平[8-11]　和正常人群比较，焦虑症患者，男性和女性的 CCL5、MCP-1、SDF-1、IL-8 水平显著增高，且女性 CCL5 水平显著高于男性。抑郁伴有焦虑症的患者，MCP-1 水平也显著增高。基于意识的集体治疗和认知行为疗法治疗的焦虑症患者，表皮生长因子水平出现变化，IL-8 等炎症因子没有出现变化。

2. 酒精诱导的焦虑症小鼠、大鼠趋化因子水平[12-14]　5 个月慢性酒精中毒小鼠出现焦虑症状，纹状体和血清的 MCP-1、MIP-1a、CX3CL1 水平显著增高，酒精戒断 24 小时后，MIP-1a、CX3CL1 还保持较高水平。由于母代在胚胎期饮酒而引起的焦虑的大鼠，下丘脑外侧 CCL2 和 CCL2 受体表达增高。

3. 脂多糖诱导的焦虑症小鼠、大鼠趋化因子水平[15-16]　脂多糖诱导的焦虑症模型小鼠，血浆的 IL-6、CCL2、CXCL10 水平显著增高，大脑的 CCL2、CXCL10 水平显著增高，海马体和杏仁核的 CXCL12 水平显著增高。

第四节　趋化因子在焦虑症诊疗中的研究展望

　　趋化因子及其受体的生物学功能的研究和揭示使之成为当今最有前途的治疗炎症性疾病的靶点。趋化因子及其受体相互作用的多渠道方式可能意味着细胞在移行的每一步骤都依赖于单个的趋化因子或趋化因子受体，阻断这一受体可导致该移行细胞移行方向的改变，往往单个趋化因子的阻断就能明显地抑制炎症反应。不同的淋巴细胞在趋化因子的作用下选择性地移行到特定的部位，提示阻断趋化因子受体策略较目前所使用的免疫抑制剂更具选择性和安全性。目前已在制备各种趋化因子受体拮抗剂，有单克隆抗体、趋化因子变异体和小分子有机化合物。在未来的几年中很有可能就会从中筛选到治疗免疫相关疾病的有效药物。

　　焦虑症是一种常见的精神障碍性疾病，目前发病机制尚未明了，但越来越多的研究表明免疫炎症通路参与焦虑症的形成，其中趋化因子和细胞因子在其中扮演重要角色。目前关于趋化因子与抗焦虑药物疗效的研究较少，但有效证据表明免疫炎症机制可能参与这些药物的抗焦虑作用。研究表明，焦虑患者 CCL2、CCL3、CXCL8、CXCL10、MCP-1、MCP-4 水平与正常人相比，存在显著异常。尽管目前基于趋化因子的抗焦虑药物研究结果存在争议，但仅有的相关研究证据显示，趋化因子与临床抗焦虑药物治疗反应中存在一定的相关性，这可能为抗焦虑药物基础研究提供新靶点。

（韦桂宁）

参考文献

[1] 郑清炼，楚世峰，任倩，等. 趋化因子与抑郁症关系的研究进展. 中国药理学通报，2019，35（5）：615-619.

[2] 吴凤霞，袁国华. 趋化因子及其受体研究进展. 川北医学院学报，2008，23（3）：297-300.

[3] 付治凤，王博龙，李伟，等. 中药的抗焦虑作用机制研究进展. 中国药房，2017，28（28）：4003-4007.

[4] 杜立建. 焦虑症的中医药研究进展. 环球中医药，2015，8（S1）：280.

[5] 陈兆斌，张博，刘秀敏，等. 焦虑症发病机制的研究进展. 天津中医药，2018，35（4）：316-320.

[6] WINTHER G, ELFVING B, MÜLLER H K, et al. Maternal high-fat diet programs offspring emotional behavior in adulthood. Neuroscience, 2018, 388: 87-101.

[7] GASPERSZ R, LAMERS F, WITTENBERG G, et al. The role of anxious distress in immune dysregulation in patients with major depressive disorder. Transl Psychiatry, 2017, 7 (12): 1268.

[8] TANG Z, YE G, CHEN X, et al. Peripheral proinflammatory cytokines in Chinese patients with generalised anxiety disorder. J Affect Disord, 2018, 225: 593-598.

[9] OGŁODEK E A, SZOTA A M, JUST M J, et al. The MCP-1, CCL-5 and SDF-1 chemokines as pro-inflammatory markers in generalized anxiety disorder and personality disorders. Pharmacol Rep, 2015,

67 (1): 85-89.

[10] HUCKANS M, WILHELM C J, PHILLIPS T J, et al. Parallel effects of methamphetamine on anxiety and CCL3 in humans and a genetic mouse model of high methamphetamine intake. Neuropsychobiology, 2017, 75 (4): 169-177.

[11] MEMON A A, SUNDQUIST K, AHMAD A, et al. Role of IL-8, CRP and epidermal growth factor in depression and anxiety patients treated with mindfulness-based therapy or cognitive behavioral therapy in primary health care. Psychiatry Res, 2017, 254: 311-316.

[12] HARPER K M, KNAPP D J, PARK M A, et al. Age-related differences in anxiety-like behavior and amygdalar CCL2 responsiveness to stress following alcohol withdrawal in male Wistar rats. Psychopharmacology (Berl)，2017, 234 (1): 79-88.

[13] PASCUAL M, BALIÑO P, ARAGÓN C M, et al. Cytokines and chemokines as biomarkers of ethanol-induced neuroinflammation and anxiety-related behavior: role of TLR4 and TLR2. Neuropharmacology, 2015, 89: 352-359.

[14] CHANG G Q, KARATAYEV O, HALKINA V, et al. Hypothalamic CCL2/CCR2 Chemokine system: role in sexually dimorphic effects of maternal ethanol exposure on melanin-concentrating hormone and behavior in adolescent offspring. J Neurosci, 2018, 38 (42): 9072-9090.

[15] DAVIS R L, STEVENS C W, THOMAS CURTIS J. The opioid antagonist, β-funaltrexamine, inhibits lipopolysaccharide-induced neuroinflammation and reduces sickness behavior in mice. Physiol Behav, 2017, 173: 52-60.

[16] YANG L, WANG M, GUO YY, et al. Systemic inflammation induces anxiety disorder through CXCL12/CXCR4 pathway. Brain Behav Immun, 2016, 56: 352-362.

07

第七章

趋化因子与缺血性脑卒中

第一节 缺血性脑卒中简介

一、缺血性脑卒中流行病学及治疗现状

脑卒中是严重危害人类健康和生命安全的常见难治性疾病，具有高发病率、高致残率和高死亡率的特点 [1]。世界卫生组织的统计数据显示，在中国脑卒中的死亡和负担已远远超过了缺血性心脏病，是全球唯一的红色警示区。脑卒中给人类健康和生命造成极大威胁，给患者带来极大痛苦，给家庭及社会造成沉重负担。因此充分认识脑卒中的严重性，提高脑卒中的治疗与预防水平、降低脑卒中的发病率，致残率和死亡率是当务之急。脑卒中分为缺血性脑卒中和出血性脑卒中，其中缺血性脑卒中占脑卒中患者总数的 80% 以上。

目前公认的缺血性脑卒中的治疗手段仍是溶栓治疗，短时间内使闭塞血管再通对患者的存活和预后具有重要意义。目前在我国上市的溶栓药物主要是纤维蛋白酶原激活剂。20 世纪 80 年代中期，天然存在于血管内皮细胞的纤维蛋白溶解剂组织型纤溶酶原激活剂（tissue plasminogen activator，tPA）被发现 [2]。随着分子克隆技术用于表达人 tPA DNA，重组型纤溶酶原激活剂（recombinant tPA，rtPA）被研制生产。阿替普酶作为首个 rtPA，同时也是唯一被 FDA 批准用于治疗急性缺血性脑卒中的溶栓药物。目前 tPA 被批准的治疗时间窗为发作后的 3～4.5 小时以内 [3-4]，其治疗窗窄，伴随较大的出血风险，从而限制了其在临床上的应用。

二、缺血性脑卒中发病机制假说

缺血性脑卒中是由局灶性或完全性脑中的血液和氧气缺乏，引起之后的炎症级联和其他病理反应，最终导致对大脑不可逆损伤的一类疾病。缺血再灌注（ishemia reperfusion）是导致脑卒中损伤的重要环节，可以导致一系列病理损伤，包括能量供应异常、代谢紊乱、氧化应激、血管损伤和炎症反应等，这些病理过程最后导致了神经元死亡和脑组织损伤。

第二节　趋化因子在缺血性脑卒中发病机制中的生物学意义及可能机制

趋化因子是一类趋化细胞因子家族，最早被发现为吸引循环白细胞朝向炎症或损伤部位的因子[5-6]。趋化因子通常通过与表达在白细胞和其他细胞类型上的同源受体相互作用而发挥作用。在缺血性脑卒中的炎症环境中，趋化因子主要由脑中的常驻小神经胶质细胞和浸润的免疫细胞产生，导致白细胞进一步被吸引和激活[7]。炎症反应加剧了之后的病理损伤，如 ROS，神经兴奋性毒性和神经元死亡，这些似乎对大脑是有害的。然而，趋化因子在急性后炎症阶段中与调节小胶质细胞功能相关的化学吸引作用可以增强脑保护和恢复。趋化因子还促进神经干细胞（NSC）、神经祖细胞（NPC）、内皮细胞（NC）和骨髓基质细胞（BMSC）等非免疫细胞向脑缺血后损伤区域的募集，这可能有助于神经发生和血管生成。因此，趋化因子不仅在脑卒中起始时起一般认为的有害作用，而且在脑卒中恢复时也具有有益的功能。总之，趋化因子的有害作用似乎主要与它们募集和激活白细胞和常驻小胶质细胞的促炎能力有关，这促进了对神经元有害的过度炎症反应的发展。同时，有益效果主要与其趋化未成熟细胞的能力有关，而这些细胞将参与脑卒中后恢复。

趋化因子根据前两个半胱氨酸之间的氨基酸数量可分为四个家族：CXC（α）、CC（β）、CX3C（δ）和 C（γ）[8]。在这四个家族中，CC 家族是成员最多的一个。根据 NH_2 末端区域中三肽基序谷氨酸-亮氨酸-精氨酸（ELR）基序的存在与否，CXC 趋化因子进一步分为两组[9]，是 ELR 阳性（ELR^+）趋化因子和 ELR 阴性（ELR^-）趋化因子。一些科学家通过其主要功能将趋化因子分类为炎性趋化因子，稳态趋化因子和双功能趋化因子，但这种基于功能的分类可能会不断演变[10]。为了清楚说明，我们将基于结构的分类阐述脑缺血相关趋化因子。

 第三节　趋化因子在缺血性脑卒中发病机制中的研究进展

一、参与缺血性脑卒中的 CC 类趋化因子及其作用机制

CC 家族包括大多数趋化因子，可以细分为几个亚家族。一个亚家族是单核细胞趋化蛋白（MCP），其特征是在缺血后将单核细胞募集到受损组织中[8]。迄今发现五种 MCP：CCL2（MCP-1）、CCL8（MCP-2）、CCL7（MCP-3）、CCL13（MCP-4）和 CCL12（MCP-5）[11]。其中，CCL2 是一种在缺血性脑卒中研究中受到极大关注的趋化因子，而其他四种 MCP 与脑缺血相关的报道很少。仅有报道证实 MCP-3 在缺血大鼠脑中瞬时诱导产生[12]。另一个亚家族是巨噬细胞炎症蛋白（MIP），其中包括与缺血性脑卒中密切相关的趋化因子，如 MIP-1α 和 MIP-1β。此外，CCL5 也是一种与脑缺血相关的已被广泛研究的趋化因子。在这里，我们将按照这个顺序列出这些缺血相关的趋化因子及其受体，并举例说明研究状况。

1．MCP-1/CCL2　MCP-1 是 MCP 的成员，也称为 CCL2，并通过受体 CCR2 发挥

其作用。局灶性缺血后缺血性脑组织早期诱导 CCL2 mRNA 表达[13]。在大脑中动脉闭塞（MCAO）模型中，在不同时间点观察到梗死侧神经元和星形胶质细胞中 CCL2 的表达增加，提示神经元和星形胶质细胞是缺血性脑卒中期间 CCL2 的潜在来源[14]。此外，Minami 等[15]人发现小胶质细胞也是短暂性 MCAO 期间 CCL2 的细胞来源。另外，CCL2 似乎在局灶性缺血模型中由内皮细胞和巨噬细胞样细胞释放[16]。此外，据报道大鼠脑缺血损伤中 CCL2 在内皮细胞和星形胶质细胞上的表达可能参与对巨噬细胞的侵袭和迁移[17]。在短暂性大脑中动脉闭塞（tMCAO）模型中，CCL2 的表达是时间依赖性的，其峰值浓度可以表现出最高生物学效应[18]。研究表明 CCL2 导致单核细胞浸润中枢神经系统，从而增强缺血引起的脑损伤[14, 19]。

使用转基因小鼠的研究揭示了 CCL2 及其受体 CCR2 的部分功能。在小鼠脑卒中模型中，CCL2 缺陷小鼠显示出脑缺血保护作用[20]。此外，Schilling 等[21]发现其保护功能与小胶质细胞/巨噬细胞的减少有关，这可能主要是由于 CCL2$^{-/-}$ 小鼠缺血后期血源性细胞募集的减少。此外，CCL2$^{-/-}$ 小鼠中梗死面积的神经行为学保护作用可能是由于一些未知的机制，这些机制的激活早于缺血后血源性巨噬细胞募集。因此，不同的机制导致脑缺血后 CCL2 介导的神经保护作用的丧失。此外，Schilling 等[22]发现，与 CCR2$^{+/+}$ 小鼠相比，CCR2 基因敲除小鼠的梗死面积也减少了。之后，该实验团队构建了 CCL2 和 CCR2 双敲除小鼠，这个转基因小鼠证明 CCL2-CCR2 相互作用损失严重削弱了小鼠短暂性脑缺血后血源性炎症细胞的迁移[23]。

BMSC 可促进神经损伤动物模型的恢复，成人静脉注射大鼠的 BMSC 可迁移至缺血性脑中并表达出神经表型。在 MCAO 后，CCL2 可能有助于 BMSC 向缺血性脑组织的迁移[24]。类似地，CCL2 是吸引新形成的成神经细胞从神经源性区域迁移到脑损伤区域的因素之一，可促进祖细胞迁移以帮助在局灶性缺血后相对较晚的阶段修复损伤脑[25]。

血脑屏障（BBB）是严格限制特定分子或细胞通过，从而控制脑动态平衡的关键结构，许多研究集中于 CCL2 对 BBB 的调节功能。已经发现 CCL2 参与单核细胞迁移期间 BBB 的开放过程[26]。随后的研究发现，CCL2 的脑内注射会导致 BBB 破坏[27]。发表在 STROKE 上的一项研究进一步阐明了 CCL2 敲除小鼠 BBB 破坏的机制，CCL2 参与关键紧密连接相关基因如 occludin 和 ZO-1 的转录和翻译调控[28]。

CCL2 可能具有调节脑缺氧缺血模型中的神经元可塑性的作用[29]。CCL2 缺陷也会损害短暂性局灶性缺血小鼠中其他细胞因子的表达，这意味着这些调节因子之间存在相互作用的串扰[30]。有趣的是，CCL2 可以与脑干血管紧张素相互作用并导致升压反应，这对缺血性脑卒中后的患者有不良影响[31]。

大多数研究表明 CCL2 缺陷在脑缺血模型中是有益的，而一项研究表明，CCR2 信号转导可以保护新生儿雄性小鼠免受 HI 损伤导致的空间学习障碍[32]。CCL2 或 CCR2 也参与缺血预处理诱导脑卒中耐受[33]。Stowe 等[34]（Gidday 团队）发现 CCL2 通过在不同时间点不同细胞上的表达，上调引发缺氧预处理（HPC）诱导的脑卒中保护，这说明在中枢神经系统中，CCL2 可用于启动宿主表观遗传变化以响应 HPC 并最终建立神经血管保护。

基于这些基础研究，在缺血性脑卒中患者中同样进行了 CCL2 的相关研究。研究表明，血清 CCL2 可用于预测疾病的严重程度、缺血性脑卒中复发和治疗评估[35-36]。例如，CCL2 可以是脑卒中后早期抗血栓治疗的潜在生物标志物[37]。此外，Meta 分析显示

CCL2-2518A>G 多态性可能增加缺血性脑卒中的风险[38]。

根据 CCL2-CCR2 相互作用可能对缺血性脑卒中有害的证据，研究人员还探讨了对缺血性脑卒中有保护作用的药物是否与这种趋化因子有关。一项研究表明，厄贝沙坦可通过抑制 CCL2-CCR2 信号通路减轻缺血性脑损伤，该药可通过与 CCL2 受体拮抗剂合用对缺血性脑卒中发挥更加有益的作用[39]。另一种药物黄体酮也通过减少 CCL2 介导的巨噬细胞浸润来保护缺血性脑卒中后的内皮细胞[40]。

2．MIP-1α/CCL3　CCL3 在野生型（WT）小鼠中高度表达，并且还是缺血后炎症反应中的活性介质[41]。CCL3 上调与受损大脑中的单核细胞积聚有关，是小鼠和人类中有力的中性粒细胞趋化因子[42]。

CCL3 通过与 CCR1 和 CCR5 结合发挥作用。CCL3 mRNA 在成年动物的 tMCAO 和永久性 MCAO（pMCAO）的脑缺血模型[16]，以及 HI 损伤的新生大鼠模型[42]中均表达上调。此外，CCL3 表达在 tMCAO 模型中高于 pMCAO，这意味着再灌注可诱导 CCL3 的表达[43]。Gourmala 等[43]报道 pMCAO 和 tMCAO 模型中 CCL3 的时间依赖性表达。在局灶性脑缺血损伤中，CCL3 mRNA 在大鼠脑的小胶质细胞 / 巨噬细胞中被诱导，这意味着小胶质细胞 / 巨噬细胞可能是脑缺血期间 CCL3 的来源[44]。据报道，在全脑的脑缺血模型中，向脑室注射 CCL3 显示出脑缺血加重的有害作用[45]。

据报道，MIP-3α 可影响大鼠小胶质细胞中炎症介质的表达，并且进一步给予抗大鼠 MIP-3α 中和抗体可显著降低 MCAO 大鼠脑梗死面积[46]。

3．CCL5/RANTES　CCL5 也称为 RANTES，可促进白细胞向受损或炎症组织的迁移。CCL5 由多种细胞产生，包括 T 淋巴细胞、血小板、内皮细胞、平滑肌细胞和神经胶质细胞。

已经观察到 CCL5 在内皮素 -1 诱导的脑缺血性脑卒中模型中急剧增加，也有不少研究涉及 CCL5 在缺血性脑卒中的发生和发展中的作用[47]。一项研究表明 CCL5 在 MCAO 模型中介导缺血再灌注诱导的 BBB 破坏和 CNS 组织损伤以及再灌注后的炎症[48]。此外，慢性外周感染通过 CCL5 的系统性上调和 CCL5 介导的全身性炎症反应加剧缺血性脑损伤[49]。相反，另一项研究观察到 CCL5 在缺血性脑卒中后的神经保护作用。然而，值得注意的是 CCL5 还具有在缺血性脑卒中后通过神经元特异性受体以自分泌 / 旁分泌方式保护神经元的潜力[50]。

一项临床研究发现，脑卒中患者和健康对照组之间血清 CCL5 水平无差异[51]，而另一项研究发现，与无症状患者相比，有症状患者的血浆 CCL5 表达增加[52]。此外，有研究表明无症状男性中较高水平的 CCL5 可能是缺血性脑卒中的独立预测因子[53]。一项韩国的临床研究表明，CCL5 G-403A 多态性可能与缺血性脑卒中的发展有关[54]。

4．CCL11/eotaxin-1　已经证明 CCL11 涉及许多感染或炎症相关疾病，包括脑卒中。据报道，CCL11 促进小鼠 NPC 在新生儿脑缺血再灌注损伤中的迁移和增殖[55]。一项临床研究发现，-1382A>G CCL11 基因变异的多态性是南印度人口脑卒中的重要危险因素[56]。

5．CCR5　CCR5 是 CCL4 和 CCL5 的受体，并且在成年大鼠的局灶性缺血模型早期观察到其 mRNA 水平升高[57]。与其配体一致，CCR5 在脑缺血后表达上调。CCR5$^{-/-}$ 小鼠在脑缺血后表现出脑损伤增加，这种现象可以通过其限制神经炎症的能力来解释[58]。另一方面，脑卒中时 CCR5 过表达也会导致有害结果，而 CCL5 的拮抗剂可能会改善缺血性脑损伤。TAK-779 是 CCR5 的非肽拮抗剂，其选择性结合 CCR5。一项研究表明 TAK-779 给药减轻了短暂性局灶性脑缺血后的脑梗死体积 [59]，这是非肽趋化因子受体拮抗剂对缺血性脑有保护作用的第一个证据。迄今为止，非肽趋化因子受体拮抗剂已被证明是治疗脑卒中的药物的潜在候选 [60-62]。

6. CCR7　CCR7 是一种成熟树突状细胞和 T 细胞的归巢受体，CCL19 和 MCP-11 是它的两个配体 [63]。很少有研究探讨 CCR7 在脑缺血中的作用。一项综合研究表明，轻度至中度缺血性脑卒中患者的外周血白细胞中 CCR7 表达上调。在这项研究中，研究人员还发现短暂性脑缺血后 CCR7 免疫反应性和蛋白水平仅在 CA1 区有明显改变，且 CCR7 表达的变化可能与缺血诱导的迟发性神经元死亡有关 [64]。

7. CCRL2　CCRL2 即趋化因子受体样 2，它也参与脑损伤。一项研究表明 CCRL2 在缺血小鼠脑中表达上调。此外，CCRL2 的缺失不仅可以减少脑缺血诱导的细胞死亡，还可以减轻 tMCAO 诱导的小鼠脑损伤和神经功能缺损 [65]。

二、参与缺血性脑卒中的 CXC 类趋化因子及其作用机制

根据 ELR 基序的存在与否，CXC 趋化因子可以进一步分为两组，ELR 阳性（ELR^+）和 ELR 阴性（ELR^-）趋化因子。

1. ELR^+ CXC 趋化因子　含有 ELR 序列的 CXC 趋化因子在中性粒细胞向缺血区域募集的过程中起关键作用，而 CC 趋化因子主要趋化和激活单核细胞 / 巨噬细胞。CXCL1、CXCL2 和 CXCL8 属于该亚家族，在脑缺血研究中受到高度关注。ELR^+ CXC 趋化因子优先结合 CXCR1 和 / 或 CXCR2 受体，CXCL8 与 CXCR1 或 CXCR2 结合，其他所有趋化因子仅与 CXCR2 结合 [66]。ELR^+ CXC 趋化因子表现出有效的趋化活性抗中性粒细胞损伤，而 ELR^- CXC 趋化因子没有此作用。此外，仅观察到 ELR^+ CXC 趋化因子在脑缺血期间具有血管生成活性 [67]。据报道，全谱 ELR^+ CXC 趋化因子拮抗剂可显著产生对脑缺血再灌注损伤的保护作用 [68]，这提示我们 ELR^+ CXC 趋化因子拮抗剂具有抗缺血性脑卒中的治疗潜力。

（1）CXCL1/GRO-α：CXCL1 也称为生长调节癌基因（GRO-α）。到目前为止，CXCL1 关于脑缺血的基础实验或临床研究很少。一项研究观察到早在脑缺血开始时 CXCR2 阳性粒细胞便从骨髓中释放出来。此外，他们发现这一过程可以上调 CXCL1 的表达并进一步促进炎性浸润 [69]。后来，一项使用猴子的研究显示 CXCL1 促进了脑缺血介导的海马损伤的恢复，这种保护作用可能是由于 CXCL1 的强效血管生成活性 [67]。2005 年有临床医生发现，与对照组相比，脑卒中患者脑脊液中 CXCL1 水平更高 [70]，但到目前为止还没有其他临床研究表明我们可以将这种趋化因子用作缺血性脑卒中诊断或预后的生物标志物。

（2）CXCL2/GRO-β：CXCL2 也是一种与生长相关的致癌基因，并且在缺血发作后 24 ～ 48 小时内在内皮素 -1 诱导的脑卒中模型中观察到其在脑中的表达增加 [71]。有研究发现在 pMCAO 大鼠脑中以及 tMCAO 小鼠脑和脾中 CXCL2 表达增加 [72]。此外，再灌注后 CXCL2 表达迅速增加，然后降低至基线 [73]。重要的是，在患有脑缺血的重症联合免疫缺陷（SCID）小鼠中 CXCL2 表达相对较低，这证实了在 MCAO 期间 CXCL2 参与中枢

神经系统的炎症过程[71]。

目前已开发出旨在阻断 CXCR2 减轻炎症的药物。evasin-3 是 CXC 趋化因子结合蛋白和 CXC 趋化因子的抑制剂（在体外和体内，抑制 CXCL1 和 CXCL2 的生物活性）[74]。在 Copin 教授[75] 的一份报告中，用 evasin-3 治疗确实选择性地减少 MCAO 小鼠的中性粒细胞炎症，但未能改善脑卒中后的结果。不幸的是，后来用 CXCR2 拮抗剂 SB225002 治疗缺血性脑卒中再也没有成功[76]。

（3）CXCL5/ENA-78：CXCL5 也被称为上皮中性粒细胞激活肽 -78（ENA-78），它在许多不同的细胞上有表达，包括单核细胞、内皮细胞和肺泡上皮 II 型细胞[77]。然而，无论是体外还是体内，很少有研究与缺血性脑卒中相关。我们只发现一篇论文报告了脑卒中患者中 CXCL5 的水平。他们发现，与对照组相比，脑卒中患者的 CXCL5 水平显著升高，而血清 CXCL5 水平没有显著差异。由于 CXCL5 水平与早期脑 CT 低密度区的体积呈正相关，他们认为 CXCL5 可能在缺血性脑卒中早期的炎症反应中发挥作用[78]。

（4）CXCL8/IL-8：CXCL8 也称为白细胞介素 -8（IL-8），是一种强效的趋化因子。据报道，再灌注后 6 小时，兔脑内 CXCL8 水平显著增加，并且再灌注脑中存在 CXCL8 的局部产生，但血浆 CXCL8 水平没有检测到升高。此外，与对照组相比，中和抗 CXCL8 抗体显著减少脑水肿和梗死面积[79]。这些结果提供了证据表明 CXCL8 可能是脑缺血再灌注的关键介质，也是治疗缺血性脑卒中的可能靶点。另一项研究进一步证实了这种治疗策略，即抗 CXCL8 抗体有效地预防了大鼠模型中的脑缺血再灌注损伤[6]。与之前的观点一致，CXCL8 也可能参与募集血源性中性粒细胞至脑缺血部位，这些中性粒细胞在受损组织中过度积累对脑组织有害[80]。另一方面，研究表明 CXCL8 促进人间充质干细胞（mesenchymal stem cell，MSC）迁移[81]，并通过增加血管内皮生长因子（vascular endothelial growth factor，VEGF）增强人骨髓间充质干细胞的血管生成潜力[82]。

（5）CINC：细胞因子诱导的中性粒细胞趋化因子（CINC），从大鼠肾上皮细胞的培养液中纯化并克隆得到，是一种 IL-8 样中性粒细胞趋化因子。研究表明它也参与脑缺血再灌注病理生理过程。在早期再灌注期间，在脑和血清中检测到 CINC 浓度显著增加，因此 CINC 可能在脑缺血再灌注损伤后的缺血性病变和脑水肿形成中对中性粒细胞浸润起重要作用[83]。另一项研究表明，CINC 是由活化的内皮细胞产生的。与 CXCL8 类似，阻断 CINC 活性也可能是通过抑制中性粒细胞浸润来限制缺血性脑损伤的治疗策略[84]。然而，在这些相对较早的研究之后，几乎没有关于 CINC 和缺血性脑卒中之间关系的研究。

（6）CXCR1 和 CXCR2：趋化因子受体 CXCR1 和 CXCR2 在 PMNL 上表达，并且是设计治疗缺血性脑卒中药物的潜在药理学靶标。reparixin 是 CXCR1/2 的变构拮抗剂，可通过降低脑内 PMNL 浸润水平和 MCAO 相关组织损伤以及进一步再灌注来促进神经保护作用[85]。基于 reparixin 结构设计的 DF2156A 能够双重阻断 CXCR1/2，可降低 PMNL 浸润，减小脑梗死面积，并显著改善动物神经功能[86]。然而，正如上文提到的，给予 CXCR2 拮抗剂 SB225002，尽管显著减少脑缺血再灌注后脑中的中性粒细胞浸润，但在缺血后 72 小时并未改善任何测量结果，这意味着 CXCR2 和中性粒细胞浸润都不是缺血性脑卒中治疗的有效目标[76]。此外，一项临床研究显示 CXCR2 rs1126579 多态性与原发性高血压患者的缺血性脑卒中显著相关[87]。

2. ELR⁻ CXC 趋化因子 与 ELR⁺ CXC 趋化因子强力趋化中性粒细胞的作用不同，

ELR⁻ CXC 趋化因子不会趋化粒细胞，但可能通过诱导 Th1 细胞浸润而在缺血后炎症中发挥作用。

（1）CXCL10/IP-10：CXCL10 也称为 γ 干扰素诱导蛋白 -10（IP-10），是活化 T 细胞、自然杀伤（NK）细胞、树突状细胞和血液单核细胞的有效趋化因子，并且可介导多种炎症。据 Chaitanya 等[88] 报道，在他们尸检的所有缺血性脑卒中样本中，CXCL10 水平明显增加。一项研究发现，NK 细胞会通过 CXCR3 对 CXCL10 的反应损伤 BBB，这提供了一种阻止 CXCL10 的释放从而减少 BBB 损伤的新思路[89]。此外，脑卒中后也检测到 CXCR3 mRNA 的瞬时表达，这证实了该受体 - 配体对缺血性脑卒中的作用[90]。

（2）CXCL12/SDF-1：CXCL12，最初命名为"基质细胞衍生因子 -1（SDF-1）"，在中枢神经系统中几乎所有细胞类型中都发现其表达。它通常通过与其受体 CXCR4 结合起作用，CXCR4 广泛且组成型表达于发育中和成人的中枢神经系统中。此外，CXCL12 还可以与 CXCR7 结合并转导信号。在缺血性脑卒中之后，CXCL12 和 CXCR4 在缺血半暗带中显示出表达上调[91]。CXCL12-CXCR4 在缺血性脑卒中后的多个过程中发挥重要作用，该反应涉及炎症反应，局灶性血管生成，以及对骨髓来源的细胞和 NPC 至损伤区域的募集[91-93]。换句话说，除了它在脑卒中病理学中的作用外，CXCL12 还被认为是脑卒中修复的关键调节因子。在脑卒中的不同阶段调节 CXCL12 及其受体，在恢复期将抑制急性炎症（炎症反应）并促进血管生成和神经发生（再生反应）。Miller 等[94] 发现新生儿 HI 损伤后 CXCL12 也表达上调。然而，与成人脑卒中模型的上调期相比，新生大鼠 CXCL12 上调时间更短，仅持续数天。

由于 CXCR7 也是 CXCL12 的受体，因此也研究了 CXCR7 在脑缺血中的功能。已经观察到 CXCL12 和 CXCR4 在缺血后起始坏死的梗死组织中表达显著上调，而在梗死中基本上不存在 CXCR7 表达。这些结果可能表明 CXCR4 而非 CXCR7 介导 CXCL12 依赖的细胞募集至缺血性脑组织[95]。从另一个角度来看，CXCR4 和 CXCR7 可在小胶质细胞中形成功能性受体单元，从而控制小胶质细胞的增殖和向受损大脑的迁移[96]。此外，在 BMSC 中共表达 CXCR-4 和 CXCR-7 受体可协同促进 BMSC 迁移，这意味着在缺血性脑卒中中 CXCR7 可能比 CXCR4 发挥更强的作用[97]。

脑卒中后缺血半暗带中 CXCL12 的上调是调控神经祖细胞（NPC）[98]，内皮祖细胞（EPC）[99-101] 和造血干细胞（HSC）[102] 归巢或迁移的关键调节因子。有趣的是，在缺血性脑卒中后，体育锻炼可能通过 CXCL12-CXCR4 途径调节 NSC 的增殖和迁移[103]。

SDF-1α 和 SDF-1β 是 CXCL12 的两种亚型，研究表明 SDF-1α 和 SDF-1β 的特异性调节可选择性地调节 CXCR4 依赖的脑白细胞浸润[104]。研究表明，CXCL12 可促进成年缺血小鼠脑内髓鞘再生，恢复脑损伤[105-106]。据报道，用 CXCL12 治疗缺血性脑卒中大鼠[107-108] 或 HI 诱导的新生小鼠脑损伤[109] 均表现出神经保护作用。CXCL12 的治疗效果差异很大，这取决于何时开始 CXCL12 过表达；在缺血前启动 CXCL12 过表达会产生即时和延迟的有益作用，而在亚急性期开始过表达则只会产生延迟反应[110]。

几种物质通过影响 CXCL12 或 CXCR4 的表达来保护脑缺血损伤大脑。据报道，一氧化氮供体 DETA-NONOate 可增加内源性缺血性脑 CXCL12 和 BMSC 上的 CXCR4，促进 BMSC 向缺血性脑内迁移，从而改善脑卒中后的功能预后[111]。然而，在另一方面，地塞米松预处理降低缺血半暗带中的 CXCR4 受体密度并减弱星形细胞的增多，这从另一方面起到神经保护作用[112]。AMD3100 是 CXCR4 的拮抗剂，它显示出促进维持 BBB 完整性的作用[113]，并可预防缺血性脑卒中后脾萎缩[114]。然而，Wu 等[115] 发现使用 AMD3100 通过降低人脐静脉内皮细胞（human umbilical vein endothelial cell，HUVEC）对新生儿脑 HI 的损伤，从而起到保护作用。

血浆 CXCL12 水平可能与缺血性脑卒中的严重程度有关，是缺血性脑卒中结局和复发的一项预测指标[116-118]，而血清 CXCL12 水平也可以作为缺血性脑卒中的诊断和预后标志物[119-120]。然而，血小板 CXCL12，表达在短暂性脑缺血发作患者和健康对照者之间没有差异，这意味着血小板 CXCL12 表达作为单一生物标志物不能预测缺血性脑卒中[121]。

（3）CXCL16：CXCL16 与其他几乎所有已知的趋化因子在结构上的跨膜特征不同，另一个跨膜趋化因子是 CX3CL1。CXCL16 从细胞表面组成型地切割下来，导致含有趋化因子结构域的可溶形式的释放。Ludwig 等[122] 发现 CXCL16 在人脑中表达于内皮细胞、活化的星形胶质细胞和胶质瘤细胞。此外，CXCL16 及其受体 CXCR6 在神经胶质细胞和神经元中组成型表达，能够驱动神经保护以抵抗氧糖剥夺（OGD）损伤[123]。此外，在使用 pMCAO 模型的体内研究中，研究人员发现外源性可溶性 CXCL16 可降低缺乏 CXCR6 的小鼠的缺血体积。他们在这种神经保护作用中提出了 CXCL16-CX3CL1 轴通路，即 CX3CL1 作用于小胶质细胞，引起神经胶质细胞释放 CXCL16，这对诱导神经保护很重要[124]。此外，由缺血诱导的 CXCL16 吸引 CXCR6 阳性神经胶质前体细胞（GPC）并增强其侵袭和增殖[125]。相应地，CXCL16 血浆水平增加伴随着不良后果，可能是缺血性脑卒中患者严重程度的预测因子[126]。

三、参与缺血性脑卒中的 CX3C 类趋化因子及其作用机制

CX3CL1/fractalkine 是 CX3C 趋化因子家族的唯一成员，是仅有的 2 种跨膜趋化因子之一；另一个是上面提到过的 CXCL16。CX3CL1 有两种形式，一种是膜结合形式，另一种是可溶形式。这两种形式具有不同的作用，前者作为 CX3CR1 表达细胞的黏附分子，而后者作为它们的有效趋化因子[127]。CX3CL1 在神经元中组成型表达，在血管内皮细胞中也可诱导其表达[127]，而 CX3CR1 在单核细胞、淋巴细胞、自然杀伤细胞、巨噬细胞和小胶质细胞中表达[128]。这种互补的分布模式表明 CX3CL1 可能在神经元和小胶质细胞之间的信号转导中发挥作用[129]。短暂性脑缺血后 CX3CL1 表达也发生变化，神经元可释放可溶性 CX3CL1[130]。研究人员观察到 CX3CL1 基因敲除小鼠在脑缺血再灌注模型中显示出梗死面积减小[131-132]。这种缺陷导致的保护功能可能是由于小胶质细胞 /巨噬细胞的增殖和炎症能力的减弱，以及产生有助于促进 M1 向 M2 极化的保护性炎症环境[133-134]。另一项研究观察到 CX3CR1 缺乏对 tMCAO 后的病变大小没有有益作用[135]。此外，CX3CR1 缺陷小鼠使脑缺血的结果恶化，这与正常的推测不太相符[136]。然而，Denes 等[136] 人发现 MCAO 后缺乏 CX3CR1 不会导致小胶质细胞神经毒性，而是显著减少缺血性损伤和炎症，这一现象可以通过降低 IL-1β 和 TNF-α 表达以及减少白细胞浸润来解释。研究小组随后发现 p38MAPK/PKC 通路参与炎症细胞因子 IL-1β 和 TNF-α 的产生[137]。另一项研究证实了 HI 中小胶质细胞激活的这种新机制[138]。此外，一项研究表明

p38MAPK 信号通路也通过 CX3CL1/CX3CR1 轴，参与缺血诱导的少突胶质细胞损伤[139]。此外，一项研究提供证据表明 CX3CL1 通过减少与脑缺血相关的神经缺陷和梗死面积，在体内具有长期神经保护特性。该分子机制可能与抑制胱天蛋白酶 -3 途径有关，后者可减少神经细胞凋亡[140]。CX3CL1 在多种神经退行性疾病中的免疫调节和神经保护作用，提示我们，在脑卒中恢复的过程中，应该认真考虑 CX3CL1 的治疗作用[141]。CX3CL1 的其他神经保护机制可能是由于诱导内皮细胞增殖和内皮细胞祖细胞迁移，从而增强梗死周围区域的血管新生[142]。

此外，缺血性脑损伤后 CX3CL1 或 CX3CR1 表达的增加，可能对外源性人间充质干细胞（MSC）[143]或骨髓基质细胞（BMSC）[130]迁移介导的保护作用有益。同一研究团队发现 CX3CL1-CX3CR1 趋化因子轴靶向 Jak2-Stat5-ERK1/2 信号转导的激活和细胞骨架重组，促进骨髓来源的 MSC 向缺血区域迁移[144]。

四、参与缺血性脑卒中的其他趋化因子或具有化学趋化作用的分子及其作用机制

研究发现，一些趋化因子不能归类到上述基于结构分类的趋化因子家族。因此，将它们作为其他趋化因子介绍如下。

1. FAM19A3　FAM19A3 也称为 TAFA3，主要在中枢神经系统中表达。FAM19A3 与巨噬细胞 MIP-1α 有较远的关系，被认为可作为脑特异性趋化因子或神经因子发挥作用[145]。据报道，重组 FAM19A3 可减轻小鼠 MCAO 模型中的脑缺血损伤并维持 M2 小胶质细胞 / 巨噬细胞的极化动力学[146]。基于这些基本发现，这种新型分泌蛋白可能是脑卒中治疗的潜在靶点。

2. chemerin　chemerin 是于 2007 年首次报道的一种脂肪因子，很快受到内分泌和心血管等领域的研究人员广泛关注[147]。chemerin 是一种免疫调节因子，由多种与炎症相关的蛋白酶加工而成。它激活 G 蛋白耦联受体 chemerin 样受体 1（CMKLR1）并诱导 NK 细胞、巨噬细胞和未成熟树突状细胞的趋化性[148]。一项研究表明，chemerin 趋化炎症细胞（包括单核细胞和巨噬细胞）进入动脉粥样硬化斑块，增加动脉粥样硬化斑块的不稳定性和促进血栓的最终形成[149]。Zhao 等[150]进行的临床研究首次表明，急性缺血性脑卒中患者血清 chemerin 水平高于正常对照，这意味着血清 chemerin 水平可能是急性缺血性脑卒中的独立危险因素。

3. CKLF1　趋化素样因子 1（CKLF1）是一种从植物凝集素（PHA）刺激的 U937 细胞中分离得到的新型人细胞因子[151]，CCR4 是 CKLF1 的功能性受体[152]。CKLF1 mRNA 在胎儿的大脑中高表达，但在成年大鼠[153]和人[151]的脑中表达水平均很低。研究结果表明，CKLF1 对广谱白细胞表现出趋化活性。此外，CKLF1 在脑发育的过程中也起着重要作用，例如迁移神经细胞[154]。本实验室已经做了几项研究，重点关注 CKLF1 在脑缺血过程中的作用。研究发现，tMCAO 大鼠模型中 CKLF1 的空间和时间表达[153]，观察到 CKLF1 参与脑缺血再灌注后的神经细胞凋亡[155]。使用 C19 肽段，CKLF1 的 C 末端拮抗肽，可以抑制 CKLF1 的趋化作用，C19 肽段减少了大脑的梗死面积和水肿程度，并改善了缺血大鼠的神经功能[156]。此外，抗 CKLF1 抗体在脑缺血大鼠中减少炎症介质的产生

和黏附分子的表达，导致缺血区域的中性粒细胞募集减少[157]。此外，抑制 CKLF1 也有助于维持 BBB 的完整性，并可能在缺血性脑卒中进程中发挥有益作用[158]。

　　基于上述研究，趋化因子在缺血性脑卒中中的作用见图 7-1、表 7-1。

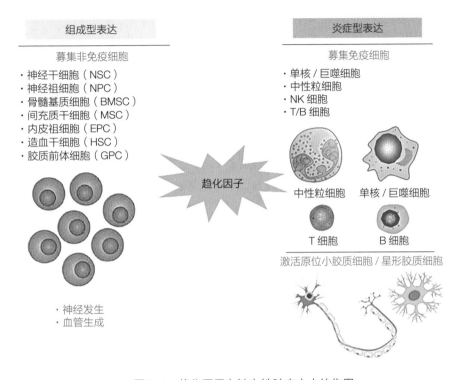

图7-1　趋化因子在缺血性脑卒中中的作用

表 7-1　趋化因子在缺血性脑卒中中的作用

趋化因子		受体	趋化因子的水平及炎症、神经损伤的情况	神经保护
CC家族	CCL2	CCR2	脑缺血中上调（pMCAO 和 tMCAO 大鼠）[13]；促进炎性浸润（pMCAO 小鼠）[14]；缩小 CCL2（pMCAO 小鼠）[20] 或 CCR2 敲除（tMCAO 小鼠）[21] 小鼠的梗死体积；降低 BBB 完整性（体外 - 小鼠脑内皮细胞和星形胶质细胞；体内 - 小鼠）[27]	促进 BMSC 和成神经细胞迁移（tMCAO 大鼠）[24]；参与 HSC 诱导的保护作用（tMCAO 小鼠）[34]
	CCL3	CCR1/5	脑缺血中上调（HI 大鼠）[42]；募集中性粒细胞（tMCAO 小鼠）[45]	未知
	CCL5	CCR1/3/5	脑卒中模型中上调（人类）[47]；BBB 破坏（tMCAO 小鼠）[48]	保护神经元（人类；pMCAO 小鼠）[50]
	CCL11	CCR3	未知	促进 NPC 迁移（HI 小鼠）[55]

趋化因子			受体	趋化因子的水平及炎症、神经损伤的情况	神经保护
CXC 家族	ELR⁺	CXCL1	CXCR2	脑卒中后上调（tMCAO 小鼠）[69]	血管生成活性（tMCAO 猴）[67]
		CXCL2	CXCR2	脑卒中后上调（pMCAO 小鼠）[71]	未知
		CXCL5	CXCR2	脑卒中后上调（人类）[51]	未知
		CXCL8	CXCR1/2	缺血脑中上调（tMCAO 兔）[79]；募集中性粒细胞（人类）[80]	促进人 MSC 迁移（tMCAO 大鼠）[81]；增加 MSC 血管生成能力（tMCAO 大鼠）[82]
	ELR⁻	CXCL10	CXCR3	缺血性脑卒中尸检样本中上调（人类）[88]；BBB 破坏（人类；pMCAO 小鼠）[89]	未知
		CXCL12	CXCR4/7	缺血半暗带中上调（tMCAO 小鼠）[91]；促进白细胞浸润（tMCAO 和 pMCAO 小鼠）[93]	促进 NPC（pMCAO 大鼠）[98]、EPC（人类）[99]、HSC（tMCAO 小鼠）[102] 归巢；促进髓鞘再生（pMCAO 小鼠）[105]
		CXCL16	CXCR6	缺血环境上调（人类）[126]	募集 GPC（体外 - 小鼠神经胶质前体细胞）[125]
CX3C 家族		CX3CL1	CX3CR1	缺血后上调（tMCAO 大鼠）[130]；加重炎症（tMCAO 小鼠）[133]	减少神经元凋亡（体外 - OGD 小鼠皮质神经元；体内 -pMCAO 小鼠）[140]；诱导血管新生（tMCAO 大鼠）[142]；促进 MSC（tMCAO 大鼠）[143] 和 BMSC（tMACo 大鼠）[130] 迁移
其他		FAM19A3	未知	未知	维持 M2 小胶质 / 巨噬细胞表型（tMCAO 小鼠）[146]
		chemerin	未知	促进炎症细胞迁移（小鼠 前 B 淋巴瘤 L1.2 细胞）[149]	未知
		CKLF1	CCR4	缺血脑中上调（tMCAO 大鼠）[153]；促进炎性（tMCAO 大鼠）[157]；破坏 BBB（tMCAO 大鼠）[158]	未知

第四节　以趋化因子为靶点的缺血性脑卒中创新药物研发进展

　　开发靶向趋化因子的药物有可能找到治疗缺血性脑卒中的新药（表 7-2）。CC 家族：厄贝沙坦（irbesartan）是一种常用的抗高血压药物，同时通过抑制 CCL2-CCR2 串扰也显示出对缺血性脑损伤的保护作用[39]。黄体酮是一种用于治疗月经不调等的激素类药物，在缺血性脑卒中后，也具有保护作用，这种功能与 CCL2 信号通路有关[40]。这些多功能药物可能具有作为抗缺血性脑卒中药物发展的潜力。抗 MIP-3α 抗体减少动物模型中的梗死面积，可以进一步研究并进行药物开发。TAK-779 是 CCR5 的非肽拮抗剂，在动物模型中显示出保护作用，并且可以成为治疗脑卒中的潜在候选药物。CXC 家族：

evasin-3 是 CXC 趋化因子的抑制剂。这种药物确实减弱了动物模型中的炎症浸润，但是，它并没有改善脑卒中后的结果 [75]。另一种 CXCR2 拮抗剂 SB225002 的开发也以失败而告终 [76]。瑞帕立辛 [85] 和 DF2156A [86] 是 CXCR1/2 的拮抗剂，它们都在动物模型中显示出保护作用，需要进一步研究。抗 CXCL8 抗体在动物模型中显示出保护功能，并且可能是治疗缺血性脑卒中的潜在靶点 [6, 79]。与 CXCL12 相关的药物更复杂。DETA-NONOate 通过提高 CXCL12 表达来改善脑卒中后的功能结果 [111]，而地塞米松通过降低 CXCR4 表现出神经保护作用 [112]。特别地，一种 CXCR4 的拮抗剂 AMD3100，在缺血性脑卒中后显示出保护作用 [113]，但降低 HUVEC 对 HI 新生儿脑的保护作用 [115]。其他：重组趋化因子 FAM19A3 在动物模型中保护缺血性脑卒中脑损伤，具有发展潜力 [146]。C19、CKLF1 的拮抗肽以及抗 CKLF1 抗体，均在脑缺血模型中显示出保护作用，目前正处于研究阶段 [155-156, 158]。正如我们注意到的，趋化因子的药物开发状态在动物模型中十分有限，尚未进入人体临床研究阶段。需要进一步的临床前研究来确认潜在药物的功效才可进入正式的临床研究。

表 7-2　针对趋化因子的药物开发状态

趋化因子	靶点	潜在药物	模型	结局
CC 家族	CCL2	厄贝沙坦	pMCAO 小鼠	减轻脑缺血损伤 [39]
		黄体酮	tMCAO 大鼠	保护内皮细胞 [40]
	MIP-3α	抗体	tMCAO 大鼠	缩小脑梗死体积 [46]
	CCR5	TAK-779	tMCAO 小鼠	保护脑抵抗损伤 [59]
CXC 家族	CXCR2	SB225002	tMCAO 小鼠	未改善结局 [76]
	CXCR1/2	evasin-3	tMCAO 小鼠	未改善结局 [75]
		瑞帕立辛	tMCAO 小鼠	保护脑抵抗损伤 [85]
		DF2156A	tMCAO 大鼠	改善结局 [86]
	CXCL8	抗体	tMCAO 兔	缩小梗死体积 [79]
			tMCAO 大鼠	预防缺血再灌注损伤 [6]
	CXCL12	DETA-NONOate	tMCAO 小鼠	促进神经母细胞迁移 [111]
	CXCR4	地塞米松	HI 大鼠	神经保护作用 [112]
		AMD3100	tMCAO 小鼠	抑制炎性浸润 [113]
			HI 大鼠	减轻 HUVEC 提供的神经保护作用 [115]
其他	FAM19A3	重组 FAM19A3	tMCAO 小鼠	减轻脑缺血 [146]
	CKLF-1	C19	tMCAO 大鼠	抵抗损伤 [156]
		抗体	tMCAO 大鼠	抵抗损伤 [157-158]

第五节　趋化因子在缺血性脑卒中诊疗中的研究展望

　　一些趋化因子有可能用作为缺血性脑卒中的诊断或预后生物标志物（表 7-3）。CC 家族：缺血性脑卒中患者显示脑脊液和血浆中 CCL2 水平升高[159]。临床医生认为血清中的 CCL2 可预测疾病的严重程度、复发情况，以及用于治疗评估[35-36]。另一项临床研究发现 CCL2 可能是评估缺血性脑卒中早期抗血栓治疗的潜在生物标志物[37]。Meta 分析显示 CCL2-2518A>G 多态性可能会增加缺血性脑卒中的风险[38]。无症状男性中较高水平的 CCL5 可能是缺血性脑卒中的独立预测因子[53]，CCL5 G-403A 多态性可能与缺血性脑卒中的发展有关[54]。CXC 家族：脑卒中患者脑脊液中 CXCL1 水平较高[70]，而血清 CXCL5 水平无明显差异[78]，这意味着脑脊液中的 CXCL5 水平可能是缺血性脑卒中的预测因子。CXCR2 rs1126579 多态性与原发性高血压患者的缺血性脑卒中相关[87]。血浆 CXCL12 水平可能是缺血性脑卒中的严重程度、结局和复发的预测因子[116-118]，并且血清 CXCL12 水平也可以是脑卒中的诊断和预后标志物[119-120]。CXCL16 血浆水平增加伴有不良后果，可能是患者脑卒中严重程度的预测因子[126]。其他：血清 chemerin 水平可能是急性缺血性脑卒中的独立危险因素[150]。趋化因子结合蛋白（CBP）可以与广谱的 CC、CXC 和 CXC 趋化因子相互作用，其中与 CCL2 和 CXCL2 的结合具有高亲和力。一项研究表明，在 tMCAO 小鼠模型中，脑卒中后给予 CBP 可降低血浆趋化因子水平，同时伴有暂时性减弱脑炎症和梗死体积发展。该研究表明，脑卒中后靶向早期趋化因子依赖的损伤机制可能是有益的，这可能是因为延长其他治疗方法的治疗时间窗[160]。

　　总之，趋化因子可以在不同的时间或条件下发挥有益和有害的作用。炎症反应引起的趋化因子的诱导表达通常导致脑卒中发作后的有害作用，而组成型表达通常可促进非免疫细胞的迁移，这可能在脑缺血中起保护作用。然而，缺血性脑卒中的恢复也需要炎症反应来促进神经修复过程，非免疫细胞的不适当或过度迁移也可能导致不好的结果。因此，虽然抗炎治疗方法在动物模型中相对成功，但其临床转化的尝试却并未成功。最有可能的原因是，现有的单一趋化因子治疗人类脑卒中的可行方法。在未来的基础研究中，应更加关注神经免疫状态在卒中后的时空改变特征，不同卒中类型中炎症反应的特异性变化特征，结合临床实践中的不同基础病状态，不同梗死部位对患者进行分类识别，精准管理，提升以趋化因子驱动的炎症反应为靶点的抗脑卒中治疗的临床转化率。

　　趋化因子主要通过其组成型表达来募集非免疫细胞，包括 NSC、NPC、BMSC、MSC、EPC、HSC 和 GPC。这些细胞的迁移和增殖可能有益于脑梗死后的神经发生和血管生成，在缺血性脑卒中环境中也可以诱导趋化因子。这种诱导型表达通过募集包括单核细胞 / 巨噬细胞、中性粒细胞和淋巴细胞在内的白细胞，并激活原位的小胶质细胞和星形胶质细胞而在炎症中发挥作用，这可能对缺血性脑卒中起始受损的大脑有害。

表 7-3　趋化因子的潜在临床应用

趋化因子		病例数	人群	结局	潜在应用
CC 家族	CCL2	107	日本	复发性缺血性脑卒中死患者的 CCL2 水平较高[35]	复发性缺血性脑卒中的预测指标
		44	克罗地亚	CCL2 水平越高，缺血性脑卒中结局越差[36]	缺血性脑卒中预后的生物标志物
		425	德国	基线时 CCL2 高的缺血性脑卒中患者可从早期抗血栓治疗中受益[37]	缺血性脑卒中早期抗血栓治疗的生物标志物
		1 272	中国	CCL2-2518A>G 多态性增加脑缺血的风险[38]	脑缺血早期生物标志物
	CCL5	27	波兰	血清 CCL5 水平无差异[51]	CCL5 不是脑卒中替代指标的可靠候选者
		716	法国	CCL5 与缺血性脑卒中发生有联系[47]	无症状男性中较高的 CCL5 水平可能是缺血性脑卒中的独立预测因子
		320	韩国	CCL5 G-403A 等位基因增加脑缺血的风险[54]	CCL5 G-403A 多态性可能与脑缺血的发展有关
CXC 家族	CXCL1	23	波兰	缺血性脑卒中患者的脑脊液中 CXCL1 水平较高[70]	缺血性脑卒中的早期阶段可能涉及 CXCL1
	CXCL5	23	波兰	缺血性脑卒中患者的脑脊液中 CXCL5 水平较高[78]	缺血性脑卒中的早期阶段可能涉及 CXCL5
	CXCR2	367	俄罗斯	CXCR2 rs1126579 多态性与缺血性脑卒中相关[87]	缺血性脑卒中的风险与 CXCR2 rs1126579 多态性相关
	CXCL12	135	中国	CXCL12 的水平与梗死体积成反比[116]	血浆 CXCL12 是缺血性脑卒中严重程度和预后的预测参数
		206	美国	持续缺血性脑卒中患者 CXCL12 水平较高[23]	血浆 CXCL12 水平可能代表未来缺血性脑卒中的新生物标记
		104	韩国	缺血性脑卒中术后高水平的 CXCL12 可能与良好的预后相关[118]	CXCL12 是脑卒中后功能预后的独立预测因子
		288	中国	与血清 CXCL12 水平相关的急性缺血性脑卒中不利结局的风险增加[119]	入院时血清 CXCL12 水平升高是急性缺血性脑卒中患者的独立诊断和预后指标
		239	中国	血清 CXCL12 与梗死体积和脑卒中严重程度呈正相关[120]	血清 CXCL12 水平是急性缺血性脑卒中的预测因子
		196	德国	血小板 CXCL12 表达无差异[121]	血小板 SDF-1 表面表达的单一生物标志物评估无助于预测缺血性脑卒中
	CXCL16	244	丹麦	初始事件发生后的前几天血浆 CXCL16 水平升高与急性缺血性脑卒中患者的不良预后相关[126]	CXCL16 在动脉粥样硬化和血管重塑中的潜在致病作用及其主要临床后果
其他	chemerin	70	中国	急性缺血性脑卒中患者的血清 chemerin 水平较高[150]	血清 chemerin 水平可能是急性缺血性脑卒中的独立危险因素

（陈晨　吴青林　张成凤　孙宏硕　冯中平　陈乃宏）

参考文献

[1] ZHANG S, HE W B, CHEN N H. Causes of death among persons who survive an acute ischemic stroke. Curr Neurol Neurosci Rep, 2014, 14 (8): 467.

[2] COLLEN D. The plasminogen (fibrinolytic) system. Thromb Haemost, 1999, 82 (2): 259-270.

[3] SIVANANDY P, THOMAS B, KRISHNAN V, et al. Safety and efficacy of thrombolytic therapy using rt-PA (Alteplase) in acute ischemic stroke. ISRN Neurol, 2011, 2011: 618624.

[4] BLUHMKI E, CHAMORRO A, DÁVALOS A, et al. Stroke treatment with alteplase given 3.0-4.5 h after onset of acute ischaemic stroke (ECASS Ⅲ): additional outcomes and subgroup analysis of a randomised controlled trial. Lancet Neurol, 2009, 8 (12): 1095-1102.

[5] WILLIAMS J L, HOLMAN D W, KLEIN R S. Chemokines in the balance: maintenance of homeostasis and protection at CNS barriers. Front Cell Neurosci, 2014, 8: 154.

[6] MUKAIDA N, MATSUMOTO T, YOKOI K, et al. Inhibition of neutrophil-mediated acute inflammation injury by an antibody against interleukin-8 (IL-8). Inflamm Res, 1998, 47 (Suppl 3): S151- S157.

[7] RÉAUX-LE GOAZIGO A, VAN STEENWINCKEL J, ROSTÈNE W, et al. Current status of chemokines in the adult CNS. Prog Neurobiol, 2013, 104: 67-92.

[8] CHARO I F, RANSOHOFF R M. The many roles of chemokines and chemokine receptors in inflammation. N Engl J Med, 2006, 354 (6): 610-621.

[9] FRANGOGIANNIS N G. Chemokines in ischemia and reperfusion. Thromb Haemost, 2007, 97 (5): 738-747.

[10] LE THUC O, BLONDEAU N, NAHON J L, et al. The complex contribution of chemokines to neuroinflammation: switching from beneficial to detrimental effects. Ann N Y Acad Sci, 2015, 1351: 127-140.

[11] DESHMANE S L, KREMLEV S, AMINI S, et al. Monocyte chemoattractant protein-1 (MCP-1): an overview. J Interferon Cytokine Res, 2009, 29 (6): 313-326.

[12] WANG X, LI X, YAISH-OHAD S, et al. Molecular cloning and expression of the rat monocyte chemotactic protein-3 gene: a possible role in stroke. Brain Res Mol Brain Res, 1999, 71 (2): 304-312.

[13] WANG X, YUE T L, BARONE F C, et al. Monocyte chemoattractant protein-1 messenger RNA expression in rat ischemic cortex. Stroke, 1995, 26 (4): 661-666.

[14] CHEN Y, HALLENBECK J M, RUETZLER C, et al. Overexpression of monocyte chemoattractant protein 1 in the brain exacerbates ischemic brain injury and is associated with recruitment of inflammatory cells. J Cereb Blood Flow Metab, 2003, 23 (6): 748-755.

[15] MINAMI M, SATOH M. Chemokines and their receptors in the brain: pathophysiological roles in ischemic brain injury. Life Sci, 2003, 74 (2/3): 321-327.

[16] KIM J S, GAUTAM S C, CHOPP M, et al. Expression of monocyte chemoattractant protein-1 and macrophage inflammatory protein-1 after focal cerebral ischemia in the rat. J Neuroimmunol, 1995, 56 (2): 127-134.

[17] TEI N, TANAKA J, SUGIMOTO K, et al. Expression of MCP-1 and fractalkine on endothelial cells

and astrocytes may contribute to the invasion and migration of brain macrophages in ischemic rat brain lesions. J Neurosci Res, 2013, 91 (5): 681-693.

[18] YAMAGAMI S, TAMURA M, HAYASHI M, et al. Differential production of MCP-1 and cytokine-induced neutrophil chemoattractant in the ischemic brain after transient focal ischemia in rats. J Leukoc Biol, 1999, 65 (6): 744-749.

[19] LEONARD E J, YOSHIMURA T. Human monocyte chemoattractant protein-1 (MCP-1). Immunol Today, 1990, 11 (3): 97-101.

[20] HUGHES P M, ALLEGRINI P R, RUDIN M, et al. Monocyte chemoattractant protein-1 deficiency is protective in a murine stroke model. J Cereb Blood Flow Metab, 2002, 22 (3): 308-317.

[21] SCHILLING M, STRECKER J K, SCHÄBITZ W R, et al. Effects of monocyte chemoattractant protein 1 on blood-borne cell recruitment after transient focal cerebral ischemia in mice. Neuroscience, 2009, 161 (3): 806-812.

[22] SCHILLING M, STRECKER J K, RINGELSTEIN E B, et al. The role of CC chemokine receptor 2 on microglia activation and blood-borne cell recruitment after transient focal cerebral ischemia in mice. Brain Res, 2009, 1289: 79-84.

[23] SCHUETTE-NUETGEN K, STRECKER J K, MINNERUP J, et al. MCP-1/CCR-2-double-deficiency severely impairs the migration of hematogenous inflammatory cells following transient cerebral ischemia in mice. Exp Neurol, 2012, 233 (2): 849-858.

[24] WANG L, LI Y, CHEN J, et al. Ischemic cerebral tissue and MCP-1 enhance rat bone marrow stromal cell migration in interface culture. Exp Hematol, 2002, 30 (7): 831-836.

[25] YAN Y P, SAILOR K A, LANG B T, et al. Monocyte chemoattractant protein-1 plays a critical role in neuroblast migration after focal cerebral ischemia. J Cereb Blood Flow Metab, 2007, 27 (6): 1213-1224.

[26] DIMITRIJEVIC O B, STAMATOVIC S M, KEEP R F, et al. Effects of the chemokine CCL2 on blood-brain barrier permeability during ischemia-reperfusion injury. J Cereb Blood Flow Metab, 2006, 26 (6): 797-810.

[27] STAMATOVIC S M, SHAKUI P, KEEP R F, et al. Monocyte chemoattractant protein-1 regulation of blood-brain barrier permeability. J Cereb Blood Flow Metab, 2005, 25 (5): 593-606.

[28] STRECKER J K, MINNERUP J, SCHÜTTE-NÜTGEN K, et al. Monocyte chemoattractant protein-1-deficiency results in altered blood-brain barrier breakdown after experimental stroke. Stroke, 2013, 44 (9): 2536-2544.

[29] BLANCO-ALVAREZ V M, SOTO-RODRIGUEZ G, GONZALEZ-BARRIOS J A, et al. Prophylactic subacute administration of zinc increases CCL2, CCR2, FGF2, and IGF-1 expression and prevents the long-term memory loss in a rat model of cerebral hypoxia-ischemia. Neural Plast, 2015, 2015: 375391.

[30] STRECKER J K, MINNERUP J, GESS B, et al. Monocyte chemoattractant protein-1-deficiency impairs the expression of IL-6, IL-1β and G-CSF after transient focal ischemia in mice. PLoS One, 2011, 6 (10): e25863.

[31] CHANG A Y, LI F C, HUANG C W, et al. Interplay between brain stem angiotensins and monocyte

chemoattractant protein-1 as a novel mechanism for pressor response after ischemic stroke. Neurobiol Dis, 2014, 71: 292-304.

[32] PIMENTEL-COELHO P M, MICHAUD J P, RIVEST S. C-C chemokine receptor type 2 (CCR2) signaling protects neonatal male mice with hypoxic-ischemic hippocampal damage from developing spatial learning deficits. Behav Brain Res, 2015, 286: 146-151.

[33] REHNI A K, SINGH T G. Involvement of CCR-2 chemokine receptor activation in ischemic preconditioning and postconditioning of brain in mice. Cytokine, 2012, 60 (1): 83-89.

[34] STOWE A M, WACKER B K, CRAVENS P D, et al. CCL2 upregulation triggers hypoxic preconditioning-induced protection from stroke. J Neuroinflammation, 2012, 9: 33.

[35] KURIYAMA N, MIZUNO T, KITA M, et al. Predictive markers of blood cytokine and chemokine in recurrent brain infarction. J Interferon Cytokine Res, 2009, 29 (11): 729-734.

[36] BONIFAČIĆ D, TOPLAK A, BENJAK I, et al. Monocytes and monocyte chemoattractant protein 1 (MCP-1) as early predictors of disease outcome in patients with cerebral ischemic stroke. Wien Klin Wochenschr, 2016, 128 (1/2): 20-27.

[37] WORTHMANN H, DENGLER R, SCHUMACHER H, et al. Monocyte chemotactic protein-1 as a potential biomarker for early anti-thrombotic therapy after ischemic stroke. Int J Mol Sci, 2012, 13 (7): 8670-8678.

[38] GAO H H, GAO L B, WEN J M. Correlations of MCP-1 -2518A>G polymorphism and serum levels with cerebral infarction risk: a meta-analysis. DNA Cell Biol, 2014, 33 (8): 522-530.

[39] TSUKUDA K, MOGI M, IWANAMI J, et al. Irbesartan attenuates ischemic brain damage by inhibition of MCP-1/CCR2 signaling pathway beyond AT_1 receptor blockade. Biochem Biophys Res Commun, 2011, 409 (2): 275-279.

[40] REMUS E W, SAYEED I, WON S, et al. Progesterone protects endothelial cells after cerebrovascular occlusion by decreasing MCP-1- and CXCL1-mediated macrophage infiltration. Exp Neurol, 2015, 271: 401-408.

[41] MIRABELLI-BADENIER M, BRAUNERSREUTHER V, VIVIANI G L, et al. CC and CXC chemokines are pivotal mediators of cerebral injury in ischaemic stroke. Thromb Haemost, 2011, 105 (3): 409-420.

[42] COWELL R M, XU H, GALASSO J M, et al. Hypoxic-ischemic injury induces macrophage inflammatory protein-1alpha expression in immature rat brain. Stroke, 2002, 33 (3): 795-801.

[43] GOURMALA N G, LIMONTA S, BOCHELEN D, et al. Localization of macrophage inflammatory protein: macrophage inflammatory protein-1 expression in rat brain after peripheral administration of lipopolysaccharide and focal cerebral ischemia. Neuroscience, 1999, 88 (4): 1255-1266.

[44] TAKAMI S, NISHIKAWA H, MINAMI M, et al. Induction of macrophage inflammatory protein MIP-1alpha mRNA on glial cells after focal cerebral ischemia in the rat. Neurosci Lett, 1997, 227 (3): 173-176.

[45] TAKAMI S, MINAMI M, NAGATA I, et al. Chemokine receptor antagonist peptide, viral MIP- II , protects the brain against focal cerebral ischemia in mice. J Cereb Blood Flow Metab, 2001, 21 (12): 1430-1435.

[46] TERAO Y, OHTA H, ODA A, et al. Macrophage inflammatory protein-3alpha plays a key role in the inflammatory cascade in rat focal cerebral ischemia. Neurosci Res, 2009, 64 (1): 75-82.

[47] CANOUÏ-POITRINE F, LUC G, MALLAT Z, et al. Systemic chemokine levels, coronary heart disease, and ischemic stroke events: the PRIME study. Neurology, 2011, 77 (12): 1165-1173.

[48] TERAO S, YILMAZ G, STOKES K Y, et al. Blood cell-derived RANTES mediates cerebral microvascular dysfunction, inflammation, and tissue injury after focal ischemia-reperfusion. Stroke, 2008, 39 (9): 2560-2570.

[49] DÉNES A, HUMPHREYS N, LANE T E, et al. Chronic systemic infection exacerbates ischemic brain damage via a CCL5 (regulated on activation, normal T-cell expressed and secreted)-mediated proinflammatory response in mice. J Neurosci, 2010. 30 (30): 10086-10095.

[50] TOKAMI H, AGO T, SUGIMORI H, et al. RANTES has a potential to play a neuroprotective role in an autocrine/paracrine manner after ischemic stroke. Brain Res, 2013, 1517: 122-132.

[51] ZAREMBA J, ILKOWSKI J, LOSY J. Serial measurements of levels of the chemokines CCL2, CCL3 and CCL5 in serum of patients with acute ischaemic stroke. Folia Neuropathol, 2006, 44 (4): 282-289.

[52] MONTECUCCO F, LENGLET S, GAYET-AGERON A, et al. Systemic and intraplaque mediators of inflammation are increased in patients symptomatic for ischemic stroke. Stroke, 2010, 41 (7): 1394-1404.

[53] CANOUÏ-POITRINE F, LUC G, MALLAT Z, et al. Systemic chemokine levels, coronary heart disease, and ischemic stroke events: the PRIME study. Neurology, 2011, 77 (12): 1165-1173.

[54] UM J Y, KIM H M. Polymorphisms of RANTES and IL-4 genes in cerebral infarction. J Mol Neurosci, 2009, 37 (1): 1-5.

[55] WANG F, BABA N, SHEN Y, et al. CCL11 promotes migration and proliferation of mouse neural progenitor cells. Stem Cell Res Ther, 2017, 8 (1): 26.

[56] ROY S, DAS S, MUNSHI A, et al. Association of -1382A>G CCL11 gene variant with ischemic stroke, its subtypes and hemorrhagic stroke in a South Indian population. Neurol India, 2014, 62 (4): 387-392.

[57] SPLEISS O, GOURMALA N, BODDEKE H W, et al. Cloning of rat HIV-1-chemokine coreceptor CKR5 from microglia and upregulation of its mRNA in ischemic and endotoxinemic rat brain. J Neurosci Res, 1998, 53 (1): 16-28.

[58] SORCE S, BONNEFONT J, JULIEN S, et al. CCR5$^{-/-}$ Increased brain damage after ischaemic stroke in mice lacking the chemokine receptor CCR5. Br J Pharmacol, 2010, 160 (2): 311-321.

[59] TAKAMI S, MINAMI M, KATAYAMA T, et al. TAK-779, a nonpeptide CC chemokine receptor antagonist, protects the brain against focal cerebral ischemia in mice. J Cereb Blood Flow Metab, 2002, 22 (7): 780-784.

[60] MINAMI M, KATAYAMA T, SATOH M. Brain cytokines and chemokines: roles in ischemic injury and pain. J Pharmacol Sci, 2006, 100 (5): 461-470.

[61] MINAMI M, SATOH M. Role of chemokines in ischemic neuronal stress. Neuromolecular Med, 2005, 7 (1/2): 149-155.

[62] MINAMI M. Cytokines and chemokines: mediators for intercellular communication in the brain.

Yakugaku Zasshi, 2001, 121 (12): 875-885.

[63] MENNING A, HÖPKEN U E, SIEGMUND K, et al. Distinctive role of CCR7 in migration and functional activity of naive- and effector/memory-like Treg subsets. Eur J Immunol, 2007, 37 (6): 1575-1583.

[64] YAN J, GREER J M, ETHERINGTON K, et al. Immune activation in the peripheral blood of patients with acute ischemic stroke. J Neuroimmunol, 2009, 206 (1/2): 112-117.

[65] DOUGLAS R M, CHEN A H, INIGUEZ A, et al. Chemokine receptor-like 2 is involved in ischemic brain injury. J Exp Stroke Transl Med, 2013, 6: 1-6.

[66] LUDWIG A, PETERSEN F, ZAHN S, et al. The CXC-chemokine neutrophil-activating peptide-2 induces two distinct optima of neutrophil chemotaxis by differential interaction with interleukin-8 receptors CXCR-1 and CXCR-2. Blood, 1997, 90 (11): 4588-4597.

[67] POPIVANOVA B K, KOIKE K, TONCHEV A B, et al. Accumulation of microglial cells expressing ELR motif-positive CXC chemokines and their receptor CXCR2 in monkey hippocampus after ischemia-reperfusion. Brain Res, 2003, 970 (1/2): 195-204.

[68] CONNELL B J, GORDON J R, SALEH T M. ELR-CXC chemokine antagonism is neuroprotective in a rat model of ischemic stroke. Neurosci Lett, 2015, 606: 117-122.

[69] DENES A, MCCOLL B W, LEOW-DYKE S F, et al. Experimental stroke-induced changes in the bone marrow reveal complex regulation of leukocyte responses. J Cereb Blood Flow Metab, 2011, 31 (4): 1036-1050.

[70] LOSY J, ZAREMBA J, SKROBAŃSKI P. CXCL1 (GRO-alpha) chemokine in acute ischaemic stroke patients. Folia Neuropathol, 2005, 43 (2): 97-102.

[71] WOLINSKI P, GLABINSKI A. Chemokines and neurodegeneration in the early stage of experimental ischemic stroke. Mediators Inflamm, 2013, 2013: 727189.

[72] RABUFFETTI M, SCIORATI C, TAROZZO G, et al. Inhibition of caspase-1-like activity by Ac-Tyr-Val-Ala-Asp-chloromethyl ketone induces long-lasting neuroprotection in cerebral ischemia through apoptosis reduction and decrease of proinflammatory cytokines. J Neurosci, 2000, 20 (12): 4398-4404.

[73] OFFNER H, SUBRAMANIAN S, PARKER S M, et al. Experimental stroke induces massive, rapid activation of the peripheral immune system. J Cereb Blood Flow Metab, 2006, 26 (5): 654-665.

[74] DÉRUAZ M, FRAUENSCHUH A, ALESSANDRI A L, et al. Ticks produce highly selective chemokine binding proteins with antiinflammatory activity. J Exp Med, 2008, 205 (9): 2019-2031.

[75] COPIN J C, DA SILVA R F, FRAGA-SILVA R A, et al. Treatment with Evasin-3 reduces atherosclerotic vulnerability for ischemic stroke, but not brain injury in mice. J Cereb Blood Flow Metab, 2013, 33 (4): 490-498.

[76] BRAIT V H, RIVERA J, BROUGHTON B R, et al. Chemokine-related gene expression in the brain following ischemic stroke: no role for CXCR2 in outcome. Brain Res, 2011, 1372: 169-179.

[77] WALZ A, SCHMUTZ P, MUELLER C, et al. Regulation and function of the CXC chemokine ENA-78 in monocytes and its role in disease. J Leukoc Biol, 1997, 62 (5): 604-611.

[78] ZAREMBA J, SKROBAŃSKI P, LOSY J. The level of chemokine CXCL5 in the cerebrospinal fluid

is increased during the first 24 hours of ischaemic stroke and correlates with the size of early brain damage. Folia Morphol (Warsz), 2006, 65 (1): 1-5.

[79] MATSUMOTO T, IKEDA K, MUKAIDA N, et al. Prevention of cerebral edema and infarct in cerebral reperfusion injury by an antibody to interleukin-8. Lab Invest, 1997, 77 (2): 119-125.

[80] KOSTULAS N, KIVISÄKK P, HUANG Y, et al. Ischemic stroke is associated with a systemic increase of blood mononuclear cells expressing interleukin-8 mRNA. Stroke, 1998, 29 (2): 462-466.

[81] WANG L, LI Y, CHEN X, et al. MCP-1, MIP-1, IL-8 and ischemic cerebral tissue enhance human bone marrow stromal cell migration in interface culture. Hematology, 2002, 7 (2): 113-117.

[82] HOU Y, RYU C H, JUN J A, et al. IL-8 enhances the angiogenic potential of human bone marrow mesenchymal stem cells by increasing vascular endothelial growth factor. Cell Biol Int, 2014, 38 (9): 1050-1059.

[83] YAMASAKI Y, MATSUO Y, MATSUURA N, et al. Transient increase of cytokine-induced neutrophil chemoattractant, a member of the interleukin-8 family, in ischemic brain areas after focal ischemia in rats. Stroke, 1995, 26 (2): 318-323.

[84] YAMASAKI Y, MATSUO Y, ZAGORSKI J, et al. New therapeutic possibility of blocking cytokine-induced neutrophil chemoattractant on transient ischemic brain damage in rats. Brain Res, 1997, 759 (1): 103-111.

[85] SOUSA L F, COELHO F M, RODRIGUES D H, et al. Blockade of CXCR1/2 chemokine receptors protects against brain damage in ischemic stroke in mice. Clinics (Sao Paulo), 2013, 68 (3): 391-394.

[86] GARAU A, BERTINI R, MOSCA M, et al. Development of a systemically-active dual CXCR1/CXCR2 allosteric inhibitor and its efficacy in a model of transient cerebral ischemia in the rat. Eur Cytokine Netw, 2006, 17 (1): 35-41.

[87] TIMASHEVA Y R, NASIBULLIN T R, MUSTAFINA O E. The CXCR2 gene polymorphism is associated with stroke in patients with essential hypertension. Cerebrovasc Dis Extra, 2015, 5 (3): 124-131.

[88] CHAITANYA G V, EEKA P, MUNKER R, et al. Role of cytotoxic protease granzyme-b in neuronal degeneration during human stroke. Brain Pathol, 2011, 21 (1): 16-30.

[89] ZHANG Y, GAO Z, WANG D, et al. Accumulation of natural killer cells in ischemic brain tissues and the chemotactic effect of IP-10. J Neuroinflammation, 2014, 11: 79.

[90] WANG X, LI X, SCHMIDT D B, et al. Identification and molecular characterization of rat CXCR3: receptor expression and interferon-inducible protein-10 binding are increased in focal stroke. Mol Pharmacol, 2000, 57 (6): 1190-1198.

[91] HILL W D, HESS D C, MARTIN-STUDDARD A, et al. SDF-1 (CXCL12) is upregulated in the ischemic penumbra following stroke: association with bone marrow cell homing to injury. J Neuropathol Exp Neurol, 2004, 63 (1): 84-96.

[92] IMITOLA J, RADDASSI K, PARK K I, et al. Directed migration of neural stem cells to sites of CNS injury by the stromal cell-derived factor 1alpha/CXC chemokine receptor 4 pathway. Proc Natl Acad Sci U S A, 2004, 101 (52): 18117-18122.

[93] OHAB J J, FLEMING S, BLESCH A, et al. A neurovascular niche for neurogenesis after stroke. J

Neurosci, 2006, 26 (50): 13007-13016.

[94] MILLER J T, BARTLEY J H, WIMBORNE H J, et al. The neuroblast and angioblast chemotaxic factor SDF-1 (CXCL12) expression is briefly up regulated by reactive astrocytes in brain following neonatal hypoxic-ischemic injury. BMC Neurosci, 2005, 6: 63.

[95] SCHÖNEMEIER B, SCHULZ S, HOELLT V, et al. Enhanced expression of the CXCL12/SDF-1 chemokine receptor CXCR7 after cerebral ischemia in the rat brain. J Neuroimmunol, 2008, 198 (1/2): 39-45.

[96] LIPFERT J, ÖDEMIS V, WAGNER D C, et al. CXCR4 and CXCR7 form a functional receptor unit for SDF-1/CXCL12 in primary rodent microglia. Neuropathol Appl Neurobiol, 2013, 39 (6): 667-680.

[97] WANG Y, FU W, ZHANG S, et al. CXCR-7 receptor promotes SDF-1α-induced migration of bone marrow mesenchymal stem cells in the transient cerebral ischemia/reperfusion rat hippocampus. Brain Res, 2014, 1575: 78-86.

[98] ROBIN A M, ZHANG Z G, WANG L, et al. Stromal cell-derived factor 1alpha mediates neural progenitor cell motility after focal cerebral ischemia. J Cereb Blood Flow Metab, 2006, 26 (1): 125-134.

[99] BOGOSLOVSKY T, SPATZ M, CHAUDHRY A, et al. Stromal-derived factor-1[alpha] correlates with circulating endothelial progenitor cells and with acute lesion volume in stroke patients. Stroke, 2011, 42 (3): 618-625.

[100] CHEN J, CHEN J, CHEN S, et al. Transfusion of CXCR4-primed endothelial progenitor cells reduces cerebral ischemic damage and promotes repair in db/db diabetic mice. PLoS One, 2012, 7 (11): e50105.

[101] MAO L, HUANG M, CHEN S C, et al. Endogenous endothelial progenitor cells participate in neovascularization via CXCR4/SDF-1 axis and improve outcome after stroke. CNS Neurosci Ther, 2014, 20 (5): 460-468.

[102] MOCCO J, AFZAL A, ANSARI S, et al. SDF1-a facilitates Lin-/Sca1+ cell homing following murine experimental cerebral ischemia. PLoS One, 2014, 9 (1): e85615.

[103] LUO J, HU X, ZHANG L, et al. Physical exercise regulates neural stem cells proliferation and migration via SDF-1α/CXCR4 pathway in rats after ischemic stroke. Neurosci Lett, 2014, 578: 203-208.

[104] STUMM R K, RUMMEL J, JUNKER V, et al. A dual role for the SDF-1/CXCR4 chemokine receptor system in adult brain: isoform-selective regulation of SDF-1 expression modulates CXCR4-dependent neuronal plasticity and cerebral leukocyte recruitment after focal ischemia. J Neurosci, 2002, 22 (14): 5865-5878.

[105] LI Y, TANG G, LIU Y, et al. CXCL12 gene therapy ameliorates ischemia-induced white matter injury in mouse brain. Stem Cells Transl Med, 2015, 4 (10): 1122-1130.

[106] MORI M, MATSUBARA K, MATSUBARA Y, et al. Stromal cell-derived factor-1alpha plays a crucial role based on neuroprotective role in neonatal brain injury in rats. Int J Mol Sci, 2015, 16 (8): 18018-18032.

[107] SHYU W C, LIN S Z, YEN P S, et al. Stromal cell-derived factor-1 alpha promotes neuroprotection,

angiogenesis, and mobilization/homing of bone marrow-derived cells in stroke rats. J Pharmacol Exp Ther, 2008, 324 (2): 834-849.

[108] WANG Y, DENG Y, ZHOU G Q. SDF-1alpha/CXCR4-mediated migration of systemically transplanted bone marrow stromal cells towards ischemic brain lesion in a rat model. Brain Res, 2008, 1195: 104-112.

[109] ZHU W, MA X, LI F, et al. The effect of recombinant stromal cell-derived factor-1 treatment on hypoxic-ischemic brain injury in neonatal mice. Neuropediatrics, 2012, 43 (6): 320-331.

[110] YOO J, SEO J J, EOM J H, et al. Effects of stromal cell-derived factor 1α delivered at different phases of transient focal ischemia in rats. Neuroscience, 2012, 209: 171-186.

[111] CUI X, CHEN J, ZACHAREK A, et al. Nitric oxide donor upregulation of stromal cell-derived factor-1/chemokine (CXC motif) receptor 4 enhances bone marrow stromal cell migration into ischemic brain after stroke. Stem Cells, 2007, 25 (11): 2777-2785.

[112] FELSZEGHY K, BANISADR G, ROSTÈNE W, et al. Dexamethasone downregulates chemokine receptor CXCR4 and exerts neuroprotection against hypoxia/ischemia-induced brain injury in neonatal rats. Neuroimmunomodulation, 2004, 11 (6): 404-413.

[113] HUANG J, LI Y, TANG Y, et al. CXCR4 antagonist AMD3100 protects blood-brain barrier integrity and reduces inflammatory response after focal ischemia in mice. Stroke, 2013, 44 (1): 190-197.

[114] RUSCHER K, KURIC E, LIU Y, et al. Inhibition of CXCL12 signaling attenuates the postischemic immune response and improves functional recovery after stroke. J Cereb Blood Flow Metab, 2013, 33 (8): 1225-1234.

[115] WU C C, CHEN Y C, CHANG Y C, et al. Human umbilical vein endothelial cells protect against hypoxic-ischemic damage in neonatal brain via stromal cell-derived factor 1/C-X-C chemokine receptor type 4. Stroke, 2013, 44 (5): 1402-1409.

[116] CHEN Y, LU B, WANG J, et al. Circulating CD133+ CD34+ progenitor cells and plasma stromal-derived factor-1alpha: predictive role in ischemic stroke patients. J Stroke Cerebrovasc Dis, 2015, 24 (2): 319-326.

[117] SCHUTT R C, BURDICK M D, STRIETER R M, et al. Plasma CXCL12 levels as a predictor of future stroke. Stroke, 2012, 43 (12): 3382-3386.

[118] KIM Y S, BAEK W, KIM M K, et al. Association between serum stromal cell-derived factor-1alpha and long-term outcome of acute ischemic stroke. Eur Neurol, 2012, 67 (6): 363-369.

[119] DUAN X X, ZHANG G P, WANG X B, et al. The diagnostic and prognostic value of serum CXCL12 levels in patients with ischemic stroke. Neurol Sci, 2015, 36 (12): 2227-2234.

[120] LIU P, XIANG J W, JIN S X. Serum CXCL12 levels are associated with stroke severity and lesion volumes in stroke patients. Neurol Res, 2015, 37 (10): 853-858.

[121] WURSTER T, STELLOS K, GEISLER T, et al. Expression of stromal-cell-derived factor-1 (SDF-1): a predictor of ischaemic stroke?. Eur J Neurol, 2012, 19 (3): 395-401.

[122] LUDWIG A, SCHULTE A, SCHNACK C, et al. Enhanced expression and shedding of the transmembrane chemokine CXCL16 by reactive astrocytes and glioma cells. J Neurochem, 2005, 93 (5): 1293-1303.

[123] ROSITO M, DEFLORIO C, LIMATOLA C, et al. CXCL16 orchestrates adenosine A3 receptor and MCP-1/CCL2 activity to protect neurons from excitotoxic cell death in the CNS. J Neurosci, 2012, 32 (9): 3154-3163.

[124] ROSITO M, LAURO C, CHECE G, et al. Trasmembrane chemokines CX3CL1 and CXCL16 drive interplay between neurons, microglia and astrocytes to counteract pMCAO and excitotoxic neuronal death. Front Cell Neurosci, 2014, 8: 193.

[125] HATTERMANN K, LUDWIG A, GIESELMANN V, et al. The chemokine CXCL16 induces migration and invasion of glial precursor cells via its receptor CXCR6. Mol Cell Neurosci, 2008, 39 (1): 133-141.

[126] UELAND T, SMEDBAKKEN L M, HALLÉN J, et al. Soluble CXCL16 and long-term outcome in acute ischemic stroke. Atherosclerosis, 2012, 220 (1): 244-249.

[127] BAZAN J F, BACON K B, HARDIMAN G, et al. A new class of membrane-bound chemokine with a CX3C motif. Nature, 1997, 385 (6617): 640-644.

[128] IMAI T, HIESHIMA K, HASKELL C, et al. Identification and molecular characterization of fractalkine receptor CX3CR1, which mediates both leukocyte migration and adhesion. Cell, 1997, 91 (4): 521-530.

[129] BIBER K, NEUMANN H, INOUE K, et al. Neuronal 'On' and 'Off' signals control microglia. Trends Neurosci, 2007, 30 (11): 596-602.

[130] ZHU J, ZHOU Z, LIU Y, et al. Fractalkine and CX3CR1 are involved in the migration of intravenously grafted human bone marrow stromal cells toward ischemic brain lesion in rats. Brain Res, 2009, 1287: 173-183.

[131] SORIANO S G, AMARAVADI L S, WANG Y F, et al. Mice deficient in fractalkine are less susceptible to cerebral ischemia-reperfusion injury. J Neuroimmunol, 2002, 125 (1/2): 59-65.

[132] TANG Z, GAN Y, LIU Q, et al. CX3CR1 deficiency suppresses activation and neurotoxicity of microglia/macrophage in experimental ischemic stroke. J Neuroinflammation, 2014, 11: 26.

[133] FUMAGALLI S, PEREGO C, ORTOLANO F, et al. CX3CR1 deficiency induces an early protective inflammatory environment in ischemic mice. Glia, 2013, 61 (6): 827-842.

[134] LI D, WANG C, YAO Y, et al. mTORC1 pathway disruption ameliorates brain inflammation following stroke via a shift in microglia phenotype from M1 type to M2 type. FASEB J, 2016, 30 (10): 3388-3399.

[135] VAN DER MATEN G, HENCK V, WIELOCH T, et al. CX(3)C chemokine receptor 1 deficiency modulates microglia morphology but does not affect lesion size and short-term deficits after experimental stroke. BMC Neurosci, 2017, 18 (1): 11.

[136] DÉNES A, FERENCZI S, HALÁSZ J, et al. Role of CX3CR1 (fractalkine receptor) in brain damage and inflammation induced by focal cerebral ischemia in mouse. J Cereb Blood Flow Metab, 2008, 28 (10): 1707-1721.

[137] LIU Y, WU X M, LUO Q Q, et al. CX3CL1/CX3CR1-mediated microglia activation plays a detrimental role in ischemic mice brain via p38MAPK/PKC pathway. J Cereb Blood Flow Metab, 2015, 35 (10): 1623-1631.

[138] LIU Y, ZHAO T, YANG Z, et al. CX3CR1 RNAi inhibits hypoxia-induced microglia activation via p38MAPK/PKC pathway. Int J Exp Pathol, 2014, 95 (2): 153-157.

[139] WU X M, LIU Y, QIAN Z M, et al. CX3CL1/CX3CR1 axis plays a key role in ischemia-induced oligodendrocyte injury via p38MAPK signaling pathway. Mol Neurobiol, 2016, 53 (6): 4010-4018.

[140] CIPRIANI R, VILLA P, CHECE G, et al. CX3CL1 is neuroprotective in permanent focal cerebral ischemia in rodents. J Neurosci, 2011, 31 (45): 16327-16335.

[141] DONOHUE M M, CAIN K, ZIERATH D, et al. Higher plasma fractalkine is associated with better 6-month outcome from ischemic stroke. Stroke, 2012, 43 (9): 2300-2306.

[142] QIN W, LI Z, LUO S, et al. Exogenous fractalkine enhances proliferation of endothelial cells, promotes migration of endothelial progenitor cells and improves neurological deficits in a rat model of ischemic stroke. Neurosci Lett, 2014, 569: 80-84.

[143] SHEIKH A M, NAGAI A, WAKABAYASHI K, et al. Mesenchymal stem cell transplantation modulates neuroinflammation in focal cerebral ischemia: contribution of fractalkine and IL-5. Neurobiol Dis, 2011, 41 (3): 717-724.

[144] ZHANG Y, ZHENG J, ZHOU Z, et al. Fractalkine promotes chemotaxis of bone marrow-derived mesenchymal stem cells towards ischemic brain lesions through Jak2 signaling and cytoskeletal reorganization. FEBS J, 2015, 282 (5): 891-903.

[145] TOM TANG Y, EMTAGE P, FUNK W D, et al. TAFA: a novel secreted family with conserved cysteine residues and restricted expression in the brain. Genomics, 2004, 83 (4): 727-734.

[146] SHAO Y, DENG T, ZHANG T, et al. FAM19A3, a novel secreted protein, modulates the microglia/macrophage polarization dynamics and ameliorates cerebral ischemia. FEBS Lett, 2015, 589 (4): 467-475.

[147] TEIGER E, CASTAIGNE A. [Description and mechanisms of ischemia in atherosclerosis]. Rev Prat, 1999, 49 (19): 2110-2116.

[148] MATTERN A, ZELLMANN T, BECK-SICKINGER A G. Processing, signaling, and physiological function of chemerin. IUBMB Life, 2014, 66 (1): 19-26.

[149] DU X Y, ZABEL B A, MYLES T, et al. Regulation of chemerin bioactivity by plasma carboxypeptidase N, carboxypeptidase B (activated thrombin-activable fibrinolysis inhibitor), and platelets. J Biol Chem, 2009, 284 (2): 751-758.

[150] ZHAO D, BI G, FENG J, et al. Association of serum chemerin levels with acute ischemic stroke and carotid artery atherosclerosis in a Chinese population. Med Sci Monit, 2015, 21: 3121-3128.

[151] HAN W, LOU Y, TANG J, et al. Molecular cloning and characterization of chemokine-like factor 1 (CKLF1), a novel human cytokine with unique structure and potential chemotactic activity. Biochem J, 2001, 357 (Pt 1): 127-135.

[152] WANG Y, ZHANG Y, YANG X, et al. Chemokine-like factor 1 is a functional ligand for CC chemokine receptor 4 (CCR4). Life Sci, 2006, 78 (6): 614-621.

[153] KONG L L, HU J F, ZHANG W, et al. Expression of chemokine-like factor 1 after focal cerebral ischemia in the rat. Neurosci Lett, 2011, 505 (1): 14-18.

[154] WANG Z Z, LI G, CHEN X Y, et al. Chemokine-like factor 1, a novel cytokine, induces nerve cell

migration through the non-extracellular Ca2+-dependent tyrosine kinases pathway. Brain Res, 2010, 1308: 24-34.

[155] KONG L L, WANG Z Y, HU J F, et al. Inhibition of chemokine-like factor 1 protects against focal cerebral ischemia through the promotion of energy metabolism and anti-apoptotic effect. Neurochem Int, 2014, 76: 91-98.

[156] KONG L L, HU J F, ZHANG W, et al. C19, a C-terminal peptide of chemokine-like factor 1, protects the brain against focal brain ischemia in rats. Neurosci Lett, 2012, 508 (1): 13-16.

[157] KONG L L, WANG Z Y, HAN N, et al. Neutralization of chemokine-like factor 1, a novel C-C chemokine, protects against focal cerebral ischemia by inhibiting neutrophil infiltration via MAPK pathways in rats. J Neuroinflammation, 2014, 11: 112.

[158] KONG L L, WANG Z Y, HU J F, et al. Inhibition of chemokine-like factor 1 improves blood-brain barrier dysfunction in rats following focal cerebral ischemia. Neurosci Lett, 2016, 627: 192-198.

[159] DIMITRIJEVIC O B, STAMATOVIC S M, KEEP R F, et al. Absence of the chemokine receptor CCR2 protects against cerebral ischemia/reperfusion injury in mice. Stroke, 2007, 38 (4): 1345-1353.

[160] LEE S, CHU H X, KIM H A, et al. Effect of a broad-specificity chemokine-binding protein on brain leukocyte infiltration and infarct development. Stroke, 2015, 46 (2): 537-544.

08

第八章

趋化因子与
精神分裂症

精神分裂症是一种具有可变精神病理的严重致残性精神障碍。这种障碍会造成严重的破坏，涉及认知、情感、知觉和行为等其他方面。精神分裂症的显著特征阳性症状（幻觉和妄想）、阴性症状（情感扁平化和社交退缩）和认知功能障碍（执行功能障碍），典型的发病于成年早期。趋化因子是一类具有化学吸引特性的细胞因子，是一类通过 G 蛋白耦联受体超家族发挥生物学效应的小蛋白。趋化因子参与了多种神经生物学过程，包括神经递质调节和神经发生调节。本章主要介绍了趋化因子与精神分裂症的相关联系，为今后的研究提供新方向。

第一节　精神分裂症简介

一、精神分裂症流行病学及治疗现状

精神分裂症（schizophrenia，SCH）是以认知、情感、意志行为等多方面的障碍及精神活动与环境不协调为主要特征的重性精神疾病，开始于青春期后期和成年早期，男性的典型发病年龄为 23 岁，女性为 28 岁。这种疾病的开始可追溯到大脑发育早期阶段，并与遗传和环境风险因素有关。遗传因素如多巴胺信号异常和谷氨酸能功能障碍是精神分裂症的核心特征。妊娠期间的危险因素例如环境因素（母亲压力、感染，分娩并发症如生长迟缓，移民，冬季出生，滥用高含量四氢大麻酚的化合物）都是导致精神分裂症的原因，特别是对那些疾病敏感的人[1-2]。精神分裂症的主要症状包括阳性症状（positive symptoms）、阴性症状（negative symptoms）和认知功能障碍（cognition impairment）。大约 20% 的患者有导致残疾的永久性和严重性症状，超过 50% 的患者具有长期病程的非持续性症状。精神分裂症患者预期寿命较普通人会减少 15 ～ 20 年，其中 40% 的死亡率源于自杀，60% 来自健康问题，如心肺疾病、传染疾病和肌肉 - 骨骼疾病。该病病程至少为 6 个月，超过 1 个月的严重症状称为"活动期症状"。但是，如果通过药物和心理治疗成功治疗疾病，可以减少这些严重症状的持续时间。统计数据显示，英国仅有 11.5% 的精神分裂症患者正在工作，意味着精神分裂症的失业率非常高（80% ～ 90%）。英国精神分裂症患者一生中无家可归的人数达到 32.8%[3]。

在过去的半个多世纪，已有众多抗精神分裂症药物上市并用于临床治疗，已有的抗精神分裂症药物主要包括氯丙嗪（chlorpromazine）为代表的经典抗精神分裂症药物和以氯氮平（clozapine）为代表的非经典抗精神分裂症药物两大类。目前用于临床的抗精神分裂症药物主要为非经典抗精神分裂症药物，这类药物普遍具有多巴胺 D_2 受体 /5-HT_{2A} 受体拮抗作用，与经典抗精神分裂症药物相比具有疗效好、不良反应少等优点，但仍未解决精神分裂症治疗的全部问题。阿立哌唑被称为第三代抗精神分裂症药物，可部分激动 D_2 受体与 5-HT_{1A} 受体，同时拮抗 5-HT_{2A} 受体。因其具有起效快、安全性高及耐受性好等临床特性，现已成为一线抗精神分裂症药物。

二、精神分裂症发病机制假说

1. **神经递质异常假说** 在精神分裂症的病因假说中影响最大的就是多巴胺功能亢进假说。该假说认为内皮质的多巴胺系统活性增强与精神分裂症的阳性症状相关，对多个精神分裂症患者的尸检发现，他们脑内的 D_2 受体密度改变是一致的。多巴胺与 D_1 多巴胺家族（包括 D_1 和 D_5 受体）和 D_2 多巴胺家族（包括 D_2、D_3 和 D_4 受体）的不同突触后受体相互作用。多巴胺在控制运动活动、奖赏和愉悦过程中的作用与许多行为相关，因此有助于认知和意志。精神分裂症的部分特征可能是前额叶多巴胺功能减退和皮质下多巴胺功能亢进。已知前额叶多巴胺功能减退（主要在前额皮质和前扣带）导致阴性症状和认知功能障碍，例如情感贫乏、缺乏意志力和思维障碍。皮质下多巴胺过度活跃（主要在布洛卡皮质区、STG、扣带回和海马）被认为会导致阳性症状，如幻觉和妄想（图 8-1）。支持这一理论的证据来自观察到更高的多巴胺水平与阳性症状的严重程度和患者对抗精神病药的反应相关。正电子发射体层摄影（PET）研究表明额叶皮质的脑血流量减少（低压）与低脑脊液多巴胺代谢物水平有关，表明诊断为精神分裂症的患者大脑额叶区域有多巴胺功能减退的现象。Zhan 等[4]用酵母双杂交法对精神分裂症患者前额皮质 11 个 DAR 相互作用的蛋白质，5 个 DAR 与多巴胺和环腺苷酸调节的磷蛋白（dopamine and cAMP-regulated phosphoprotein of 32kDa，DARPP-32）基因表达水平进行检测，发现精神分裂症患者的 C14ORF28、GNB2L1、MLLT3、多巴胺 D_2 受体和 *DARPP-32* 基因表达的改变与正常对照组比较，具有统计学差异；聚类分析显示，这 5 个基因的表达和精神分裂症患者的阳性症状密切相关；然而，在这 5 个基因中，多巴胺 D_2 受体的表达相比其他 4 个似乎有更大的关联度，表明多巴胺 D_2 受体活性异常是精神分裂症病理生理过程中的重要因素。成像研究表明，给予苯胺类药物能显著增加精神分裂症患者纹状体内多巴胺的释放，增加多巴胺的释放也会使精神分裂的阳性症状加重，这为多巴胺受体假说提供了进一步的理论支持。对于阻断 D_2 受体的抗精神病药的研究已有 20 年之久，直到 20 世纪 90 年代中期，正电子发射体层显像仪和单光子发射计算机体层显像仪的成像研究才提供证据显示：多巴胺假说过于简单，因为新的抗精神病药（非典型抗精神病药）和老药（典型抗精神病药）一样有效，而且还影响了 5- 羟色胺的功能，并可能有轻微的多巴胺阻断作用。

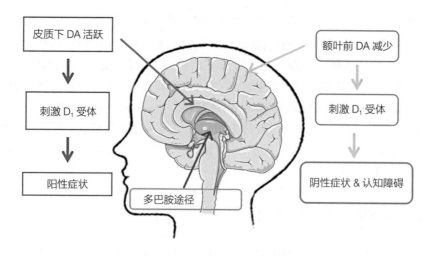

图8-1　精神分裂症分子机制-多巴胺功能紊乱机制

谷氨酸属于对中枢神经系统产生兴奋作用的氨基酸。投射到内侧前额皮质（medial prefrontal cortex，mPFC）的谷氨酸主要发源于丘脑背内侧核（mediodorsal nucleus of the thalamus，MDT）、海马（hippocampus）和杏仁核（amygdala）。谷氨酸是脑皮质神经元主要的兴奋性神经递质，其受体功能紊乱可导致 DA 功能亢进及其他递质的变化，进而引发疾病（图 8-2）。目前已知存在离子型和代谢型两类兴奋性氨基酸受体。一项 Meta 分析指出，离子型谷氨酸受体结构中的 N- 甲基 -D- 天冬氨酸（N-methyl-D-aspartate，NMDA）受体的拮抗剂对 SCH 阴性症状有一定治疗作用，通过提高拮抗剂对不同亚单位的选择性可大大增强药效，降低副作用[5]。D- 丝氨酸和甘氨酸均为 NMDA 受体的协同激动剂，可在抗精神分裂药物的作用下联用改善阴性症状。抑制 D- 氨基酸氧化酶（DAAO）有助于升高脑内 D 型氨基酸的水平，触发 NMDA 受体，从而改善阴性症状及认知功能障碍，该研究仍在进行中。抑制甘氨酸转运体 -1（GlyT-1）能够增强 NMDA 受体的功能，选择性的 GlyT-1 抑制剂可提高突触间隙甘氨酸水平，进而增强 NMDA 受体的神经传递活性，有望改善服用抗精神病药患者的阴性症状。代谢型谷氨酸受体（metabotropic glutamate receptor，mGluR）是一种 G 蛋白耦联受体，主要分布在神经元及胶质细胞的突触膜上，通过调节 Ga^{2+} 或 K^+ 通道改变突触膜效应。此外，mGluR2 变构剂 ADX71149 药物研发尚在进行中。

2. 基因位点与表观异常学假说　研究提示 SCH 受多基因的调控。全基因组关联分析的应用，发现了大量精神分裂症相关的易感基因。2014 年 7 月，精神疾病基因组协会精神分裂症工作组召集全球科研力量对 15 万余人的被试基因组进行了测序分析，包括 36 989 名精神分裂症患者和 113 075 名对照人群，发现了 108 个精神分裂症相关位点，这些发生变异的基因主要与大脑的化学信息传递、免疫系统等有关，其中 83 个属于首次报道[2]。相关位点大都与 DA 受体、谷氨酸能信号转导及突触可塑性相关。单个基因与精神分裂症的相关性强弱不等，但基因位点的相互作用可导致高风险发病。当然，基因的关联性也很可能与外界环境有关，新兴的观点是自然选择效应使个体的高风险相关等位基因在人群中较为罕见，但低风险相关等位基因则普遍存在，认为是遗传漂变与平衡选择的共同

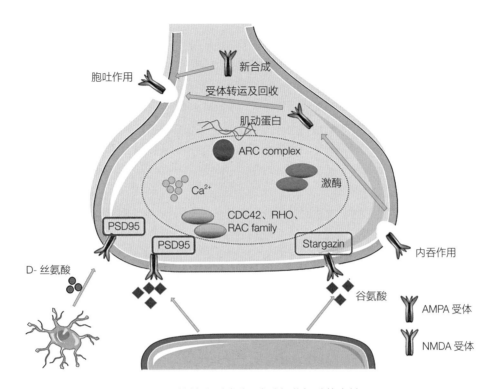

图8-2　精神分裂症分子机制-谷氨酸能突触

注：PSD95，突触后致密蛋白 95；Stargazin 蛋白，AMPA 受体调节蛋白家族成员蛋白。

作用结果。

对谷氨酸代谢型受体基因 3（GRM3）和谷氨酸代谢型受体基因 7（GRM7）的研究提示存在精神分裂症的相关位点，可通过联合作用对疾病产生影响，研究其中的作用机制可以为治疗提供新的研究方向。多项研究表明 CACNA1C（Cav1.2）基因多态性与精神分裂症有关，Cav1.2 参与细胞膜 Ga^{2+} 通透性的改变，导致细胞内信号途径、基因转录及突触可塑性的改变，可能对脑环路和行为功能起重要的调整作用。*CYP2D6* 基因多样性与抗精神病药的代谢速度有关，此基因型的患者体内抗精神病药代谢较慢，血药浓度较高以至于副作用更明显。

3．免疫异常假说　诸多研究表明免疫炎症异常与精神分裂症的发病机制有着密切的关联。SCH 患者治疗前后的血清及脑脊液中白介素 -2（IL-2）、白介素 -6（IL-6）、白介素 -4（IL-4）、白介素 -10（IL-10）、肿瘤坏死因子 α（TNF-α）、干扰素（IFN）、集落刺激因子（CSF）等细胞因子及其受体多存在异常，说明 SCH 患者的免疫功能存在异常。大脑可通过脑膜淋巴管与外周免疫系统连接，说明炎症因子既可通过血液循环进入血脑屏障，也可通过淋巴循环进入中枢神经系统（图 8-3）。

小胶质细胞是中枢神经系统（central nervous system，CNS）对脑损伤及感染作出相应反应的一类具有免疫功能的细胞，可通过修剪或重排神经细胞间的连接框架改变突触间信号的传递能力，在 CNS 的炎症反应中发挥作用。SCH 患者大脑中的小胶质细胞更为活跃，且活动水平会随着症状的加重逐渐升高，小胶质细胞的炎症反应过程可能影响患者脑部神经元的再生、凋亡及白质病变。

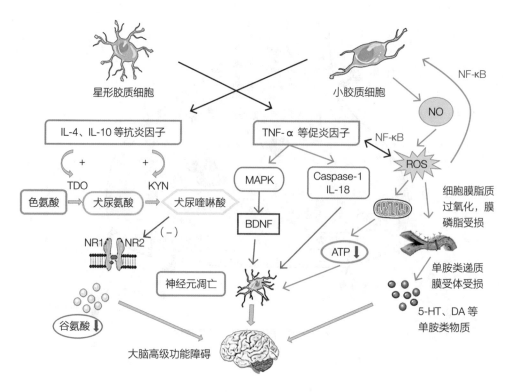

图8-3   神经炎性反应影响精神分裂症的作用机制

　　肠道菌群与精神分裂症的联系也是当下的研究热点，研究提示肠道菌群能够通过调节人体免疫反应影响脑的神经发育，大脑的发育离不开胃肠道的屏障作用，且肠道菌群参与调节神经发育及神经元可塑性的神经营养因子和蛋白数量，其改变可能引起精神症状。此外，肠道菌群与大脑间存在双相通路，包括迷走神经、短链脂肪酸、色氨酸、皮质醇、细胞因子等，肠道菌群产生的许多物质是重要的中枢神经递质，可穿过肠神经系统到达脑部。肠道菌群失调可导致自身免疫反应、对食物的敏感性增强，从而成为精神分裂症的肠道病理改变[6]。

　　4. 神经发育异常假说　神经发育异常假说着眼于自妊娠期起可能影响个体脑神经发育的风险因素。患者幼年大脑髓鞘形成期，危险因素引起脑发育中断，致神经发育异常；青春期，在大脑皮质广泛进行的神经元清除及突触修剪过度，使神经环路功能发生改变，进而表现出精神分裂症的症状。儿童发生精神分裂症的轨迹包括抑制性通路细化减少和兴奋性通路的过度修整导致前额叶兴奋-抑制平衡改变，髓鞘化减少，连接改变。突触修剪过程中，补体4（C4）发挥了关键作用：C4需要另一种蛋白质（一种补体成分C3），使其沉积到突触，作为修剪信号。在青春期和成年早期，C4的活动增多导致突触修剪过度，突触连接减少，从而发生了精神分裂症的症状[7]。

第二节　趋化因子在精神分裂症中的生物学意义及可能机制

在许多感染性因子被认为与精神分裂症风险增加有关之后，人们对炎症基因在精神分裂症中可能扮演的角色越来越感兴趣。趋化因子和趋化因子受体基因具有高度的多态性，许多多态性影响这些分子的表达和功能特征。这些多态性在炎症性疾病中发挥重要作用，也可能影响精神分裂症的发病风险。趋化因子是具有化学吸引特性的细胞因子，是通过 G 蛋白耦联受体超家族发挥其生物学作用的小蛋白质。趋化因子涉及几种神经生物学过程，包括神经递质调节和神经发生的调节。现已证明趋化因子与神经递质系统具有相互作用，并在大脑发育中起关键作用。对趋化因子敲除小鼠模型的研究证明，趋化因子与精神分裂症中经常表现出的行为表型和神经内分泌活性有关。此外，趋化因子及其受体的多态性，如 C-C 基序趋化因子受体 2（CCR2）和 CCR5，也被发现与精神分裂症有关。此外，亚美尼亚人群中 CCL2 多态性与血浆 CCL2 水平与精神分裂症存在正相关性。总之，这些数据表明精神分裂症患者可能表现出免疫 - 炎症功能障碍。

第三节　趋化因子在精神分裂症中的研究进展

精神疾病是非常普遍和易致残的一种疾病。许多报道描述了精神分裂症患者的炎症反应和免疫学改变的失调。此外，在精神分裂症患者中观察到各种细胞因子的改变，表明炎症过程可能通过影响大脑发育，在精神分裂症病理生理学中起作用。基于它们在调节免疫、炎症过程和神经元功能中作为信号分子的作用，免疫相关和细胞因子基因已经被认为是精神分裂症易感性的候选者。

在人类基因组中已经鉴定了 50 多种编码趋化因子的基因。趋化因子是基于 N- 末端位置中保守的半胱氨酸残基的数量和间隔分为四个家族的小蛋白质。根据系统命名法，这些家族被命名为 CXC、CC、CX3C 和 C。趋化因子与具有 7 种跨膜结构域 G 蛋白耦联受体（GPCR）超家族的细胞表面受体结合，发挥其生物效应。趋化因子受体命名法遵循趋化因子的命名，趋化因子受体分别命名为 CXCRn、CCRn、CX3CRn 和 CRn，用于 CXC、CC、CX3C 和 C 家族的配体。趋化因子受体具有 340 ~ 370 个氨基酸，并且它们的氨基酸序列具有 25% ~ 80% 的同一性。大多数趋化因子受体共有的特征包括：相对短的 N- 末端区段，4 个细胞外环中的每一个半胱氨酸残基和第二细胞内环中的 9 个氨基酸的保守序列（DRYLAIVHA）。此外，趋化因子受体的 C- 末端尾部含有大量丝氨酸和苏氨酸残基，这些残基在受体 - 配体相互作用后被磷酸化。趋化因子与其受体之间的关系是复杂的，因为给定的趋化因子可以与几种受体结合，并且多种受体可以结合相同的趋化因子[8]。

趋化因子涉及几种神经生物学过程，包括神经递质调节和神经发生的调节。此外，趋化因子已被证明与神经递质系统相互作用，并在大脑发育中起关键作用。对趋化因子敲除小鼠模型的研究已经证明，趋化因子与精神疾病中经常表现出的行为表型和神经内分泌活性有关。此外，还发现趋化因子及其受体的多态性，如 C-C 基序趋化因子受体 2（CCR2）和 CCR5，与精神分裂症有关。2012 年有报道称亚美尼亚人群中 CCL2 多态性与血浆 CCL2 水平与精神分裂症的正相关性。总之，这些数据表明精神分裂症患者可能表现出免疫 - 炎症功能障碍。

许多研究的焦点为细胞因子在精神疾病病理生理学中的作用；然而，相关家族的免疫蛋白指定趋化因子相对来说一直被忽视。值得注意的是，有研究表明在衰老过程中损害海马功能的 CCL11 与老年阿尔茨海默病和抑郁症都有明显的相关性。还有证据表明，妊娠期间的母体感染会增加后代患精神分裂症和自闭症等神经发育性精神疾病的风险。出生前暴露于 CXCL8 可能破坏精神分裂症的早期神经发育时期。促炎趋化因子，例如 CCL2，可以驱动促炎细胞向炎症或损伤的中枢神经系统趋化。综上所述，有大量证据支持炎症和免疫过程参与精神分裂症的发病。趋化因子是一种细胞因子，在多种病理条件下对炎症和免疫反应起重要作用。因此，在这一部分中我们总结了一些趋化因子和精神分裂症之间的潜在联系。

一、参与精神分裂症的 CC 类趋化因子及其作用机制

1. CCL2 CCL2 又称单核细胞趋化蛋白 -1（MCP-1），是 CC 类趋化因子家族中的一种小型促炎细胞因子，在炎症病灶部位聚集单核细胞的过程中起着关键性的作用。先前的研究表明，CCL2 可能影响一些细胞因子如 IL-4、IFN-γ 和 IL-12，在精神分裂症患者中 CCL2 的表达是发生变化的。CCL2 也是因其对单核细胞 / 巨噬细胞、T 淋巴细胞和树突状细胞的趋化和活化作用而被公认。但是，早期的证据已经开始暗示这种趋化因子也具有独立的 CNS 特异性功能。CCL2 及其受体（CCR2）在星形胶质细胞、小胶质细胞、神经元和 NSC/NPC、基底中广泛表达，并在炎症细胞因子和其他炎症因子的作用下上调。例如，一方面 CCL2 可能在调节中枢神经系统驻留小胶质细胞的炎症激活状态中发挥重要作用，而最新的电生理数据提示 CCL2 具有神经调节作用。这种趋化因子在中枢神经系统上的多效性作用可能不仅与成年期精神疾病的病理生理学有关，而且可能与这些疾病的发病机制有关，这是由其在子宫神经发育过程中的广泛和动态表达所表明的。

在一项至少 5 年的研究中，慢性精神分裂症患者与对照组相比，血清 CCL2 水平升高。与抑郁症的研究类似，涉及 CCL2 启动子 a2518g 多态性（rs1024611）的数据在不同样本间并不一致。虽然现有的早期数据令人振奋，但尚不清楚 CCL2 水平是否是精神分裂症的有用生物标志物。

2. CCL3 CCL3（也称为"MIP-1"）被描述为经典的中性趋化因子和激活剂。在CNS 中，其表达似乎仅限于星形胶质细胞，而其受体 CCR1/CCR5（与多组其他 CC 趋化因子共享）在小胶质细胞、星形胶质细胞、少突胶质细胞和 NSC/NPC 上表达，但其神经元表达与否仍存在争议。该受体的表达在炎症反应中被上调。在很大程度上，CCL3 的CNS 特异性机制仍然是未知的。CCL3 在中性粒细胞趋化中的经典功能，是在癫痫持续状态等炎症性损伤后而发挥作用，但这种机制与精神疾病的潜在相关性仍然不是很清楚。与CXCL8 和 CCL2 类似，这种趋化因子也被证明对 NSC/NPC 发挥趋化作用——可能与神

经发生 / 神经胶质形成过程中的迁移调控有关。

　　关于 CCL3 与精神分裂症关系的研究结果也非常有限。一份关于出现单纯首发精神病患者样本的报告（$n = 51$）显示，与对照组相比，血清和体外 LPS 均能刺激外周血单核细胞（PBMC）产生 CCL3。所有报道精神分裂症患者 CCL3 的研究均未发现精神分裂症患者与对照组血清和脑脊液中 CCL3 含量存在显著差异，但考虑到脑脊液研究缺乏统计学意义（$n = 8$），脑脊液研究的结果应谨慎解读。尽管关于这种趋化因子的研究很少，但现有的证据表明，它不太可能在精神分裂症患者的血清中失调。

　　3．CCL5　CCL5（也称"RANTES"）是一种趋化因子，它向外周免疫系统的 T 淋巴细胞、嗜碱性粒细胞和嗜酸性粒细胞提供激活和趋化信号。在 CNS 中，CCL5 由小胶质细胞和星形胶质细胞组成表达。在炎症刺激（如促炎细胞因子等刺激）时，包括血脑屏障内皮细胞在内的这些细胞的 CCL5 表达上调。CCL5 及其受体同样由星形胶质细胞、小胶质细胞和 NSC/NPC 表达，但不在神经节或少突胶质细胞中表达。目前其中枢神经系统功能特点尚不明确，但在神经内分泌轴调节、谷氨酸能神经传递调节、中枢神经系统固有免疫细胞的趋化和促炎活化等方面具有潜在作用。

　　CCL5 在精神分裂症中被研究的案例也很少，但是已经有许多相关报道。CCL5 的受体：CCR5 和 CCR3，也被研究分析其在精神分裂症中的作用，然而，这些受体基因中的单核苷酸多态性（SNPs）已被证明与精神分裂症无关（rs333、rs9853223、rs6441948、rs13326331、rs7652290 和 rs1491962）。从这些早期结果来看，CCL5 及其受体与精神分裂症的关系尚不清楚。

　　4．CCL11　CCL11 包括三个外显子，位于染色体编号 17q21.1-q21 区域上，其跨越大约 8kb。已显示 17q 区域具有精神分裂症易感基因位点。在一项关于韩国人精神分裂症 CCL11 易感基因的研究中，发现了 CCL11 启动子多态性与精神分裂症显著相关。研究结果表明，CCL11 启动子 rs4795896 多态性可能会导致韩国人群对精神分裂症的易感性[9]。此外，还观察到 CCL11 rs16969415 与精神分裂症患者的持续性妄想、幻听之间的关联。这些结果，为支持精神分裂症的免疫学改变假说，提供了进一步证据，并指出了 CCL11 在精神分裂症中的功能的重要性。

　　已显示 C-C 基序趋化因子配体 11（CCL11）与突触可塑性和神经发生有关。CCL11 是白细胞迁移和嗜酸性粒细胞聚集的有效介质，两者都参与免疫调节、炎症过程和过敏反应。现已证明 CCL11 作用于趋化因子受体 CCR3，CCR3 在嗜酸性粒细胞和其他细胞类型上表达，包括分泌 IL-4 和 IL-5 的肥大细胞和淋巴细胞。CCR3 在后一种细胞类型上的表达优先，强调了这种受体在与 Th2 为主的免疫反应相关细胞的聚集和激活中，发挥重要作用。还有一项研究还表明，嗜酸性粒细胞活性和周转率的增加可能与精神分裂症相关的炎症反应改变有关。相关文献中也显示了 CCL11 可诱导神经元钙离子的迁移，这对于突触可塑性是非常重要的。有实验表明，升高外周 CCL11 趋化因子水平的幼鼠，表现出成体神经发生减少的情况。此外，健康志愿者的血清中 CCL11 水平随着年龄的增大和机体的衰老而升高。这些结果表明了 CCL11 可能在神经发生和认知功能障碍中发挥重要作用。

　　最近的研究表明，精神分裂症患者的 CCL11 血清水平升高与工作记忆表现呈负相关，提示 CCL11 可能在精神分裂症发病机制中发挥作用。此外，据报道 CCL11 可导致细胞外

信号调控的激酶 -2（ERK2）的激活，并且精神分裂症患者中 ERK2 mRNA 的表达水平显著增加。基于这些发现，研究学者认为 CCL11 可能有助于精神分裂症的发展。

二、参与精神分裂症的 CXC 类趋化因子及其作用机制

CXCL8（亦称"IL-8"）是一种广泛研究的免疫因子，对外周免疫系统的多个方面具有多效性作用。CXCL8 即 IL-8 对 B 淋巴细胞、T 淋巴细胞、自然杀伤细胞、树突状细胞和各种类型粒细胞具有趋化作用。此外，它可能具有促炎细胞因子样作用，可吸引或激活中性粒细胞、嗜碱性粒细胞、单核 / 巨噬细胞的活化和脱颗粒作用。关于 CXCL8 对 CNS 免疫环境的影响研究较少。CXCL8（CXCR1 和 CXCR2）受体在神经元、星形胶质细胞、小胶质细胞、少突胶质细胞、血脑屏障上皮细胞、NSC/NPC 等细胞中均有组成表达，且其表达（至少在中性粒细胞中）可能随年龄而波动。

一项研究发现，孕妇血清中 CXCL8 水平升高与成年子女精神分裂症谱系障碍的发展存在相关性，精神分裂症患者大脑结构也发生改变，包括心室体积的增加和皮质体积的减少。即妊娠中期较高水平的 CXCL8 可能破坏精神分裂症早期的神经发育。考虑到 CXCL8 可能具有 CNS 特异性的功能，脑组织中这种趋化因子的表达可能为其与精神分裂症的关系提供更多的生理学相关评价。死亡后脑组织（背外侧前额皮质）与对照组相比，精神分裂症患者组织中 CXCL8 mRNA 表达显著增加。虽然外周血 CXCL8 表达的作用尚不清楚，但这一早期证据提示了 CNS 表达 CXCL8 在精神分裂症中的作用。

三、参与精神分裂症的其他趋化因子及其作用机制

几乎没有研究分析精神分裂症中的其他趋化因子。与对照组相比，趋化因子 CCL4 和 CCL26 在精神分裂症患者血清中显著增加，而在精神分裂症患者的外周血单核细胞中，CXCL1 mRNA 的表达也显著增加。与对照组相比，CCL11 在精神分裂症患者的血清中也有增加（$P<0.01$），而 CCL24、CXCL9 和 CXCL10 没有显著改变。与匹配的对照组相比，趋化因子 CXCL12 的水平在未分化的精神病患者的血浆中也显著降低。来自 DISC1 条件性全基因组关联分析的数据表明，CXCL3 基因中的 SNP（rs9131）与几种精神病倾向度量相关[10]。

第四节 抗精神分裂症药物的研发进展

精神分裂症的治疗结合了药物治疗、心理治疗、康复治疗以及社会支持。在第一次精神病发作后，当用药物治疗时，大约 20% 结果较好，是疾病恢复的积极结果。大约 35% 的人报告了复发和症状缓解，发作之间的状况良好。大约 35% 的人报告了慢性阳性和阴性症状，需要进一步治疗和心理护理。大约 10% 的人报告了严重的症状，需要长期治疗和特殊护理[11]。抗精神病药已经使用多年，并且仍然是精神分裂症的急性和长期治疗的

主要支柱。这类药物可分为两大类，第一代抗精神病药（也称为典型抗精神病药或常规抗精神病药）和第二代抗精神病药（也称为非典型抗精神病药）。在此，我们将探讨临床批准的典型和非典型抗精神病药的结构、作用方式、代谢、有效性和局限性。我们还调查了抗精神病药化学合成的最新进展。

1. 氯丙嗪（chlorpromazine）　氯丙嗪是第一代抗精神病药，已被用于治疗精神病、严重焦虑、精神病性攻击、抵抗和严重打嗝，以及麻醉前调理。氯丙嗪是几种多巴胺受体（D_1、D_2、D_3 和 D_4）的拮抗剂。D_1 多巴胺受体的特殊阻断减少了前脑中神经递质的结合，并产生一个反馈环，在第一次摄入药物后会导致更多的多巴胺释放。因此，生产性和非生产性症状都会受到影响。氯丙嗪还可作为 5- 羟色胺受体 $5-HT_1$ 和 $5-HT_2$ 的拮抗剂，这对于典型的抗精神病药非常罕见，与非典型抗精神病药相似（具有抗焦虑、抗抑郁和抗侵袭机制）。氯丙嗪是 α 肾上腺素受体拮抗剂中最有效的药剂之一，正如其他具有镇静作用的抗精神病药所报道的那样，它同时具有交感神经特性，能够降低血压，缓解心动过速、眩晕、过度躁动、无知和性功能障碍。这种性质加上其对组胺 H_1 受体的拮抗作用（如镇静、止吐等作用）使得氯丙嗪作为抗组胺的药物开发。氯丙嗪的使用会导致许多副作用：帕金森病、黄疸、高血压、惊厥、精神错乱、皮炎、便秘和镇静等[12]。

2. 氟哌啶醇（haloperidol）　氟哌啶醇是第一代抗精神病药，还是一种强效的精神安定剂，被列入世界卫生组织的基本药物清单。它被证明对治疗与精神分裂症有关的阳性症状有效，但它会引起锥体外系不良反应（近 50% 患者）。在典型抗精神病药中，氟哌啶醇是使用最广泛的药物，现在，它也被用于治疗多动症，与亨廷顿病相关的舞蹈症、强迫症、精神病，与痴呆有关的躁动，很少用于因化疗或手术引起的恶心和呕吐。多年来，典型抗精神病药和非典型抗精神病药一直在进行比较，最近的一项研究表明，与用氟哌啶醇治疗的受试者相比，接受非典型抗精神病药治疗的患者继续接受治疗的时间更长；此外，与氟哌啶醇相比，非典型药物似乎更能预防复发。氟哌啶醇与一系列不良事件有关，但最常见的是锥体外系不良反应（extrapyramidal side effect，EPSE），包括肌张力障碍、静坐不能、运动障碍和帕金森病。静脉注射氟哌啶醇可引起心电图观察到的心律失常，如 Q-T 间期延长，可导致心律不齐。氟哌啶醇还与烦躁不安有关，其特征是抑郁、焦虑或激动。它已被证明对神经元具有细胞毒性，并通过减少细胞存活信号诱导啮齿动物细胞凋亡。

3. 氯氮平（clozapine）　氯氮平是第二代抗精神病药，它是唯一可用于治疗抵抗性精神分裂症的抗精神病药。氯氮平是第一种被发现的非典型抗精神病药，能够治疗阳性症状而不会引起 EPSE。它被证明可有效治疗阳性和阴性症状以及一些认知功能（记忆力、语言学习和流畅性以及精神运动速度）障碍。氯氮平能够与一系列受体结合，包括多巴胺能（D_1 ~ D_5），5- 羟色胺能（$5-HT_{2A}$、$5-HT_{2C}$、$5-HT_6$），胆碱能（M_1、M_2、M_4），组胺能（H_1）和肾上腺素能（$α_1$）等受体，它显示出高亲和力，特别是对多巴胺 D_2 受体和 $5-HT_{2A}$ 受体。它占据 40% ~ 60% 的纹状体 D_2 受体，被认为是有效的。与利培酮相比，即使以高剂量给予氯氮平也不会使 D_2 受体饱和。氯氮平不良反应包括粒细胞缺乏症（影响 0.8% 的患者）、镇静、肝药酶升高（约 10%）、控制和过度消化（湿枕综合征）。

4. 利培酮（risperidone）　利培酮是一种非典型（第二代）抗精神病药，1993 年批准用于治疗与自闭症相关的精神分裂症、72 种双相情感障碍和易怒。利培酮是世界卫生组织推荐的基本药物之一，也是一种非专利药物。其结合了传统 D_2 拮抗剂、抗精神病药和氯氮平样 5-HT 拮抗剂已知的抗精神病作用。利培酮是首个获准用于 13 ～ 17 岁儿童和青少年的抗精神病药。它是强生公司旗下的詹森制药公司在 20 世纪 80 年代末开发的，是以苯并异噁唑骨架为基础，主要基于其强效血清素 5-HT$_{2A}$ 和多巴胺 D$_2$ 受体拮抗特性，改善精神分裂症的阳性和阴性症状。根据研究，利培酮和氟哌啶醇治疗精神分裂症阴性症状均有较好的疗效。但利培酮作为第二代抗精神病药，其锥体外系不良反应较第一代抗精神病药氟哌啶醇低。此药物常见副作用包括躁动、静坐、便秘、头晕、困倦、肌张力障碍、锥体外系不良反应、恶心、鼻炎和体重增加。与其他抗精神病药相比，利培酮与催乳素分泌水平较高有关。据报道，这些限制也适用于儿童。锥体外系症状有时用苯托品治疗。

5. **喹硫平（quetiapine）** 喹硫平是一种非典型（或第二代）抗精神病药，被批准用于治疗精神分裂症和其他一些疾病（双相情感障碍、重度抑郁症）。它被制成片剂，用于治疗阳性症状和阴性症状。喹硫平于 1997 年首次被 FDA 批准用于精神分裂症的治疗。其缓释型药物于 2007 年被 FDA 批准用于除急性治疗外的精神分裂症的维持治疗。喹硫平是大脑中多个神经递质的受体拮抗剂，拮抗多巴胺 D$_1$ 和 D$_2$，5-HT$_{1A}$，5-HT$_2$，组胺 H$_1$，α_1、α_2 等受体。喹硫平的作用机制尚未完全阐明；然而，有人认为其疗效是通过 D$_2$ 和 5-HT$_2$ 的联合拮抗介导的。喹硫平在治疗剂量下约占 D$_2$ 受体的 30%，低于与抗精神病疗效相关的 60% ～ 75%，如此低的比例可以用 D$_2$ 受体的快速游离来解释。与传统抗精神病药或利培酮相比，喹硫平发生不良反应如嗜睡、头晕、乏力和口干等的风险更高；便秘、心动过速、直立性低血压、消化不良和体重增加等不良反应也有报道；偶尔报告的副作用包括晕厥发作、白细胞减少、中性粒细胞减少和周围血管水肿。喹硫平的缓释制剂已经开发出来，允许每日一次的给药方案，从而提高患者的生活质量，并确保更有可能按照医生的处方服药。然而，研究发现与安慰剂或即刻释放制剂相比，不良反应发生的可能性要大得多。

6. **阿立哌唑（aripiprazole）** 阿立哌唑是一种非典型抗精神病药，在世界范围内被批准用于治疗成人精神分裂症患者。它既可作为长期治疗的口服制剂，也可作为控制精神分裂症患者急性躁动的肌内注射制剂。该药物的口服制剂对治疗精神分裂症的阳性和阴性症状均有效。阿立哌唑在 2002 年被 FDA 批准用于治疗精神分裂症。阿立哌唑具有独特的受体结合谱，因为所有其他第二代抗精神病药都是多巴胺受体拮抗剂，显示部分激动剂活性以及拮抗剂活性。因此，阿立哌唑被认为是多巴胺 - 血清素系统稳定剂，这一药理作用在其他抗精神病药的活性中都无法观察到。众所周知，口服阿立哌唑在减轻慢性精神分裂症患者的症状和防止复发方面是有效的。阿立哌唑在控制精神分裂症症状方面不如奥氮平有效，但与奥氮平和其他第二代抗精神病药相比，阿立哌唑体重增加的发生率较低。阿立哌唑比氟哌啶醇的 EPSE 发生率更低，比奥氮平的代谢综合征风险更低风险。多项药物经济学分析表明，阿立哌唑比其他抗精神病药更具有成本效益。阿立哌唑与不同的不良事件有关，但最常见的副作用是失眠，影响 22% ～ 42% 的患者。其他不良事件包括头痛、焦虑、恶心和镇静。这些不良反应在服用阿立哌唑的患者中比在服用其他抗精神病药的患者中更为常见 [13]。

7. **鲁拉西酮（lurasidone）** 鲁拉西酮是最近开发的一种非典型抗精神病药，2010 年首次获得 FDA 批准，用于美国和加拿大患者的精神分裂症治疗。鲁拉西酮的结构与齐拉西酮有关。它被证明对精神分裂症患者的阳性和阴性症状，以及认知功能障碍和情绪症状都有效。它表现出对一系列受体的高度亲和力，从而产生强大的抗精神病活性和抗抑郁的效果。鲁拉西酮不溶于水，导致生物利用度低。因此，鲁拉西酮与食物一起服用会使治疗复杂化，导致精神分裂症患者的治疗效果不佳。为了克服这些问题，过去几年来一直在探讨鲁拉西酮的配方，其中纳米悬浮液的使用可以提高其生物利用度。鲁拉西酮可用于精神分裂症的短期和长期治疗。短期临床试验表明，鲁拉西酮对急性精神分裂症有效。它的药理特性改善了精神分裂症患者的认知功能，帮助他们缓解焦虑和抑郁。鲁拉西酮最大的优点之一是它不容易引起体重增加和代谢紊乱。鲁拉西酮与各种不良事件有关，包括恶心、呕吐、失眠、头晕、镇静和嗜睡。每天剂量超过 80mg 与静坐障碍（精神运动不安）有关。鲁拉西酮可以提高催乳素水平，但与利培酮和帕利培酮等其他抗精神病药相比，作用程度较低。盐酸鲁拉西酮的主要缺点是它的低溶解度和低生物利用度，口服时只有 9%～19% 被吸收。因此，鲁拉西酮的服药建议是与至少 350kcal（1kcal ≈ 4.2kJ）的食物一起食用，这使得鲁拉西酮的吸收率提高了两倍。据报道，这种治疗依从性很差，因此研究鲁拉西酮的配方来解决这个问题。Lu 等和 Yu 等发现了反溶剂沉淀 - 超声法制备纳米悬浮液的方法，并利用该方法提高了鲁拉西酮的溶出度和生物利用度。与原配方相比，纳米悬浮液的溶出率提高，吸收速度加快，口服生物利用度增强。

8. 新兴的治疗精神分裂症的方法 第一代和第二代抗精神病药对多巴胺能和 5- 羟色胺系统具有深远的影响，因此针对精神分裂症的阳性症状，以及小部分的阴性症状和认知功能障碍有治疗作用。精神分裂症包括关键脑内神经化学的复杂变化，这些变化与认知、神经发育、记忆、感觉处理和情绪有关。多巴胺和 5- 羟色胺在调节这些大脑区域中发挥关键作用，但谷氨酸和 GABA 是主要的兴奋性和抑制性发射体，确实通过这些回路调节信号转导 [14]。

N- 甲基 -D- 天冬氨酸（NMDA）受体的活化需要内源性激动剂谷氨酸及甘氨酸共同作用在其结合位点，甘氨酸在中枢神经系统细胞外液的浓度是通过两种甘氨酸转运体 GlyT1 和 GlyT2 进行控制的。经研究发现，GlyT1 和调控 NMDA 受体的突触间隙的甘氨酸浓度有关，而选择性 GlyT1 抑制剂在改善精神分裂症患者的症状方面有显著效果。罗氏公司通过高通量筛选得到化合物 RG1678。另外，赛诺菲公司的 SSR-103800、默克公司的 DCCCyB、辉瑞公司的 PF-3463275 等均是开发用于治疗精神分裂症的 GlyT1 抑制剂。

mGluR2 与 mGluR3 位于突触前膜，可以调节谷氨酸的释放。现有的研究表明 mGluR2 与 mGluR3 激动剂可反转因 N- 甲基 -D- 天冬氨酸受体拮抗引起的一些行为和现象。mGluR3 激动剂通过抑制谷氨酸能系统而用于治疗精神分裂症、焦虑等疾病。LY404039 是 Lilly 公司开发的 mGluR3 激动剂，LY404039 被证实在 CAR 模型中具有抗精神分裂症活性，且在焦虑症模型中也显示出一定的活性。同时，在临床试验中发现，LY404039 不会引起体重增加的不良反应，其与安慰剂相比，受试者体重反而降低。首批临床试验数据显示，其和阳性对照药奥氮平均对精神分裂症阳性症状和阴性症状有一定疗效，但遗憾的是，LY404039 为期 24 周的 II 期临床试验数据显示其疗效不佳。

α7 nAChR 作为烟碱型乙酰胆碱受体的重要一员，其与多种生理过程密切关，是阿尔茨海默病等多种疾病的潜在治疗靶点。现今针对 α7 nAChR 激动剂的研究主要在于治疗阿尔茨海默病或改善精神分裂症患者的认知功能障碍等。Bayer 公司开发的 EVP-6124 是一个 α7 nAChR 的选择性激动剂，其已经进入 III 期临床试验，主要用于治疗阿尔茨海默病以及精神分裂症中的认知功能障碍。研究表明 EVP-6124 作用于 α7 nAChR 的 K_i 值和拮抗 5-HT$_3$ 受体的 IC_{50} 分别为 4.3nmol/L 和 299nmol/L，而对其他类型的 nAChR 则无激动活性。EVP-6124 有望成为首个用于治疗精神分裂症的 nAChR 激动剂。

精神分裂症是一种复杂而不可预测的精神疾病，它影响认知和行为的多个领域。它是一种异质性疾病，以阳性症状、阴性症状和认知功能障碍为特征，常伴有抑郁症状。精神分裂症患者的大脑结构发生了不同的变化，受体发生了变化，各种神经递质的浓度也发生了异常。精神分裂症无法治愈，但有一种被称为"抗精神病药"的合适药物可以帮助缓解其严重症状。第二代非典型抗精神病药是目前大多数患者的选择，这些药物表现出不同的性质、受体结合谱、药理特征和不良事件。在这里，我们试图提供一些精神分裂症的神经生物学和神经化学的基本信息，并调查了自 20 世纪 50 年代以来临床使用的不同非精神病治疗药物的合成、作用模式和局限性。然而与趋化因子相关的治疗药物目前为止的研究还不是很多，可能是因为对于趋化因子与精神分裂症的机制研究得还不是清楚，但可以作为今后研究抗精神病药的方向。

第五节　趋化因子在精神分裂症诊疗中的研究展望

精神分裂症是一种多因素疾病，可能是由神经递质、炎症细胞因子、基因遗传、神经发育异常、环境作用等多种因素共同作用产生的，不同的理论假说及发病机制提供了不同的疾病治疗研究方向。然而趋化因子对精神分裂症的影响机制在国内外的研究还不是很广泛，主要是针对一些促炎趋化因子的研究，比如前文提到的 CCL2、CCL4、CXCL8 等。虽然趋化因子已被认为是精神疾病中有意义的生物标志物，但它们在认知过程中的作用仍然未得到充分发掘。因此，以趋化因子为靶点的抗精神分裂症的药物在文献中很少提及。进而对于趋化因子在精神分裂症中的作用机制和病理生理学研究以及其靶点药物的开发将成为今后研究的重点。

（李刚）

参考文献

[1] 陆丽. 精神分裂症发病机制及治疗靶点的研究现状. 医学综述，2015，21（9）：1586-1588.

[2] 张馨月，姚晶晶，吕一丁，等. 精神分裂症的发病机制及治疗靶点的研究进展. 国际精神病学杂志，2018，45（2）：201-204.

[3] AZMANOVA M, PITTO-BARRY A, BARRY N. Schizophrenia: synthetic strategies and recent advances in drug design. Medchemcomm, 2018, 9 (5): 759-782.

[4] ZHAN L, KERR J R, LAFUENTE M J, et al. Altered expression and coregulation of dopamine signalling genes in schizophrenia and bipolar disorder. Neuropathol Appl Neurobiol, 2011, 37 (2): 206-219.

[5] 李倩, 张红星, 寇延娜, 等. N- 甲基 -D- 天冬氨酸受体拮抗剂在精神分裂症治疗中作用的 Meta 分析. 中国现代医学杂志, 2016, 26（18）: 104-109.

[6] DINAN T G, BORRE Y E, CRYAN J F. Genomics of schizophrenia: time to consider the gut microbiome? Mol Psychiatry, 2014, 19 (12): 1252-1257.

[7] SEKAR A, BIALAS A R, DE RIVERA H, et al. Schizophrenia risk from complex variation of complement component 4. Nature, 2016, 530 (7589): 177-183.

[8] STUART M J, BAUNE B T. Chemokines and chemokine receptors in mood disorders, schizophrenia, and cognitive impairment: a systematic review of biomarker studies. Neurosci Biobehav Rev, 2014, 42: 93-115.

[9] KANG W S, KIM Y J, PARK H J, et al. Association of CCL11 promoter polymorphisms with schizophrenia in a Korean population. Gene, 2018, 656: 80-85.

[10] TOMPPO L, EKELUND J, LICHTERMANN D, et al. DISC1 conditioned GWAS for psychosis proneness in a large Finnish birth cohort. PLoS One, 2012, 7 (2): e30643.

[11] MEYER N, MACCABE J H. Schizophrenia. Medicine, 2016, 44 (11): 649-653.

[12] AZMANOVA M, PITTO-BARRY A, BARRY N. Schizophrenia: synthetic strategies and recent advances in drug design. Medchemcomm, 2018, 9 (5): 759-782.

[13] CROXTALL J D. Aripiprazole: a review of its use in the management of schizophrenia in adults. CNS Drugs, 2012, 26 (2): 155-183.

[14] 肖立, 李炜, 邵黎明. 抗精神分裂症药物研究进展. 中国药物化学杂志, 2016, 26（6）: 509-517.

09

第九章

趋化因子与癫痫

趋化因子及其受体具有其广泛的细胞来源和生物学效应，在多种疾病的发生和发展中起着重要的作用。随着对细胞因子及其受体研究不断深入，治疗人类的某些疾病如动脉粥样硬化病变、自身免疫病、器官移植、HIV 感染和肿瘤等可能将开辟出新的途径，可为临床上治疗各种疾病开辟新景象。

癫痫主要被认为是一种神经元疾病，因此关于癫痫的研究对非神经细胞没有太多关注。然而，越来越多的证据表明，星形胶质细胞、小胶质细胞、白细胞和血脑屏障破坏都参与了癫痫的发病机制 [1]。趋化因子是在生理和病理条件下控制白细胞迁移的趋化因子。鉴于我们对炎症机制在癫痫发病机制中的作用的最新研究进展，促炎趋化因子可能在癫痫发生的过程中起关键作用。

细胞因子，传统上被确定为先天和后天免疫反应的系统介质，实际上是调节 CNS 内细胞间信号转导的关键因素 [2]。趋化因子可通过以下方式调节生理和病理条件下的神经元活动：电压依赖性通道（钠、钾和钙）的调节；G 蛋白激活的内向整流钾电流；通常通过 Ca^{2+} 依赖性机制增加神经递质（γ- 氨基丁酸、谷氨酸和多巴胺）的释放 [3]。癫痫发作的特征在于神经元放电频率和易感性的改变，因此重要的是揭示趋化因子在实验中和人类癫痫中的潜在神经调节作用。

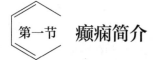

第一节　癫痫简介

一、癫痫流行病学及治疗现状

癫痫（epilepsy）即俗称的"羊角风"或"羊癫风"，是大脑神经元突发性异常放电，导致短暂的大脑功能障碍的一种慢性疾病，是神经系统的常见病之一，在神经系统疾病中发病率仅次于脑血管疾病。全球约有 7 000 万名癫痫患者，其中 90% 以上的患者位于低、中等收入国家 [4]；据报道，癫痫的年发病率为（50 ～ 70）/10 万；患病率约为 5%；死亡率为（1.3 ～ 3.6）/10 万，为正常人群的 2 ～ 3 倍 [5]。据此估计中国有 900 万名左右的癫痫患者，其中 500 万～ 600 万名是活动性癫痫患者，同时每年新增加癫痫患者约 40 万名，在中国癫痫已经成为神经科仅次于头痛的第二大常见病。各个年龄组均可发病，青少年和老年人为高发人群。癫痫的发生不仅会引起健康问题，使患者整体健康状况低下、智能及身体功能受损、发生意外及受伤的风险较高，而且伴随癫痫产生的不良情绪，以及家庭、职业等一系列社会心理问题，对患者的整体生活质量造成巨大影响。此外，癫痫直接医疗花费以及因生活质量和生产能力丧失而导致的间接花费巨大，造成了较为沉重的财政负担。

癫痫的治疗包括药物治疗、手术治疗、神经调控治疗等。目前国内外对于癫痫的治疗主要以药物治疗为主。癫痫患者经过正规的抗癫痫药物治疗，约70%的患者其发作是可以得到控制的，其中50%～60%的患者经过2～5年的治疗是可以痊愈的，患者可以和正常人一样地工作和生活[6]。因此，合理、正规的抗癫痫药物治疗是关键。此外可以进行手术治疗癫痫，经过正规抗癫痫药物治疗，仍有20%～30%患者为耐药性癫痫。癫痫的外科手术治疗为这一部分患者提供了一种新的治疗手段，估计约有50%的耐药性癫痫患者可通过手术使发作得到控制或治愈，从一定程度上改善了耐药性癫痫的预后[7]。近年来癫痫外科实践表明，一些疾病或综合征手术治疗效果肯定，可积极争取手术。如颞叶癫痫伴海马硬化，若定位准确其有效率可达60%～90%[8]。

随着医学技术的不断进步，神经调控治疗作为一项新的神经电生理技术，在国外神经调控治疗癫痫已经成为最有发展前景的治疗方法。目前包括：重复经颅磁刺激术（rTMS）；中枢神经系统电刺激术（脑深部电刺激术、癫痫灶皮质刺激术等）；周围神经刺激术（迷走神经刺激术）。

二、癫痫发病机制假说

癫痫的发病机制十分复杂，现尚未完全明确，但一些发病的重要环节已经了解。神经元高度同步化异常放电是癫痫发病的电生理基础。癫痫的发病主要与离子通道蛋白异常、神经递质或调质异常、电解质紊乱、遗传易感性、神经胶质细胞、突触联系、自身免疫异常等有关。

1. **离子通道** 离子通道是调节神经元细胞兴奋的重要物质，包括钙离子、钾离子、钠离子。任何离子通道的基因突变都有可能异化通道蛋白的正常功能，造成中枢神经系统电活动失衡，诱发出异常同步化放电，引起癫痫发作，因此，癫痫也被称为"离子通道病"。电压门控性钠离子通道是一类镶嵌在膜内的糖蛋白，是神经和肌肉兴奋性的关键调控者，其异常是导致癫痫发作的病理生理原因，目前应用广泛的抗癫痫药物，如苯妥英钠、卡马西平等都是电压门控性钠离子通道的抑制剂。钾离子通道是分布最广、类型最多的一类离子通道，主要参与细胞膜静息电位和动作电位复极化过程的调节，决定着动作电位的发放频率和幅度。钙离子通道广泛存在于不同类型的组织细胞中，参与神经、肌肉、内分泌和生殖等系统的生理过程，主要分为电压依赖性和配体门控性钙离子通道两种，钙离子通道能够诱发丘脑皮质神经网络同步棘波放电，其异常可导致癫痫发作。

2. **神经递质** 目前已知与癫痫关系密切的氨基酸类物质有谷氨酸、天冬氨酸等。其中，谷氨酸是中枢神经系统主要的兴奋性神经递质，而GABA则作为抑制性神经递质在中枢神经系统中扮演重要的角色。研究证实，癫痫发病机制与"神经-免疫-内分泌网络"的功能失衡有关。谷氨酸与GABA在中枢神经系统的失衡与癫痫发作有密切联系，它们及其各自受体异常都能引起神经元异常放电，导致神经微环路出现紊乱，最终诱发癫痫。目前证实，其他神经递质如乙酰胆碱、甲-脑啡肽和P物质等对癫痫起促发作用，而胆囊收缩素、强啡肽以及单胺类递质等对癫痫起抑制作用。此外，一氧化氮作为神经递质，既参与了癫痫发作过程，又参与了抗癫痫发作过程。另外，研究发现难治性癫痫患者脑内尤其是血脑屏障部位存在多种神经递质和药物靶酶的高表达，可能参与了难治性癫痫的耐药。

3. **神经胶质细胞** 该细胞是调节细胞外中枢系统神经递质的重要组件，主要成分是氨基丁酸和谷氨酸，细胞外的谷氨酸积累影响了神经元功能和生存。但癫痫发作时，细胞外水平的谷氨酸明显上升，且海马硬化癫痫患者中谷氨酸的浓度也较高。神经胶质细胞增生可导致神经细胞外钠离子或钾离子浓度平衡失调，降低神经细胞兴奋的阈值，神经兴奋过度而引发癫痫，这些均表明神经胶质细胞在癫痫发作中发挥了重要作用，也可能是其发病机制。

在中枢神经系统中，星形胶质细胞在调控神经元同步化放电、离子动态平衡、神经递质吸收、葡萄糖代谢以及血管紧张性等方面都发挥了重要的生理功能，星形胶质细胞这些功能的异常与癫痫产生有密不可分的关系。此外，星形胶质细胞功能异常诱发神经系统的过度兴奋和炎症反应，星形胶质细胞可以作为癫痫治疗的靶细胞。

4. **神经突触联系** 在癫痫形成过程中，大脑内神经元之间会形成异常的突触联系，建立起病理性神经环路，导致大脑兴奋性增强。此外，癫痫发病相关的突触机制除了突触联系异常外，还有一种神经网络假说，认为神经元在基因和微环境共同作用下，反复过度放电致使其变性、坏死和凋亡，并促使胶质增生。病理状态下的神经元突触向其末端下位或邻近神经元突出和延伸，从而形成新的突触联系，最终导致神经元网络重组，使神经网络的神经元异常兴奋，为癫痫的反复发作奠定了基础。

5. **遗传易感性** 遗传因素是癫痫发作的主要原因，其主要遗传方式有基因突变、染色体异常和线粒体突变。

6. **自身免疫** 癫痫发病机制与免疫 - 神经 - 内分泌网络的功能失调有关。免疫系统分为固有免疫和适应性免疫。癫痫患者中星形胶质细胞生理特性发生重大变化，致使其调控固有免疫反应的过程出现紊乱，改变了胶质细胞和神经元之间的信息传递，最终导致癫痫发作。

第二节 趋化因子在癫痫中的生物学意义及可能机制

癫痫的特征是反复发生两次或两次以上的癫痫发作，其临床表现包括运动、感觉、自主或精神来源的突然和短暂的异常发作。癫痫发作是一组神经元过度放电的结果，行为结果取决于神经元群同步放电的脑区。从治疗的角度来看，传统的抗癫痫药物被用于治疗癫痫，目的是减少这种异常的神经活动。对许多内侧颞叶癫痫（medial temporal lobe epilepsy，MTLE）患者来说，切除癫痫灶仍然是实现可接受的癫痫控制的唯一选择。因此，迫切需要寻找替代和较少侵袭性的方法来治疗耐药癫痫。

炎症途径与多发性硬化（MS）和阿尔茨海默病（AD）等几种神经退行性疾病的发病机制有关，并且会在神经感染、脑梗死和创伤性脑损伤之后被激活。而脑内炎症反应的主要参与者是各类常驻细胞与成分。在大多数神经退行性疾病中，小胶质细胞和星形胶质细胞被强烈激活，并产生多种炎症介质。特别是在患病的大脑中，小胶质细胞迅速反应、改变形态（称为"启动"过程），并最终获得吞噬功能。分子和细胞的反应是神经保护还是神经毒性取决于几个参数，所以神经炎症反应对疾病进展是有益还是有害仍然是一个有争议的问题。

在过去的十年里，临床观察和实验结果证实了炎症和癫痫之间的联系[9]。这一联系已在人类和实验性获得性癫痫中得到证明，而炎症在遗传癫痫中的作用的证据才刚刚开始被发现。如儿童复杂的发热发作一直与颞叶癫痫的后期发作有关，说明癫痫患者的炎症反应可引起癫痫发作[10]。在手术切除耐药癫痫患者的脑组织中，发现了所有慢性炎症状态的标志，包括反应性胶质增生和细胞因子及趋化因子的过度表达。使用实验模型的研究进一步证实了炎症过程在癫痫中起着关键作用的观点。这些研究试图阐明一些尚未解决的问题，例如炎症是如何在癫痫患者的大脑中产生的，以及炎症是否会加剧癫痫的表现等。

研究表明，癫痫患者大脑中趋化因子水平升高，特别是在手术切除的难治性癫痫患者的脑组织中发现 CCL2 高表达，据报告显示 CCL3 和 CCL4 在 MTLE 患者中被上调[11]。但必须指出的是，从人体解剖组织中获得的数据指的是炎症过程的"终点"，因此不能得出关于趋化因子表达在癫痫发生的过程中的因果作用的重要结论。到目前为止，分析趋化因子及其受体参与癫痫的实验研究还很有限，但已证实 CCL2、CCL3、CCL4 和 CCL5 信号转导在癫痫发病中起一定作用，并且这些趋化因子不仅是对癫痫的反应而产生和释放的，而且可能也是导致癫痫发作的原因[12]。

细胞因子实际上是调节 CNS 内细胞间信号转导的关键因素。在病原体检测后由免疫细胞分泌的化学引诱物细胞因子（称为"趋化因子"）已被提出作为一类新的神经调节剂。特别是已经证明 CXCL12 通过离子型谷氨酸受体诱导缓慢的内向电流，然后是自发的突触活动，以及通过突触前 GABA 和谷氨酸释放的多巴胺能神经元活动的变化[13]。此外，最近显示 CX3CL-1 可能调节谷氨酸能 AMPA 电流。

迅速增长的证据表明，大脑内的炎症过程有助于癫痫的复发和沉淀。在癫痫患者和动物模型中，癫痫都会提高或诱导炎症介质，这反过来可能会增强大脑兴奋性和神经元变性。而经过研究发现趋化因子在实验性和人类癫痫中有着重要的神经调节作用，这将为人类治疗癫痫提供一种全新而有效的方法。

如上所述，趋化因子是调节神经元兴奋性以及白细胞募集和炎性 CNS 疾病的关键因素，因此有必要评估这些分子是否也参与实验性癫痫的发病机制[14]（图 9-1）。

趋化因子和趋化因子受体在白细胞血管粘连中可能在癫痫发病机制中的作用。趋化惊厥药物或炎症病理可引起 CNS 血管活化，增加黏附分子（adhesion molecule，AM），并可引起趋化因子和趋化因子受体的参与。脑内皮细胞的激活导致白细胞黏附，从而损害内皮屏障功能，导致血浆成分渗入脑实质。神经元细胞暴露于血浆蛋白和钾的积累导致神经元电活动亢进。因此，BBB 渗漏和神经元多动可能相互协同、放大，最终导致癫痫发作的血管和神经元变化。

Lee 等[15]进行的 DNA 微阵列分析显示，在颞叶癫痫（temporal lobe epilepsy，TLE）患者手术切除的海马中存在趋化因子 CCL2、CCL3 和 CCL4 的基因。然而，在这些研究中尚未表征相应蛋白质的精确细胞来源及其受体的存在。CCL2 和 CCL3 蛋白可以吸引 TLE 患者海马中的中性粒细胞、单核细胞、记忆 T 细胞和树突状细胞。为了支持这些结果，已显示具有 Th1 表型的嗜中性粒细胞和活化的 T 细胞相互作用，在毛果芸香碱诱导

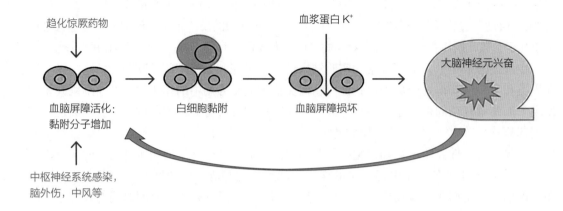

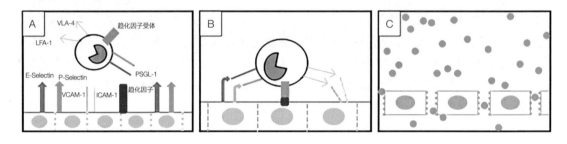

图9-1　癫痫的发病机制示意图

注：A—选择素、趋化因子受体和整合素，与相对的配体一起介导牢固的黏附 B；C—血浆蛋白（白蛋白）向脑实质外渗。LFA-1 为淋巴细胞功能相关抗原 -1；VLA-4 为迟现抗原；PSGL-1 为 P- 选择素糖蛋白配体 1；E-selectin 为 E- 选择素；P- selectin 为 P- 选择素；VCAM-1 为血管细胞黏附分子 -1；ICAM-1 为细胞间黏附分子。

的小鼠癫痫持续状态后，除海马损伤外，还会引起广泛的皮质和皮质下病变。此外，TLE 患者海马的 DNA 微阵列分析还显示 VCAM-1 的表达，表明血管黏附分子和趋化因子可能在癫痫期间共同引导白细胞的转运。星形胶质细胞，血管周围小胶质细胞和浸润性白细胞已被确定为脑内 CCL3 和 CCL2 产生的主要细胞位点，它们的受体 CCR1 和 CCR2 在人脑内皮细胞的腔内表面表达，在炎症反应过程中引导白细胞在脑实质内的转运[16]。

据报道，TLE 患者海马中 CXCR4 表达增加主要表现在小胶质细胞和少量星形胶质细胞，增加 CXCR4 的表达可以增加 CXCL12 的结合，从而诱导小胶质细胞释放 TNF-α，从而增强前列腺素依赖性 Ca^{2+} 激活和谷氨酸释放，经过 Lee 等[15]的初步研究，人类癫痫患者中已连续证实 CCL2 mRNA 上调，以及 CCL3 和 CCL4 人类 TLE 中高度上调（$N>10$ 倍）。

与人类数据一致，已显示 CCR2 和 CCL2 在毛果芸香碱诱导的大鼠癫痫发作后海马中增加[17]。SE 肥大的星形胶质细胞表现出 CCR2 标记，尤其是 CA1 和齿状回，而小胶质细胞与 SE 大鼠的 CCR2 标记细胞更紧密相关，支持非神经细胞参与癫痫的病理学。此外，在大鼠海马中红藻氨酸诱导的癫痫发作后也显示 CCL2 上调[18]。在该后期研究中，CCL2 表达与损伤部位的 BBB 通透性和免疫细胞募集的时间分布相关。同一作者还报道，在 CCL2 上调之前，BBB 通透性增加，而 CCB2 上调和免疫细胞募集同时发生，在 BBB 泄漏后几小时。这些结果与在脑炎症疾病（例如实验性自身免疫性脑炎髓炎）的其他实验模型中进行的研究一致，其中已经显示在脑中一致的白细胞募集之前 BBB 通透性增加。其他趋化因子受体，如 CCR7、CCR8、CCR9 和 CCR10 也已在正常瑞士小鼠海马中进行了研究。特别是在毛果芸香碱诱导的 SE 期间，已经报道了海马神经元中 CCR7、CCR9 和 CCR10 的下调[19]。总体而言，在癫痫的实验动物模型中获得的大多数结果指出，CC 类趋化因子在癫痫发生期间对控制神经炎症反应发挥关键作用。

第三节　趋化因子在癫痫中的研究进展

顽固性颞叶患者的神经元癫痫（TLE 神经元）可能是由趋化刺激和有丝分裂刺激联合诱导的。趋化因子可能通过 E2F1 信号转导。趋化因子是一种化学趋化蛋白，四个亚科分别称为 CXC-、CC-、C- 和 CXXXC。在中枢神经系统中，趋化因子除了诱导细胞定向迁移外，还具有额外的功能。其中包括 CCL5 可以控制神经可塑性及 CCL5-CCR5 对炎症及细胞凋亡的影响；CXCR4 具有双重作用，通过其配体 SD F- 的阳性神经发育效应 1 和由 HIV-1 蛋白介导神经毒性作用。C 类趋化因子研究较少。

一、参与癫痫的 CC 类趋化因子及其作用机制

脑炎症是众所周知的癫痫决定因素，脑炎症路径在癫痫复发和沉淀过程中起着关键作用；外周系统感染在触发癫痫或癫痫持续发作的过程中起作用。具体而言，全身炎症诱导促炎细胞因子的产生，降低药物诱导急性发作的阈值。全身炎症和脑炎症过程是紧密联系的：全身炎症刺激可以触发局部脑炎症性"镜子"反应，特征为促炎细胞因子（趋化因子）的产生，类似于在外周引起的炎症反应。总之，越来越多的研究认为系统脑炎症是癫痫沉淀的关键因素，但是这种分子介导增强癫痫的作用只是其中的一部分。慢性癫痫、全身炎症、癫痫发作的显著加重，伴有脑内 CCL2 水平的升高。系统和局部干扰 CCL2/CCR2 信号显著减少癫痫发作、全身炎症。以前的研究并未认识到，CCL2 对介导全身炎症的癫痫有促进作用。

二、参与癫痫的 CXC 类趋化因子及其作用机制

分泌中枢神经系统内的 CXCL8 会导致白细胞黏附，特别是中性粒细胞的大量涌入，这与颅内压升高、脑梗死和脑炎以及癫痫等神经系统疾病有关，所有这些都是潜在的。

癫痫的发生与大脑中发生了令人激动的过程有一定关系。C-X-C 基序趋化因子配体 13（CXCL13）及其唯一受体 C-X-C 基序趋化因子受体 5（CXCR5），在中枢神经系统（CNS）中高表达，并参与刺激性反应。采用实时定量聚合酶链反应（rt-qPCR）、免疫组织化学、双标免疫荧光和免疫印迹（western blot）分析，CXCL13 和 CXCR5 mRNA 表达蛋白质水平明显上调。此外，CXCL13 水平和癫痫发作后不同阶段 CXCR5 蛋白水平的变化也有所表现。CXCR5 主要表达于神经元胞膜和细胞质中。因此，CXCL13-CXCR5 信号

通路是一种可能的信号转导途径。CXCL13 和 CXCR5 可能代表癫痫患者脑梗死的潜在生物标志物。

三、参与癫痫的 CX3C 类趋化因子及其作用机制

CX3CL1 调节人癫痫脑组织中的离子型 γ- 氨基丁酸（iGABA）IGABA。CX3CR1 的表达使 MTLE 患者海马区小胶质细胞增多。在脑切片和卵母细胞中，CX3CL1 限制了 IGABA 的运行，影响了电流的恢复，减小了重复刺激后的振幅；CX3CL1 促进了 CX3CL1 的稳定性。IGABA 的崩溃导致了重复的 GABA A 受体刺激与 MTLE 患者癫痫的发生，但这并不是人类癫痫发作的关键作用。癫痫的发作可导致海马内脑源性神经营养因子（BDNF）水平的上调，通过促进兴奋性神经递质释放等加强海马兴奋性突触传递，从而导致持续高度兴奋的状态。而阻断 BDNF 信号转导通路则可抑制癫痫的发生。GABA A 受体或相关蛋白的磷酸化状态很可能与 IGABA 的崩溃有关。在解离神经元中也有类似的作用。在患有下丘脑错构瘤和卵母细胞微移植的癫痫患者的脑组织中，证实 IGABA 的磨损是受损者的一个标志。

GABA 能促进癫痫的发生和发展。CX3CR1 在 MTLE 海马亚区胶质细胞中参与免疫反应，特别是在活化的小胶质细胞中。CX3CL1 在神经系统中大量表达，主要在神经元中表达。此外，CX3CL1 在 inflam 中过度表达。基础神经退行性疾病，CX3CL1 在患者颞叶新皮质神经元中的表达，导致癫痫以及海马癫痫。炎症与癫痫所致的海马重塑有关，炎症机制可能与海马硬化（hippocampal sclerosis，HS）的 MTLE 有关。CX3CL1/CX3CR1 信号通路的增强可能是癫痫海马炎症过程的一部分。癫痫时 CX3CL1/CX3CR1 信号通路的增强可能导致神经元损伤，小胶质细胞活化增加，神经元丢失增加。γ- 氨基丁酸能（GABAergic）神经传递可能具有调节作用。根据中缝背核 5- 羟色胺神经元的研究，其中 CX3CL1 对 γ- 氨基丁酸能和 5- 羟色胺这两种神经递质自发行为都进行了调控。然而，这个信号的增强可能代表试图减少癫痫引起的变化以前显示的其他机制。CX3CL1 的底层机制对原生锥体神经元需要进一步的研究，我们可以假设 IGABA 的改进是由神经元与小胶质细胞的相互作用引起的。其中 CX3CR1 的激活，可能导致 CX3CL1 磷酸化级联。对稳定的神经元 GABA A 受体，CX3CL1 可发挥调节作用。在卵母细胞和天然神经元中 IGABA 的表达，CX3CL1 对 MTLE GABA 的特定作用，可能是因为 CX3CR1 是这种疾病的基础。另外，CX3CL1 可能对电流幅值和 GABA A 受体产生多种调制作用。稳固其他趋化因子和细胞因子的表达水平如白细胞介素 -1β、肿瘤坏死因子（TNF）-1α、转化生长因子（TGF）-β 和趋化因子（C-C）配体 4，CCL4 在癫痫中的增加及证据已经证明他们参与了癫痫的发生。

第四节　以趋化因子为靶点的癫痫创新药物研发进展

当前，以趋化因子为靶点的癫痫创新药物还较为稀少，并且大部分药物仍处于研究和

实验阶段。本节内容将整理并汇总以趋化因子为靶点的各类癫痫创新药物。

　　CCR5 在不同神经系统疾病中表达上调，常在小胶质细胞中免疫定位。Ca^{2+} 的改变会影响中枢神经系统的趋化性、分泌和基因表达，因此药物调控可能改变中枢神经系统的炎症和退行性过程。因此，国外学者 Marusich 等 [20] 以 CCR5 为靶点进行研究，为了阐明 CCR5 与中枢神经小胶质细胞的相互作用，采用兴奋性毒性模型，证明 CCR5 在红藻氨酸（kainic acid，KA）引起的神经毒性过程中与神经元损伤和炎症反应密切相关。CCR5 参与了兴奋性毒素 KA 所致的神经元损伤，使炎症细胞进入 KA 所致中枢神经系统损伤的部位，确定了 KA 暴露后的组织丢失程度，并限制了修复反应。我们使用的 SV40 衍生载体携带干扰 RNA（RNAi），以 CCR5 为靶点。该载体直接传递到骨髓，降低了循环细胞中 CCR5 的表达。对大鼠进行 SV（RNAiR5-RevM10.AU1）管内接种后注射 KA，处理后的大鼠中枢神经系统 CCR5 及其配体（MIP-1α 和 RANTES）的表达显著降低。因此，CCR5 的治疗靶点可能控制潜在的损害性神经炎症反应，包括减少小胶质细胞的活化和增殖，并促进癫痫所致损伤及其他形式的中枢神经系统损伤的神经源性修复。

第五节　趋化因子在癫痫诊疗中的研究展望

　　在生理和病理条件下，趋化因子在大脑中的多重作用正日益引起神经科学家的注意。尤其是，它们与几种脑部疾病的关系使趋化因子成为一个特别有趣的研究课题。虽然它们在 AD、MS 和脑卒中等疾病中的作用仍有争议，但在过去几年中，趋化因子已被公认为这些疾病的"商标"。这可能具有重要的意义：①趋化因子可作为治疗干预的新靶点；②鉴于患者血清中趋化因子水平升高，循环趋化因子可被认为是 AD、MS 和脑卒中的生物标志物 [7]。炎症在癫痫发病机制中起着重要的作用，但迄今为止只有少数令人信服的研究对趋化因子参与的癫痫发病机制进行了分析。重要的是，这些研究表明趋化因子及其受体（特别是 CCL2、CX3CL1、CCR2 和 CCR5）在癫痫中起着关键作用，可能成为癫痫控制的新的治疗靶点。这对于耐药癫痫尤为重要，如 MTLE，手术切除癫痫灶至今仍是唯一的，但并非总是完全治愈。今后，加深对趋化因子与癫痫之间联系的认识是可取的。特别是，它将在临床上验证 CCL2、CX3CL1、CCR2 和 CCR5 是否可以被认为是癫痫的生物标志物。在这种观点下，需要进一步研究癫痫患者血浆中这些趋化因子的水平是否可以预测癫痫发作，并为癫痫的治疗指明一个时间窗口。

（王梓林　王洁　贺文彬）

参考文献

[1] VEZZANI A, Granata T. Brain inflammation in epilepsy: experimental and clinical evidence. Epilepsia. 2005, 46 (11): 1724-1743.

[2] PICKERING M, O'CONNOR J J. Pro-inflammatory cytokines and their effects in the dentate gyrus.

Prog Brain Res, 2007, 163: 339-354.

[3] LAURO C, DI ANGELANTONIO S, CIPRIANI R, et al. Activity of adenosine receptors type 1 Is required for CX3CL1-mediated neuroprotection and neuromodulation in hippocampal neurons. J Immunol, 2008, 180 (11): 7590-7596.

[4] FABENE P F, BRAMANTI P, CONSTANTIN G. The emerging role for chemokines in epilepsy. J Neuroimmunol, 2010, 224 (1/2): 22-27.

[5] 贾建平, 陈生弟. 神经病学. 8 版. 北京: 人民卫生出版社.

[6] KWAN P, BRODIE M J. Early identification of refractory epilepsy. N Engl J Med, 2000, 342 (5): 314-319.

[7] LEE S K. Treatment strategy for the patient with hippocampal sclerosis who failed to the first antiepileptic drug. J Epilepsy Res, 2014, 4 (1): 1-6.

[8] JEONG S W, LEE S K, HONG K S, et al. Prognostic factors for the surgery for mesial temporal lobe epilepsy: longitudinal analysis. Epilepsia, 2005, 46 (8): 1273-1279.

[9] DEVINSKY O, VEZZANI A, NAJJAR S, et al. Glia and epilepsy: excitability and inflammation. Trends Neurosci, 2013, 36 (3): 174-184.

[10] ARONICA E, BAUER S, BOZZI Y, et al. Neuroinflammatory targets and treatments for epilepsy validated in experimental models. Epilepsia, 2017, 58 Suppl 3 (Suppl 3): 27-38.

[11] CHOI J, NORDLI D R JR, ALDEN T D, et al. Cellular injury and neuroinflammation in children with chronic intractable epilepsy. J Neuroinflammation, 2009, 6: 38.

[12] LAUDANNA C, KIM J Y, CONSTANTIN G, et al. Rapid leukocyte integrin activation by chemokines. Immunol Rev, 2002, 186: 37-46.

[13] RAGOZZINO D, RENZI M, GIOVANNELLI A, et al. Stimulation of chemokine CXC receptor 4 induces synaptic depression of evoked parallel fibers inputs onto Purkinje neurons in mouse cerebellum. J Neuroimmunol, 2002, 127 (1/2): 30-36.

[14] FABENE P F, NAVARRO MORA G, MARTINELLO M, et al. A role for leukocyte-endothelial adhesion mechanisms in epilepsy. Nat Med, 2008, 14 (12): 1377-1383.

[15] LEE T S, MANE S, EID T, et al. Gene expression in temporal lobe epilepsy is consistent with increased release of glutamate by astrocytes. Mol Med, 2007, 13 (1/2): 1-13.

[16] HILDEBRANDT M, AMANN K, SCHRÖDER R, et al. White matter angiopathy is common in pediatric patients with intractable focal epilepsies. Epilepsia, 2008, 49 (5): 804-815.

[17] FORESTI M L, ARISI G M, KATKI K, et al. Chemokine CCL2 and its receptor CCR2 are increased in the hippocampus following pilocarpine-induced status epilepticus. J Neuroinflammation, 2009, 6: 40.

[18] MANLEY N C, BERTRAND A A, KINNEY K S, et al. Characterization of monocyte chemoattractant protein-1 expression following a kainate model of status epilepticus. Brain Res, 2007, 1182: 138-143.

[19] LIU J X, CAO X, TANG Y C, et al. CCR7, CCR8, CCR9 and CCR10 in the mouse hippocampal CA1 area and the dentate gyrus during and after pilocarpine-induced status epilepticus. J Neurochem, 2007, 100 (4): 1072-1088.

[20] MARUSICH E, LOUBOUTIN J P, CHEKMASOVA A A, et al. Lymphocyte adhesion to CCR5 ligands is reduced by anti-CCR5 gene delivery. J Neurol Sci, 2011, 308 (1/2): 25-27.

10

趋化因子与
药物成瘾

在中枢神经系统中，神经元的数目约占总细胞数的10%，神经胶质细胞约占90%。根据神经胶质细胞形态大小的不同，可分为大胶质细胞（macroglia）和小胶质细胞（microglia）两类。大胶质细胞在中枢神经系统和周围神经系统都有分布，中枢神经系统内的大胶质细胞包括星形胶质细胞和少突胶质细胞。小胶质细胞只在中枢神经系统有分布。胶质细胞曾被认为是神经组织的支持结构，后来发现它们具有多种生物学功能，包括免疫监视和调节离子浓度等多种功能。

许多研究工作表明，滥用药物或酒精对脑内的神经胶质细胞有很大的影响。脑内的胶质细胞能识别海洛因等成瘾性药物，通过激活下游信号通路，分泌趋化因子，参与药物成瘾的行为[1-3]。滥用精神活性药物能够改变神经免疫基因的表达，所产生的神经免疫因子可调节各种脑功能，包括神经元的活动、内分泌功能等。免疫因子的这些神经调节特性，以及它们在神经炎症中的重要作用，为研究成瘾如何导致脑功能和行为的变化提供了新的思路，为了解滥用药物（包括阿片类、大麻、甲基苯丙胺和可卡因等）导致成瘾的神经机制提供了新的视角[3-5]。本章首先介绍了药物成瘾的各种理论假说和研究进展，然后论述了趋化因子在药物成瘾中的生物学意义及可能机制，进而为治疗药物成瘾提供了新的思路。

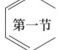

第一节　药物成瘾及其发病的机制

一、药物成瘾流行病学及治疗现状

药物成瘾（drug addiction），又称"药物依赖（drug dependence）"，是一种慢性的、复发性的脑疾病，其核心特征是强迫性用药。苯丙胺类兴奋剂（amphetamine-type stimulant，ATS）、可卡因（cocaine）、阿片类药物（opioid）、大麻（cannabis）、酒精（alcohol）和尼古丁（nicotine）等都可以导致成瘾。药物成瘾会严重危害患者身心健康，毒品甚至还会引起犯罪和街头暴力等社会问题，吸毒也是导致获得性免疫缺陷综合征和肝炎快速传播的原因之一。

药物成瘾是一个世界性问题。根据最新的世界毒品报告，在全球范围内，2016年约有2.75亿人使用过毒品，其中有3 100万人需要治疗。在我国，据公安部禁毒局统计，截止至 2017 年底，全国共登记吸毒人员 255.3 万名，这只是显性吸毒者，根据世界卫生组织的估测模型，一个显性吸毒者背后大概还有 9 个隐性吸毒者，所以我国实际吸毒人口估计超过 2 000 万。国家禁毒办发布的数据显示，从 1991 年至今，30 余年来吸毒人群处于持续增长的状态，目前迫切需要加强药物成瘾的预防和治疗方面的研究。

治疗药物成瘾主要包括两方面，一是帮助成瘾者停止吸毒（脱毒，detoxification），二是防止吸毒的复发即复吸（relapse）。阿片类成瘾者的脱毒通常会引起血压升高、肌肉骨骼疼痛等强烈的戒断症状，所以往往会结合美沙酮（methadone）或丁丙诺啡（buprenorphine）替代疗法。美沙酮是阿片受体的激动剂，丁丙诺非是阿片受体的部分激动剂，有与阿片类药物相似的药理作用，因此能缓解阿片戒断症状。脱毒治疗之后，还可以使用阿片受体的拮抗剂如纳曲酮（naltrexone）维持治疗，这时阿片类药物无法给患者带来欣快感，从而使患者长期处于无阿片（opiate-free）的状态，预防复吸。此外，口服药物安非他酮（bupropion）或伐尼克兰（varenicline）也用来治疗尼古丁成瘾患者。除了药物治疗，还可以结合心理咨询（psychological counseling）以及其他行为治疗（behavioral therapy）等方法。近年来通过记忆提取激活成瘾相关的记忆，然后应用药物（如普萘洛尔）或行为消退来干预记忆的再巩固，从而抑制复吸。同时，还出现了如运动治疗、音乐治疗、经颅磁刺激等新的治疗方法，以及虚拟现实等新技术，这些方法在治疗复吸中的作用尚待进一步的研究。

二、有关药物成瘾的假说

多种物质可以引起成瘾现象，如各种毒品、酒精、尼古丁等。当前被界定为毒品的成瘾药物主要有以下四类：阿片类药物（包括海洛因和多种阿片制剂）、可卡因类药物、安非他明类精神刺激物和大麻类药物。其中，阿片类药物（尤其是海洛因）是近年来最广泛流行的毒品之一。据联合国毒品控制机构的估算，每年约 1 940 万的阿片类药物吸食者消耗高达 700～1 050 吨海洛因，造成了巨大的社会问题和人类健康问题。所以关于阿片类药物成瘾机制是当前国内外迫切需要研究和解决的重大课题。

多年来国际上对药物成瘾发病机制进行了大量的研究，提出了多种假说，例如研究较早的有异常稳态假说，而目前研究较多的假说包括冲动性 - 强迫性假说、诱导敏化假说、学习记忆假说等。这些学说从不同的方面解释了药物成瘾的发病机制，但是都存在某些方面的不足，需要进一步的研究和完善。

1. 对抗过程模型，异常稳态假说　　传统的观点认为，使用成瘾性药物是因为这些药物能引起快感，多次用药会改变内稳态，导致依赖，因此停止用药后会出现不愉快的戒断症状，强迫性用药是为了缓解戒断症状。早期提出的对抗过程模型（opponent process model）具有一定的代表性，但是无法解释可卡因和安非他明成瘾者停药后没有戒断症状，依然发生复吸[6]。Koob 等[7-8]揭示了对抗过程模型的神经生物学机制，并进一步提出异常稳态（allo-stasis）假说，即反复药物刺激导致稳态平衡点的移动，从而使得复吸风险长期存在。

2. 冲动性 - 强迫性假说　　从精神病学的角度看，药物成瘾是一个从冲动控制紊乱症到强迫性紊乱症的转变过程。冲动控制紊乱症的特点是冲动行为前的紧张感加强，行为进行中的愉悦、满足和放松，以及行为发生后可能存在的内疚、自责和后悔。强迫性紊乱症的特点是反复执行强迫性行为前过分的焦虑与不安的应激状态，以及完成该行为以得到暂时的缓解，即由一个正性强化驱使的动机性行为逐渐转变为负性强化驱使的动机性行为 [7]。具体包括三个阶段：关注（preoccupation）/ 预期（anticipation）阶段，放纵（binge）/ 陶醉（intoxication）阶段，戒断（withdrawal）/ 负性影响（negative affect）阶段，三者不断循环强化，最终达到成瘾。

3. 诱导敏化假说   诱导敏化假说（incentive-sensitization）的核心观点是：成瘾性药物可以引起心理活动的激活效应（psychomotor activating effect）和诱导动机效应（incentive motivational effect）两方面的敏化。成瘾性药物长期作用改变伏隔核的核区及其相关的大脑通路的功能，导致这些神经通路对药物或药物相关刺激过于敏感，导致药物相关线索在心理上具有激励性（incentive salience），并且引起成瘾者对用药的病理性需求（wanting）。敏化的主要特征具有持久性，在停药后还会持续几个月甚至几年时间 [9-10]。部分解释了复吸风险为什么能长期存在。

4. 学习记忆假说   该假说认为药物成瘾是一种学习和记忆相关的疾病 [11]，对自然奖赏相关的学习和记忆机制的病理性"抢占"。人（或者实验动物）在使用成瘾性药物时，不仅学习到了行为活动和获得奖赏之间的联系，同时也学到了环境中的线索和随后可预期的奖赏之间的联系。药物相关线索能激活伏隔核相关的神经通路，引起强烈的药物渴求和强迫性的用药行为。表明药物成瘾过程伴随着药物相关线索的学习过程，使线索变成条件刺激，进而引发相应的生理反应或主观的药物渴求，诱导复吸 [11-14]。因为长期记忆可以持续很多年甚至终生 [12]，所以也可以解释成瘾患者在脱毒后很多年仍然会复吸。

三、药物成瘾的神经生物学机制研究

成瘾药物如何影响神经细胞，以及产生何种神经环路的适应性变化，是药物成瘾研究领域受到广泛关注的问题。相关研究主要集中在以下几个方面：①突触传递可塑性在成瘾药物作用下产生的适应性变化；②受体和离子通道在成瘾药物作用下产生的适应性变化；③细胞信号通路对成瘾药物的应答机制；④蛋白质合成或降解途径在药物成瘾中扮演的角色。

1. 突触传递可塑性在成瘾药物作用下产生的适应性变化   药物成瘾是一种涉及多个脑区、多个神经环路的脑疾病，其中最关键的神经环路是腹侧被盖区（VTA）到伏隔核（NAc）的多巴胺能神经投射。VTA 向伏隔核、海马、杏仁核、前额皮质发出多巴胺能投射，同时接收到来自伏隔核的抑制性的 γ- 氨基丁酸能投射。在成瘾药物的复吸中，多条神经环路汇集到伏隔核，最终控制动物的复吸行为。

伏隔核（NAc）是位于前脑基底的一个神经核团，是多种成瘾药物的共同靶点。伏隔核部位的多种突触传递，如谷氨酸、多巴胺、γ- 氨基丁酸介导的神经传递与药物成瘾中的强迫用药和复吸相关。研究表明，伏隔核部位神经细胞的兴奋性特征与复吸相关，可卡因自身给药复吸的小鼠中，伏隔核壳区中型多棘神经元（medium spiny neuron）输入型膜阻抗特异地升高，而自发突触后电流的频率和幅度降低。这提示着复吸行为能够影响伏隔核中型多棘神经元的兴奋性突触传递强度。另有研究显示伏隔核在阿片类药物成瘾中的关键作用：在伏隔核进行深部电脉冲刺激可以阻断海洛因自身给药后药物或线索诱导的复吸。此外，抑制伏隔核壳区的 Ca^{2+}/ 钙调蛋白依赖性蛋白激酶 II（CaMK II）活性能够阻断吗啡自身给药的复吸[15]。

腹侧被盖区（VTA）是中脑底部中线附近的一个脑区，VTA 部位 50%～60% 的神经元为多巴胺能，此外也有数量可观的 γ- 氨基丁酸能神经元，而兴奋性谷氨酸能神经元含量很少。VTA 多巴胺能神经元参与奖赏、动机、认知与药物成瘾的调控。几乎所有成瘾物质，都能提升 VTA 的多巴胺释放。多巴胺能神经传递的增强，标志着某种药物的奖赏作用，并反映着药物依赖的动物或人类对药物的渴求。除 VTA 外，纹状体（背侧和腹侧纹状体，包括伏隔核）、前额叶、海马、杏仁核也能够调控成瘾行为的发生。

这些成瘾相关脑区是如何在成瘾药物的作用下发生变化的？一个广泛接受的理论是：神经元的突触可塑性是学习和记忆的神经机制，且目前被研究最充分的两种形式是长时程增强（long-term potentiation，LTP）和长时程抑制（long-term depression，LTD），而成瘾相关脑区的 LTP 和 LTD 可以一定程度上解释药物成瘾的神经机制。大量研究证实：在药物成瘾过程中，成瘾药物"抢占"了脑内奖赏环路，并且药物相关的记忆在成瘾过程中至关重要。另一项理论认为：药物成瘾通常伴随着突触可塑性的异常，突触可塑性与摄取药物的节制能力有关，在易于成瘾的动物中，这种节制能力被药物永久性破坏，表现为突触可塑性异常，进而动物从有节制地摄取药物转变为强制地、无节制地渴求药物，这一假说已经在可卡因相关的研究中得到了证实。

既然来源于 VTA 的多巴胺能投射在奖赏效应（包括成瘾相关的奖赏）的发生过程中至关重要，那么来源于 VTA 的多巴胺释放是如何被调控的？研究表明，投射到 VTA 多巴胺能神经元的兴奋性投射和抑制性投射二者间的制约平衡，决定着源于 VTA 多巴胺的释放水平，进而反映着某种药物的奖赏效应。

VTA 多巴胺能神经元接受的兴奋性输入可以通过以下这种方式衡量——即多巴胺能神经元的 AMPA 受体与 NMDA 受体介导的电流比例（AMPA/NMDA 比值）。如 AMPA 受体介导的电流显著上升，而 NMDA 受体介导的电流没有显著变化，最终表现为 AMPA/NMDA 比值显著上升，这一现象被称为"谷氨酸能 LTP"。已有充分的研究表明，VTA 部位的多巴胺能神经元 AMPA/NMDA 比值升高，是药物具有成瘾性的一种标志。在体单针注射可卡因可以显著增加 VTA 多巴胺能神经元的 AMPA/NMDA 比值，即发生谷氨酸能 LTP。在阿片类药物的研究中，也发现了相似的现象。单针注射吗啡 24 小时后，均可检测到 VTA 多巴胺能神经元 AMPA/NMDA 比值上升，在酒精和地西泮的研究中也有类似的现象。

相应的，谷氨酸能 LTD 也与药物成瘾现象密切相关。谷氨酸能 LTD 包括：代谢型谷氨酸受体介导的 LTD，cAMP 依赖性蛋白激酶介导的 LTD 和内源性大麻素介导的 LTD。研究表明，在体注射可卡因能够在 VTA 部位引起代谢型谷氨酸受体介导的 LTD。我们实验室前期的工作发现：大鼠自身给药模型，在吗啡诱导复吸后，在伏隔核壳区的中型多棘神经元能够诱导发生兴奋性突触后电流（excitatory post-synaptic current，EPSC）LTD，这一现象说明药物诱导的复吸现象伴随着伏隔核壳区神经元的突触可塑性变化。

以上探讨了兴奋性 LTP 和 LTD 在药物成瘾中的研究现状。同时，阿片类药物作用于抑制性的 γ- 氨基丁酸能神经元，进而 VTA 部位的多巴胺能神经元接收到的 γ- 氨基丁酸能投射减少，受到的抑制作用下降，从而对 VTA 的多巴胺能神经元产生去抑制作用，达到增强多巴胺释放的效应。相应的，一些研究阐明了抑制性突触可塑性，即抑制性 LTP 和 LTD 在药物成瘾的机制。抑制性 LTP 和 LTD 是指：在特定刺激条件下，γ-氨基丁酸能突触传递持续性地增强或减弱。抑制性 LTP 表现为持续增强的抑制性突触后电流（IPSC），已有研究显示，在体单次注射吗啡可以阻断 VTA 多巴胺能神经元的抑制性 LTP。前文已述，多种成瘾药物（阿片类药物、酒精、尼古丁、可卡因）可以在 VTA 引起兴奋性 LTP，同时，这些成瘾药物对 VTA 的抑制性 LTP 有阻断作用。

2010 年的一项研究报道了阿片类药物对抑制性 LTD 的影响：VTA 多巴胺能神经元接收到 γ-氨基丁酸能投射，在这类 γ-氨基丁酸能突触连接中，可以诱导产生抑制性 LTD，这种抑制性 LTD 可以被在体吗啡处理调节。另外，这类抑制性 LTD 可以减弱对多巴胺能神经元的抑制作用，同时易化兴奋性突触的 LTP 的产生，从而使多巴胺能神经元的活性增加，增加了多巴胺在投射部位的释放，进而增强了奖赏效应。这些研究表明，抑制性 LTP 和 LTD 同样在成瘾药物对神经系统的影响中发挥重要作用。

2. 在药物成瘾作用下谷氨酸受体表达的变化　在中枢神经系统中，多数兴奋性突触传递由谷氨酸等兴奋性氨基酸介导。谷氨酸受体广泛分布于中枢神经系统，它们参与学习与记忆、痛觉的传递和调制、脑缺血引发的神经元死亡及神经退行性疾病等多种生理及病理过程。谷氨酸受体分为两大类：离子型谷氨酸受体（iGluRs）和代谢型谷氨酸受体（mGluRs），离子型谷氨酸受体进一步分为三种亚型：NMDA 受体、AMPA 受体和红藻氨酸（kainic acid，KA）受体。

目前已知，AMPA 受体是配体门控离子通道，含有 3 个跨膜片段和 1 个穿膜片段，其 C 末端位于细胞内侧，N 末端位于细胞外侧。当 AMPA 受体的识别亚基与谷氨酸识别和结合后，离子通道开放，可以通透 Na^+、K^+、Ca^{2+}。AMPA 受体是由组成型亚基 GluR1 和调节型亚基 GluR2/3 形成的同源或异源四聚体，含有 GluR2 组分的 AMPA 受体表达量升高会引起对 Ca^{2+} 的通透性降低，反之含有 GluR2 的 AMPA 受体水平降低会引起对 Ca^{2+} 的通透性上升。AMPA 受体的亚基组成极大地影响着对 Ca^{2+} 的通透性，Ca^{2+} 作为第二信使，影响着多种细胞内信号通路。所以，AMPA 受体各亚基的膜上分布是影响突触传递关键因素。

许多研究工作表明，在突触膜上谷氨酸受体亚基的表达以及谷氨酸受体特定亚基的磷酸化也影响着药物成瘾的发生过程。已有研究显示，慢性吗啡处理后，VTA 部位 AMPA 受体的 GluR1 亚基表达水平显著上升。另有研究显示，慢性吗啡处理可以调节 AMPA 受体各亚基在海马部位突触膜组分的分布，在慢性吗啡注射 12 小时后，不含有 GluR2 亚基的 AMPA 受体在海马突触膜上的表达显著上升，同时 GluR1 亚基在突触后致密区（postsynaptic density，PSD）和突触外区域的表达水平上升，GluR2/3 的表达水平仅在突触后致密区明显上升，并且这种亚基组成的变化影响着海马神经元 LTP 的幅度。2008 年的一项研究报道：急性吗啡处理能够引起 VTA 臂旁内侧部位多巴胺能和非多巴胺能神经元的突触后致密区和胞质膜上 GluR1 表达上升，慢性吗啡处理能够维持 VTA 臂旁内侧升高了的 GluR1 水平，同时能够引起 VTA 脚间部多巴胺能神经元树突部位 GluR1 和酪氨酸羟化酶水平。已知 VTA 臂旁内侧主要发出向前额皮质的多巴胺能投射，控制着寻求药物的动机行为；VTA 脚间部则大量分布着投射向边缘系统（如伏隔核）的多巴胺能神经元，控制着奖赏效应和活动性水平，这项研究表明 VTA 投射向不同部位的神经元上 GluR1 的表达水平受到阿片类药物的调控，并且这种调控依赖于给药量和处理次数。

近年来针对药物成瘾或戒断的动物模型的研究则提供了更明确的证据——慢性吗啡处理后戒断的大鼠海马部位 GluR2/3 在突触小体和突触膜的表达水平显著上升，而 GluR1 的表达水平在这两个细胞组分都有所下降，并且发现这一现象的发生依赖于糖皮质激素受体和 NMDA 受体活性。2005 年的一项研究用高分辨率免疫电镜对树突膜上的谷氨酸受体检测并定量分析，与对照组相比，吗啡自身给药的大鼠基底外侧杏仁核的树突膜的膜外部分的 GluR1 水平上升，而膜内部分的 GluR1 水平没有显著差异。这说明谷氨酸受体亚基在突触膜上的动力学变化，是神经系统对阿片类药物作用的一种应答机制。

GluR2 的膜上表达水平与阿片的成瘾、戒断现象密切相关，人为干预 GluR2 的膜上表达也能够影响动物的成瘾行为。研究者在 2005 年首次合成了能够下调 GluR2 内化的人工短肽 TAT-GluR2-3Y，这种短肽的序列结构与 GluR2 C 末端相似并可以特异性地对 GluR2 亚基 C 末端 880 位磷酸化位点发生竞争性抑制作用，从而降低 GluR2 亚基的磷酸化水平，抑制 GluR2 亚基的内化。之后的研究报道：人为干预 GluR2 在突触膜上的内化可以调节线索诱导的海洛因复吸。这项研究是在海洛因自身给药的动物上进行的，当海洛因自身给药戒断后的动物重新暴露于先前海洛因相关的线索时，前额皮质突触膜上的 GluR2 组分会显著下调，全身给予或前额叶注射 TAT-GluR2-3Y 可以显著阻断线索诱导的海洛因的复吸。

此外，GluR1 的膜上表达水平一定程度上反映着 Glu2/3 亚基组分在膜上的表达水平，并且 GluR1 的丝氨酸 845 位和 831 位磷酸化位点磷酸化水平影响着 GluR1 的膜上表达。2009 年的一项研究发现，海洛因自身给药的动物在用纳洛酮催促戒断后，伏隔核壳区、基底外侧杏仁核、海马 CA1、CA3 区 GluR1 亚基的 845 位磷酸化水平上升，在前额皮质、伏隔核核区和尾状核没有发现 GluR1 亚基的丝氨酸 845 位磷酸化水平变化。在形成了吗啡条件性位置偏爱（conditioned place preference，CPP）的动物中，尽管吗啡条件性位置偏爱的表达不会对海马 GluR1 和 GluR2 在 PSD 区的表达造成影响，在吗啡条件性位置偏爱消退后，可以观察到 845 位磷酸化的 GluR1 亚基在 PSD 区表达水平上升，这表明海马突触部位的 GluR1 丝氨酸 845 位磷酸化水平可能是吗啡条件性位置偏爱消退的机制之一。

3. 细胞信号转导对成瘾药物的应答机制　近年来成瘾药物引起的下游细胞信号转导已经得到了充分研究，其中细胞外信号调节激酶（extracellular signal-regulated kinase，ERK）是最广泛被研究的一类激酶。药物成瘾是一种神经系统的可塑性变化，表现为中脑边缘系统和中脑皮质环路的多巴胺系统功能失调。ERK 在脑中广泛表达，尤其在中脑边缘系统的表达尤为丰富。大量研究表明，在药物成瘾过程中，ERK 信号通路可能发挥重要的作用。

ERK 属于丝裂原活化的蛋白激酶（mitogen-activated protein kinase，MAPK）家族成员。ERK 参与多种细胞内生理过程，包括细胞增殖、分化、发育和死亡。在哺乳动物神经细胞中，ERK 是两种亚型 ERK1 和 ERK2 的总称。ERK 的主要生理功能是在细胞受到急性刺激或长期适应性变化后，作为一种信号传递的媒介，传递从细胞膜到细胞质和细胞核的信号。胞外信号传递到 Raf，继而传递到 MARK/ERK（即 MEK），MEK 通过对 ERK 磷酸化而激活 ERK，ERK 被磷酸化后自身构象发生改变，转变为有活性的激酶，作用于下游靶点。多种细胞生理过程能够引起 ERK 的激活，例如多种 G 蛋白耦联受体（GPCR）和 Ca^{2+} 通道开放都可以引起下游 ERK 的激活。研究发现多种第二信号系统参与 ERK 的激活，包括胞内钙库、cAMP、蛋白激酶 A（PKA）、蛋白激酶 C（PKC）和 CaMK。ERK 的下游靶点包括骨架蛋白、调节型酶类以及膜上离子通道。多项研究表明，ERK 的活性水平参与多种细胞生理过程、细胞形态变化、动物的整体行为表现以及情绪调节。

1975 年的一项研究报道了吗啡引起的细胞信号调控变化，神经纤维瘤细胞在急性吗啡处理下，会发生胞内 cAMP 水平下降，然而，在慢性吗啡处理下，胞内 cAMP 水平会得到恢复，另外在阿片受体激动剂作用下，胞内 cAMP 水平发生显著上升，这一现象被认为是吗啡耐受与依赖现象伴随的分子机制，这项研究提示着 cAMP 分子通路参与吗啡的耐受与依赖。在阿片类药物的药理作用层面，吗啡直接作用于神经细胞膜表面的阿片受体，阿片受体的 G 蛋白耦联受体，与 $G_{i/o}$ 受体的耦联引起内向整流型 K^+ 通道的电导上升。阿片受体与 $G_{i/o}$ 蛋白的耦联同时抑制 AC 活性，继而 cAMP 水平下降，cAMP 水平下降引起 PKA 活性下降，进而引起对 Na^+ 内向电流的抑制。PKA 活性下降还能引起一系列细胞内分子的变化，如 PKA 活性下降引起 Raf 的活性下降，进而引起 MEK 和 ERK 的活性下降，最后引起 CREB 等转录因子的活性下降，引起细胞的长时程适应性变化[12]。蛋白激酶 PKA 和 PKC 在阿片成瘾中的作用已得到了充分研究，PKC 或 PKA 的抑制剂预处理能够抑制小鼠中吗啡耐受的形成，但不会影响吗啡引起的身体依赖。另有研究表明，细胞内 cAMP/PKA/DARPP-32 信号通路的激活是急性吗啡引起行为敏化所必需的，但不是吗啡的奖赏效应所必需的。这些研究提示：PKA 和 PKC 的作用可能是吗啡的急性作用必需的，但不一定参与慢性吗啡引起的成瘾行为。

慢性吗啡可以引起大鼠特定脑区的 ERK 磷酸化水平上升，这些脑区为 VTA、尾状核和蓝斑；在小鼠引起终纹核、扣带回、躯体感觉皮质、蓝斑的 ERK 磷酸化水平升高。在伏隔核、杏仁核、前额皮质的研究表现出不一致的结果：急性给予小鼠吗啡引起中央杏仁核和前额皮质 ERK 磷酸化水平上升；而另一项研究显示，急性给予大鼠吗啡引起中央杏仁核 ERK 磷酸化水平下降。在人和大鼠的研究中，慢性阿片类药物处理能够引起前额皮质 ERK 磷酸化水平的下降。一项体外研究表明，在人神经纤维瘤细胞（SH-SY5Y 细胞系）中，急性吗啡处理能够激活 ERK 的活性，长期吗啡处理反而引起 ERK 磷酸化水平下降。这些结果表明，急性或慢性吗啡处理能够引起中脑边缘系统和边缘皮质环路 ERK 水平出现适应性的变化。

中脑边缘系统和边缘皮质环路 ERK 的活性水平与药物成瘾的形成、戒断、复吸等有密切关系。研究发现，吗啡条件性位置偏爱在长期自然戒断后，会有一定程度的上升，这一过程依赖于中央杏仁核 ERK 磷酸化水平和 ERK 下游的 CREB 磷酸化水平，用双向凝胶电泳 - 质谱检测的方法发现，在吗啡条件性位置偏爱的复发阶段，大鼠 VTA 部位的 ERK 活性水平显著上升，在 VTA 注射 ERK 的抑制剂 U0126 可以显著抑制吗啡条件性位置偏爱的复吸。在海洛因自身给药的大鼠中，海洛因戒断 12 ～ 24 小时后，前额皮质、海马 CA1 和 CA3 区 ERK 的磷酸化水平显著上升。以上这些研究表明，ERK 的活性水平不仅受到阿片成瘾的影响，并且是参与调节吗啡成瘾的重要机制。

4. 蛋白质的合成与降解参与药物成瘾过程　大量研究表明，药物成瘾与学习记忆有共享的神经机制和分子通路。首先，药物成瘾与学习记忆有共同的突触可塑性机制，即

LTP 和 LTD。前文已述，成瘾药物能引起兴奋性 LTP 和 LTD，抑制性 LTP 和 LTD 的可塑性变化。在学习与记忆模型中，海马、杏仁核也表现出 LTP 和 LTD 的可塑性变化。并且药物成瘾与学习记忆有很多共享的脑区，其中脑边缘系统，海马、杏仁核、前额叶都涉及其中；此外药物成瘾与学习记忆有共享的细胞与分子机制，首先，在药物成瘾和学习记忆中，都发现有相同的细胞形态学变化，并且在受体表达层面，在药物成瘾和学习记忆中，AMPA 和 NMDA 受体的膜上表达都表现出适应性变化，同时药物成瘾与学习记忆涉及多种细胞内转录因子和信号分子的共同调控，如 BDNF、CaMK Ⅱ、CREB、ERK 和 ΔFosB。

蛋白质的合成是细胞内普遍发生的生理过程之一。基因转录是在 mRNA 链形成之后，在核糖体、tRNA 的作用下，新的蛋白质被合成，在此过程中，一系列的转录因子和活化因子发挥作用，保证基因转录的准确性。同时，有研究表明，蛋白质的合成参与学习记忆的形成与巩固。从学习记忆曲线、短期记忆的维持、记忆形成后的干扰这三方面的研究发现：记忆形成的起始阶段不依赖于蛋白质的合成，但是在记忆形成之后的维持阶段，记忆的维持需要蛋白质的合成。环境相关的记忆需要海马蛋白质网络的重构，这一重构过程需要蛋白质的合成。最近一项研究显示：海兔可以形成摄食条件操作记忆，这一形成过程需要 PKA、PKC 和 MAPK 的功能，并且 MAPK 的磷酸化依赖于蛋白质的合成过程，而不需要 PKA 和 PKC 的功能，表现为蛋白质合成抑制剂放线菌酮能够抑制摄食条件操作学习的形成。

多项研究表明，蛋白质的合成也参与药物成瘾的形成与维持。蛋白质合成抑制剂茴香霉素预处理可以消除小鼠可卡因条件性位置偏爱，已形成可卡因条件性位置偏爱 2 小时之后，蛋白质合成抑制剂可以消除已形成的可卡因条件性位置偏爱。最近一项研究也显示类似的结果：单次吗啡注射可以引起动物的行为敏化，基因转录抑制剂放线菌素 D 与蛋白质合成抑制剂放线菌酮可以降低单次吗啡注射引起的行为敏化。另外，蛋白质合成参与代谢型谷氨酸受体Ⅰ型亚基（mGluR1）介导的对可卡因条件性位置偏爱的抑制作用。mGluR1 表达水平的上升受到 ERK 和 mTOR 信号通路的调控，并且 VTA 注射 mGluR1 的拮抗剂和蛋白合成抑制剂放线菌酮可以显著阻断可卡因条件性位置偏爱的表达。

为了维持细胞正常的生理过程与稳态，在新蛋白质合成的同时伴随着蛋白质的清除与降解。蛋白质的清除与降解通过两种方式完成，溶酶体途径和泛素化 - 蛋白酶体途径。泛素化 - 蛋白酶体途径是指在泛素化酶的作用下，待降解的蛋白质被泛素链所标记，被标记的有泛素链的蛋白质被转运至蛋白酶体中，完成消化和降解。有研究认为，泛素化 - 蛋白酶体蛋白降解过程不仅在突触可塑性与记忆形成中有重要作用，同时也参与阿片类药物的成瘾行为。在神经纤维瘤细胞中，吗啡处理能够引起细胞敏感化，G 蛋白的泛素化 - 蛋白酶体途径降解参与其中。慢性吗啡处理可以诱导谷氨酸转运体水平下调，这一过程也受到泛素化 - 蛋白酶体系统功能的调控。此外，吗啡诱导的行为敏化和条件性位置偏爱的发生，依赖于伏隔核区的泛素化过程。在 VTA 注射吗啡引起的自身给药以及静脉注射海洛因引起的自身给药中，泛素化 - 蛋白酶体蛋白质降解途径也是一项必需因素，这项研究首次证明了蛋白质降解过程在药物成瘾中的重要作用。

第二节　趋化因子在药物成瘾中的生物学意义及可能机制

有研究表明，神经免疫因子，比如细胞因子和趋化因子，在药物成瘾中发挥重要的作用[2, 4-5]。其中，过度激活的小胶质细胞释放大量趋化因子，趋化因子与其相应的受体结合，可以诱发级联信号反应，随后调节递质释放与离子通道受体的激活，调控神经元活动（如多巴胺释放）与成瘾行为。

酒精和压力都会影响神经胶质的功能状态，导致神经胶质细胞活化及增加，在多个大脑区域增加小胶质细胞标记物的表达，如 CD11b[16] 和 Iba1[17]，这一点与小胶质细胞活化一致。在健康的大脑中，小胶质细胞通常以"静止"或分枝状态存在。然而，神经组织受到损伤时小胶质细胞会发生一个活化的过程，这个过程涉及小胶质细胞形态、基因表达和功能的变化。小胶质细胞的活化状态可以根据活化的不同阶段出现形态学变化，包括过度分枝、分枝浓密和变形。过度分枝的小胶质细胞活化过程发生在相对轻的损伤后，可能与细胞因子释放有关。在更严重的脑损伤时，如癫痫发作、脑卒中或外伤，可以观察到浓密和变形的小胶质细胞。在长期紧张的大脑中也观察到了过度分枝的小胶质细胞的激活，它也是酒精滥用后小胶质细胞活化的主要形式。趋化因子在药物成瘾中的作用见图10-1。

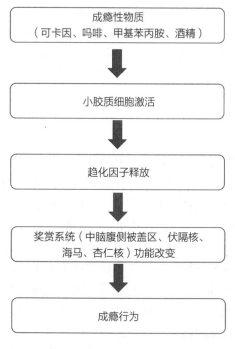

图10-1　趋化因子在药物成瘾中的作用

第三节 趋化因子在药物成瘾中作用的研究进展

很多研究发现多种趋化因子（主要是 CC 类和 CXC 类趋化因子）都参与药物成瘾。比如抑制胶质细胞的激活可以降低腹侧背盖区（VTA）和伏隔核（NAc）等多个脑区中的趋化因子水平，阻断吗啡诱导的伏隔核中多巴胺水平的升高[18]，同时可以阻断吗啡诱导的条件性位置偏爱[19-20]以及吗啡和羟考酮的自发戒断。

一、参与药物成瘾的 CC 类趋化因子及其作用机制

据报道，可卡因会激活小胶质细胞并伴随着 CCL2/MCP-1 表达增加，CCL2 敲除的小鼠不会发生这一现象[21]。急性可卡因注射后，PFC 中 CCL2、CCL7 的 mRNA 水平显著上升[2]。急性吗啡暴露能导致 CCL5 释放[22]，胶质细胞 CCL2 活性增加，星形胶质细胞中 CCL2 表达下调[23]，其受体 CCR2、CCR3 和 CCR5 表达水平上调。此外，还能导致人白细胞中 CCR2 表达的上调，以及 CCL2 和 CCL7 的下调。多次酒精暴露导致小鼠大脑中 CCL2 的长期增加[24]。成瘾者 VTA、黑质、海马以及杏仁核中 CCL2 的浓度均显著增加[25]。CCL2、CCL3 和 CCR2 敲除的小鼠，酒精诱导的条件性位置偏爱和自身给药都会降低。在 CCL2 和 CCL3 敲除的小鼠上酒精对运动的损伤可以维持更久，而 CCR2 和 CCR5 敲除的小鼠上则没有出现这种情况[26]。

Saika 等[3]报道，在单次施用可卡因后，小鼠前额叶中的 CC 趋化因子配体 2（CCL2）、CCL7 和 CXC 趋化因子配体 1（CXCL1）的 mRNA 表达水平明显上调。在反复施用可卡因后，小鼠前额叶中的 CXCL1 上调，而 CCL2 和 CCL7 没有上调。单次施用多巴胺 D_1 受体激动剂 SKF 81297，上调前额叶中 CXCL1 的 mRNA。他们认为，CXCL1 是可卡因诱导奖赏的关键调节因子。

CC 类趋化因子可能通过多巴胺受体及其下游信号通路调控药物成瘾。比如前额皮质（PFC）中 CCL2 和 CCL7 通过调控多巴胺受体及其下游信号转导通路，在甲基苯丙胺诱发的奖赏效应中发挥重要作用[2]。

二、参与药物成瘾的 CXC 类趋化因子及其作用机制

许多研究工作表明，脑内的 CXC 类趋化因子参与药物成瘾的形成和维持。脑内奖赏系统中 CXCL1 参与可卡因诱导的奖赏作用。急性或慢性可卡因暴露都会导致 PFC 中 CXCL1 的 mRNA 水平显著上升。CXCL1 的转录水平上升可能是由于 D_1（而非 D_2）受体的激活导致的。皮下注射选择性的 CXCR2 拮抗剂 SB 225002 可以抑制可卡因诱导的奖赏效应[3]。

急性吗啡暴露能导致人白细胞中多种趋化因子表达发生改变，比如 CXCR4 的上调以及 CXCL3 的下调[27]。星形胶质细胞中 CXCL10 表达水平的改变可能在酒精诱发的中枢神经系统病变中发挥重要作用[28]。

Liu 等 [5] 发现，吗啡重复处理引起奖赏通路的关键脑区腹侧背盖区（VTA）内 CXCL12 基因及其蛋白表达的持续增加。此外，抑制 CXCL12 可以抑制啮齿动物吗啡诱导的条件性位置偏爱的获得和维持；吗啡处理可以促进腹侧背盖区内 CXCL12 的转录和表达。

急性或慢性可卡因暴露会使小鼠中脑腹侧被盖区（ventral tegmental area，VTA）中 CXCL12 水平显著增加。可卡因成瘾者戒断时 CXCL12 水平降低。CXCL12 在脑内可以通过激活其受体 CXCR4 调节多巴胺的传递，参与可卡因诱导的条件性位置偏爱以及行为敏化。CXCR4 同时也参与阿片的镇痛效应 [29]。提前注射 CXCR4 拮抗剂 AMD3100 可以抑制可卡因诱导的条件性位置偏爱的形成与表达，也能抑制急性可卡因诱发的行为活性（locomotor activation）。在大鼠侧脑室内注射 CXCL12，可以通过激活 CXCR4 受体增强可卡因诱发的活动性和刻板行为 [30]。可卡因和阿片类药物可能都可以诱导 CXCR4 与 TLRs 相互作用 [31-32]，进一步激活下游信号通路 [4]。

三、参与药物成瘾的 CX3C 类趋化因子及其作用机制

目前 CX3C 类趋化因子是否调控药物成瘾尚存在争议。虽然有研究发现小胶质细胞特异的 CX3CL1 受体（CX3CR1）是甲基苯丙胺诱发的多巴胺神经元神经退行性变性的重要调节因子 [33]。但是随后的研究表明 CX3CR1 敲除的小鼠，在甲基苯丙胺对多巴胺的耗竭作用以及诱发神经胶质促炎反应等方面都没有显著改变 [34]。这些矛盾的结果提示 CX3C 类趋化因子是否调控药物成瘾还需要进一步深入研究来确认。

各种趋化因子与药物成瘾关系的总结见表 10-1。

表 10-1　各种趋化因子与药物成瘾关系的总结表

趋化因子	酒精	可卡因	阿片类	甲基苯丙胺
CCL2/MCP-1	√	√	√	√
CCL3	√	√		
CCL5			√	
CCL7	√	√		√
CCR2	√	√	√	
CCR3			√	
CCR5	/		√	
CXCL1		√		
CXCL3			√	
CXCL12		√		
CXCR2		√		
CXCR4		√	√	
CX3CR1				√

注："√"表示相关，"/"表示不相关。

第四节 以趋化因子为靶点的药物成瘾创新药物的研发进展

因为药物成瘾的机制尚未完全明确，而有关趋化因子在药物成瘾中作用的研究较少，所以目前以趋化因子为治疗靶点的创新药物研发尚处于起步阶段。

目前已有的研究结果表明，一些趋化因子有可能作为药物成瘾的治疗靶点。2018年Saika 等[2] 的研究结果表明，在施加甲基苯丙胺后，在前额皮质（PFC）中 CCL7 mRNA 水平上调，并且增加的 CCL7 免疫反应性定位于 PFC NeuN 阳性神经元。甲基苯丙胺诱导的条件性位置偏爱被多巴胺 D_1 受体拮抗剂 SCH23390 阻断，但 D_2 受体拮抗剂 raclopride 或氟哌啶醇无效。单独的 D_1 受体激动剂 SKF81297 可诱发条件性位置偏爱，表明 D_1 受体信号转导在甲基苯丙胺诱导的奖赏中的关键作用。与这些结果一致，D_1 受体拮抗剂 SCH23390 减弱甲基苯丙胺诱导的 CCL7 和 CCL2 的上调。此外，甲基苯丙胺诱导的条件性位置偏爱可被 CCR2 的选择性拮抗剂所抑制，而 CCR2 是一种结合 CCL7 和 CCL2 的受体。所以上述论文认为两种 CC- 趋化因子（CCL7 和 CCL2）可能是甲基苯丙胺诱导的奖赏中的关键调节因子。

CXCL12 也是大脑中为数不多的组成型表达的趋化因子，可以通过激活受体 CXCR4 来调节多巴胺的传递。急性接触可卡因后，小鼠血浆趋化因子 CXCL12 水平升高，戒断期间人类可卡因滥用者血浆趋化因子 CXCL12 水平降低。Kim 等[4] 报告，为了评估 CXCL12/CXCR4 在可卡因行为效应中的作用，他们测试了 CXCR4 拮抗剂 AMD3100（普乐沙福，plerixafor）对可卡因诱导的大鼠条件性位置偏爱（CPP）的影响，发现 CXCR4 拮抗剂 AMD3100（1mg/kg，2.5mg/kg，5mg/kg）能够明显抑制可卡因诱导的条件性位置偏爱反应的建立，而 AMD3100（5mg/kg）能够显著抑制可卡因诱导的大鼠条件性位置偏爱的表达；而在可卡因诱导前服用 AMD3100 可剂量依赖地减少可卡因诱导的条件性位置偏爱反应的建立。这些实验结果提示，CXCR4 有可能成为治疗药物成瘾的一个靶点，阻断 CXCR4 可能抑制精神活性物质成瘾的形成或复吸。

第五节 趋化因子在药物成瘾诊疗中的研究展望

虽然趋化因子在药物成瘾中的作用及其机制的研究逐渐深入，但是尚缺少临床证据表明以多种趋化因子或其受体为靶点可以治疗药物成瘾。早在1989年，就有研究发现一些非选择性免疫抑制剂（如环孢素）能改善吗啡依赖大小鼠的戒断症状。近年来还发现神经免疫细胞活性抑制剂如异丁司特（ibudilast）、米诺环素（minocycline）和丙戊茶碱（propentofylline）都可以通过抑制胶质细胞活性抑制吗啡成瘾行为。另外 TLR4 是与趋化因子有关的受体，已有实验表明 TLR4 的抑制剂（＋）- 纳洛酮和（＋）- 纳曲酮都可以抑制阿片成瘾的戒断症状和复吸行为。（＋）- 纳洛酮正在进行临床药物研究申请。

近年来这方面的许多研究工作应用神经药理学技术结合光学遗传学等，取得了很大的进展，所得到的实验结果加深了对奖赏系统特别是从 VTA 到伏隔核和 PFC 的多巴胺能神经通路的了解。CCR2 在黑质中的多巴胺能神经元上表达，有研究表明，CCL2-CCR2 系统增强了多巴胺能神经元的兴奋性，促进了多巴胺的释放。此外，在 VTA 的多巴胺能神经元上不仅有 CCR2 表达，而且还有 CXCR12 受体 CXCR4 的表达。2018 年 Saika 等 [2] 的实验结果表明，甲基苯丙胺诱导的条件性位置偏爱反应可被 CCR2 的选择性拮抗剂 INCB3284 所抑制，而 CCR2 是 CCL7 和 CCL2 的受体。所以他们认为趋化因子 CCR2 的选择性拮抗剂 INCB3284 可能是治疗药物成瘾的一种潜在的药物，它可以改善甲基苯丙胺诱导的药物成瘾。

目前发现或是开发的药物尚缺少靶点与应用时间的特异性。未来的研究如果能揭示不同成瘾的阶段（比如用药、戒断、复吸）哪些趋化因子表达上调，其作用的受体及下游特异激活的级联分子反应，并针对更为特异的靶点进行药物开发，将有助于相关药物在成瘾的诊断和治疗中进行应用。此外，如何在调控中枢免疫系统趋化因子的同时，不影响外周的趋化因子的正常功能，也需要进一步研究。

（张建军　孔庆瑶　于龙川）

参考文献

[1] CUI C, SHURTLEFF D, HARRIS R A. Neuroimmune mechanisms of alcohol and drug addiction. Int Rev Neurobiol, 2014, 118: 1-12.

[2] SAIKA F, KIGUCHI N, WAKIDA N, et al. Upregulation of CCL7 and CCL2 in reward system mediated through dopamine D1 receptor signaling underlies methamphetamine-induced place preference in mice. Neurosci Lett, 2018, 665: 33-37.

[3] SAIKA F, MATSUZAKI S, KOBAYASHI D, et al. Chemokine CXCL1 is responsible for cocaine-induced reward in mice. Neuropsychopharmacol Rep, 2018, 38 (3): 145-148.

[4] KIM J, CONNELLY K L, UNTERWALD E M, et al. Chemokines and cocaine: CXCR4 receptor antagonist AMD3100 attenuates cocaine place preference and locomotor stimulation in rats. Brain Behav Immun, 2017, 62: 30-34.

[5] LIU H, WEI J, LIU M, et al. Epigenetic upregulation of CXCL12 expression contributes to the acquisition and maintenance of morphine-induced conditioned place preference. Exp Neurol, 2018, 306: 55-63.

[6] O'BRIEN C P, CHILDRESS A R, EHRMAN R, et al. Conditioning factors in drug abuse: can they explain compulsion? J Psychopharmacol, 1998, 12 (1): 15-22.

[7] KOOB G F, AHMED S H, BOUTREL B, et al. Neurobiological mechanisms in the transition from drug use to drug dependence. Neurosci Biobehav Rev, 2004, 27 (8): 739-749.

[8] KOOB G F, LE MOAL M. Drug addiction, dysregulation of reward, and allostasis. Neuropsychopharmacology, 2001, 24 (2): 97-129.

[9] CASTNER S A, GOLDMAN-RAKIC P S. Long-lasting psychotomimetic consequences of repeated low-dose amphetamine exposure in rhesus monkeys. Neuropsychopharmacology, 1999, 20 (1): 10-28.

[10] PAULSON P E, CAMP D M, ROBINSON T E. Time course of transient behavioral depression and persistent behavioral sensitization in relation to regional brain monoamine concentrations during amphetamine withdrawal in rats. Psychopharmacology (Berl), 1991, 103 (4): 480-492.

[11] HYMAN S E, Addiction: a disease of learning and memory. Am J Psychiatry, 2005, 162 (8): 1414-1422.

[12] HYMAN S E, MALENKA R C, NESTLER E J. Neural mechanisms of addiction: the role of reward-related learning and memory. Annu Rev Neurosci, 2006, 29: 565-598.

[13] ZHANG J J, MA X, YU L C. Repeated paired-testing impairs extinction of morphine-induced conditioned place preference dependent on the inter-test interval in rats. Neurosci Lett, 2012, 516 (1): 72-74.

[14] MA X, ZHANG J J, YU L C. Post-retrieval extinction training enhances or hinders the extinction of morphine-induced conditioned place preference in rats dependent on the retrieval-extinction interval. Psychopharmacology (Berl)，2012, 221 (1): 19-26.

[15] LIU Z, ZHANG J J, LIU X D, et al. Inhibition of CaMK Ⅱ activity in the nucleus accumbens shell blocks the reinstatement of morphine-seeking behavior in rats. Neurosci Lett, 2012, 518 (2): 167-171.

[16] FERNANDEZ-LIZARBE S, PASCUAL M, GUERRI C. Critical role of TLR4 response in the activation of microglia induced by ethanol. J Immunol, 2009, 183 (7): 4733-4744.

[17] QIN L, CREWS F T. NADPH oxidase and reactive oxygen species contribute to alcohol-induced microglial activation and neurodegeneration. J Neuroinflammation, 2012, 9: 5.

[18] BLAND S T, HUTCHINSON M R, MAIER S F, et al. The glial activation inhibitor AV411 reduces morphine-induced nucleus accumbens dopamine release. Brain Behav Immun, 2009, 23 (4): 492-497.

[19] NARITA M, MIYATAKE M, NARITA M, et al. Direct evidence of astrocytic modulation in the development of rewarding effects induced by drugs of abuse. Neuropsychopharmacology, 2006, 31 (11): 2476-2488.

[20] HUTCHINSON M R, NORTHCUTT A L, CHAO L W, et al. Minocycline suppresses morphine-induced respiratory depression, suppresses morphine-induced reward, and enhances systemic morphine-induced analgesia. Brain Behav Immun, 2008, 22 (8): 1248-1256.

[21] YAO H, YANG Y, KIM K J, et al. Molecular mechanisms involving sigma receptor-mediated induction of MCP-1: implication for increased monocyte transmigration. Blood, 2010, 115 (23): 4951-4962.

[22] AVDOSHINA V, BIGGIO F, PALCHIK G, et al. Morphine induces the release of CCL5 from astrocytes: potential neuroprotective mechanism against the HIV protein gp120. Glia, 2010, 58 (13): 1630-1639.

[23] EL-HAGE N, WU G, WANG J, et al. HIV-1 Tat and opiate-induced changes in astrocytes promote chemotaxis of microglia through the expression of MCP-1 and alternative chemokines. Glia, 2006, 53 (2): 132-146.

[24] QIN L, HE J, HANES R N, et al. Increased systemic and brain cytokine production and neuroinflammation by endotoxin following ethanol treatment. J Neuroinflammation, 2008, 5: 10.

[25] HE J, CREWS F T. Increased MCP-1 and microglia in various regions of the human alcoholic brain. Exp Neurol, 2008, 210 (2): 349-358.

[26] BLEDNOV Y A, BERGESON S E, WALKER D, et al. Perturbation of chemokine networks by gene deletion alters the reinforcing actions of ethanol. Behav Brain Res, 2005, 165 (1): 110-125.

[27] STEFANO G B, BURRILL J D, LABUR S, et al. Regulation of various genes in human leukocytes acutely exposed to morphine: expression microarray analysis. Med Sci Monit, 2005, 11 (5): MS35-42.

[28] DAVIS R L, SYAPIN P J. Chronic ethanol inhibits CXC chemokine ligand 10 production in human A172 astroglia and astroglial-mediated leukocyte chemotaxis. Neurosci Lett, 2004, 362 (3): 220-225.

[29] SZABO I, CHEN X H, XIN L, et al. Heterologous desensitization of opioid receptors by chemokines inhibits chemotaxis and enhances the perception of pain. Proc Natl Acad Sci U S A, 2002, 99 (16): 10276-10281.

[30] TRECKI J, UNTERWALD E M. Modulation of cocaine-induced activity by intracerebral administration of CXCL12. Neuroscience, 2009, 161 (1): 13-22.

[31] HAJISHENGALLIS G, WANG M, LIANG S, et al. Pathogen induction of CXCR4/TLR2 cross-talk impairs host defense function. Proc Natl Acad Sci U S A, 2008, 105 (36): 13532-13537.

[32] TRIANTAFILOU M, LEPPER P M, BRIAULT C D, et al. Chemokine receptor 4 (CXCR4) is part of the lipopolysaccharide "sensing apparatus". Eur J Immunol, 2008, 38 (1): 192-203.

[33] CARDONA A E, PIORO E P, SASSE M E, et al. Control of microglial neurotoxicity by the fractalkine receptor. Nat Neurosci, 2006, 9 (7): 917-924.

[34] THOMAS D M, FRANCESCUTTI-VERBEEM D M, KUHN D M. The newly synthesized pool of dopamine determines the severity of methamphetamine-induced neurotoxicity. J Neurochem, 2008, 105 (3): 605-616.

11

第十一章

趋化因子与
亨廷顿病

2018 年 3 月 30 日，生物学顶尖学术期刊 *Cell* 在线发表，中国科学家领衔的国际研究团队首次利用基因编辑技术（CRISPR/Cas9）和体细胞核移植技术，成功培育出世界首例亨廷顿病基因敲入猪。

神经退行性疾病是随着人类年龄的增长而逐渐发生和发展的疾病。这类疾病的典型特征是不同脑区的神经元发生进行性的变性和缺失，最终导致神经系统功能的障碍。患者在罹患神经退行性疾病后会出现行动或认知的障碍，病情发展往往导致诸多并发症，给患者的生活造成严重障碍。神经退行性疾病包括阿尔茨海默病、帕金森病、亨廷顿病、肌萎缩侧索硬化、多发性硬化等。阿尔茨海默病（Alzheimer's disease，AD）多发病于老年群体，主要表现为记忆障碍、失语、认知和运动功能障碍的痴呆症状。帕金森病（Parkinson disease，PD）表现为震颤、肌肉僵直、运动迟缓等。亨廷顿病（Huntington disease，HD）临床表现为躯体或四肢不由自主地颤搐、情绪异常和智力减退等。肌萎缩侧索硬化（amyotrophic lateral sclerosis，ALS），表现为吞咽和说话困难、四肢乏力、肌肉萎缩和呼吸衰竭等。多发性硬化（multiple sclerosis，MS）是常见的中枢神经脱髓鞘病，临床表现为波动性感音性神经性聋和眩晕，肢体及眼球震颤等。截至目前，神经退行性疾病的病因尚不明确，但是这些疾病与年龄、性别、种族以及地理环境等因素密切相关。现今临床使用的治疗方法只能缓解或减轻症状，暂时没有根治的途径。

在前面的章节中已述趋化因子在多种神经退行性疾病，包括阿尔茨海默病和帕金森病中均具有重要的作用。本章节主要探讨趋化因子在亨廷顿病中的意义。

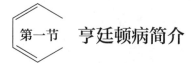

第一节　亨廷顿病简介

一、亨廷顿病流行病学及治疗现状

1. 亨廷顿病的定义　亨廷顿病（Huntington disease，HD），即亨廷顿舞蹈症（Huntington chorea），是一种常染色体显性遗传[1]。亨廷顿病患者一般于 30～40 岁发病，症状复杂多变，病情呈进行性恶化，主要表现为不自主舞蹈样动作、认知障碍和精神异常[2]。亨廷顿病的病程通常在 10～20 年，最终导致患者的死亡，但是迄今为止没有特效药可以阻止亨廷顿病的进程[3]。西方国家人群中亨廷顿病患病率为 10.6～13.7/10 万人，欧洲人群中亨廷顿病发病率更高，日本发生率仅为欧洲和北美的 1/10[4]。在中国文献中只有少数的个案报道，但随着对此病认知的增加，病例报道也逐渐增多。

2. 亨廷顿病的治疗现状 目前的治疗方法主要归为对症治疗和对因治疗。对症治疗的目的是根据客观症状和患者主观回馈信息，直接缓解患者病症。对症治疗还可以进一步分类：根据针对运动、精神和认知方面的不同，可分为亨廷顿病特异对症治疗和非特异对症治疗。对因治疗则包括直接的基因疗法和其他间接的分子疗法。基因疗法是把基因和其转录产物作为唯一病因，直接进行治疗[5]；分子疗法的目的是更正导致疾病的复杂分子和神经相关通路[6]。虽然对因疗法目前还不能实现，但是针对上述不同分子通路，正在开展大量研究以期缓解疾病。在发病前和疾病第一阶段需要多学科的团队合作，包括神经专科医生、精神科医生和遗传咨询师；随着患者病情恶化还需要理疗师、语言和职业治疗师、护理人员及其他专业医疗人员的加入；临终关怀和末期处理也越来越受到重视，目的仍然是改善患者的生活质量[7]。患者出现包括耻辱感、身体损伤、步态不稳、工作困难和睡眠不安等症状，则表示需要开始药物治疗。当患者合并出现精神病或攻击行为时，首选精神类药物。丁苯喹嗪是美国食品药品管理局（FDA）批准治疗亨廷顿病的药物之一，其主要机制是抑制单胺囊泡转运[8]。用药量大则可以显著减轻舞蹈样症状；但是如果停止用药舞蹈样症状会加重。使用此类药物时必须注意其副作用，包括运动迟缓伴震颤和抑郁症。精神类药物还包括奥氮平、利培酮和硫必利[9]，对于一些特殊患者，有时需尝试几种不同的精神类药物。巴氯芬和苯二氮䓬类药物对疾病末期的运动障碍治疗有效[10]。化学神经阻滞剂如肉毒菌素可治疗局部痉挛，如磨牙或局灶性痉挛反射亢进。同时有研究表明，物理治疗包括重点训练姿势和步态对亨廷顿病患者也有很大帮助[11]。

对于强迫和易激怒症状通常采取阶梯治疗方法。在轻度认知障碍或者同时出现抑郁、焦虑和强迫症行为的患者中，可采用 5-HT 再摄取抑制剂并结合行为治疗[12]。吞咽困难一般出现在亨廷顿病后期，现有指南对吞咽困难的护理，包括正确准备食物以及在监控环境下提供食物，都给出了指引[13]。使用适当方法增加患者能量摄入非常重要，此外脑深部电刺激术因其独特的优势已开始应用于运动症状进展相对较快的患者。电刺激的位置主要位于双侧苍白球内侧部，有研究发现电刺激不仅能改善亨廷顿病患者运动症状，也能改善患者的情绪、体力以及日常生活能力。因此对于高级皮质功能受累较轻的患者，运动功能的改善能显著提高生活质量延长独立生活时间。作为新兴治疗手段，尤其是 RNAi、神经营养因子基因导入等方法，在亨廷顿病动物模型实验中已显示出一定疗效[14-15]，但是从动物实验到人体试验的转化仍是一条漫长的道路。亨廷顿病患者及其亲人同时还会面对不少社会及医疗问题，这些也都需要合理的解决。

二、亨廷顿病发病机制假说

1. 亨廷顿病的症状 亨廷顿病的主要临床症状分为三大类，包括运动症状、认知功能障碍和精神障碍[16]。除此之外亨廷顿病也会累及其他系统，可为原发性也可为继发性的并发症。亨廷顿病发病一般在 40 岁左右，但是也有非常年轻或非常年长才发病的病例，儿童多出现严重发育迟缓现象而表现为 Westphal 变异型，而老年患者的症状可能非常轻微[17-18]。亨廷顿病的典型症状为舞蹈症，本身类似于左旋多巴引起的运动障碍，表现为短暂不能控制的鬼脸、点头、手指跳动，随着病情加重不随意运动进行性加重，出现典型的舞蹈样不自主运动、吞咽困难、构音障碍等症状[19]。亨廷顿病的认知症状有时比舞蹈症早很多年出现。有研究发现亨廷顿病基因携带者中有部分是轻度认知功能障碍，这些早期变化严重影响患者功能。亨廷顿病患者的认知功能障碍不同于其他如阿尔茨海默病或帕金森病等神经退化疾病：亨廷顿病早期认知功能损害主要局限于单个脑功能区域而不累及整个脑组织[20]。在疾病早期亨廷顿病患者不仅情节记忆会受到影响，执行功能障碍也很明显。患者可能有情感认知，特别是厌恶认知方面的缺陷，可能会妨碍亨廷顿病患者的社交能力。执行功能障碍也是亨廷顿病的主要问题，患者往往无法认识到症状的严重程度。随着病情的发展，患者痴呆症状常常恶化，不过即使病情严重也可能保存部分认知功能[21]。亨廷顿病的精神症状常常复杂多变，这与疾病过程中脑功能损伤有关[22]。早在运动症状出现之前，亨廷顿病患者就有可能由于知悉家庭病史和疾病风险而产生焦虑，并可能出现抑郁症状[23]。患者也可能出现情感方向的轻微变化，并出现攻击性行为和去抑制行为。受到疾病影响，患者会出现睡眠障碍，如睡眠潜伏期延长、睡眠效率下降、夜间觉醒次数增加及深慢波睡眠减少[24]。睡眠状况的改变与其他临床症状以及脑形态变化的严重程度密切相关[25]。

2. 亨廷顿病基因突变　亨廷顿病和其他聚谷氨酰胺疾病的一个常见病理特征是错误折叠的聚谷氨酰胺蛋白聚集或神经元核内包涵体的形成[26]。该病的主要病因是患者第四号染色体上亨廷顿（Huntingtin，htt）基因变异，产生突变的亨廷顿蛋白质（Huntingtin protein，Htt），突变的蛋白称为"mutant Huntingtin"（mHtt）[27-28]。在亨廷顿病中 htt 基因负责编码 Htt 蛋白，其内有一个 PolyQ 部分由重复 CAG 三核苷酸重复序列所编码[29]。正常人群中这一重复序列的长度为 6～35 个重复，如果扩增超过 40 个重复序列则会导致发病，出现运动障碍[30]。如果重复数量为 36～39 个，部分患者会发病，部分患者会继续保持无症状状态。Htt 蛋白可在全身广泛表达，但依据细胞类型不同表达水平不同，在细胞核和细胞质内均可存在[31-32]。Htt 蛋白本身有多种细胞功能，但是变异蛋白不仅促使蛋白异常功能增加且造成其正常功能的丧失。Htt 蛋白在神经元中广泛表达，尤其在纹状体中是一种抗凋亡蛋白，能阻止胱天蛋白酶激活[33-34]，保护中枢神经细胞免受致命刺激的伤害。此外，Htt 蛋白对神经系统发育，对脑源性神经营养因子（brain-derived neurotrophic factor，BDNF）的产生和转运的作用以及对细胞黏附均有影响[35]。但是 Htt 蛋白的过度聚集会形成大的分子团，影响神经细胞正常功能从而导致亨廷顿病的发生发展。这种突变蛋白通常在神经元内表达，以损伤纹状体内神经元为主[36]。亨廷顿病主要累及基底节和大脑皮质，以尾状核、壳核萎缩最明显，出现神经细胞脱失及胶质细胞增生。大脑皮质萎缩特别是椎体神经和小神经元脱失，无胶质细胞增生。神经细胞脱失亦可累及丘脑腹外侧核、下丘脑、黑质网状结构、橄榄体、薄束核和间脑核等部位[37]。早期影像学检查多无特殊表现。随着病情进展，典型表现为对称性尾状核萎缩，侧脑室前脚尾状核区呈球形向外膨起，呈"蝴蝶状"。病情进一步发展可出现不同程度的皮质和皮质下萎缩[38]。根据阳性家族史、典型舞蹈样运动、精神障碍和进行性痴呆以及阳性检测结果可以诊断。

3. 亨廷顿病的氧化损伤假说　在神经退行性疾病的研究中，科研人员逐渐发现亨廷顿病的发生与活性氧的产生及消耗不平衡有很大关系[39]。事实上氧化应激产生的损伤标志物在亨廷顿患者及亨廷顿模型小鼠的脑内均可检测到[40-41]。氧化应激作为一种年龄相关因素可促使中枢神经系统表现得更为敏感：在整个疾病进程中，细胞维持氧化还原的能力逐渐减退，导致线粒体功能障碍加剧和自由基过度释放，造成更为严重的神经损伤[42]。在亨廷顿病的初期，氧化损伤主要位于纹状体内各区；在疾病后期由于纹状体神经元已经大量丢失，氧化损伤标志物会因此减少。除此之外，尚有直接证据表明，氧化损伤在亨廷顿病中的突出表现是位于线粒体三羧酸循环中的琥珀酸脱氢酶严重受损[43]。对亨廷顿病患者脑组织进行尸检发现，线粒体三羧酸循环中的酶类存在缺陷：在患者纹状体内发现线粒体复合物Ⅱ（琥珀酸 - 泛醌还原酶）表达水平降低并且线粒体复合物Ⅱ/Ⅲ的活性也出现降低，而且这种表现只特异性地出现在纹状体而不是大脑皮质或者小脑中[44-45]。亨廷顿病突变的 htt 基因能直接增加线粒体内的活性氧簇，并造成持续性的 DNA 损伤[38]。活性氧簇的过量产生也会促进突变蛋白 Htt 造成的神经元功能障碍[43]。也有研究表明，亨廷顿突变蛋白的出现在亨廷顿小鼠脑内会增加代谢应激的易感性[46]。除了明显的突变蛋白之外，氧化应激也可能以单独或者与突变基因相互作用的方式损伤纹状体内的各类神经细胞。抗氧化疗法在小鼠模型中表现出的神经保护作用，证明了活性氧簇在神经退行性疾病亨廷顿病中的致病作用。

尽管对亨廷顿病的病理生理学知识不断增加，并已经发现了亨廷顿病致病基因，但目前尚无治疗方法能够完全停止或逆转这种疾病的进行发展。使用亨廷顿病动物模型能模拟该病临床神经生物学和对应症状，例如线粒体三羧酸循环抑制剂 3- 硝基丙酸（3-nitropropionic acid，3-NP）进行动物全身给药，会诱发类似亨廷顿病运动退化等症状，即 3-NP 是一种选择性的纹状体损伤剂[47-48]。3-NP 不可逆地抑制线粒体三羧酸循环，导致 ATP 水平降低而乳酸浓度升高，这与兴奋性损伤的机制并不相同[49]。神经化学研究表明，谷氨酸水平降低和氧化能量代谢受损是包括亨廷顿病在内的许多神经变性疾病的潜在机制。因为 3-NP 病变与亨廷顿病的机制和病理相似，所以一直被认为是能模拟亨廷顿病病变的造模剂[50]。3-NP 模型是可以改进的模拟亨廷顿病不同疾病阶段的模型，在疾病进展期间评估治疗效果非常有意义[50]。经典的 3-NP 化学损伤模型不能模拟亨廷顿病基因方面的改变，但其中涉及的一些发病因素在亨廷顿病患者及转基因动物或细胞模型中却能观察到。含 3-NP 的霉变甘蔗能够引起人急性中毒，一部分人会出现永久性神经障碍，CT 提示脑内基底神经节的病变，说明 3-NP 在中枢神经系统中的作用。慢性持续给予大鼠 3-NP，产生了类似亨廷顿病的纹状体选择性损害临床症状。研究初期对亨廷顿病的探索常以 3-NP 作为毒性诱导剂以观察线粒体呼吸链损伤状况[51]。3-NP 处理后的大鼠出现的变化主要包括活性氧的过度产生如过氧化物、羟基以及来源于 NO 形成的一些高活性分子[52]。同时，3-NP 干扰线粒体呼吸链也会进一步加剧活性氧簇的产生。它是一种线粒体复合物Ⅱ琥珀酸脱氢酶（succinate dehydrogenase，SDH）的抑制剂，能够特异性地损伤纹状体内神经元，而这种纹状体内的特异损伤恰恰是亨廷顿病的特征病理表现[53]。3-NP 的结构与琥珀酸类似，可与琥珀酸脱氢酶的催化部位结合，抑制其活性从而阻碍三羧酸循环的正常运转，最终使大鼠表现出与亨廷顿病相类似的病理改变和临床特征[54]。因为能量代谢抑制剂 3-NP 处理的大鼠模型可以表现出与此病相似的病理特征以及一部分临床症状，所以这类模型很适合于研究纹状体选择性变性的发病机制，其中涉及钙蛋白酶、半胱氨酸依赖的蛋白酶家族、氧自由基等细胞内途径，谷氨酸、多巴胺等细胞外途径[55]。大鼠脑内检测到活性氧的增加，很可能对 3-NP 诱导的纹状体变性起着重要的作用，因为各种自由基清除剂、抗氧化剂、NO 合成酶抑制剂都起着抗 3-NP 毒性的神经保护作用[56]。对啮齿动物进行 3-NP 腹腔注射可以导致羟自由基以及超氧阴离子等自由基的产生[57]。这种化学毒剂主要影响神经元，但是在体内外试验中也逐步证实其可以影响到星形胶质细胞[58]。在动物体内 3-NP 造模可以模拟行为、生物化学乃至细胞形态学上的改变，这些改变与亨廷顿病的病症极为相似；研究人员甚至探测到了脑内与纹状体选择性变性有关的生化递质及某些功能的改变，而这些变化在基因动物模型或细胞模型均可以观察到。这种表型上的造模作为一种常用工具在新药开发以及拟定治疗方案上具有特殊的作用[50]，其中包括恢复线粒体功能的治疗方法[59]。

正如本章节前述，由我国科学家领衔的国际研究团队首次利用基因编辑技术（CRISPR/Cas9）和体细胞核移植技术[60]，已成功培育出世界首例亨廷顿病基因敲入猪，能精准地模拟人类神经退行性疾病亨廷顿病[61]。这项研究经历 4 年，中外科学家联手，利用 CRISPR/Cas9 技术，精准地将人突变的 *htt* 基因，即人外显子 1 中包含 150 CAG 重复序列，插入猪的 *htt* 内源性基因中，利用成纤维细胞筛选出阳性克隆细胞，通过细胞核移植技术成功培育出亨廷顿病猪模型，在国际上首次建立了与神经退行性患者突变基因相似的大动物模型。从事亨廷顿病研究多年的权威专家，美国加州大学洛杉矶分校杨向东教授指出，亨廷顿病基因敲入猪的建立对于神经退行性疾病研究具有里程碑式的意义，这使科学家能更深入了解神经细胞死亡的机制并寻找有效的治疗方法。

第二节　神经炎症反应和趋化因子在亨廷顿病中的意义

一、神经炎症与神经退行性疾病

炎症反应介导的神经退行性疾病主要由胶质细胞的激活及外周入侵的淋巴细胞释放神经毒性因子所引起[62]。脑内的免疫细胞主要是小胶质细胞（microglia）和星形胶质细胞（astrocyte），二者是定居在脑实质内的固有免疫细胞[63]。生理条件下，胶质细胞处于不活跃状态，具有维持中枢神经系统组织稳态的作用；在感染或损伤时胶质细胞被激活发动免疫反应及组织修复过程[64]。神经炎症一方面诱发或加重神经系统的退行性病变；另一方面在某些特定情况下有利于神经系统损伤的修复[65]。激活的小胶质细胞可释放免疫因子和细胞毒因子，其中包括炎性趋化因子（cytokine）、活性氧（reactive oxygen species，ROS）和兴奋性谷氨酸等[66]。有大量研究表明激活的脑实质中的免疫细胞可产生多种炎症介质如 TNF-α、IL-1β、NO 和前列腺素 E_2（prostaglandin E_2，PGE_2）等，它们能导致脑内神经元的变性死亡，尤其是致炎细胞因子 TNF-α 和 IL-1β 在神经退行性疾病的作用已受到广泛关注[67]。ROS 是在生物体内与氧化代谢有关的含氧自由基和易形成自由基的过氧化物的总称，生物体内常见的活性氧自由基包括超氧阴离子、过氧化氢和羟自由基等[68]。小胶质细胞具有催化产生过氧化物的酶——NADPH 氧化酶的作用，活化的 NADPH 氧化酶可以调节小胶质细胞产生致炎细胞因子如 TNF-α 等[69]。

二、趋化因子在亨廷顿病中的生物学意义

亨廷顿病在机体的免疫反应和疾病的发生发展过程中，一类免疫调节因子系统——趋化因子及其受体起着重要的作用。趋化因子及其受体在炎症条件下由单核细胞、内皮细胞及淋巴细胞分泌或表达，参与免疫活性细胞的活化、成熟和迁移，影响并调控着免疫活性细胞的动态分布、各类细胞的分化及成熟的程度。

趋化因子在多种疾病中具有极为关键的作用，这提示其在生物学意义中的重要性。目前亨廷顿病已经有不少对症疗法可用，综合看护计划也使患者及其家人受益。临床研究及看护项目已非常到位，在世界范围内建立起了包括诊所、研究人员和医疗组织的大型网络[70]。在研究人员、医务工作者、患者、社会环境的相互协作下，我们坚信亨廷顿病患者能得到准确的诊断和最优的治疗。

1977 年，亨廷顿病中具有趋化作用的第一位成员血小板因子（PF-4）被发现。后来陆续又发现了多种因子，最初没有标准命名，被统称为"有趋化作用的细胞因子"。直至1992 年才被称为"趋化因子"，但其与免疫学中所提及的趋化因子概念完全不同。在炎症反应中，趋化因子通过两种方式介导免疫反应。第一直接作用，趋化因子能选择性地诱导白细胞表达整合素，释放细胞因子和内皮细胞表达黏附因子，使更多的炎症细胞聚集在炎症部位，并穿过血管壁引发炎症反应。第二间接作用，趋化因子还可以进一步诱导一些基质细胞、巨噬细胞、血管内皮细胞、平滑肌细胞生成各种趋化因子，从而产生级联效应，扩大炎症反应，吸引更多的炎症细胞集中到病损部位引起更严重的组织损害。

趋化因子是一类小蛋白超家族，在炎症反应过程中参与白细胞的转运[71]。在大脑中，趋化因子不仅在炎症刺激下由小胶质细胞、星形胶质细胞、少突胶质细胞表达，在损伤过程中也在神经元内被诱导表达[72]。越来越多的证据表明，趋化因子参与了几种慢性神经退行性疾病（包括阿尔茨海默病、帕金森病和肌萎缩侧索硬化）的神经炎症以及急性神经退行性疾病（如脑卒中和缺血性脑损伤）的神经炎症[73]。有研究表明在亨廷顿病患者大脑中，活化的星形胶质细胞和小胶质细胞显著增加提示炎症反应的存在[74]。趋化因子在亨廷顿病患者脑组织炎症中的确切作用尚不完全清晰，但是亨廷顿病模型小鼠出现严重症状时却很少出现神经胶质增生和神经退行性病变[75]，这提示我们应用该模型时，应根据研究目的的不同而有所选择。

第三节 趋化因子在亨廷顿病中的研究进展

趋化因子诱导细胞迁移的能力众所周知，但直到最近趋化因子还控制其他细胞功能的作用才被逐渐发现，并且在多种细胞类型之间发挥多功能信使的作用[76]。在中枢神经系统中，许多研究证明了趋化因子在星形胶质细胞和小胶质细胞中的表达及其在外周白细胞向中枢神经系统迁移中的作用，但只有少数研究阐述了趋化因子在神经元中的表达。趋化因子及其相应受体在中枢神经系统细胞中的表达表明，神经趋化因子参与中枢神经系统细胞间的相互作用。相比趋化因子在其他神经退行性疾病中的研究，趋化因子在亨廷顿病中

的研究尚没有那么深入，但是可以明确的是趋化因子在亨廷顿病中仍然有很重要的意义和作用[77]。

免疫系统在周围和中枢神经系统组织中有相似的表现。有证据表明即使在临床特征出现之前以及在尸检后，亨廷顿病患者大脑的神经元缺失区域都有小胶质细胞的激活。先天免疫系统的激活可能是突变的 Htt 蛋白直接作用于炎症细胞所引起的，在疾病的整个过程中可以发生在外周和中枢部位。有研究提示先天免疫反应细胞因子在亨廷顿病患者的血浆中更丰富，甚至在疾病发作的多年前即可发挥提示作用，与临床进展相关，提示免疫系统通路可能对了解亨廷顿病的发病机制具有重要意义。趋化因子系统是一个大家族的小分子和二十个受体，与细胞因子有关，但与细胞因子不同的是其可以作为白细胞趋化因子。趋化因子被认为是与感染和免疫相关的许多过程的核心，包括白细胞迁移到中枢神经系统和调节血脑屏障的功能[78]。趋化因子水平的量化可能会揭示整个免疫系统的状态以及亨廷顿病中特定免疫成分的功能，与神经退行性疾病的发病机制有关。最近的研究结果表明 mHtt 在神经元中的表达与趋化因子的表达增加有关。参与亨廷顿疾病的趋化因子见表 11-1。

表 11-1　参与亨廷顿疾病的趋化因子

CC 类趋化因子		CXC 类趋化因子
CCL2/MCP-1	CCL13（MCP-4）	CXCL8（IL-8）
CCL4/MIP-1β	CCL19	CXCL13
CCL5（RANTES/CCR1/CCR3/CCR5）	CCL24（eotaxin-2）	
CCL11（eotaxin-1）	CCL26（eotaxin-3）	

一、参与亨廷顿病的 CC 类趋化因子及其作用机制

1. CCL2（MCP-1）　关于 CC 趋化因子配体 2（CCL2 或 MCP-1）的研究最为广泛，它是一种分泌性炎性分子。CCL2 及其受体 CCR2 在基础状态及炎症刺激下广泛表达，涉及炎症机制如 CCL2 在调节中枢小胶质细胞的炎症激活中起重要作用。MCP1/CCR2 不仅可诱导单核细胞、淋巴细胞和小胶质细胞向炎症部位迁移，还能调节单核细胞和巨噬细胞等透过血脑屏障，扩大脑内神经炎症反应[79]。CCL2 还可以增加受体电流强度，调节突触前膜谷氨酸释放。CCL2 能调节神经干细胞及祖细胞的迁移及分化，特别是 CCL2 介导了内皮细胞参与的神经干细胞及祖细胞的分化及迁移。CCL2 水平升高与认知功能损伤程度呈正相关，与低氧诱导的神经炎症关系密切。此外，CCL2 的这种中枢作用可能与成年期精神疾病及疾病病理过程相关，这与其在神经发育过程中广泛及动态表达有直接关系。

有文献报道，htt 突变型在小鼠神经母细胞瘤中表达导致单核细胞趋化蛋白 -1（MCP-1 或 CCL2）和小鼠趋化因子（murine chemokine CXCL2/KC）表达升高。能够表达 Htt 突变蛋白的细胞同时也表现出蛋白酶体功能障碍和 NF-κB 活性的时间依赖性降低，这两种现象都能调节 MCP-1 和 KC 的表达。在这类细胞中 MCP-1 和 KC 的表达由于轻度的蛋白酶体抑制而表达增加。然而，与年龄相匹配的对照组相比，12 周龄的亨廷顿病转基因小

鼠的 MCP-1、KC 表达和蛋白酶体活性并没有改变，脑组织中几乎观察不到炎症反应。这些结果提示突变的亨廷顿蛋白诱导的蛋白酶体功能障碍可以上调神经元细胞中 MCP-1 和 KC 的表达，从而触发炎症反应过程。

由于人造电磁场的增加，电磁场暴露（EMF）现象也逐渐增多。电磁频谱极低频（ELF）通常是指区域由 3～3 000Hz 的频率。有研究表明 ELF-EMF 通过抑制 NF-κB 信号通路调节 RANTES、MCP-1、MIP-1α 和 IL-8 的产生以及角蛋白细胞的生长，推测 ELF-EMF 可能抑制炎症过程[80]。虽然流行病学证据不支持 EMF 暴露与亨廷顿病发病机制之间的潜在相关性，但是有证据表明 ELF-EMF 暴露对亨廷顿病行为的改善和神经保护作用可能是由于神经营养因子水平的提高和氧化损伤的降低。

2. CCL4（MIP-1β） CCL4 也是趋化因子的一种，又被称为"人巨噬细胞炎症蛋白 1β（MIP-1β）"，参与多种免疫应答和炎症应答，作为白细胞的趋化因子和活化剂发挥作用。在某研究中研究人员使用多重酶联免疫吸附试验（ELISA）量化不同阶段亨廷顿病患者和健康人群血浆中的趋化因子水平，发现随着疾病的进展，趋化因子谱的追踪发生变化：5 种趋化因子（嗜酸细胞活化趋化因子 -3、MIP-1β、嗜酸细胞活化趋化因子、MCP-1 和 MCP-4）显著升高；3 种趋化因子（嗜酸细胞活化趋化因子 -3、MIP-1β 和嗜酸细胞活化趋化因子）在亨廷顿病疾病进展阶段呈显著性增加[81]。

3. CCL5（RANTES/CCR1，CCR3 和 CCR5） CCL5 又称"受激活调节正常 T 细胞表达和分泌活性因子（regulated on activation of normal T-cell expressed and secreted，RANTES）"，主要激活和传递趋化信号到 T 细胞等周围免疫系统[82]，相匹配的受体有 CCR1、CCR3 和 CCR5。目前 CCL5 在神经精神疾病中的研究主要集中在阿尔茨海默病。在中枢神经系统中 CCL5 表达于小胶质细胞和星形胶质细胞，但不表达于内皮细胞。炎症刺激下，促炎细胞因子可上调 CCL5 的表达。CCR5 同样表达于小胶质细胞和星形胶质细胞，但不表达于神经元。对于 CCL5 在中枢神经系统中的特质尚不清晰，但是 CCL5 参与调节神经内分泌轴谷氨酸神经递质、中枢神经系统趋化轴和促炎激活，还参与了调节神经可塑性和神经突触发生的作用已经被报道。神经系统微环境受外来刺激物侵袭时，CCL5 水平升高以抵抗刺激物侵害，维护神经系统的稳定性。当病毒感染胶质细胞后，通过 ERK、NF-κB 和 IL-6 介导信号以刺激 CCL5 的表达，影响中枢神经系统中炎症反应的早期发展。

研究表明，多聚 Htt 蛋白抑制星形胶质细胞趋化因子（CCL5/RANTES）的分泌和产生。mHtt 在神经元中形成聚集体导致神经元功能障碍。在星形胶质细胞中也存在 mHtt。用 R6/2 小鼠星形胶质细胞（亨廷顿病模型）条件培养基（astrocyted-conditioned medium，ACM）中收集的培养液培养原代皮质神经元，发现生长发育异常，不能形成成熟的神经突起，迁移减慢，去极化后钙内流低于野生型（wild-type，WT）。通过细胞因子抗体阵列和 ELISA 分析发现，R6/2 星形胶质细胞释放出的趋化因子的量远小于野生型星形胶质细胞。当使用 ACM 影响皮质神经元时，补充重组 CCL5/RANTES 可改善 HD-ACM 所致的神经元缺陷，而用抗 CCL5/RANTES 抗体从 WT-ACM 中去除 CCL5/RANTES 则模拟了 HD-ACM 的作用。实时定量 PCR 和启动子分析表明，mHtt 通过降低 NF-κB-p65 的表达而阻碍 CCL5/RANTES 启动子的激活，从而降低 CCL5/RANTES 的转录水平。ELISA 检测及免疫细胞化学染色显示，mHtt 在 R6/2 星形胶质细胞内保留了残存的 CCL5/RANTES。根据上述发现，在［R6/2 和 Hdh（CAG）150］两个亨廷顿病小鼠模型和人类亨廷顿病患者中也观察到胞质 CCL5/RANTES 水平升高。这些发现表明 mHtt 阻碍星形胶质细胞的一种主要营养功能，这可能导致亨廷顿病神经元功能障碍。

趋化因子家族是星形胶质细胞的主要介质之一。在此研究中研究人员发现从 HD（R6/2）转基因小鼠模型制备的原代星形胶质细胞产生和分泌的趋化因子（C-C 基序）配体 5（CCL5）/对活化正常 T 细胞表达和分泌（RANTES）的调节比野生型少。CCL5/RANTES 通过激活至少三种不同的受体（CCR1、CCR3 和 CCR5）发挥多种功能，包括调节神经元迁移，调节星形胶质细胞的增殖和分化以及介导神经炎症。mHtt 在转录水平上降低了星形胶质细胞中 CCL5/RANTES 的表达，并且保留了星形胶质细胞内残留的 CCL5/RANTES。星形胶质细胞中 CCL5/RANTES 的这种失调极大地降低了 CCL5/RANTES 对神经元的可利用性，并且被认为可能在亨廷顿病的神经元功能障碍中起重要作用。

4．CCL11（eotaxin-1）　CCL11 及其相关分子可能直接参与中枢神经系统的退行性病变过程 [83]。CCL11 在小鼠和人的血浆和脑脊液中的水平随着老化而增加。在小鼠中这些增加的 CCL11 与神经发生的下降和认知、记忆的损害有关。在人类中，与年龄匹配的健康对照组相比，阿尔茨海默病、肌萎缩侧索硬化、亨廷顿病和继发性进行性多发性硬化患者血浆 CCL11 水平升高。由于 CCL11 能够穿过正常小鼠的血脑屏障，在外周产生的嗜酸性粒细胞可能在中枢神经系统发挥生理和病理作用。CCL11 抑制小鼠海马神经发生并导致记忆障碍。在一些神经退行性疾病中，血清和脑脊液中 CCL11、CCL24 和 CCL26 水平较高。

5．CCL13（MCP-4）　CCL13 是一种属于 CC 趋化因子家族的小细胞因子，其基因位于人类 17 号染色体上的一个大簇中。CCL13 通过结合细胞表面 G 蛋白连接趋化因子受体，如 CCR2、CCR3 和 CCR5，诱导单核细胞、嗜酸性粒细胞、T 淋巴细胞和嗜碱性粒细胞聚集。这种趋化因子的活性与哮喘等过敏反应有关，炎症细胞因子白细胞介素 -1（IL-1）和 TNF-α 等均可诱导 CCL13。

亨廷顿病是一种遗传性神经退行性疾病，以神经系统异常为特征。免疫激活是亨廷顿病患者大脑的一个主要特征，前期的研究已经证明在亨廷顿病病理进程中，分离的血浆可检测到广泛的进行性的先天免疫反应 [81]。在亨廷顿病进展的不同阶段使用单独的样本列队进行检验，发现趋化因子水平（MCP-1 和嗜酸细胞活化趋化因子）与临床评分相关。与细胞因子类似，趋化因子可能与亨廷顿病的发病机制有关，其中免疫分子可能在跟踪和探索亨廷顿病的发病机制方面有重要价值。

6．CCL19　趋化因子 CCL19 属于趋化因子 CC 家族，其受体为 CCR7。在免疫系统中，CCL9 主要由中性粒细胞、巨噬细胞等分泌，其受体主要表达在 T 淋巴细胞、B 淋巴细胞、DC 细胞表面。CCL19 通过与 CCR7 受体结合趋化 T/B 淋巴细胞、DC 细胞迁移至病灶区域发挥作用 [84]。此外，CCL19/CCR7 轴也对 T 淋巴细胞的归巢及存活发挥重要作用。研究表明，脑组织的星形胶质细胞以及脑血管内皮细胞皆可分泌趋化因子 CCL19。在中枢神经系统炎症时，趋化免疫细胞进入中枢神经系统到达病灶区域。中枢神经系统炎症伴随血浆中 CCL19 表达水平的异常，包括多发性硬化、亨廷顿病、脑缺血性损伤、神经炎症疾病的患者，其血液和脑脊液中趋化因子 CCL19 的表达水平皆异常升高。CCR7 可表达于海马区域的星形胶质细胞，但是对其功能的影响未知。

7．CCL24（eotaxin-2）　CCL24 属于嗜酸性粒细胞选择性趋化和激活因子 eotaxin 类分子，也被称为 eotaxin-2 或 MPIF-2（myeloid progenitor inhibitory factor 2）。CCL24 与唯一受体 CCR3 结合后，在人体广泛参与过敏性疾病、寄生虫感染、系统性疾病等多种免疫相关疾病的发病过程。既往研究表明，人早孕期母胎界面存在 eotaxin 家族的 eotaxin-1/CCL11 分子，且高表达 eotaxin 类分子的共同受体 CCR3。

8．CCL26（eotaxin-3）　eotaxin 是一种嗜酸性粒细胞（eosinophil，EOS）选择性趋化和激活因子，与 CCR3 受体特异性结合，在趋化、激活和募集嗜酸性粒细胞方面作用显著，在目前已知的 EOS 趋化因子中，其选择性最高、作用强度最大。CCL26 基因位于染色体 7q11.2，是 CC 类趋化因子家族中的一员，也称 eotaxin-3 受体为 CCR3。研究人员测定量化不同阶段亨廷顿病患者和对照健康人群血浆中的趋化因子水平，发现随着疾病的进展趋化因子谱的追踪发生变化：5 种趋化因子（嗜酸细胞活化趋化因子 -3、MIP-1β、嗜酸细胞活化趋化因子、MCP-1 和 MCP-4）显著升高，3 种趋化因子（嗜酸细胞活化趋化因子 -3、MIP-1β 和嗜酸细胞活化趋化因子）在亨廷顿病疾病进展阶段呈显著性增加[81]。

二、参与亨廷顿病的 CXC 类趋化因子及其作用机制

1．CXCL8（IL-8）　CXC 趋化因子配体 8（CXCL8），即白细胞介素 -8，是一种广泛研究的外周免疫系统免疫因子。CXCL8 在中枢神经系统中的作用和中枢神经系统的免疫反应研究较少[85]。CXCL8 受体趋化因子 1 受体 / 趋化因子 2 受体广泛表达于各种神经元、胶质细胞以及血脑屏障，其表达随着年龄发生变化。有研究表明 CXCL8 表达于中枢神经系统和浸润性免疫细胞，在其他炎症细胞因子刺激下血脑屏障（blood brain barrier，BBB）内皮细胞高表达 CXCL8，这可能是 CXCL8 参与 BBB 的功能，调节浸润性外周免疫细胞的活动。此外 CXCL8 能通过调节增强递质释放抑制长时程增强发挥神经调节作用。有研究表明在表达 Htt 蛋白的正常和突变的神经元细胞中有各种炎症基因的表达，其中有几种趋化因子在细胞内表达如 MCP-1、IL-8 和 KC，这些趋化因子在 Htt 蛋白突变细胞中被著诱导表达。

先天免疫系统的过度活跃一部分是 NF-κB 通路失调造成的，是亨廷顿病早期表现的一部分。有证据表明靶向免疫破坏可能会减缓亨廷顿病的进展。拉喹莫德是一种口服活性免疫调节剂，能下调外周血单核细胞中促炎细胞因子的产生，在大脑中通过调节 NF-κB 信号，下调星形胶质细胞和小胶质细胞的激活。在Ⅲ期临床试验中拉喹莫德对多发性硬化的炎症、脑萎缩具有的一定的治疗作用，并且能减缓亨廷顿病的进展。从 manHD、preHD 和健康志愿者处采集的单核细胞，给予拉喹莫德并使用脂多糖刺激，用 5μmol/L 拉喹莫德处理 24 小时后，manHD 单核细胞在刺激下释放较低水平的 IL-1β、IL-5、IL-8、IL-10、IL-13 和 TNF-α 等。而 preHD 单核细胞释放较低水平的 IL-8、IL-10 和 IL-13，但是健康细胞没有观察到炎症介质释放减少的现象。在亨廷顿病中，拉喹莫德导致 NF-κB 信号通路功能障碍均可以被通路内相关蛋白的表达变化所检测[86]。

大量尸检结果表明，与对照组相比亨廷顿病患者外周血中补体激活、小胶质细胞激活、促炎和免疫调节细胞因子 IL-1β、IL-6、IL-8、IL-10、CCL2 以及 TNF-α 浓度增加。

还有研究在人类亨廷顿病神经干细胞中发现了缄默 Nrf2 的激活反应，这种反应通过对引起疾病的突变基因进行矫正而发挥作用[87]，但是选择性激活 Nrf2 信号通路可有效抑制原发性亨廷顿病和野生型小鼠中小胶质细胞和星形胶质细胞内促炎细胞因子 IL-6 的释放。此外，在亨廷顿病患者和健康受试者中获得的单核细胞中，诱导 Nrf2 可抑制促炎细胞因子 IL-1、IL-6、IL-8 和 TNF-α 的表达，也证明了 Nrf2 信号通路在亨廷顿病中的关键作用[88]。

2．CXCL13   基质金属蛋白酶 -9（MMP-9）和 CXCL13 被认为是神经炎症期间白细胞向蛛网膜下腔和血管周围空间转运的生物标志物。MMP-9 活性与血脑屏障通透性增加有关[51]，而 CXCL13 是一种 B 细胞化学吸引剂[89]。之前的研究表明，亨廷顿病患者脑组织中 MMP-9 表达水平升高，亨廷顿病转基因小鼠血浆样本中 MMP-9 表达水平也会升高[90]。CXCL13 可以作为亨廷顿病检测过程的一种标志[77]。

第四节　趋化因子在神经元 - 星形胶质细胞、神经元 - 小胶质细胞和神经元 - 神经元相互作用中的潜在意义

在体内外星形胶质细胞、小胶质细胞和神经元在生理或病理情况下均可以表达趋化因子受体，包括 CCL2 受体 CCR2、CCL21 和 CXCL10 受体 CXCR3、CXCL12 受体 CXCR4、CX3CL1 受体 CX3CR1。在下述内容中将介绍趋化因子 - 趋化因子受体在中枢神经系统细胞间的相互作用，包括神经元 - 星形胶质细胞、神经元 - 小胶质细胞和神经元 - 神经元相互作用[91-97]。

一、神经元 - 星形胶质细胞

1．神经元 - 星形胶质细胞相互作用   星形胶质细胞是最大的中枢神经系统细胞群，它不仅在发育、体内平衡、维持血脑屏障、调节中枢血流等方面必不可少，而且参与中枢神经系统的免疫防御，此外星形胶质细胞参与神经元信息处理[98-99]。星形胶质细胞在中枢神经系统复杂的趋化因子网络中发挥着积极的作用[96, 99]。星形胶质细胞不仅在体内和体外表达多种组成性和诱导性趋化因子，而且有广泛的证据表明它们在生理和病理条件下表达一系列趋化因子受体[100-101]。

2．神经趋化因子诱导星形胶质细胞钙瞬变   细胞内钙瞬变的激活是趋化因子受体信号转导的一个标志，这一机制同样适用于星形胶质细胞[102]。GPCR 的激活包括趋化因子受体，通过激活内质网膜上的肌醇 -1, 4, 5- 三磷酸受体导致钙从内质网快速释放。CXCL12 是最早在星形胶质细胞中诱导钙瞬变的趋化因子之一[103]。CXCL12 诱导体外人、大鼠和小鼠星形胶质细胞的浓度范围为 0.1 ～ 100ng/ml 或 10 ～ 100nmol/L。在所有病例中 CXCL12 诱导的钙活化是 PTX 敏感的，表明这个过程是 Gαi 蛋白所介导的。对于 CXCL10、CCL2 和 CX3CL1 也发现了类似的结果[104]。

在星形胶质细胞中，细胞内钙瞬变不仅在多种细胞内信号转导途径中起第二信使作

用，而且与星形胶质细胞信号传递、星形胶质细胞神经元突触传递和神经递质释放相关[105]。有研究证实了趋化因子也可能参与星形胶质细胞介导的神经递质的释放。CXCL12能诱导人和大鼠星形胶质细胞以及大鼠脑片海马星形胶质细胞中的谷氨酸钙依赖性释放[106]。此外，有研究发现CXCL12对脑片培养中神经元有电生理特性，提示CXCL12对神经元的兴奋作用至少部分依赖于星形胶质细胞谷氨酸的释放[107]。但是这种星形胶质细胞谷氨酸释放是否由CXCR4激活或通过其他途径诱导尚未被报道。

3. 神经趋化因子在体外诱导星形胶质细胞增殖和迁移　星形胶质细胞通过增强胶质细胞原纤维酸性蛋白（GFAP）的表达、增殖以及可能的迁移，即星形胶质细胞增生反应，在中枢神经系统损伤或神经炎症的过程中发生[108]。在这些激活的星形胶质细胞中，趋化因子受体的增强表达在各种病理条件下，例如多发性硬化、亨廷顿病、人类免疫缺陷病毒（HIV）感染、脑卒中和肿瘤等[109]。在这些条件下CXCR3主要存在于病变部位附近的激活的星形胶质细胞中，提示CXCR3在星形胶质细胞中的诱导表达仅限于大脑受损区域。多发性硬化患者激活的星形胶质细胞中CCR2的表达有相似的诱导作用[109]。

CCL2和CXCL10均参与星形胶质细胞的体外增殖[110]。此外，CXCL12在体外可诱导星形胶质细胞增殖，这一过程依赖于细胞外信号调控的激酶ERK1和ERK2的激活[111]。因为趋化因子主要以其诱导细胞迁移的能力而为人所知，所以迁移试验已用于测定星形胶质细胞中趋化因子受体的功能。星形胶质细胞迁移的体外反应是CCL2、CXCL10和CXCL12。因此，激活的星形胶质细胞表达多种趋化因子受体，体外激活这些受体可诱导星形胶质细胞增殖和迁移，这些反应通常与星形胶质细胞增生有关。趋化因子参与星形胶质细胞增生对中枢神经系统损伤或神经炎症的调节，但是神经元趋化因子是否对星形胶质细胞的增殖或迁移有影响尚不清楚。

二、神经元 - 小胶质细胞

1. 神经元 - 小胶质细胞相互作用　近10年间趋化因子一直被证明是神经元 - 小胶质细胞信号转导的候选者。在中枢神经系统中的小胶质细胞通过移动不断巡视周围环境。在受损情况下，小胶质细胞迅速向受损部位伸出突起，随后转变为变形虫状细胞快速激活[112]。活化的小胶质细胞通过迁移、增殖、分泌炎症因子和神经营养因子、吞噬细胞碎片和呈现抗原的能力，在中枢神经系统损伤中形成第一道防线[113]。虽然活化的小胶质细胞最初被认为在中枢神经系统损伤中是不利的，但随后的研究发现小胶质细胞有显著的神经保护作用，提示小胶质细胞在神经毒性与神经保护性之间存在一定的平衡[114-115]。

2. 神经元损伤后小胶质细胞活化　中枢神经系统受损后，小胶质细胞活化，小胶质细胞收缩转化成具有迁移和增殖能力的阿米巴样细胞。受损的神经元在损伤后数小时内伴随明显的小胶质细胞激活，表明神经元发出信号吸引小胶质细胞[116]。损伤的神经元表达和释放趋化因子，如CX3CL1、CCL21和CXC10，这些均可以诱导小胶质细胞迁移[117]。抑制趋化因子功能可以减少小胶质细胞迁移以应答神经元损伤。此外，体外试验结果也提示神经元趋化因子在神经元 - 小胶质细胞激活中的作用。利用转基因小鼠进一步证实了趋化因子介导的神经元 - 小胶质细胞激活问题。虽然CX3CR1缺失不影响神经损伤引起的小胶质细胞活化，但是在LPS诱导的神经炎症中CX3CR1缺失与小胶质细胞高度激活

相一致 [118]。将小胶质细胞暴露于 CX3CL1 可降低小胶质细胞毒性，在炎症条件下保护小胶质细胞免于凋亡。在内嗅皮质病变模型中，CXCR3 及其配体 CXCL10 和 CCL21 能增加小胶质细胞的毒性，其中 CXCR3 缺乏与海马形成中小胶质细胞活性降低和次级神经元丢失减少有关。趋化因子在神经元 - 小胶质细胞信号转导中作用在内嗅皮质病变模型被证实。小胶质细胞活化在齿状回的中分子层中特别明显，而齿状回是横断神经元的投射部位。

神经趋化因子参与神经元 - 小胶质细胞信号转导的假设，不再基于受损神经元快速改变趋化因子表达模式和小胶质细胞表达相应受体的发现。研究表明在有遗传干扰趋化因子功能的小鼠中，小胶质细胞激活降低，提示趋化因子在小胶质细胞激活中的重要性。神经支持和神经毒小胶质细胞激活与趋化因子受体表达相关 [119]。趋化因子的最终作用可能取决于损伤的类型、脑区以及 BBB 的破坏程度。尽管趋化因子在神经元 - 小胶质细胞信号转导中的确切作用尚不清晰，但是其在调节损伤反应中的重要性却日益明显。

三、神经元 - 神经元

1．神经元 - 神经元相互作用之保护作用　趋化因子影响神经元发育、分化、生存、电生理特性和突触的传递。神经细胞死亡是所有神经炎性疾病的最终结果，很少有体外模型能推断出体内神经元死亡的病理条件。其中最著名的模型之一就是谷氨酸或 NMDA 诱导的神经毒性、兴奋性毒性模型，最有可能涉及各种神经退行性疾病，而 β 淀粉样蛋白诱导的神经元死亡可作为解释阿尔茨海默病神经元丢失的模型 [120]。有研究表明趋化因子可以保护神经元免受毒性作用的影响。体外研究表明，CX3CL1 可以保护神经元免受谷氨酸诱导的毒性，免受 gp120 诱导的神经元死亡和营养剥夺诱导的死亡 [121]。

与 CX3CL1 类似，CCL2 可以保护神经元免受谷氨酸和 HIV-tat 诱导的神经毒性。将神经元暴露于趋化因子可以激活神经保护性的 MEK/ERK 和 PI3-K/Akt 信号通路，因此有理由认为趋化因子依赖的保护是由这些信号通路所介导，两种途径的抑制完全消除了 CX3CL1 保护谷氨酸诱导的海马神经元损伤作用 [122]。在谷氨酸依赖神经毒性的条件下只有当 CX3CL1 与谷氨酸联用时，MEK/ERK 和 PI3K-Akt 信号通路才会明显累及。

2．神经元 - 神经元相互作用之毒性作用　CXCR4 是神经毒性方面研究较为广泛的趋化因子受体，且通过特异性 CXCR4 拮抗剂 AMD3100 已证实其参与神经毒性信号转导 [123]。HIV 衍生蛋白 gp120 对 CXCR4 显示激动剂活性，因此其配体 CXCL12 也被描述为神经毒性。但是 CXCL12 不是唯一发挥神经毒性作用的神经趋化因子 [124]。神经元细胞系和原代人神经元对高浓度 CXCL10 的反应有细胞内钙瞬变、胱天蛋白酶活化和凋亡等 [125]。CXCR3 的直接参与是通过抗体使用证明的，这种抗体能阻止 CXCR3 的激活，随后抑制 CXCL10 依赖的神经毒性 [126]。

3．趋化因子对突触传递的影响　神经元趋化因子受体的电生理特性在培养的原代神经元或神经元细胞系和脑片培养中已经得到了广泛研究 [127]。在 DRG、小脑颗粒或浦肯野神经元和海马锥体细胞中，趋化因子仅诱导 10% ～ 20% 的神经元电生理特性的改变 [128]。在脑片培养中，CXCL12 是否通过趋化因子受体介导对神经元和对胶质细胞的作用，可能取决于其浓度高低，因为浓度高达 1nmol/L 的 CXCL12 可以导致神经元诱发动作电位的峰值和放电频率直接降低，且浓度高于 10nmol/L 的 CXCL12 间接激活了 GABA- 介导的神经元过度极化。

第五节　以趋化因子为靶点的亨廷顿病创新药物研发进展

对于亨廷顿病而言，凡是抗胆碱反应明显的药物均可加重舞蹈运动。通常使用多巴胺 D_2 受体拮抗药、耗竭神经末梢 DA 药物、胆碱能促效药、增强中枢 GABA 能含量药物和抗抑郁药等。目前的药物治疗方案有以下几种。①多巴胺 D_2 受体拮抗剂：氟哌啶醇，0.5 ～ 4mg，口服，4 次 /d；氯丙嗪 25 ～ 50mg，口服，3 次 /d；盐酸硫必利，0.1 ～ 0.2g，口服，3 次 /d；应从小剂量开始逐渐增量，并注意锥体外系不良反应。②耗竭神经末梢 DA 药物：利舍平，0.1 ～ 0.25mg，口服，3 次 /d；丁苯那嗪，12.5 ～ 50mg，口服，3 次 /d。③增强中枢 GABA 能含量药物：异烟肼，11 ～ 21mg/（kg·d）加维生素 B_6 100mg/d，口服；水杨酸毒扁豆碱，1 ～ 2g，口服，2 ～ 3 次 /d，或肌内注射 0.5 ～ 1.5mg，1 次 /d，缓解多动症。

目前还没有药物能够很好地治疗痴呆症状，但是精神症状通过药物治疗可以得到改善。可选用阿米替林、多塞平改善患者抑郁症状。对暴躁和愤怒暴发时可用氟哌啶醇和碳酸锂联合治疗。神经细胞移植或胚胎纹状体组织的移植尚处于探索之中，是否有效尚属未知。临床可配合应用神经系统促代谢药物、维生素和能量合剂等。抗自由基治疗、抗氧化治疗和抗细胞兴奋毒性治疗可能也具有一定的疗效。此外加强肢体功能训练和进行心理治疗也可以获得好的疗效。

在一项发表于 Science Translational Medicine 上的研究报告中，来自杜克大学神经退化和神经治疗中心的研究人员发现，一种用于治疗特定癌症的药物或能有效治疗亨廷顿病，其相关研究或能帮助我们理解这种药物和其他药物如何有效治疗多种神经变性疾病。La Spada 发现药物 KD3010 能够作为有效的疗法帮助治疗患亨廷顿病的小鼠和人类患者。药物贝沙罗汀和 KD3010 都能够通过激活转录因子 PPARδ 发挥作用，PPARδ 能够以两种途径来维持神经元的功能，即通过保持线粒体健康活性，以及帮助神经元移除一些功能异常的蛋白质。患亨廷顿病的小鼠和人类都会出现 PPARδ 激活的问题，当研究人员利用贝沙罗汀和 KD3010 治疗亨廷顿小鼠时，他们发现小鼠大脑神经元中的线粒体功能发生了明显的改善，而且一些错误折叠的损伤蛋白也被及时清除了。此外研究人员还鉴别出了损伤线粒体功能和引发蛋白质错误折叠的关键因素，这对于研究诸如阿尔茨海默病等神经变性疾病也至关重要。

欧洲药品管理局批准罗氏制药的亨廷顿病治疗药物 RG6042 进入优先药物（PRIME）计划。RG6042 是一种靶向 HTT 基因表达的 mRNA 的反义寡核苷酸。通过与编码 Htt 蛋白的 mRNA 结合，能降低所有 Htt 蛋白翻译，从而减少有毒性的 mHtt 的产生。基于临床试验 Ⅰ / Ⅱa 阶段的数据，RG6042 进入 PRIME 计划。RG6042 非盲扩展研究（OLE）已经开始，旨在进一步评估继续给药的安全性和耐受性。

中国科学院上海药物研究所与复旦大学合作，发现 GPR52 的小分子拮抗剂对神经退行性疾病亨廷顿病的潜在治疗作用。研究发现一个 G 蛋白耦联受体 GPR52 与亨廷顿病的发生发展存在密切联系，小鼠在体敲除 *GPR52* 基因可以显著改善亨廷顿病的相关表现，提示 GPR52 可能是潜在的亨廷顿病治疗新靶点。此前并没有关于 GPR52 特异性拮抗剂的相关报道，上海药物所采用高通量筛选办法获得了特异阻断 GPR52 的小分子化合物 E7。该化合物在细胞、果蝇及小鼠模型上均可以有效降低 mHtt 水平，证明了靶向 GPR52 的小分子药物对疾病的潜在治疗作用。还有一些值得注意的方向，比如利用基因编辑直接修正突变的基因以治疗疾病。这个思路也极具前景，但目前有很多技术问题还需要解决。

目前针对趋化因子方向开发的亨廷顿病药物还很稀少，需要加快基础和临床方面的研发进度，早日实现药物为患者所用的愿景。

第六节　趋化因子在亨廷顿病中的研究展望

多项研究提示趋化因子及其受体网络在外周及中枢神经系统中的重要作用。趋化因子作用丰富，包括大脑发育、神经可塑性、细胞间通信、神经递质、神经内分泌功能、炎症过程及行为的调控，趋化因子可能会被认为是治疗亨廷顿病及精神疾病有吸引力的生物标志物。但是目前各项研究结论存在矛盾，主要由于诊断及纳入标准不一致、检测手段及研究方法不同，期待未来工作中可以更深入地研究趋化因子在大脑中的作用，进而为临床诊疗提供新思路。

（高岩　陈乃宏）

参考文献

[1] GAO Y, CHU S F, LI J P, et al. Protopanaxtriol protects against 3-nitropropionic acid-induced oxidative stress in a rat model of Huntington's disease. Acta Pharmacol Sin, 2015, 36 (3): 311-322.

[2] Walker F O. Huntington's Disease. Semin Neurol, 2007, 27 (2): 143-150.

[3] ANDREWS T C, WEEKS R A, TURJANSKI N, et al. Huntington's disease progression. PET and clinical observations. Brain, 1999, 122 (Pt 12): 2353-2363.

[4] SIPILÄ J O, PÄIVÄRINTA M. Why We Still Need More Research on the Epidemiology of Huntington's Disease. Neuroepidemiology, 2016, 46 (2): 154-155.

[5] BLOCH J, BACHOUD-LÉVI A C, DÉGLON N, et al. Neuroprotective gene therapy for Huntington's disease, using polymer-encapsulated cells engineered to secrete human ciliary neurotrophic factor: results of a phase I study. Hum Gene Ther, 2004, 15 (10): 968-975.

[6] MILEWSKI M, HOFFMAN-ZACHARSKA D, BALL J. [Molecular therapeutic strategies for Huntington's disease]. Postepy Biochem, 2015, 61 (1): 18-24.

[7] COLPO G D, ROCHA N P, STIMMING E F, et al. Immunomodulatory Strategies for Huntington's Disease Treatment. CNS Neurol Disord Drug Targets, 2017, 16 (8): 936-944.

[8] ONDO W G, TINTNER R, THOMAS M, et al. Tetrabenazine treatment for Huntington's disease-associated chorea. Clin Neuropharmacol, 2002, 25 (6): 300-302.

[9] PALEACU D, ANCA M, GILADI N. Olanzapine in Huntington's disease. Acta Neurol Scand, 2002, 105 (6): 441-444.

[10] FAULL R L, WALDVOGEL H J, NICHOLSON L F, et al. The distribution of GABAA-benzodiazepine receptors in the basal ganglia in Huntington's disease and in the quinolinic acid-lesioned rat. Prog Brain Res, 1993, 99: 105-123.

[11] FEIGIN A. Advances in Huntington's disease: implications for experimental therapeutics. Curr Opin Neurol, 1998, 11 (4): 357-362.

[12] IVACHTCHENKO A V, IVANENKOV Y A, SKORENKO A V. 5-HT(6) receptor modulators: a patent update. Part 2. Diversity in heterocyclic scaffolds. Expert Opin Ther Pat, 2012, 22 (10): 1123-1168.

[13] HUNT V P, WALKER F O. Dysphagia in Huntington's disease. J Neurosci Nurs, 1989, 21 (2): 92-95.

[14] MCBRIDE J L, PITZER M R, BOUDREAU R L, et al. Preclinical safety of RNAi-mediated HTT suppression in the rhesus macaque as a potential therapy for Huntington's disease. Mol Ther, 2011, 19 (12): 2152-2162.

[15] CHEN X, GUO C, KONG J. Oxidative stress in neurodegenerative diseases. Neural Regen Res, 2012, 7 (5): 376-385.

[16] REDDY P H, WILLIAMS M, CHARLES V, et al. Behavioural abnormalities and selective neuronal loss in HD transgenic mice expressing mutated full-length HD cDNA. Nat Genet, 1998, 20 (2): 198-202.

[17] BONELLI R M, NIEDERWIESER G, DIEZ J, et al. Pramipexole ameliorates neurologic and psychiatric symptoms in a Westphal variant of Huntington's disease. Clin Neuropharmacol, 2002, 25 (1): 58-60.

[18] GIL J M, REGO A C. Mechanisms of neurodegeneration in Huntington's disease. Eur J Neurosci, 2008, 27 (11): 2803-2820.

[19] WALDVOGEL H J, THU D, HOGG V, et al. Selective neurodegeneration, neuropathology and symptom profiles in Huntington's disease. Adv Exp Med Biol, 2012, 769: 141-152.

[20] JHA S K, JHA N K, KUMAR D, et al. Linking mitochondrial dysfunction, metabolic syndrome and stress signaling in Neurodegeneration. Biochim Biophys Acta Mol Basis Dis, 2017, 1863 (5): 1132-1146.

[21] SNOWDEN J S, GIBBONS Z C, BLACKSHAW A, et al. Social cognition in frontotemporal dementia and Huntington's disease. Neuropsychologia, 2003, 41 (6): 688-701.

[22] DUFF K, PAULSEN J S, BEGLINGER L J, et al. Psychiatric symptoms in Huntington's disease before diagnosis: the predict-HD study. Biol Psychiatry, 2007, 62 (12): 1341-1346.

[23] RENOIR T, ZAJAC M S, DU X, et al. Sexually dimorphic serotonergic dysfunction in a mouse model of Huntington's disease and depression. PLoS One, 2011, 6 (7): e22133.

[24] MORTON A J, WOOD N I, HASTINGS M H, et al. Disintegration of the sleep-wake cycle and circadian timing in Huntington's disease. J Neurosci, 2005, 25 (1): 157-163.

[25] WIEGAND M, MÖLLER A A, LAUER C J, et al. Nocturnal sleep in Huntington's disease. J Neurol,

1991, 238 (4): 203-208.

[26] SCHIEFER J, LANDWEHRMEYER G B, LÜESSE H G, et al. Riluzole prolongs survival time and alters nuclear inclusion formation in a transgenic mouse model of Huntington's disease. Mov Disord, 2002, 17 (4): 748-757.

[27] ANDREW S E, GOLDBERG Y P, KREMER B, et al. The relationship between trinucleotide (CAG) repeat length and clinical features of Huntington's disease. Nat Genet, 1993, 4 (4): 398-403.

[28] BENN C L, LANDLES C, LI H, et al. Contribution of nuclear and extranuclear polyQ to neurological phenotypes in mouse models of Huntington's disease. Hum Mol Genet, 2005, 14 (20): 3065-3078.

[29] ZHANG X, SMITH D L, MERIIN A B, et al. A potent small molecule inhibits polyglutamine aggregation in Huntington's disease neurons and suppresses neurodegeneration in vivo. Proc Natl Acad Sci U S A, 2005, 102 (3): 892-897.

[30] KOSINSKI C M, SCHLANGEN C, GELLERICH F N, et al. Myopathy as a first symptom of Huntington's disease in a Marathon runner. Mov Disord, 2007, 22 (11): 1637-1640.

[31] APOLINÁRIO T A, PAIVA C L, AGOSTINHO L A. REVIEW-ARTICLE Intermediate alleles of Huntington's disease HTT gene in different populations worldwide: a systematic review. Genet Mol Res, 2017, 16 (2).

[32] BRADFORD J, SHIN J Y, ROBERTS M, et al. Mutant huntingtin in glial cells exacerbates neurological symptoms of Huntington disease mice. J Biol Chem, 2010, 285 (14): 10653-10661.

[33] 高岩, 楚世峰, 陈乃宏. 亨廷顿舞蹈症、氧化应激与胶质细胞. 神经药理学报, 2014 (3): 22-30.

[34] 罗飘, 楚世峰, 朱天碧, 等. 趋化因子参与阿尔茨海默病的研究进展. 中国药理学通报, 2017, 33 (8): 1051-1055.

[35] GAUTHIER L R, CHARRIN B C, BORRELL-PAGÈS M, et al. Huntingtin controls neurotrophic support and survival of neurons by enhancing BDNF vesicular transport along microtubules. Cell, 2004, 118 (1): 127-138.

[36] SIERADZAN K A, MANN D M. The selective vulnerability of nerve cells in Huntington's disease. Neuropathol Appl Neurobiol, 2001, 27 (1): 1-21.

[37] ALCALA R, CREUS-MUNCUNILL J, AZKONA G, et al. B10 Nuclear lamina is differentially altered in Huntington's disease brain regions. Journal of Neurology Neurosurgery & Psychiatry, 2014, 85 (Suppl 1): A12.

[38] MARTÍ E, PANTANO L, BAÑEZ-CORONEL M, et al. A myriad of miRNA variants in control and Huntington's disease brain regions detected by massively parallel sequencing. Nucleic Acids Res, 2010, 38 (20): 7219-7235.

[39] KUMAR AMIT, RATAN RAJIV. Oxidative Stress and Huntington's Disease: The Good, The Bad, and The Ugly. J Huntingtons Dis, 2016, 5 (3): 217-237.

[40] CHOO Y S, MAO Z, JOHNSON G V, et al. Increased glutathione levels in cortical and striatal mitochondria of the R6/2 Huntington's disease mouse model. Neurosci Lett, 2005, 386 (1): 63-68.

[41] ZHANG L, ZHU Z, LIU J, et al. Protective effect of N-acetylcysteine (NAC) on renal ischemia/reperfusion injury through Nrf2 signaling pathway. J Recept Signal Transduct Res, 2014, 34 (5): 396-

400.

[42] NIEDZIELSKA E, SMAGA I, GAWLIK M, et al. Oxidative Stress in Neurodegenerative Diseases. Mol Neurobiol, 2016, 53 (6): 4094-4125.

[43] MAIURI T, MOCLE A J, HUNG C L, et al. Huntingtin is a scaffolding protein in the ATM oxidative DNA damage response complex. Hum Mol Genet, 2017, 26 (2): 395-406.

[44] BENCHOUA A, TRIOULIER Y, ZALA D, et al. Involvement of mitochondrial complex II defects in neuronal death produced by N-terminus fragment of mutated huntingtin. Mol Biol Cell, 2006, 17 (4): 1652-1663.

[45] Chan DC. Mitochondria: dynamic organelles in disease, aging, and development. Cell, 2006, 125 (7): 1241-1252.

[46] BOGDANOV M B, FERRANTE R J, KUEMMERLE S, et al. Increased vulnerability to 3-nitropropionic acid in an animal model of Huntington's disease. J Neurochem, 1998, 71 (6): 2642-2644.

[47] POULADI M A, MORTON A J, HAYDEN M R. Choosing an animal model for the study of Huntington's disease. Nat Rev Neurosci, 2013, 14 (10): 708-721.

[48] BROUILLET E, JACQUARD C, BIZAT N, et al. 3-Nitropropionic acid: a mitochondrial toxin to uncover physiopathological mechanisms underlying striatal degeneration in Huntington's disease. J Neurochem, 2005, 95 (6): 1521-1540.

[49] BORLONGAN C V, KOUTOUZIS T K, SANBERG P R. 3-Nitropropionic acid animal model and Huntington's disease. Neurosci Biobehav Rev, 1997, 21 (3): 289-293.

[50] TÚNEZ I, TASSET I, PÉREZ-DE LA CRUZ V, et al. 3-Nitropropionic acid as a tool to study the mechanisms involved in Huntington's disease: past, present and future. Molecules, 2010, 15 (2): 878-916.

[51] RAM M, SHERER Y, SHOENFELD Y. Matrix metalloproteinase-9 and autoimmune diseases. J Clin Immunol, 2006, 26 (4): 299-307.

[52] BOLAÑOS J P, ALMEIDA A, STEWART V, et al. Nitric oxide-mediated mitochondrial damage in the brain: mechanisms and implications for neurodegenerative diseases. J Neurochem, 1997, 68 (6): 2227-2240.

[53] KIM G W, CHAN P H. Oxidative stress and neuronal DNA fragmentation mediate age-dependent vulnerability to the mitochondrial toxin, 3-nitropropionic acid, in the mouse striatum. Neurobiol Dis, 2001, 8 (1): 114-126.

[54] BROUILLET E, CONDÉ F, BEAL M F, et al. Replicating Huntington's disease phenotype in experimental animals. Prog Neurobiol, 1999, 59 (5): 427-468.

[55] BLANCO-AYALA T, ANDÉRICA-ROMERO A C, PEDRAZA-CHAVERRI J. New insights into antioxidant strategies against paraquat toxicity. Free Radic Res, 2014, 48 (6): 623-640.

[56] FONTAINE M A, GEDDES J W, BANKS A, et al. Effect of exogenous and endogenous antioxidants on 3-nitropionic acid-induced in vivo oxidative stress and striatal lesions: insights into Huntington's disease. J Neurochem, 2000, 75 (4): 1709-1715.

[57] MELKANI G C, TRUJILLO A S, RAMOS R, et al. Huntington's disease induced cardiac amyloidosis is reversed by modulating protein folding and oxidative stress pathways in the Drosophila heart. PLoS

Genet, 2013, 9 (12): e1004024.

[58] MCCRACKEN E, DEWAR D, HUNTER A J. White matter damage following systemic injection of the mitochondrial inhibitor 3-nitropropionic acid in rat. Brain Res, 2001, 892 (2): 329-335.

[59] ALSTON T A, MELA L, BRIGHT H J. 3-Nitropropionate, the toxic substance of Indigofera, is a suicide inactivator of succinate dehydrogenase. Proc Natl Acad Sci U S A, 1977, 74 (9): 3767-3771.

[60] CONG L, RAN F A, COX D, et al. Multiplex genome engineering using CRISPR/Cas systems. Science, 2013, 339 (6121): 819-823.

[61] FU B, YI P, XU X, et al. Establishing a cell model of Huntington's Disease(HD) using CRISPR/Cas9 gene editing technology. Jiangsu Science & Technology Information, 2018.

[62] BLACK P H. Stress and the inflammatory response: a review of neurogenic inflammation. Brain Behav Immun, 2002, 16 (6): 622-653.

[63] GAO Y, CHU S F, LI J P, et al. Do glial cells play an anti-oxidative role in Huntington's disease? Free Radic Res, 2014, 48 (10): 1135-1144.

[64] SAIJO K, WINNER B, CARSON C T, et al. A Nurr1/CoREST pathway in microglia and astrocytes protects dopaminergic neurons from inflammation-induced death. Cell, 2009, 137 (1): 47-59.

[65] HIRSCH E C, VYAS S, HUNOT S. Neuroinflammation in Parkinson's disease. Parkinsonism Relat Disord, 2012, 18 (Suppl 1): S210-S212.

[66] YU Y, YU Z, XIE M, et al. Hv1 proton channel facilitates production of ROS and pro-inflammatory cytokines in microglia and enhances oligodendrocyte progenitor cells damage from oxygen-glucose deprivation in vitro. Biochem Biophys Res Commun, 2018, 498 (1): 1-8.

[67] ZHOU H F, NIU D B, XUE B, et al. Triptolide inhibits TNF-alpha, IL-1 beta and NO production in primary microglial cultures. Neuroreport, 2003, 14 (7): 1091-1095.

[68] LIU L, ZHANG K, SANDOVAL H, et al. Glial lipid droplets and ROS induced by mitochondrial defects promote neurodegeneration. Cell, 2015, 160 (1-2): 177-190.

[69] SWERDLOW R H. Alzheimer's disease pathologic cascades: who comes first, what drives what. Neurotox Res, 2012, 22 (3): 182-194.

[70] RAVINE D. Medical genetics: advances in brief: A worldwide study of the Huntington's disease mutation. J Med Genet, 1994, 31 (8): 656.

[71] BIBER K, ZUURMAN M W, DIJKSTRA I M, et al. Chemokines in the brain: neuroimmunology and beyond. Curr Opin Pharmacol, 2002, 2 (1): 63-68.

[72] STRACK A, ASENSIO V C, CAMPBELL I L, et al. Chemokines are differentially expressed by astrocytes, microglia and inflammatory leukocytes in Toxoplasma encephalitis and critically regulated by interferon-gamma. Acta Neuropathol, 2002, 103 (5): 458-468.

[73] MINES M, DING Y, FAN G H. The many roles of chemokine receptors in neurodegenerative disorders: emerging new therapeutical strategies. Curr Med Chem, 2007, 14 (23): 2456-2470.

[74] SOTREL A, PASKEVICH P A, KIELY D K, et al. Morphometric analysis of the prefrontal cortex in Huntington's disease. Neurology, 1991, 41 (7): 1117-1123.

[75] SIMMONS D A, CASALE M, ALCON B, et al. Ferritin accumulation in dystrophic microglia is an early event in the development of Huntington's disease. Glia, 2007, 55 (10): 1074-1084.

[76] XANTHOU G, POLIHRONIS M, TZIOUFAS A G, et al. "Lymphoid" chemokine messenger RNA expression by epithelial cells in the chronic inflammatory lesion of the salivary glands of Sjögren's syndrome patients: possible participation in lymphoid structure formation. Arthritis Rheum, 2001, 44 (2): 408-418.

[77] LEE Y B, NAGAI A, KIM S U. Cytokines, chemokines, and cytokine receptors in human microglia. J Neurosci Res, 2002, 69 (1): 94-103.

[78] CARDONA A E, LI M, LIU L, et al. Chemokines in and out of the central nervous system: much more than chemotaxis and inflammation. J Leukoc Biol, 2008, 84 (3): 587-594.

[79] 杨光. 趋化因子 MCP-1/CCL2 在维生素 B_1 缺乏引起的神经退行性疾病中的作用及其机制的研究. 北京：中国科学院大学，2010.

[80] D'ANGELO C, COSTANTINI E, KAMAL M A, et al. Experimental model for ELF-EMF exposure: Concern for human health. Saudi J Biol Sci, 2015, 22 (1): 75-84.

[81] WILD E, MAGNUSSON A, LAHIRI N, et al. Abnormal peripheral chemokine profile in Huntington's disease. PLoS Curr, 2011, 3: RRN1231.

[82] MURPHY P M, BAGGIOLINI M, CHARO I F, et al. International union of pharmacology. ⅩⅫ. Nomenclature for chemokine receptors. Pharmacol Rev, 2000, 52 (1): 145-176.

[83] HUBER A K, GILES D A, SEGAL B M, et al. An emerging role for eotaxins in neurodegenerative disease. Clin Immunol, 2018, 189: 29-33.

[84] VELLANKI S P, DULAPALLI R, KONDAGARI B, et al. Structural Evaluation and Binding Mode Analysis of CCL19 and CCR7 Proteins-Identification of Novel Leads for Rheumatic and Autoimmune Diseases: An Insilico study. Interdiscip Sci, 2018, 10 (2): 346-366.

[85] 王慧，肖玲，王高华. 趋化因子及其受体与抑郁症关系的研究进展. 医学综述，2018，24（24）：4790-4795.

[86] TRÄGER U, ANDRE R, LAHIRI N, et al. HTT-lowering reverses Huntington's disease immune dysfunction caused by NFκB pathway dysregulation. Brain, 2014, 137 (Pt 3): 819-833.

[87] QUINTI L, DAYALAN NAIDU S, TRÄGER U, et al. KEAP1-modifying small molecule reveals muted NRF2 signaling responses in neural stem cells from Huntington's disease patients. Proc Natl Acad Sci U S A, 2017, 114 (23): E4676-E4685.

[88] BAIRD L, DINKOVA-KOSTOVA A T. The cytoprotective role of the Keap1-Nrf2 pathway. Arch Toxicol, 2011, 85 (4): 241-272.

[89] SILVESTRONI A, FAULL R L, STRAND A D, et al. Distinct neuroinflammatory profile in post-mortem human Huntington's disease. Neuroreport, 2009, 20 (12): 1098-1103.

[90] CHANG K H, WU Y R, CHEN Y C, et al. Plasma inflammatory biomarkers for Huntington's disease patients and mouse model. Brain Behav Immun, 2015, 44: 121-127.

[91] FALCÃO A S, SILVA R F, VAZ A R, et al. Cross-talk between neurons and astrocytes in response to bilirubin: early beneficial effects. Neurochem Res, 2013, 38 (3): 644-659.

[92] SINGH S, SWARNKAR S, GOSWAMI P, et al. Astrocytes and microglia: responses to neuropathological conditions. Int J Neurosci, 2011, 121 (11): 589-597.

[93] ALLAMAN I, BÉLANGER M, MAGISTRETTI P J. Astrocyte-neuron metabolic relationships: for

better and for worse. Trends Neurosci, 2011, 34 (2): 76-87.

[94] BRONSTEIN D M, PEREZ-OTANO I, SUN V, et al. Glia-dependent neurotoxicity and neuroprotection in mesencephalic cultures. Brain Res, 1995, 704 (1): 112-116.

[95] DUGAN L L, BRUNO V M, AMAGASU S M, et al. Glia modulate the response of murine cortical neurons to excitotoxicity: glia exacerbate AMPA neurotoxicity. J Neurosci, 1995, 15 (6): 4545-4555.

[96] ALDSKOGIUS H, KOZLOVA E N. Central neuron-glial and glial-glial interactions following axon injury. Prog Neurobiol, 1998, 55 (1): 1-26.

[97] STOLL G, JANDER S. The role of microglia and macrophages in the pathophysiology of the CNS. Prog Neurobiol, 1999, 58 (3): 233-247.

[98] VOLTERRA A, MELDOLESI J. Astrocytes, from brain glue to communication elements: the revolution continues. Nat Rev Neurosci, 2005, 6 (8): 626-640.

[99] RIDET J L, MALHOTRA S K, PRIVAT A, et al. Reactive astrocytes: cellular and molecular cues to biological function. Trends Neurosci, 1997, 20 (12): 570-577.

[100] AMBROSINI E, ALOISI F. Chemokines and glial cells: a complex network in the central nervous system. Neurochem Res, 2004, 29 (5): 1017-1038.

[101] DESAGHER S, GLOWINSKI J, PREMONT J. Astrocytes protect neurons from hydrogen peroxide toxicity. J Neurosci, 1996, 16 (8): 2553-2562.

[102] BIBER K, DIJKSTRA I, TREBST C, et al. Functional expression of CXCR3 in cultured mouse and human astrocytes and microglia. Neuroscience, 2002, 112 (3): 487-497.

[103] BAJETTO A, BARBERO S, BONAVIA R, et al. Stromal cell-derived factor-1alpha induces astrocyte proliferation through the activation of extracellular signal-regulated kinases 1/2 pathway. J Neurochem, 2001, 77 (5): 1226-1236.

[104] BODDEKE E W, MEIGEL I, FRENTZEL S, et al. Cultured rat microglia express functional beta-chemokine receptors. J Neuroimmunol, 1999, 98 (2): 176-184.

[105] REICHENBACH A, WOLBURG H. Astrocytes and Ependymal Glia. In: Ransom BR, Kettenmann H (eds) Neuroglial cells. Oxford University Press, Oxford, 2005.

[106] BEZZI P, DOMERCQ M, BRAMBILLA L, et al. CXCR4-activated astrocyte glutamate release via TNFalpha: amplification by microglia triggers neurotoxicity. Nat Neurosci, 2001, 4 (7): 702-710.

[107] GUYON A, BANISADR G, ROVÈRE C, et al. Complex effects of stromal cell-derived factor-1 alpha on melanin-concentrating hormone neuron excitability. Eur J Neurosci, 2005, 21 (3): 701-710.

[108] ENG L F, GHIRNIKAR R S. GFAP and astrogliosis. Brain Pathol, 1994, 4 (3): 229-237.

[109] TANUMA N, SAKUMA H, SASAKI A, et al. Chemokine expression by astrocytes plays a role in microglia/macrophage activation and subsequent neurodegeneration in secondary progressive multiple sclerosis. Acta Neuropathol, 2006, 112 (2): 195-204.

[110] FLYNN G, MARU S, LOUGHLIN J, et al. Regulation of chemokine receptor expression in human microglia and astrocytes. J Neuroimmunol, 2003, 136 (1-2): 84-93.

[111] HAN Y, WANG J, HE T, et al. TNF-alpha down-regulates CXCR4 expression in primary murine astrocytes. Brain Res, 2001, 888 (1): 1-10.

[112] DAVALOS D, GRUTZENDLER J, YANG G, et al. ATP mediates rapid microglial response to local

brain injury in vivo. Nat Neurosci, 2005, 8 (6): 752-758.

[113] TOWN T, NIKOLIC V, TAN J. The microglial "activation" continuum: from innate to adaptive responses. J Neuroinflammation, 2005, 2: 24.

[114] CUZNER M L. Microglia in health and disease. Biochem Soc Trans, 1997, 25 (2): 671-673.

[115] GEHRMANN J, MATSUMOTO Y, KREUTZBERG G W. Microglia: intrinsic immuneffector cell of the brain. Brain Res Brain Res Rev, 1995, 20 (3): 269-287.

[116] STREIT W J, WALTER S A, PENNELL N A. Reactive microgliosis. Prog Neurobiol, 1999, 57 (6): 563-581.

[117] HULSHOF S, VAN HAASTERT E S, KUIPERS H F, et al. CX3CL1 and CX3CR1 expression in human brain tissue: noninflammatory control versus multiple sclerosis. J Neuropathol Exp Neurol, 2003, 62 (9): 899-907.

[118] CARDONA A E, PIORO E P, SASSE M E, et al. Control of microglial neurotoxicity by the fractalkine receptor. Nat Neurosci, 2006, 9 (7): 917-924.

[119] LI H, GANG Z, YULING H, et al. Different neurotropic pathogens elicit neurotoxic CCR9- or neurosupportive CXCR3-expressing microglia. J Immunol, 2006, 177 (6): 3644-3656.

[120] DONG J, XIONG H. Human immunodeficiency virus type 1 gp120 inhibits long-term potentiation via chemokine receptor CXCR4 in rat hippocampal slices. J Neurosci Res, 2006, 83 (3): 489-496.

[121] GILLARD S E, LU M, MASTRACCI R M, et al. Expression of functional chemokine receptors by rat cerebellar neurons. J Neuroimmunol, 2002, 124 (1/2): 16-28.

[122] LIMATOLA C, LAURO C, CATALANO M, et al. Chemokine CX3CL1 protects rat hippocampal neurons against glutamate-mediated excitotoxicity. J Neuroimmunol, 2005, 166 (1/2): 19-28.

[123] BACHIS A, MOCCHETTI I. The chemokine receptor CXCR4 and not the N-methyl-D-aspartate receptor mediates gp120 neurotoxicity in cerebellar granule cells. J Neurosci Res, 2004, 75 (1): 75-82.

[124] GEERAERTS T, DEIVA K, M'SIKA I, et al. Effects of SDF-1 alpha and gp120 Ⅲ B on apoptotic pathways in SK-N-SH neuroblastoma cells. Neurosci Lett, 2006, 399 (1/2): 115-120.

[125] SUI Y, STEHNO-BITTEL L, LI S, et al. CXCL10-induced cell death in neurons: role of calcium dysregulation. Eur J Neurosci, 2006, 23 (4): 957-964.

[126] VAN MARLE G, HENRY S, TODORUK T, et al. Human immunodeficiency virus type 1 Nef protein mediates neural cell death: a neurotoxic role for IP-10. Virology, 2004, 329 (2): 302-318.

[127] OH S B, CHO C, MILLER R J. Electrophysiological analysis of neuronal chemokine receptors. Methods, 2003, 29 (4): 335-344.

[128] OH S B, ENDOH T, SIMEN A A, et al. Regulation of calcium currents by chemokines and their receptors. J Neuroimmunol, 2002, 123 (1/2): 66-75.

第十二章

趋化因子与
肌萎缩侧索硬化

肌萎缩侧索硬化（amyotrophic lateral sclerosis，ALS）为快速进行性的成年发病的运动神经元疾病，累及皮层及脊髓上下运动神经元，患者生存期短，多死于呼吸衰竭。ALS的病因复杂，目前认为其为多系统损伤导致的综合征，其中外周炎症对疾病的进展起关键作用，趋化因子作为炎症的主要细胞因子，在ALS的发生发展中起了重要作用。研究表明ALS患者外周血中趋化因子表达存在明显的异常，一方面可诱导CXC及CC类趋化因子，导致炎症反应，加重ALS损伤，另一方面趋化因子也可发挥其他功能，如促进神经母细胞迁移，造血细胞募集及脑脊髓屏障修复等，因此时间窗及生理病理条件的特异性对趋化因子受体及配体的功能有很大的影响。本部分主要就趋化因子介导的ALS炎症损伤及修复作用，探讨这些相关作用在ALS中的重要功能。同时也对基于趋化因子的药物开发及将趋化因子在ALS中诊断及预后标记的临床应用进行简述，以期为ALS相关的机制研究及治疗提供新的思路。

第一节　肌萎缩侧索硬化简介

一、肌萎缩侧索硬化流行病学及治疗现状

肌萎缩侧索硬化（ALS），俗称"渐冻人症"，是成年快速起病的致命性运动神经退行性疾病，累及皮质和脊髓上下运动神经元，患者生存期短，通常发病后3～4年因呼吸肌功能障碍死于呼吸衰竭。ALS的大多数（超过90%）是散发性的，而少数（约5%）是家族性的，其发病机制复杂。欧洲ALS患病率为（2.6～3.0）/10万，男性ALS发病率高于女性［（1.2～1.5）：1］。散发性ALS起始年龄中位数为65岁，基因异质种群发病年龄提前将近10年。ALS发病率在50～75岁达到峰值，随后降低，生存率可变性较高[1-4]。

二、肌萎缩侧索硬化治疗现状

ALS的临床治疗主要分为两个方面：药物治疗以及非药物治疗。

（一）药物治疗

临床 ALS 的治疗药物主要有以下几种。

1. **利鲁唑** 常年来利鲁唑是唯一一种广泛应用于临床，可延长 ALS 患者生存期的药物。利鲁唑是赛诺菲安万特公司开发的药物，1996 年美国 FDA 批准上市，1999 年赛诺菲安万特公司的利鲁唑片剂在中国上市。利鲁唑是第一个获美国 FDA 和欧盟批准用于治疗 ALS 的药物。也是目前公认对缓解 ALS 进展有效的药物，临床试验显示，利鲁唑将生存期从 11.8 个月提高到 14.8 个月[5-6]。利鲁唑通过抑制脑内神经递质（谷氨酸及天冬氨酸）的释放，抑制兴奋性氨基酸的活性及稳定电压依赖性钠通道的失活状态来表现其神经保护作用。研究证明利鲁唑可通过减少兴奋性递质的毒性作用，增加细胞的存活率来达到治疗的目的。目前，利鲁唑片剂是国内肌萎缩侧索硬化临床上主要用药。利鲁唑可改善患者生存状态，却无法阻止 ALS 病情的发展。

2. **依达拉奉** 依达拉奉是一种自由基清除剂，被认为能够缓解氧化应激的影响，以往用于脑血管病的治疗，而这可能是 ALS 发病和病情发展的关键因素。2017 年 5 月 5 日，美国 FDA 提前批准田边三菱的 "依达拉奉" 上市，用于替代利鲁唑治疗 ALS。至此，美国、日本及中国已经批准了依达拉奉用于 ALS 的治疗。依达拉奉由医疗专业人员提供给患者，通过静脉滴注给予。一个疗程需连续进行 6 个周期，除初始治疗周期，每日给药，持续 14 日，随后为 14 日的无药物治疗外；其余周期的治疗方式均为在 14 日内给药 10 日，随后 14 日不使用药物。

3. **nuedexta** 由 Avanir Pharmaceuticals 制药公司研发，2010 年由 FDA 批准用于控制 ALS 的假性延髓情绪（pseudobulbar affect，PBA），由两种药物组成：用于镇咳的氢溴酸右美沙芬（dextromethorphan Hydrobromide）和硫酸奎尼丁（quinidine sulfate）后者可以通过干扰右美沙芬在体内的分解而增加其血药浓度。nuedexta 对治疗假性延髓情绪（无法控制的笑或哭）是有效的，有报道表明 nuedexta 还可以改善说话和吞咽[7]，但其只在美国获批。

4. **恩必普（NBP）** 为石药集团开发的 "消旋 -3- 正丁基苯酞"（丁苯酞），是我国第三个拥有自主知识产权的国家一类新药，丁苯酞软胶囊起初用于缺血性脑卒中治疗。2015 年在中国开始进行 "丁苯酞用于治疗 ALS" 的临床研究。2018 年 2 月丁苯酞获得 FDA 颁发的罕用药资格认定。

5. **其他药物** 鼠神经生长因子注射剂和单唾液酸四己糖神经节苷脂（GM-1）在我国也扩展用于 ALS 的治疗。

目前仍无有效的 ALS 治疗药物。利鲁唑对 ALS 患者生存期也仅能延长 3 ~ 4 个月，因此，识别新的潜在的治疗靶点，寻求更有效和有益的 ALS 治疗药物迫在眉睫。

（二）非药物治疗

1. **ALS 临床相关的非药物治疗**

（1）早期的营养支持：ALS 为能量消耗性疾病，前期的营养支持对疾病的转归、预后作用明显。

（2）呼吸支持：在 ALS 疾病的发生发展过程中，患者的呼吸功能及体内缺氧状况与转归关系十分密切，早期使用家用无创呼吸机，可积极改善和缓解潜在慢性缺氧状态，延缓 ALS 疾病的进展。

2．"个体性"治疗　主要有精准医疗及干细胞移植相关技术。

（1）精准医疗：ALS 现在被认为是一种综合征，而非一种涉及多种不同病理生理机制的单一疾病实体。虽然这些机制可能会聚在共同的途径上，导致可识别的临床表型，但不同的 ALS 亚型可能对治疗的反应不同。ALS 研究的最大挑战将是解开这种异质性，并根据基因亚群或最相关的病理生理学特征重新调节疾病，以引入精准治疗。针对 ALS 患者的精准医疗已经迈出了第一步。SOD1 反义寡核苷酸 I 期研究已经完成，另一项更有潜力的寡核苷酸 I 期试验正在进行中。许多研究团队正在研究病毒介导的 C9orf72 反义寡核苷酸、siRNA，作为基因沉默疗法。小鼠模型中敲除 C9orf72 的神经特异性基因并没有显示出任何表型，表明这将是一个安全的策略。然而，*C9orf72* 基因在小鼠体内的完全敲除将导致严重的免疫系统功能障碍，并促进肿瘤的发生发展，因此选择性敲除是必需的。

（2）干细胞治疗进展：许多报道在动物模型中具有神经保护作用，且能够有效抑制疾病进展的药物，绝大多数都止步于临床试验。究其原因，非常重要的一点在于人体疾病发生和发展的复杂性远甚于啮齿动物。将人的体细胞（如皮肤成纤维细胞）转化为诱导性多能干细胞彻底改变了人类疾病的研究。这项技术已经被用于产生患者的运动神经元，并检测细胞缺陷，如神经传递受损、细胞死亡和神经元形态改变。由于 ALS 患者的遗传和表观遗传组成保存在运动神经元中，从诱导多能干细胞中可提取的人类运动神经元，这些细胞的培养被认为是未来筛选治疗化合物的有希望的模型。基于干细胞的模型系统在 ALS 研究中也非常重要。ALS 患者脊髓神经干细胞移植的开创性工作表明这种手术是安全的，疗效试验的结果令人期待 [8-9]。

三、肌萎缩侧索硬化发病机制假说

肌萎缩侧索硬化（ALS）的神经退行性变性的机制尚不完全清楚。目前研究的有许多细胞和分子的过程，包括线粒体功能障碍，轴突运输，毒性蛋白质聚集，蛋白质降解障碍（涉及蛋白酶体，自噬相关），朊病毒样扩散，兴奋毒性，非神经元细胞的神经营养支持降低，氧化应激，代谢亢进，炎症，RNA 代谢缺陷，RNA 毒性，主要发病机制如下 [10]。

1．遗传因素　ALS 通常为散发性，5%～10% 为家族性，且为常染色体显性遗传。在 60%～80% 的家族性肌萎缩侧索硬化患者中，致病性较大的突变效应主要有 C9orf72（40%）、SOD1（20%）、FUS（1%～5%）和 TARBDP（1%～5%）。在家族性和散发性 ALS 患者的脑脊液（CSF）、血清和尿液样本中发现自由基水平升高。事实上，SOD1 在清除活性氧（ROS）的过程中起着至关重要的作用，突变体人 SOD1（mSOD1）在 ALS 中的异常活性导致氧化损伤。携带高拷贝的突变人超氧化物歧化酶 1（SOD1）（G93A）的转基因鼠可短期发病，表现出 ALS 样症状，为公认的 ALS 小鼠模型。

其他 ALS 相关蛋白，如散发性 ALS 中突变的 TAR DNA 结合蛋白 43（TDP-43）异常聚集是几乎所有 ALS 患者（SOD1 和 FUS 突变除外）反复出现的病理特征，提示 TDP-43 功能改变是重要的致病因素。TDP-43 通常定位于其在转录中发挥作用的细胞核，但错折叠的 TDP-43 聚集在细胞质中，导致核功能丧失，可能导致转录缺陷。TDP-43 团聚体也可能通过必要地增加细胞组分的疏水性和螯合性使其隔离，生成氧化产物和抑制蛋白酶体等获得毒性。越来越多的证据表明，这些聚集物可能通过一种自我延续或类似朊病毒的方式传播机制。TDP-43、SOD1 和 FUS 蛋白的初始错误折叠可能在一定条件下（如细胞应激）加重。这些新的错误折叠的蛋白质（种子）反过来又能够错误折叠它们的天然对手，从而引发级联。SOD1 已被证明可以形成种子，并通过神经解剖学途径传播到邻近细胞，这可能反映了疾病的临床传播。通过外泌体的双肽重复蛋白的细胞间传递也与 C9orf72 重复扩增有关。

2. 氧化应激　氧化应激导致结构损伤并改变自由基敏感信号通路，导致产生和清除的活性氧（reactive oxygen species，ROS）的失衡，在非复制性神经元中聚集氧化应激，使其随着衰老损伤加重，其将会成为打破体能平衡，引起突变，导致恶性循环的关键因子。小鼠模型中，mRNA 氧化应激主要发生于运动神经元及少突胶质细胞，与降低的编码蛋白表达相一致。有些 mRNA 对氧化应激敏感性更高，包括线粒体电子传递链、蛋白生物合成、错误折叠及降解通路、髓鞘、细胞骨架、三羧酸循环和糖酵解通路等。SOD1 突变相关的 ALS 模型小鼠及 TDP-43 相关的 ALS 都证明，这些突变蛋白诱导运动神经元氧化应激的发生。许多研究表明氧化应激与其他一些病理特征相互作用，并有可能加重其病理进程，如运动神经元损伤、兴奋性毒性损伤、线粒体损伤、蛋白聚集、内质网应激以及影响星形胶质细胞与小胶质细胞之间的信号沟通等。因此有效地缓解氧化应激可能会减轻运动神经元病理改变的众多方面。

3. 线粒体功能障碍　线粒体是胞内主要的能量代谢器官，调控钙稳态及凋亡通路的部位。研究表明 ALS 鼠的线粒体功能障碍，错误折叠的蛋白聚集在线粒体内外膜间的囊泡内，随着年龄的增加，更多的错误折叠的蛋白黏附于线粒体外膜，导致脊髓蛋白转运障碍。缺陷的线粒体呼吸链与氧化应激性损伤相关，损伤线粒体蛋白及脂质，其在 ALS 患者及 mSOD1 鼠模型的组织中都能检测到。此外，mSOD1 鼠模型中枢神经系统纯化得到的线粒体可以检测到钙缓冲能力被破坏，进而促使运动神经元对钙稳态改变，增加相关的谷氨酸介导的兴奋性毒性损伤的敏感性。在 ALS 模型中也发现内质网应激，破坏内质网 - 线粒体钙交换。损伤的线粒体功能也导致了 Caspase 途径的激活，并导致凋亡途径的发生。线粒体形态也发生改变。

4. 神经炎症　小胶质细胞是大脑和脊髓免疫防御的第一道防线，它们观察周围环境，并对受损组织发出的危险信号作出反应。神经炎症以小胶质细胞和星形胶质细胞活化、T 淋巴细胞浸润和炎症细胞因子的过度分泌为特征，已被证实与动物和人类组织的神经元丢失有关，甚至在 ALS 的症状前阶段也是如此。有报道表明，损伤的运动神经元（motor neuron，MN）和星形胶质细胞在 ALS 中释放错误折叠的蛋白（如 mSOD1），通过 CD14、toll 样受体（TLR）2、TLR4 和清道夫受体依赖性通路激活小胶质细胞。正电子发射体层摄影（PET）提供的直接证据表明，ALS 患者和 SOD1G93A 小鼠的大脑中存在广泛的小胶质细胞活化，运动皮层小胶质细胞活化的强度与临床 MN 缺陷的严重程度存在显著相关性。通过对 mSOD1 转基因小鼠的研究进一步发现，野生型小胶质细胞替代 mSOD1 小胶质细胞，减少了小胶质细胞中 mSOD1 的表达，延缓了 MN 变性，延长了动物的寿命。临床前工作积累的证据表明，免疫细胞对 MN 具体为有害作用还是保护作用取决于疾病进展阶段；然而，这一机制还远未完全阐明[11]。

5．朊病毒和内源性逆转录病毒再激活假说　一些病毒感染（如人类免疫缺陷病毒、脊髓灰质炎病毒）可以引起运动神经元功能障碍，但没有证据表明 ALS 是由病毒感染引起的。然而，人类基因组的很大一部分（约 8%）是逆转录病毒感染的残余 DNA，这种病毒发生在遥远的祖先身上，并与种系结合在一起。大多数病毒基因由于无义突变的积累而变得有缺陷。然而，在 ALS 患者的血清中已经检测到一些逆转录酶活性，这可能是由于内源性逆转录病毒基因被重新激活，而不是由于新的感染。人类内源性逆转录病毒 K（HERV-K）基因的表达已在 ALS 患者亚群的皮层和脊髓神经元中检测到，但未在健康对照组中检测到。HERV-K 基因组编码三个基因，其中一个编码一种包膜蛋白（env），这种蛋白对小鼠模型中的运动神经元具有选择性毒性。HERV-K 基因受 TDP-43 的调控，这增加了 TDP-43 浓度变化可能重新激活遗传性逆转录病毒基因，导致 HERV-K env 表达和随后的神经退行性变性。抗逆转录病毒治疗抑制 ALS 患者 HERV-K 的两项临床试验正在进行（NCT02437110 和 NCT02868580）。朊病毒和内源性逆转录病毒再激活假说都对 ALS 发病后的传播方式提出了的解释，并可能成为多步骤模型的最后一步。

第二节　趋化因子在肌萎缩侧索硬化中的生物学意义及可能机制

趋化因子是一类具有多种免疫和神经功能的小分泌蛋白家族，如调节白细胞的转运、组织造血/淋巴系统和血管生成等。趋化因子及其在中枢神经系统中的受体与脑生理学和病理生理学有关，可能导致神经退行性疾病靶向治疗的发展。

虽然 ALS 发病机制复杂，至今仍无定论，然而目前人们发现 ALS 为多系统功能障碍所致，ALS 患者尸检结果中发现其中枢神经系统（CNS）存在明显的氧化应激及免疫激活。ALS 的发病机制与免疫紊乱有关[12-13]。趋化因子参与免疫细胞的招募，对 ALS 中趋化因子的作用进行研究具有重要意义。

1．ALS 患者中枢及外周趋化因子及其受体表达改变　Tateishi 等[14]测定了 42 例散发性肌萎缩侧索硬化（ALS）患者、12 例下运动神经元疾病（LMND）患者和 34 例非炎症性神经系统疾病（OND）对照患者脑脊液中 27 种细胞因子/趋化因子和生长因子的水平。在 ALS 升高的细胞因子/趋化因子中，CCL2、CXCL8 水平与修订的 ALS 功能评分量表（ALSFRS-R）评分负相关，CCL4 与 ALSFRS-R 评分正相关。CCL4 和 CXCL10 与疾病进展率呈负相关。表明这些趋化因子的改变与 ALS 的临床进程有某种关联，有待进一步的研究。

外周免疫在 ALS 病程中起了至关重要的作用。研究者对 ALS 患者外周血中异常的免疫因子进行分析，流式分选定量表面主要趋化因子受体及整合素，发现 ALS 患者相较健康人 T 淋巴细胞上趋化因子 CXCR3、CXCR4、CCL2 和 CCL5 表达明显增加[11]；然而令人费解的是病程进展缓慢的 ALS 患者增加得更为明显。采用 Boyden 小室对 ALS 患者起源的淋巴细胞的进行功能验证发现，CXCR3- 配体 IP10 趋化性导致 ALS 患者淋巴细胞迁移能力增加[15]。多项研究报道了 ALS 患者外周血中单核细胞的活化，以及 ALS 患者和小鼠脊髓中外周血单核细胞的侵袭增加，导致 MN 丢失。ALS 患者活化的单核细胞表现为吞噬速度减慢，黏附行为改变，促炎细胞因子分泌受损。最近的一项研究显示，ALS 单核细胞中有 233 个差异表达基因，且是一个独特的炎症相关的基因表达谱，包括 IL-1β、IL-8、FOSB、CXCL 以及 CXCL2。提示 ALS 的单核细胞在外周循环时趋向促炎状态，可能在 ALS 迅速发病中起作用。中性粒细胞与单核细胞比例的增加与疾病进展有很好的相关性。另一项研究观察到家族性 ALS 大鼠骨骼肌中巨噬细胞介导的炎症，可能是 ALS 新治疗方法的另一个治疗靶点[11]。

Simpson 等[16]通过 ALS 患者血清分析研究 ALS 中氧化应激与免疫激活的相关性，发现散发性 ALS 患者血清中 MCP-1α 水平升高，但随着疾病进展而降低。脑脊液中 MCP-1α 水平无明显差异。脂质过氧化产物 4-HNE（4-hydroxy-2, 3-nonenal）和 MCP-1α 在体外试验中呈负相关性。低水平的 HNE 刺激培养的巨噬细胞释放 MCP-1α，而高水平的 HNE 抑制 MCP-1α 的释放。证明 ALS 患者的氧化应激增加与免疫激活存在交互反应。

2．ALS 患者趋化因子紊乱加重神经元与胶质异常反应　ALS 病理的分子机制主要如下：①星形胶质细胞不能支持神经元功能，谷氨酸清除受损导致神经元兴奋性毒性；②蛋白质降解途径的缺陷和 RNA 加工过程的干扰导致蛋白质聚集形成、RNA 毒性和线粒体功能障碍；③主要 M1 型激活的小胶质细胞分泌促炎因子有助于炎症环境的形成；④轴突结构和转运功能的丧失，以及突胶质细胞生理功能的改变，导致突触功能衰竭、失神经，最终导致肌肉萎缩。

神经元、星形胶质细胞和小胶质细胞在聚集的超氧化物歧化酶 1（SOD1）刺激下诱导趋化因子的产生。趋化因子（CXCL1、CXCL3 和 CCL2）和白三烯吸引单核细胞至神经纤维网络。聚合的 SOD1 刺激巨噬细胞和小胶质细胞产生 TNF-α、IL-1α、IL-1β、IL-6、GM-CSF，刺激 T 细胞产生 IL-23 和其他细胞因子。细胞因子 IL-1α、IL-1β、IL-6、CCL20 和 IL-23 极化 T 细胞和肥大细胞产生 IL-17α[17]。

3．趋化因子与 ALS 病理进程中的小胶质表型改变相关　神经炎症在 ALS 中的发病机制受到越来越多的关注，小胶质细胞作为 ALS 神经退行性变性的神经炎症的主要成分，对 ALS 的进程有双重影响。小胶质细胞初期具有神经保护功能（M2 型），但在慢性期具有明显的毒性功能（经典活化 M1 型）。运动神经元与小胶质细胞的交流在 ALS 的病理进程中具有重要作用。研究发现 ALS 中 CX3CL1/CX3CR1 轴的动态变化受损，导致 M1/M2 小胶质细胞活化不平衡，加重了 ALS 的病理进程。

第三节　趋化因子在肌萎缩侧索硬化中的研究进展

趋化因子为趋化素样细胞因子，起初以其能募集循环白细胞至炎症或损伤部位的特点而被识别定义。趋化因子主要由脑内驻留的小胶质细胞及浸润的免疫细胞产生，以便进一步募集及激活白细胞。炎症反应最终加剧导致 ROS、神经兴奋性毒性损伤、神经元死亡，对大脑产生毒性损伤。此外，趋化因子同样能募集非免疫细胞如神经干细胞（neural stem cell，NSC），神经祖细胞（neural progenitor cell，NPC），内皮细胞及骨髓基质细胞（bone marrow stromal cell，BMSC）至损伤部位，促进神经新生及血管新生。因此趋化因子的毒性多由于其募集及激活白细胞小胶质细胞产生的促炎效应,其有益作用主要归因于其组成型招募非免疫细胞参与的病变后修复过程。

趋化因子依据前两个半胱氨酸之间的氨基酸数目被分为 4 个家族:CXC(a)、CC(b)、CX3C(d)以及 C(g)。其中 CC 家族数量最多。CXC 类趋化因子根据 NH2 端区域是否存在谷氨酸 - 亮氨酸 - 精氨酸(ELR)三肽基序进一步分为两个亚家族:ELR 阳性趋化因子(ELR$^+$)以及 ELR 阴性趋化因子(ELR$^-$)。

ALS 患者相较健康人,趋化因子含量明显改变,如 T 淋巴细胞上 CXCR3、CXCR4、CCL2 和 CCL5 表达明显增加[12],下面将按趋化因子分类阐述 ALS 中出现改变的趋化因子及相关效应。

一、参与肌萎缩侧索硬化的 CC 类趋化因子及其作用机制

CC 类趋化因子家族包括众多趋化因子,分为许多亚类,其中一个为单核细胞趋化蛋白(monocyte chemoattractant protein,MCP),此亚家族可招募单核细胞,主要有 5 个成员:CCL2(MCP-1)、CCL8(MCP-2)、CCL7(MCP-3)、CCL13(MCP-4)、CCL12(MCP-5);其他有巨噬细胞炎症蛋白(macrophage inflammatory protein,MIP)亚家族,包括 MIP-1a、MIP-1b 等。

1. MCP-1/CCL2　MCP-1 为 MCP 家族成员之一,也称"CCL2",通过结合其受体 CCR2(CC chemokine receptor 2)发挥功能。在炎症条件下,在 CCR2 单核细胞的外渗和转运中具有重要功能。CCR2 及其配体在中枢神经系统(central nervous system,CNS)相关疾病如多发性硬化、阿尔茨海默病及脑卒中等的炎症反应中具有广泛作用。调控 CCR2 依赖的白细胞募集,实现其保护及损伤作用的平衡受到研究人员的关注[18]。

研究发现,ALS 患者相较健康人 T 淋巴细胞上 CCL2 表达明显增加[12]。脑脊液中 MCP-1 的水平也明显增加[19],研究发现,SOD1 G93A ALS 模型小鼠在症状出现前,腰椎脊髓上 MCP-1 及 CCR2 表达相较正常鼠明显增加,CCR2 在 ALS 症状出现后表达进一步增加;MCP-1 主要定位于运动神经元,而 CCR2 则专一性存在于活化的星形胶质细胞。SOD1 G93A 模型鼠起源的星形胶质细胞加入重组的 MCP-1 相比正常动物起源的星形胶质细胞,表现出更明显的增殖活性。提示 MCP-1 介导 ALS 胶质增生的进程[20-21]。

肌萎缩侧索硬化兴奋性毒性细胞的死亡可能与 Cl$^-$ 离子通过 GABA A 受体的流入密切相关。在 Caioli 等[22]的研究中分析了 MCP-1 G93A 及野生型鼠来源的原代皮质神经元上 GABA A 受体的影响。电生理实验结果表明,MCP-1(2~150ng/ml)可导致 G93A 皮质神经元 GABA 诱发电流的增强,明显高于对照组。MCP-1 的作用不依赖于其受体 CCR2 的激活,但可以被苯二氮䓬位点的拮抗剂氟马西尼(flumazenil)阻断。GABA A 受体亚单位组成分析表明,与对照组相比,G93A 皮质神经元的亚单位表达水平发生了变化。相反,在培养的脊髓神经元中,MCP-1 诱导 GABA 诱发电流显著减少,也通过苯二氮位点,表明了一种区域特异性的作用机制。其结果提示 MCP-1 诱导突变的皮质神经元 GABA A 受体中 Cl$^-$ 的高流入可能会加速兴奋毒性损伤,抑制 MCP-1 产生的药物可能对 ALS 有治疗效果。

Gupta 等[23]招募 44 位散发性 ALS 患者及 29 位正常人对照,构建模型预测发现 CCL2、

CCL2 mRNA、VEGFA mRNA、吸烟、饮酒是预测 ALS 发病风险的自变量（$P<0.05$）。目前模型的敏感性为 93.2%，特异性为 86.2%，正确预测 ALS 的总效度为 90.4%，目前这些变量的临床诊断效用需要在更大的 ALS 患者群体中进一步验证。

Chan-Il 等 [24] 利用 SOD1 G93A 小鼠研究了神经诱导对间充质干细胞（MSC）先天治疗潜能与临床前移植参数的关系。发现 MCP-1 在 ALS 小鼠脊髓中的表达升高。神经源蛋白 1（Ngn1）诱导骨髓间充质干细胞表达，并上调 MCP-1 受体 CCR2 的表达水平，增强了 MCP-1 的体外迁移活性。表达 Ngn1 的 MSC（MSC-Ngn1）在 ALS 小鼠全身移植后向中枢神经系统的趋向性也相应增加。有趣的是其对移植时期的研究发现，如果在发病前年龄移植 MSC-Ngn1，则可延迟发病，而未改造的 MSC 则不能。如果在发病年龄附近移植，单次 MSC-Ngn1 治疗足以增强症状期（15～17 周）的运动功能，而未改造的 MSC 需要反复移植才能改善运动功能以达到类似水平。其数据表明，系统移植的 MSC-Ngn1 可以通过旁分泌功能迁移到中枢神经系统，在较长时间内对宿主神经细胞发挥有益作用，提示神经诱导移植的 MSC 在 ALS 的长期治疗中具有潜在的益处。

2. MIP-1a/CCL3　CCL3 通过结合 CCR1 以及 CCR5 发挥功能。ALS 患者尸检结果中发现其中枢神经系统存在明显的氧化应激及免疫激活，Simpson 等 [16] 为研究其相关性，发现散发性 ALS 患者血清中 MCP-1α 水平升高，但随着疾病进展而降低。脑脊液中 MCP-1α 水平无明显差异。脂质过氧化产物 HNE（4-hydroxy-2, 3-nonenal）和 MCP-1α 在体外试验中呈负相关性。低水平的 HNE 刺激培养的巨噬细胞释放 MCP-1α，而高水平的 HNE 抑制 MCP-1α 的释放。证明 ALS 患者存在氧化应激增加和免疫激活。

3. CCL5/RANTES　CCL5 也称 "RANTES"，已被证明能促进白细胞向受损或发炎组织的迁移。CCL5 可由多种细胞产生，包括 T 淋巴细胞、血小板、内皮细胞、平滑肌细胞和胶质细胞。正常 T 细胞表达和分泌 CCL5/RANTES，RANTES 在活化后受到调控，对 T 淋巴细胞和单核细胞具有很强的趋化活性。Rentzos 等 [25] 对 20 个 ALS 患者，14 个非炎症神经障碍患者及 13 个正常人的血清和脑脊液（CSF）水平中的 RANTES 进行检测发现，ALS 患者血清及脑脊液中的 RANTES 水平高于非炎症神经障碍患者和正常对照组。但血清和脑脊液 RANTES 水平与病程无相关性。研究表明激活的小胶质细胞诱导周围炎症细胞募集到 ALS 患者炎症部位。α-酸性糖蛋白 ORM2 是星形胶质细胞-小胶质细胞相互作用的一种新介质，ORM2 通过阻断 CCL4 与 C-C 趋化因子受体 5 型的相互作用，抑制 C-C 趋化因子配体 4（CCL4）诱导的小胶质细胞迁移和活化，可用于治疗神经炎症性疾病 [26]。

4. CCL11/eotaxin-1　CCL11（eotaxin-1）是第一个被确定为强效嗜酸性粒细胞趋化因子的 C-C 类趋化因子，它们促进嗜酸性粒细胞在寄生虫感染、过敏性和自身免疫性疾病（如哮喘、特应性皮炎和炎症性肠病）的炎症部位的招募。eotaxin 家族目前包括 3 个成员：eotaxin-1（CCL11）、eotaxin-2（CCL24）和 eotaxin-3（CCL26）。尽管彼此之间只有约 30% 的序列同源性，但每个序列都是根据其结合趋化因子受体 CCR3 的能力来确定的。除了在先天免疫中的作用，最近的研究表明，CCL11 及其相关分子可能直接导致 CNS 的退化过程。在正常衰老过程中，小鼠和人类的血浆和脑脊液中的 CCL11 水平都会升高。研究发现，小鼠 CCL11 水平与神经发生下降、认知和记忆受损有关。临床研究发现，与年龄匹配的健康对照组相比，阿尔茨海默病、肌萎缩侧索硬化、亨廷顿舞蹈症和继发性进行性多发性硬化患者血浆中 CCL11 水平升高。由于 CCL11 能够通过正常小鼠的血脑屏障，因此外周产生的 eotaxin 可能在 CNS 中发挥生理和病理作用。

Furukawa 等 [27] 分析了 ALS、进行性肌萎缩（progressive muscular atrophy，PMA）和多灶性运动神经病（multifocal motor neuropathy，MMN）患者的脑脊液，发现运动疾病常存在混淆现象。研究结果表明，确诊的 ALS 患者脑脊液中 CCL11 的水平与 MMN 相比明显升高。有趣的是，CCL11 浓度升高与疾病进展缓慢相关。

二、参与肌萎缩侧索硬化的 CXC 类趋化因子及其作用机制

CXC 类趋化因子根据 NH2 端区域是否存在谷氨酸 - 亮氨酸 - 精氨酸（ELR）三肽基序进一步分为两个亚家族：ELR 阳性趋化因子（ELR$^+$）以及 ELR 阴性趋化因子（ELR$^-$）。ELR$^+$ CXC 主要有 CXCL1/GRO-α、CXCL2/GRO-β、CXCL5/ENA-78、CXCL8/IL-8、CINC；ELR$^-$ CXC 主要有 CXCL10/IP-10、CXCL12/SDF-1、CXCL16。

1．CXCL1/GRO-α　CXCL1 也称"生长调节癌基因 -α（growth-regulated oncogene，GRO-α）"。研究发现 ALS 相关的先天免疫和神经炎症病理进程涉及 toll 样受体（toll-like receptor，TLR）信号通路及 NOD 样受体（NOD-like receptor，NLR）信号通路。TOLLIP、MAPK9、IL-1β、IL-8 及 CXCL1 在 ALS- 特异性免疫反应中具有重要作用 [28]。

2．CXCL10/IP-10　CXCL10 又称"γ 干扰素诱导的蛋白 -10（interferon γ-inducible protein-10，IP-10）"，为活化的 T 细胞、NK 细胞、树突状细胞和血液单核细胞的强效趋化因子，为许多炎症环境的重要中介。

星形胶质细胞因为可以分泌大量免疫调节因子、细胞因子、趋化因子，并对这些因子起反应，这与中枢神经系统的免疫和炎症事件密切相关。这些趋化因子包括 CCL2、CCL3、CCL5、CXCL10、CXCL12。正常的中枢神经系统表达的趋化因子非常有限，但这些分子在 ALS 中表达明显升高，导致炎症的发展及神经元死亡。星形胶质细胞是细胞因子和趋化因子的重要来源，在神经炎症反应的类型和程度上起着关键作用 [29-30]。

3．CXCL12/SDF-1　CXCL12 最初被称为"基质细胞衍生因子 -1（stromal cell-derived factor-1，SDF-1）"，在几乎所有的中枢神经系统细胞类型中都有表达。CXCL12 通过与受体 CXCR4 结合而发挥作用，CXCR4 是广泛表达于神经元及胶质细胞的趋化因子受体，在发育和成年中枢神经系统中均表达。此外，CXCL12 还可以与 CXCR7 结合并传递信号。SDF-1α 和 SDF-1β 是 CXCL12 的两种亚型，有研究表明，SDF-1α 和 SDF-1β 的亚型选择性地调节 CXCR4 依赖的脑白细胞浸润。SDF-1α 即可通过调节谷氨酸释放信号调控神经细胞功能及凋亡，又可介导造血干祖细胞（hematopoietic stem and progenitor cell，HSPC）向血中迁移及向损伤部位募集。SDF-1α 介导的趋化性为基于靶向趋化因子及其受体的 ALS 治疗提供了可能。药理性阻断 CXCR4 能明显延缓 ALS 模型鼠中疾病的进程。CXCR4 拮抗剂 AMD3100 处理可抑制 CXCR4/CXCL12，进而抑制细胞凋亡并改变 HSPC 迁移及归巢。SOD1（G93A）鼠慢性给予 AMD3100 可明显延长小鼠生存期，改善运动功能及体重的降低。此外还能明显改善星形胶质病理，并降低雌鼠脊髓促炎细胞因子含量。ALS 早期血脊髓屏障（blood-spinal cord barrier，BSCB）的破坏促使运动神经退行性病变，恢复其完整性可延缓疾病进程 [31]，Huang 等 [32] 研究发现 AMD3100 可抑制脑卒中后血脑

屏障的破坏。Rabinovich-Nikitin 等 [33] 的研究表明慢性给予 ALS 鼠 AMD3100，能通过增加紧密连接蛋白水平降低血脊髓屏障的通透性，增加脊髓板 X 区运动神经元数目，而脊髓板 X 区为成年干细胞形成的地方。证明小分子 AMD3100 通过阻断 CXCR4 降低促炎细胞因子及小胶质细胞的激活调节炎症反应；抑制组织 BSCB 破坏，为 ALS 治疗提供了新的方向。

星形胶质细胞通过钙调节，以类似于胞吐的过程释放出递质（谷氨酸），参与突触整合。Bezzi 等 [34] 发现此过程在 SDF-1 激活受体 CXCR4 之后进行。随之引发胞外 TNF-α 的快速释放。依赖 TNF-α 的自分泌 / 旁分泌信号通路导致前列腺素（prostaglandin，PG）的形成，不仅控制谷氨酸的释放和星形胶质细胞的通信，而且当激活的小胶质细胞协同工作时，也会引起它们的紊乱，从而显著增强 CXCR4 刺激下细胞因子的释放。研究表明神经胶质细胞通信的改变有直接的神经病理结果，通过 TNF-α 影响 CXCR4 激活的星形胶质细胞谷氨酸释放，经小胶质细胞放大加重了神经毒性损伤。胶质与胶质、胶质与神经元之间新的通信方式，提示干扰 CXCR4 依赖的星形胶质细胞信号转导的药物对 ALS 的病理进程有保护作用。

三、参与肌萎缩侧索硬化的 CX3C 类趋化因子及其作用机制

CX3CL1/fractalkine 是 CX3C 趋化因子家族中唯一的成员，是仅有的两种跨膜趋化因子之一（另一个为 CXCL16）。CX3CL1 有两种形式，一种是膜结合形式，另一种是可溶性形式。这两种形式的作用不同，前者作为 CX3CR1 表达细胞的黏附分子，而后者作为其强有力的趋化剂。CX3CL1 在神经元中以组成型表达，在血管内皮细胞中为可诱导型表达。

CX3CL1 受体 CX3CR1 在全身组织中由巨噬细胞群表达，而在大脑中仅由小胶质细胞表达，是在许多炎症条件下上调的神经元 - 小胶质细胞相互作用的关键中介。CX3CR1 基因有 2 个主要功能变异（V249I、rs3732379 和 T280M、rs3732378），均损害 CX3CR1 蛋白的活性，并与多种炎症性疾病相关，CX3CR1 基因的 T280M 多态性可能改变 ALS 的表型。Lopez-Lopez 等 [35] 及 Calvo 等 [36] 通过 ALS 患者与对照组的比较发现 CX3CR1 基因的两个常见多态性（V249I and T280M）与罹患 ALS 的风险均无关，但其表现出更快的疾病进程，影响 ALS 的生存期，表明 CX3CR1 是迄今为止报道的最有效的 ALS 存活遗传因子。这些结果强调了免疫系统在 ALS 发病中的作用。

神经炎症在 ALS 中的发病机制受到越来越多的关注，小胶质细胞作为 ALS 神经退行性变性的神经炎症成分的主要成分，对 ALS 的进程有双重影响。小胶质细胞初期具有神经保护功能（M2 型），但在慢性期具有明显的毒性功能（经典活化 M1 型）。运动神经元与小胶质细胞的交流在 ALS 的病理进程中具有重要作用。CX3CL1/fractalkine 主要表达于神经元细胞上。其受体 CX3CR1 主要在小胶质细胞上表达。强神经元兴奋可导致分形 CX3CL1/fractalkine 从神经元表面清除。这种可溶形式的 fractalkine 与附近表达低水平 CX3CR1 的小胶质细胞相互作用。MNs 中 CX3CL1 表达的动态变化及其受体 CX3CR1 在小胶质细胞中的表达可能参与了神经元 / 小胶质细胞通讯的基本过程。破坏 CX3CL1/CX3CR1 轴可能导致小胶质激活以及 IL-1β、TNF-α 的过表达。许多进展性神经炎症性疾病显示 CX3CL1/CX3CR1 通讯系统受到破坏。Zhang 等 [37] 通过 SOD1 G93A 鼠研究小

胶质细胞活化剂运动神经元丢失过程中 CX3CL1/CX3CR1 轴的动态变化，发现 CX3CL1/CX3CR1 轴受损，M1/M2 小胶质细胞活化不平衡，可能在 ALS MNs 退变的发病机制和进展中起重要作用。调节 CX3CL1/CX3CR1 轴和小胶质细胞活化可能是未来 ALS 治疗的可行选择。

Liu 等 [38] 的研究也表明 CX3CL1/CX3CR1 轴在 ALS 模型中具有保护性作用，他们的研究发现 SOD1G93A/CX3CR1$^{-/-}$ 小鼠比 SOD1G93A/CX3CR1$^{+/+}$ 小鼠生存期短。在 SOD1G93A/CX3CR1$^{-/-}$ 小鼠中，ALS 终末期，神经元细胞丢失较多，小胶质细胞活化较多，SOD1 聚集加重。NF-κB 通路被激活；自噬 - 溶酶体降解途径受损，自噬体成熟受损。表明 CNS 中 CX3CR1/CX3CL1 信号的缺失可能加重神经退行性变性。CX3CL1/CX3CR1 通讯系统具有抗炎和神经保护作用，在维持自噬活性方面发挥重要作用。

第四节 以趋化因子为靶点的肌萎缩侧索硬化治疗进展

趋化因子在 ALS 病理进程中表达具有明显的变化，目前靶向趋化因子开发的药物较少，以趋化因子为靶点的 ALS 潜在治疗药物主要为可阻断 CXCR4 的小分子 AMD3100。其他药物多为可影响趋化因子表达的化合物，具体是否靶向特异的趋化因子，尚待进一步的验证。本节对 ALS 治疗中与趋化因子有关的活性物质进行简单的梳理。

1. AMD3100   血脑屏障（blood-brain barrier，BBB）、血脊髓屏障（blood-spinal cord barrier，BSCB）和血脑脊髓液屏障（blood-cerebrospinal fluid barrier，BCSFB）通过分子和细胞的选择性转运控制大脑 / 脊髓的稳态。在 ALS 患者和动物模型的脊髓和大脑中都观察到 T 淋巴细胞、单核细胞来源的巨噬细胞和树突状细胞的浸润，以及 IgG 沉积，在运动神经元损伤中发挥重要作用。ALS 患者脑脊液中白蛋白和 IgG 水平升高，提示 ALS 的屏障通透性改变。电镜观察结果发现 SOD1 G93A 小鼠模型的早期和晚期，均在脑及脊髓运动神经元退化区域发现了 BBB 和 BSCB 的破坏。毛细血管超微结构检查显示内皮细胞变性，伴有星形胶质细胞的改变，损毁血脑屏障和血脊髓屏障 [39]。SOD1 G93A 鼠早期使用自发或华法林加速的微血管损伤，运动神经元功能障碍及损伤与 BSCB 损伤呈现正相关性，活性蛋白 C 拟似物处理恢复 BSCB 完整性可延缓运动神经元损伤起始时间。表明 ALS BSCB 的破坏促使运动神经退行性病变，恢复其完整性可延缓疾病进程 [31]。AMD3100 给药可阻断 CXCR4，降低促炎细胞因子及小胶质细胞的激活调节炎症反应，增加紧密连接蛋白水平降低 BSCB 的通透性，增加脊髓板 X 区运动神经元数目，为 ALS 治疗提供了新的方向 [33]。AMD3100 可能为 ALS 治疗提供一种新的候选药物，但目前未见临床报道。

2. 促红细胞生成素   促红细胞生成素（erythropoietin，EPO）能明显降低 SOD1（G93A）小鼠中促炎细胞因子（IFN-γ、TNF-α、IL-1β、CCL2/MCP-1、CCL5/RANTES、CXCL10/IP-10 以及 IL-17A）的表达 [40]。

3. Rho 激酶抑制剂法舒地尔   法舒地尔可以降低 SOD1 G93A 小鼠促炎细胞因子及趋化因子 TNF-α、IL-6、CCL2、CCL3 以及 CCL5 的释放，延长 ALS 小鼠生存期及运动功能，提示其对 ALS 具有神经保护功能及免疫调节作用[41]。

4. 肝细胞生长因子　肝细胞生长因子（hepatocyte growth factor，HGF）可减轻 ALS 转基因小鼠脑干运动核的胶质增生和运动神经元变性。Kadoyama 等[42] 采用过表达突变 SOD1（G93A）和 HGF（G93A/HGF）的双转基因小鼠，研究 HGF 调节脑干运动核小胶质细胞积聚和运动神经元变性的能力。发现与 G93A 小鼠相比，G93A/HGF 小鼠小胶质细胞和反应性星形胶质细胞的数量明显减少，面部和舌下核运动神经元的丢失减弱。HGF 过表达能削弱星形胶质细胞 MCP-1 的诱导，抑制 Caspase-1、Caspase-3 和 Caspase-9 的活化，增加 X 染色体连锁，抑制 G93A 小鼠运动神经元凋亡蛋白（XIAP）。表明 HGF 可通过抑制 MCP-1 的诱导，减少小胶质细胞的聚集，抑制促凋亡蛋白的活化减少运动神经元的死亡。这些发现表明，除了直接作用于运动神经元的神经营养活性外，HGF 对神经胶质增生的抑制可能延缓疾病的进展，使 HGF 成为治疗 ALS 患者的潜在治疗药物。

5. α- 酸性糖蛋白　α- 酸性糖蛋白（ORM）是一种具有免疫调节功能的小分子结合蛋白，属于 immunocalin 亚家族的急性期蛋白，全身性注射脂多糖（LPS）后，小鼠大脑中 Orm2 而非 Orm1 和 Orm3 的表达明显增加。AD 患者血浆 ORM2 水平也明显高于正常人。重组 ORM2 蛋白可降低促炎因子的生成，以及 LPS 诱导的小胶质细胞介导的神经毒性，脑室内注射重组 ORM2 蛋白可降低海马区促炎细胞因子及神经炎症的产生，改善认知缺陷；慢病毒 shRNA 介导的 Orm2 敲除会促进 LPS 诱导的海马炎症细胞因子基因表达和小胶质细胞活化，提示 ORM2 为内源性的保护蛋白。进一步机制研究表明 ORM2 通过阻断 CCL4 与 C-C 趋化因子受体 5 型的相互作用，抑制 C-C 趋化因子配体 4（CCL4）诱导的小胶质细胞迁移和活化，ORM2 是星形胶质细胞 - 小胶质细胞相互作用的一种新介质。可用于治疗神经炎症性疾病[26]。

6. 依达拉奉　依达拉奉已被 FDA 批准用于 ALS 的治疗。Fujiwara 等利用大鼠细胞因子阵列检测 MCAO 大鼠血浆样本，发现依达拉奉治疗可以降低多种促炎因子 / 趋化因子水平。MCAO 大鼠的血浆中 CINC-1、fractalkine、L-1α、IL-1ra、IL-6、IL-10、IP-10、MIG、MIP-1α 以及 MIP-3α 的水平明显增加，依达拉奉处理组上述因子水平明显降低，表明依达拉奉作为自由基清除剂可影响 ALS 促炎因子及趋化因子水平。

7. 中药

（1）川贝：李厚忠等[43] 发现中药川贝具有抑制 CXCR-2、GRO-α、ENA-78 和 NAP-2 的效果，哮喘模型小鼠中表现出明显的抗炎作用，但在 ALS 中的作用尚未研究。

（2）蝎七方：李京等[44] 发现高压氧联合"蝎七方"治疗急性脊髓损伤患者，可能通过提高外周血中 SDF-1/CXCR4 及 VEGF 水平，促进急性脊髓损伤患者血管内皮功能的修复。

（3）人参皂苷 Rg1：研究发现 Rg1 可下调剪切诱导的促炎细胞因子 MCP-1 基因表达和单核细胞黏附，发挥抗炎功能[45]。

8. 其他

（1）米诺环素：米诺环素为广谱抗生素，可能通过抑制小胶质细胞活化和调节细胞凋亡来减少 MN 的损失，延缓疾病的发生，延长 SOD1G93A 小鼠的生存期。然而Ⅲ期临床试验（ClinicalTrials.gov Identifier: NCT00047723）显示，米诺环素持续给药后对 ALS 患者产生有害影响，限制了其进一步应用，提示胶质细胞介导的炎症反应是个动态的过程，单一抑制小胶质细胞活化而忽略其表型的转换，可能影响 ALS 的治疗效果。

（2）丁苯酞：为消旋 -3- 正丁基苯酞，丁苯酞（NBP）最初来源于芹菜，2002 年已通过我国国家药品监督管理局批准，进入临床使用。NBP 在脑缺血和血管性痴呆中发挥神经保护作用。在临床前期工作中，NBP 降低了神经胶质细胞的活化，减少了 MN 的死亡，从而延长了 SOD1G93A 小鼠的生存期，提示该化合物可能是治疗 ALS 的一种新方法。中国正在进行一项多中心、随机、双盲、安慰剂对照、口服 NBP 治疗 ALS 的 Ⅱ 期和 Ⅲ 期临床试验，评估其疗效和安全性（Chictr.org.cn Identifier: ChiCTR-IPR-15007365），然其是否靶向趋化因子尚未可知。

（3）雷公藤红素：雷公藤红素（celastrol）是一种五环萜烯类化合物，可以调节多种信号通路。Kiaei 等研究发现 celastrol 在 SOD1 G93A 转基因小鼠模型中可阻断神经元细胞死亡，延长其生存期。后继有研究发现雷公藤红素可负调 SDF-1/CXCR4 信号通路 [46]，明显调控炎症反应中 CCL2、CXCL8、CXCL10、CXCL12、CCR2 以及 CXCR4 的表达 [47]，目前雷公藤红素的研究尚处于临床前阶段。

第五节　趋化因子在肌萎缩侧索硬化诊疗中的研究展望

1996 年，美国食品药品管理局（FDA）批准的利鲁唑是唯一可以延长 ALS 患者的存活率约 3 个月的药物。识别新的潜在的治疗靶点，寻求更有效和有益的 ALS 治疗药物迫在眉睫。ALS 的治疗研究目前主要集中在抗神经毒性损伤、抗炎、干细胞治疗、生物标记物检测以及模型的改进等方面。

ALS 的治疗困境与其他运动障碍疾病相同：即使是在经过多年对化合物和细胞治疗的深入研究之后，人们对 ALS 的有效治疗仍处于起步阶段。ALS 新疗法的开发面临的一大挑战是未能将积极的临床前结果转化为成功的临床实践——许多神经保护药物在动物模型中具有良好的效果，然而绝大多数止于临床试验，在设计针对 ALS 神经炎症的治疗策略时，应考虑以下几个问题。

（1）人体疾病的发生发展复杂性远甚于啮齿动物，且目前没有任何一种动物模型能完全模拟人的 ALS 病理进程。大多数临床前 ALS 研究都无一例外地使用 mSOD1 转基因啮齿动物（一般为 SOD1G93A 小鼠）。虽然该小鼠模型显示了多种 ALS 表型，但由于其不能体现 ALS 患者病理性 TDP-43 的积累，表明该模型可能不能代表大多数 ALS 的表型。在临床前研究中，应采用不同基因突变的转基因小鼠模型（如 TDP-43 和 C9orf72），以确定它们是否具有共同的神经炎症机制。随着基因的不断发现和 CRISPR/Cas9 等强大基因组编辑工具的发展，预计未来几年还会有更多 ALS 模型问世。

（2）转基因动物的治疗策略通常应用于症状前期或进展缓慢的疾病阶段。尽管一些药物在这些临床前研究中有很好的治疗效果，但它们不能转化为临床有效的治疗药物，因为大多数 ALS 患者是在晚期和快速进展期被发现和诊断的。

（3）ALS 的炎症环境随着疾病进展而变化，涉及神经毒性和神经保护两个方面。因此，特定的治疗时机可能会影响致病靶点和药物的选择。

（4）患者的异质性也可能导致治疗效果从同种转基因动物向 ALS 患者转化失败。此外，应考虑促进免疫细胞的抗炎和神经保护特性，而不是简单而彻底地抑制炎症和免疫反应，以实现 ALS 患者精准、个性化的治疗。通过诱导多能干细胞（iPSC）实现患者特异化的治疗具有很好的前景。

在 ALS 缺乏有效药物治疗的情况下，干细胞治疗已成为该病的一种候选治疗方法。ALS 中使用干细胞有几个潜在的优势：① ALS 病理的复杂性可能不允许使用单一药物或靶向治疗；②干细胞具有分化为神经元样细胞的能力，并有可能替代 ALS 患者丢失的神经元群；③通过释放神经保护营养因子和移植干细胞的免疫调节特性，可以防止现有运动神经元的退化，从而改变 ALS 的微环境毒性。

移植干细胞的可能作用机制：移植的间充质干细胞可能通过旁分泌效应和细胞间与神经细胞的接触提供治疗反应。间充质干细胞分泌细胞因子、生长因子和外泌体的能力可能会诱导和支持再生过程，包括血管生成、突触生成、轴索再生和神经生成。骨髓间充质干细胞具有免疫调节功能，可通过抑制树突状细胞的成熟和迁移、抑制淋巴细胞的活化和增殖、减少胶质细胞增生等途径减轻中枢神经系统的炎症反应。此外，间充质干细胞具有抗凋亡的特性，并可能通过调节星形细胞功能来限制兴奋性毒性。

然而，到目前为止还没有统一的协议规定干细胞类型、移植时机或频率。目前研究的干细胞来源主要有人胚胎干细胞（human embryonic stem cell, hESC）、神经干细胞（NSC）、诱导多能干细胞（induced pluripotent stem cell, iPSC），间充质干细胞（mesenchymal stem cell, MSC）。干细胞移植方式主要为静脉注射、鞘内注射、小脑延髓池注射、脊柱（L1-L2）内注射、局灶性损伤后肌内注射等。不同类型的干细胞来源、克隆能力、分化潜能及可用性均不同。Chan-Il 等[24]利用 SOD1 G93A 小鼠研究神经诱导对间充质干细胞（MSC）先天治疗潜能与临床前移植参数的关系。发现神经源蛋白 1（Ngn1）通过对趋化因子 MCP-1 的受体 CCR2 的诱导表达，增强了 MCP-1 的体外迁移活性。MSC-Ngn1 在 ALS 小鼠全身移植后向中枢神经系统的趋向性也相应增加。其在发病前移植可延迟发病，发病年龄附近移植，单次即可增强症状期的运动功能，而普通 MSC 移植无上述特性。提示趋化因子的调控在干细胞移植中为干细胞感知并影响周围微环境发挥作用，阐明其作用机制在 ALS 的长期治疗中具有潜在的益处。

尽管干细胞替代运动神经元的设想激动人心，但现实还有很多问题亟待解决，如移植细胞如何在 ALS 的毒性和非适合环境中，与宿主脊髓的运动回路进行分化和整合，如何建立神经肌肉接头等。这其中免疫调节潜能完全符合 ALS 的多因素特性。阐明 ALS 病理进程期的免疫机制，在此基础上针对细胞因子、趋化因子的免疫调节或可为 ALS 的辅助治疗提供强有力的支持。

（张钊　楚世峰　王莎莎　黎丽清　杨鞠祥　胡凯超　陈乃宏）

参考文献

[1] WITTIE M, NELSON L M, USHER S, et al. Utility of capture-recapture methodology to assess completeness of amyotrophic lateral sclerosis case ascertainment. Neuroepidemiology, 2013, 40 (2):

133-141.

[2] O'TOOLE O, TRAYNOR B J, BRENNAN P, et al. Epidemiology and clinical features of amyotrophic lateral sclerosis in Ireland between 1995 and 2004. J Neurol Neurosurg Psychiatry, 2008, 79 (1): 30-32.

[3] HUISMAN M H, DE JONG S W, VAN DOORMAAL P T, et al. Population based epidemiology of amyotrophic lateral sclerosis using capture-recapture methodology. J Neurol Neurosurg Psychiatry, 2011, 82 (10): 1165-1170.

[4] AL-CHALABI A, HARDIMAN O. The epidemiology of ALS: a conspiracy of genes, environment and time. Nat Rev Neurol, 2013, 9 (11): 617-628.

[5] MILLER R G, MITCHELL J D, MOORE D H. Riluzole for amyotrophic lateral sclerosis (ALS)/motor neuron disease (MND). Cochrane Database Syst Rev, 2012, 2012 (3): CD001447.

[6] LACOMBLEZ L, BENSIMON G, LEIGH P N, et al. Dose-ranging study of riluzole in amyotrophic lateral sclerosis. Amyotrophic Lateral Sclerosis/Riluzole Study Group Ⅱ. Lancet, 1996, 347 (9013): 1425-1431.

[7] BROOKS B R, THISTED R A, APPEL S H, et al. Treatment of pseudobulbar affect in ALS with dextromethorphan/quinidine: a randomized trial. Neurology, 2004, 63 (8): 1364-1370.

[8] GLASS J D, HERTZBERG V S, BOULIS N M, et al. Transplantation of spinal cord-derived neural stem cells for ALS: Analysis of phase 1 and 2 trials. Neurology, 2016, 87 (4): 392-400.

[9] ATASSI N, BEGHI E, BLANQUER M, et al. Intraspinal stem cell transplantation for amyotrophic lateral sclerosis: Ready for efficacy clinical trials? Cytotherapy, 2016, 18 (12): 1471-1475.

[10] FERRAIUOLO L, KIRBY J, GRIERSON A J, et al. Molecular pathways of motor neuron injury in amyotrophic lateral sclerosis. Nat Rev Neurol, 2011, 7 (11): 616-630.

[11] LIU J, WANG F. Role of Neuroinflammation in Amyotrophic Lateral Sclerosis: Cellular Mechanisms and Therapeutic Implications. Front Immunol, 2017, 8: 1005.

[12] ZHANG R, HADLOCK K G, DO H, et al. Gene expression profiling in peripheral blood mononuclear cells from patients with sporadic amyotrophic lateral sclerosis (sALS). J Neuroimmunol, 2011, 230 (1/2): 114-123.

[13] MCCOMBE P A, HENDERSON R D. The Role of immune and inflammatory mechanisms in ALS. Curr Mol Med, 2011, 11 (3): 246-254.

[14] TATEISHI T, YAMASAKI R, TANAKA M, et al. CSF chemokine alterations related to the clinical course of amyotrophic lateral sclerosis. J Neuroimmunol, 2010, 222 (1/2): 76-81.

[15] PERNER C, PERNER F, STUBENDORFF B, et al. Dysregulation of chemokine receptor expression and function in leukocytes from ALS patients. J Neuroinflammation, 2018, 15 (1): 99.

[16] SIMPSON E P, HENRY Y K, HENKEL J S, et al. Increased lipid peroxidation in sera of ALS patients: a potential biomarker of disease burden. Neurology, 2004, 62 (10): 1758-1765.

[17] FIALA M, CHATTOPADHAY M, LA CAVA A, et al. IL-17A is increased in the serum and in spinal cord CD8 and mast cells of ALS patients. J Neuroinflammation, 2010, 7: 76.

[18] CHU H X, ARUMUGAM T V, GELDERBLOM M, et al. Role of CCR2 in inflammatory conditions of the central nervous system. J Cereb Blood Flow Metab, 2014, 34 (9): 1425-1429.

[19] KUHLE J, LINDBERG R L, REGENITER A, et al. Increased levels of inflammatory chemokines in

amyotrophic lateral sclerosis. Eur J Neurol, 2009, 16 (6): 771-774.

[20] HENKEL J S, BEERS D R, SIKLÓS L, et al. The chemokine MCP-1 and the dendritic and myeloid cells it attracts are increased in the mSOD1 mouse model of ALS. Mol Cell Neurosci, 2006, 31 (3): 427-437.

[21] KAWAGUCHI-NIIDA M, YAMAMOTO T, KATO Y, et al. MCP-1/CCR2 signaling-mediated astrocytosis is accelerated in a transgenic mouse model of SOD1-mutated familial ALS. Acta Neuropathol Commun, 2013, 1: 21.

[22] CAIOLI S, PIERI M, ANTONINI A, et al. Monocyte Chemoattractant Protein-1 upregulates GABA-induced current: evidence of modified GABAA subunit composition in cortical neurons from the G93A mouse model of Amyotrophic Lateral Sclerosis. Neuropharmacology, 2013, 73: 247-260.

[23] GUPTA P K, PRABHAKAR S, SHARMA S, et al. A predictive model for amyotrophic lateral sclerosis (ALS) diagnosis. J Neurol Sci, 2012, 312 (1/2): 68-72.

[24] CHAN-IL C, YOUNG-DON L, HEEJAUNG K, et al. Neural induction with neurogenin 1 enhances the therapeutic potential of mesenchymal stem cells in an amyotrophic lateral sclerosis mouse model. Cell Transplant, 2013, 22 (5): 855-870.

[25] RENTZOS M, NIKOLAOU C, ROMBOS A, et al. RANTES levels are elevated in serum and cerebrospinal fluid in patients with amyotrophic lateral sclerosis. Amyotroph Lateral Scler, 2007, 8 (5): 283-287.

[26] JO M, KIM J H, SONG G J, et al. Astrocytic Orosomucoid-2 Modulates Microglial Activation and Neuroinflammation. J Neurosci, 2017, 37 (11): 2878-2894.

[27] FURUKAWA T, MATSUI N, FUJITA K, et al. CSF cytokine profile distinguishes multifocal motor neuropathy from progressive muscular atrophy. Neurol Neuroimmunol Neuroinflamm, 2015, 2 (5): e138.

[28] WON Y H, LEE M Y, CHOI Y C, et al. Elucidation of relevant neuroinflammation mechanisms using gene expression profiling in patients with amyotrophic lateral sclerosis. PLoS One, 2016, 11 (11): e0165290.

[29] FARINA C, ALOISI F, MEINL E. Astrocytes are active players in cerebral innate immunity. Trends Immunol, 2007, 28 (3): 138-145.

[30] FALSIG J, PÖRZGEN P, LUND S, et al. The inflammatory transcriptome of reactive murine astrocytes and implications for their innate immune function. J Neurochem, 2006, 96 (3): 893-907.

[31] WINKLER E A, SENGILLO J D, SAGARE A P, et al. Blood-spinal cord barrier disruption contributes to early motor-neuron degeneration in ALS-model mice. Proc Natl Acad Sci U S A, 2014, 111 (11): E1035-E1042.

[32] HUANG J, LI Y, TANG Y, et al. CXCR4 antagonist AMD3100 protects blood-brain barrier integrity and reduces inflammatory response after focal ischemia in mice. Stroke, 2013, 44 (1): 190-197.

[33] RABINOVICH-NIKITIN I, EZRA A, BARBIRO B, et al. Chronic administration of AMD3100 increases survival and alleviates pathology in SOD1 (G93A) mice model of ALS. J Neuroinflammation, 2016, 13 (1): 123.

[34] BEZZI P, DOMERCQ M, BRAMBILLA L, et al. CXCR4-activated astrocyte glutamate release via

TNFalpha: amplification by microglia triggers neurotoxicity. Nat Neurosci, 2001, 4 (7): 702-710.

[35] LOPEZ-LOPEZ A, GAMEZ J, SYRIANI E, et al. CX3CR1 is a modifying gene of survival and progression in amyotrophic lateral sclerosis. PLoS One, 2014, 9 (5): e96528.

[36] CALVO A, MOGLIA C, CANOSA A, et al. Common polymorphisms of chemokine (C-X3-C motif) receptor 1 gene modify amyotrophic lateral sclerosis outcome: A population-based study. Muscle Nerve, 2018, 57 (2): 212-216.

[37] ZHANG J, LIU Y, LIU X, et al. Dynamic changes of CX3CL1/CX3CR1 axis during microglial activation and motor neuron loss in the spinal cord of ALS mouse model. Transl Neurodegener, 2018, 7: 35.

[38] LIU C, HONG K, CHEN H, et al. Evidence for a protective role of the CX3CL1/CX3CR1 axis in a model of amyotrophic lateral sclerosis. Biol Chem, 2019, 400 (5): 651-661.

[39] GARBUZOVA-DAVIS S, SAPORTA S, HALLER E, et al. Evidence of compromised blood-spinal cord barrier in early and late symptomatic SOD1 mice modeling ALS. PLoS One, 2007, 2 (11): e1205.

[40] NOH M Y, CHO K A, KIM H, et al. Erythropoietin modulates the immune-inflammatory response of a SOD1 (G93A) transgenic mouse model of amyotrophic lateral sclerosis (ALS). Neurosci Lett, 2014, 574: 53-58.

[41] TÖNGES L, GÜNTHER R, SUHR M, et al. Rho kinase inhibition modulates microglia activation and improves survival in a model of amyotrophic lateral sclerosis. Glia, 2014, 62 (2): 217-232.

[42] KADOYAMA K, FUNAKOSHI H, OHYA W, et al. Hepatocyte growth factor (HGF) attenuates gliosis and motoneuronal degeneration in the brainstem motor nuclei of a transgenic mouse model of ALS. Neurosci Res, 2007, 59 (4): 446-456.

[43] 李厚忠，高照渝，王慧，等. 中药川贝对哮喘模型小鼠气道炎症的影响及可能机制研究. 中国现代医学杂志，2018，28（3）：21-27.

[44] 李京，杨晶，曹锐，等. 高压氧联合中药治疗对急性脊髓损伤患者血浆基质细胞衍生因子 -1/趋化因子受体 -4 的影响. 中华航海医学与高气压医学杂志，2017，24（4）：311-314.

[45] HE J, LI Y L. Ginsenoside Rg1 downregulates the shear stress induced MCP-1 expression by inhibiting MAPK signaling pathway. Am J Chin Med, 2015, 43 (2): 305-317.

[46] WANG W, HA C, LIN T, et al. Celastrol attenuates pain and cartilage damage via SDF-1/CXCR4 signalling pathway in osteoarthritis rats. J Pharm Pharmacol, 2018, 70 (1): 81-88.

[47] FANG Z, HE D, YU B, et al. High-throughput study of the effects of celastrol on activated fibroblast-like synoviocytes from patients with rheumatoid arthritis. Genes (Basel)，2017, 8 (9): 221.

13

第十三章

趋化因子与
神经系统肿瘤

近年来，恶性肿瘤的发病率和死亡率一直居高不下，已成为我国居民死亡的重要原因。中枢神经系统恶性肿瘤是一类来源于中枢系统实质细胞的原发性恶性肿瘤，由于发病位置的特殊性以及高度侵袭性，其死亡率一直居高不下。恶性胶质瘤（glioma）是最常见的中枢神经系统恶性肿瘤，约占全部脑肿瘤的30%，占脑恶性肿瘤的80%。恶性胶质瘤发病机制复杂，目前尚未完全阐明。恶性胶质瘤由于具有高度侵袭性，其治疗比较困难，90%的患者在接受手术、放射和化疗等治疗手段后仍会复发。随着各种研究的不断深入和治疗技术的飞速发展，人们对恶性胶质瘤的发病机制有了许多新的认识。尽管这些新进展推动了恶性胶质瘤的诊断和治疗，但胶质瘤的治疗手段仍然有限，恶性胶质瘤患者中位总生存期仅为15个月，预后并不尽如人意。因此，进一步深入研究恶性胶质瘤的发病机制，发现新的治疗靶点，有望为恶性胶质瘤的诊疗提供新的希望。

趋化因子作为一类具有趋化性的细胞因子，调节细胞在组织中的定位及细胞与组织间的相互作用。目前趋化因子亚家族包含约50种内源性的趋化因子以及约20种趋化因子样受体。免疫前体细胞在骨髓和胸腺两个免疫器官中发育和分化，而此过程离不开趋化因子的调节。如胸腺中T细胞的发育依赖于CCL21、CCL25、CCL12与受体CCR7、CCR9和CXCR4的相互作用，这些趋化因子和受体表达于T细胞的祖细胞。大量研究表明，趋化因子在胶质瘤的增殖、侵袭、迁移和血管生成中发挥重要的调节作用。趋化因子可通过直接促进恶性胶质瘤细胞的增殖和抑制其凋亡促进肿瘤的生长，还可通过促进细胞运动加快肿瘤细胞的转移。此外，趋化因子还可以通过促进血管生成间接促进恶性胶质瘤的生长。探索趋化因子在恶性胶质瘤增殖、侵袭、转移中的作用及机制，靶向趋化因子研发相应的抗肿瘤药物，有望为胶质瘤的治疗提供新的选择和策略。

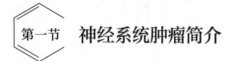

第一节　神经系统肿瘤简介

一、神经系统肿瘤的流行病学及治疗现状

恶性胶质瘤是一类被认为起源于神经胶质干细胞或祖细胞的原发性脑肿瘤，根据其组织学特征，恶性胶质瘤可分为星形胶质细胞瘤、少突胶质细胞瘤、混合型少突星形胶质细胞瘤以及室管膜瘤。根据其恶性程度，可分为WHO Ⅰ～Ⅳ级[1]。流行病学方面，恶

性胶质瘤的发病类型和年龄密切相关，在 75～84 岁人群中，间变性星形细胞瘤和多形性胶质母细胞瘤是最常见的恶性胶质瘤，而少突胶质细胞瘤和少突星形细胞瘤则多发生于 35～44 岁人群。流行病学研究表明，恶性胶质瘤的发病率随地区的差异不同。国家癌症中心发布的数据显示，我国每年新发恶性肿瘤病例约为 492 万人，死亡病例约为 281 万人。其中，神经系统肿瘤每年新发病例约为 10 万人，死亡病例约为 6 万人 [2]。在美国，2007—2011 年间所有原发性脑肿瘤的发病率为 21.4/10 万人，其中恶性胶质瘤发病率为 6.6/10 万人。欧洲、北美洲、澳大利亚 / 新西兰、西亚、北非的恶性胶质瘤发病率分别为 5.5/10 万人、5.3/10 万人、5.3/10 万人、5.2/10 万人和 5.0/10 万人。值得注意的是，不同地区发病率的差异有可能和数据收集技术或监测方法的不同有关。此外，性别也是影响恶性胶质瘤发病率的重要因素。根据文献报道，男性人群恶性胶质瘤的发病率高于女性 [3]。

恶性胶质瘤主要临床表现为神经系统功能异常和颅内压升高，主要症状为头痛，也可以合并其他症状如恶心、呕吐、视物模糊等。随着病情的进展，还有可能出现偏瘫、语言障碍和抽搐等局灶性神经系统症状。恶性胶质瘤的预后与患者的年龄、性别、神经系统症状以及肿瘤可切除与否等密切相关。尽管恶性胶质瘤的治疗已有了较大的发展和进步，但该病的预后仍然不良。约 90% 的恶性胶质瘤患者在治疗后出现复发和转移，患者总生存时间不足 2 年 [4]。随着基因组学、蛋白质组学、代谢组学、表观遗传组学等技术的发展，人们对恶性胶质瘤发病的分子机制有了更加深入的认识，这将为恶性胶质瘤的治疗提供新的思路和方向。

恶性胶质瘤的治疗应当根据患者的具体情况制订个体化的综合治疗方案，以期获得最优的治疗效果，延长患者的生存期和提高生存质量。目前恶性胶质瘤的治疗方法主要包括以下几种。

1. 手术治疗　可手术切除的恶性胶质瘤患者，在保留神经系统正常功能的前提下，可通过手术最大范围安全切除肿瘤病灶。部分无法完全切除的病例，可通过手术部分切除肿瘤。

2. 放射治疗　作为恶性胶质瘤术后的重要辅助治疗手段之一，放疗可显著提高患者生存率并提高生存质量。放射治疗适合手术无法彻底切除、手术可完全切除但肿瘤恶性程度较高、肿瘤位置位于重要功能区域不适合手术切除、放疗效果较好的肿瘤患者或术后复发的恶性胶质瘤患者。

3. 药物治疗　除手术和放射治疗外，药物治疗也是恶性胶质瘤的重要治疗手段。药物治疗包括化疗和抗血管生成治疗，替莫唑胺和贝伐珠单抗是常用的治疗药物。替莫唑胺联合同步放疗是恶性胶质瘤的标准治疗方案，贝伐珠单抗联合化疗治疗复发性恶性胶质瘤可显著延长患者的无进展生存期并提高生存质量。随着免疫治疗的出现，以免疫检查点为靶点的治疗手段也逐渐应用于恶性胶质瘤的治疗 [5]。

二、神经系统肿瘤的发病机制假说

恶性胶质瘤的发病机制至今尚未完全阐明，环境和遗传是两大主要致病原因。尽管多种环境因素都可能导致恶性胶质瘤的发生，但电离辐射是目前唯一已经明确与恶性胶质瘤发病密切相关的环境因素。全基因测序技术发现，在恶性胶质瘤家族中发现 *POT1* （protection of telomeres protein 1）基因的突变，这种基因突变与家族型少突胶质细胞瘤的发生有关。全基因组关联研究表明，包括 *CCDC26*、*PHLDB1*、*TP53*、*EGFR* 等基因的单核苷酸多态性可增加恶性胶质瘤的发病风险。这些研究表明，遗传基因突变是恶性胶质瘤发生的主要因素。

第二节 趋化因子在神经系统肿瘤中的生物学意义及可能机制

趋化因子是一类调控免疫细胞迁移和定位的小分子细胞因子，对于促进免疫细胞的发育以及在细胞和体液免疫反应的募集方面具有重要的作用[6]。大量研究表明，趋化因子参与了许多神经系统生理和病理过程。在神经系统恶性肿瘤的发病过程中，趋化因子发挥了重要的调节作用。在脑中，趋化因子及其受体可由脑基质细胞或恶性胶质瘤细胞直接产生和表达，这些趋化因子可通过调节肿瘤细胞的迁移、浸润、增殖、血管生成促进恶性胶质瘤的发生和发展（图 13-1）[7]。

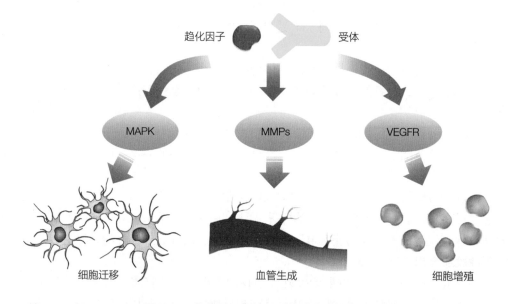

图13-1 趋化因子在神经系统肿瘤中的作用

早在 20 世纪 90 年代，就已发现星形胶质细胞瘤和成胶质细胞瘤等恶性胶质瘤的细胞系和肿瘤组织有 CXCL8、CCL2 和 CCL5 等趋化因子的表达。实际上，CCL2 最初就是从人胶质瘤细胞系的培养基上清中被发现的，而且在各种恶性胶质瘤细胞如星形细胞瘤和成胶质细胞瘤的细胞系和肿瘤组织中均大量表达。在 2000 年左右，CXCL12 及其受体 CXCR4 在调节胶质瘤细胞增殖中的作用已得到了认可。最早的研究发现，在靠近胶质瘤的区域存在 CXCL12 及其受体 CXCR4 的高表达，同时这些趋化因子高表达的区域氧化作用降低。与 CXCL12 和 CXCR4 类似，CXCL8 及其受体 CXCR1 和 CXCR2 也发现在恶性胶质瘤肿瘤组织附近表达量较高。值得注意的是，这些受体一般常表达于新生血管的内皮细胞，提示趋化因子可能与促进肿瘤的血管新生有关。随后，CXCL12 和 CXCR4 被发现可由胶质瘤细胞自身表达，这些趋化因子可通过自分泌的形式直接影响胶质瘤的生长。尽管肿瘤组织可自身表达趋化因子，但其他细胞如内皮细胞、巨噬细胞以及小胶质细胞表达的趋化因子也可调节肿瘤的增殖和迁移。CX3CL1 在恶性胶质瘤细胞中的表达也得到了几个不同研究的证明。此外，免疫组织化学研究发现 CXCL16 在恶性胶质瘤组织中表达量高于正常脑组织。CXCL16 的受体 CX3CR1 和 CXCR6 在恶性胶质瘤的肿瘤标本中也存在高表达的情况。这些研究表明，恶性胶质瘤可表达多种趋化因子和趋化因子受体，这些趋化因子可通过自分泌的方式被肿瘤细胞分泌，并与相应的受体结合发挥调节作用。这些由肿瘤细胞自身表达的趋化因子和趋化因子的受体，受肿瘤细胞或肿瘤微环境产生的一些因子的调节。比如，在缺氧条件下，血管内皮生长因子激活其受体，导致 CXCL8 和 CXCL12 以及它们的受体 CXCR4 的表达发生上调。同样，CXCL12 通过 CXCR4 可刺激其他趋化因子 CXCL10、CXCL8 和 CCL2 的表达，形成一种放大的信号环路，共同促进肿瘤细胞的增殖和转移。研究表明，转化生长因子 -β1 可升高恶性胶质瘤细胞中 CXCL12 的转录和蛋白表达水平，促进恶性胶质瘤的免疫逃避、血管新生和侵袭[8]。

已有多个研究证明，CXCL12、CXCL8、CXCL10 和 CCL3L1 等趋化因子可在体外试验中促进胶质瘤细胞的增殖。除了这些趋化因子对肿瘤细胞的直接促增殖作用外，它们诱导的血管新生也可间接促进肿瘤细胞的增殖。这些趋化因子可促进血管内皮细胞和淋巴细胞向肿瘤部位聚集，形成促血管生成的微环境，在肿瘤的血管新生和肿瘤细胞增殖中发挥关键调节作用。微血管内皮细胞表达的趋化因子受体包括 CXCR2、CXCR3B、CXCR4 和 CX3CR1。检测 339 位丝氨酸磷酸化的 CXCR4 的表达发现，活化型 CXCR4 在各种恶性程度的星形胶质细胞瘤的肿瘤细胞和血管内皮细胞中均有存在。给予 CXCR4 拮抗剂 AMD-3100 可抑制小鼠移植模型的肿瘤生长，并促进肿瘤细胞凋亡。

恶性胶质瘤细胞具有较强的侵袭能力，可由肿瘤组织迁移至脑实质细胞。迁移的肿瘤细胞可沿着软膜下边缘、神经元和血管通过白质区，形成转移病灶。肿瘤细胞的迁移和侵袭过程受到多种因素的调节，在这些调节因子中，趋化因子及其受体受到人们的广泛关注。CXCL12 及其受体 CXCR4 在胶质瘤转移过程中的作用已得到较为明确的阐明。在体外试验中，CXCL12 可促进胶质瘤细胞的迁移和侵袭。CXCL12 和 CXCR4 这种促迁移和侵袭作用主要和其激活金属蛋白酶有关。有研究发现，在侵袭性恶性胶质瘤细胞中 CXCL12 和 CXCR4 的基因转录和蛋白表达水平均高于非侵袭性的胶质瘤细胞。在采用激光捕获显微解剖技术从大鼠颅内获取的 C6 侵袭性胶质瘤细胞中，同样发现 CXCR4 和 CXCL12 的转录和表达水平的升高。这些研究证明，CXCL12-CXCR4 轴在调节恶性胶质瘤的侵袭过程中发挥了关键的调节作用。采用免疫组织化学技术分析脑组织切片发现，在神经元细胞、血管内皮细胞、软膜下区域和肿瘤边缘白质区均有 CXCL12 的表达。肿瘤细胞在缺氧条件下可分泌血管表皮生长因子，后者可促进这些缺氧区肿瘤细胞表达 CXCL12。另一方面，CXCR4 在侵袭性胶质瘤细胞中存在高表达。因此，缺氧诱导 CXCR4 和血管表皮生长因子的表达可促进缺血区外的肿瘤细胞侵袭。少突胶质细胞瘤和间变性星形胶质细胞瘤表达的 CXCL1 也可促进胶质瘤的侵袭，在胶质瘤细胞中过表达 CXCL1 可促进提高其侵袭性，这与 CXCL1 可促进基质金属蛋白酶 -2 的表达有关。

趋化因子还可通过调节免疫细胞对肿瘤细胞的浸润来促进恶性胶质瘤的生长[9]。研究表明，恶性胶质瘤促进趋化因子的表达，导致白细胞等免疫细胞向肿瘤组织的募集。募集白细胞是免疫监视和免疫反应的关键环节，除了直接促进恶性胶质瘤细胞增殖外，趋化因子及其受体还可影响免疫细胞浸润的严重程度。大量研究表明，恶性胶质瘤细胞可被先天免疫和获得性免疫识别。T 细胞浸润在胶质瘤中较为常见，但其与胶质瘤的预后关系并不明确。自然杀伤细胞对胶质瘤的影响几乎没有文献报道。因此，与胶质瘤免疫浸润相关的淋巴细胞种类与功能还不清楚。但已有研究表明，由胶质细胞产生的 CCL2 参与了免疫细胞浸润过程。

过去几十年里，大量研究表明，肿瘤微环境在维持恶性胶质瘤生长中发挥了重要的调节作用。恶性胶质瘤组织中包含了大量的非肿瘤成分，如上皮细胞和免疫细胞等。恶性胶质瘤细胞可表达和分泌趋化因子，这些趋化因子通过与免疫细胞膜表面的趋化因子受体结合，激活免疫细胞并将它们募集至肿瘤组织。这些非肿瘤细胞形成的局部肿瘤微环境可促进肿瘤细胞的增殖和生长。阻断趋化因子的表达和抑制趋化因子受体的功能，可抑制恶性胶质瘤的进展。因此，明确趋化因子在恶性胶质瘤发病中的分子机制，可为临床开发有效的治疗手段提供理论依据。

第三节　趋化因子在神经系统肿瘤中的研究进展

尽管趋化因子最初被认为主要参与调节免疫细胞的迁移，目前认为其对肿瘤生长和发展中的非免疫细胞也有十分重要的调节作用。肿瘤被认为是一种由多种不同细胞组成的复杂的微环境，不同种类的细胞通过多种信号通路相互影响。趋化因子作为一种调节细胞运动和细胞间相互作用的因子，在肿瘤的发生和发展中具有重要的影响作用。在肿瘤微环境中，宿主细胞和肿瘤细胞会分泌各种不同种类的趋化因子，导致各种具有促进肿瘤生长和抑制肿瘤生长作用的细胞的募集和激活。此外，趋化因子还参与了其他与肿瘤发生相关的病理过程，如肿瘤细胞生长增殖、血管生成、转移等。

大量研究表明，趋化因子可通过多种途径促进肿瘤细胞的生长和增殖。比如，肿瘤细胞表面的趋化因子受体可激活 MAPK 信号通路，导致促细胞生长因子如细胞周期蛋白 D1、Fos、表皮生长因子等的表达。此外，趋化因子还可以通过促进 Mdm2 的表达或下调 Bcl-2 的表达以及抑制胱天蛋白酶 -3 和胱天蛋白酶 -9 的激活，抑制肿瘤细胞的凋亡并促进其存活。肿瘤细胞还可以表达具有促肿瘤生长作用的趋化因子及其受体，比如黑色素瘤细胞可表达 CXCL1、CXCL2、CXCL3、CXCL8、CCL2 和 CCL5 等多种趋化因子，这些细胞因子可促进肿瘤细胞的生长和进展。除了自身表达趋化因子外，肿瘤细胞还可刺激基质细胞表达和分泌趋化因子，形成肿瘤 - 基质细胞间的相互作用，最终促进肿瘤的生长和增殖。

肿瘤细胞依赖于血管获得生存必需的营养物质和氧气。因此，新生血管生成对维持肿瘤细胞的生存至关重要。研究证实，趋化因子及其受体可调节肿瘤新生血管的生成。趋化因子对肿瘤血管新生的调节作用具有双重性，具有 ELR 序列的 CXC 类趋化因子如 CXCL1、CXCL2、CXCL3、CXCL5、CXCL6、CXCL7 和 CXCL8 可通过激活 CXCR1 抑制新生血管的生成，而不具有 ELR 序列的趋化因子如 CXCL4、CXCL9、CXCL10、CXCL11

和 CXCL14 则可以抑制肿瘤新生血管的生成。趋化因子调节新生血管生成，通过与血管内皮细胞上表达的趋化因子受体结合，促进血管上皮细胞的迁移、增殖并抑制其凋亡。CXCL8 和 CXCL12 可通过上调血管表皮生长因子（VEGF）的表达，VEGF 又可促进趋化因子的表达和释放，在趋化因子和 VEGF 之间形成正向的反馈调节机制。

肿瘤转移是肿瘤细胞离开原发部位并扩散至身体其他部位的过程，也是肿瘤无法治愈的最主要的原因。肿瘤转移是一个高度复杂的过程，肿瘤细胞首先从肿瘤中分离出来，随后被分离的肿瘤细胞与细胞外基质成分接触并促进基质成分的降解，最后肿瘤细胞侵袭至脑实质细胞中。一系列研究发现，趋化因子在肿瘤转移中起到十分重要的作用。肿瘤细胞可表达部分特异性趋化因子受体，直接引导肿瘤细胞至特定的组织位点。同时，这些组织可表达和分泌趋化因子，募集转移的肿瘤细胞并为这些肿瘤细胞提供生长的微环境。CXCR4 及其配体 CXCL12 被认为与肿瘤转移有关。在前列腺癌、肺癌和恶性胶质瘤中均证实，CXCR4/CXCL12 通路可促进肿瘤的转移。CXCR4 的表达量与肿瘤转移呈正相关性。在肿瘤细胞转移过程中，肿瘤细胞进入淋巴管是至关重要的环节，CCR7 及其配体 CCL21 可促进这一过程。此外，淋巴管上皮细胞产生的 CCL1 趋化因子可募集 CCR8 阳性的肿瘤细胞进入淋巴管，促进肿瘤细胞的转移。各种趋化因子及其受体在胶质瘤中的作用和机制见图13-2。

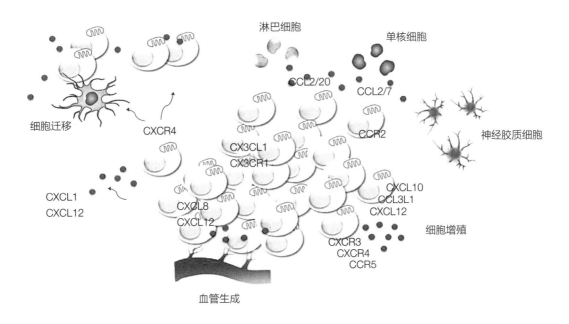

图13-2 不同趋化因子在神经系统肿瘤中的作用和机制

综上所述，趋化因子及其受体与肿瘤的生长、增殖、迁移、血管新生密切相关。本节将重点阐述参与神经系统肿瘤的趋化因子种类及其作用机制。

一、参与神经系统肿瘤的 CC 类趋化因子及其作用机制

CCL2 是 CC 类趋化因子亚家族的主要成员，主要参与调节单核和巨噬细胞定向迁移

和浸润。研究证实，CCL2 在恶性胶质瘤细胞中高表达，其含量与巨噬细胞的浸润特征和恶性程度分级呈正相关性。进一步采用 cDNA 芯片技术检测恶性胶质瘤组织标本和细胞系发现，CCR2 在恶性胶质瘤组织标本和细胞系中均呈高表达[10]。胶质瘤相关的小胶质细胞和渗透性巨噬细胞组成了大约 30% 的肿瘤免疫细胞，免疫细胞产生的调节因子如趋化因子可促进这些细胞向恶性胶质瘤募集。在这些趋化因子中，CCL2 被认为是参与肿瘤相关巨噬细胞浸润的最主要的一类趋化因子。恶性胶质瘤细胞培养基上清具有 CCL2 依赖的趋化效应，这种效应与巨噬细胞、小胶质细胞和调节性 T 细胞对肿瘤细胞的浸润有关。因此，恶性胶质瘤细胞表达的 CCL2 可通过多条途径促进肿瘤的发展。一方面，CCL2 可通过募集调节性 T 细胞抑制淋巴细胞的抗肿瘤活性；另一方面，CCL2 可募集小胶质细胞，产生具有浸润特征的金属蛋白酶。

CCL2 相关受体 CCR2 在小胶质细胞中有表达，CCL2/CCR2 通路成为恶性胶质瘤细胞和小胶质细胞之间信号转导的主要途径。研究表明，将过表达 CCL2 的恶性胶质瘤细胞系与小胶质细胞共同培养后发现，共培养的恶性胶质瘤细胞比单独培养组表现出更高的增殖速度和更强的侵袭性。进一步研究发现，在共培养的细胞培养基中，白细胞介素 -6（IL-6）的表达量较单独培养组有所升高。IL-6 可增强恶性胶质瘤的侵袭性，用 IL-6 的抗体中和后可降低细胞的侵袭性。这提示恶性胶质瘤分泌的 CCL2 趋化因子，通过作用于小胶质细胞的 CCR2 产生 IL-6，最终促进恶性胶质瘤的侵袭[11]。

在恶性胶质瘤的迁移和侵袭过程中，调节性 T 细胞和骨髓衍生的抑制细胞的聚集导致局部免疫抑制是关键因素。有文献报道，在 CCL2 缺陷的恶性胶质瘤小鼠模型中，肿瘤细胞募集调节性 T 细胞和单核细胞的能力降低，同时，CCR4 缺陷的调节性 T 细胞和 CCR2 缺陷的单核细胞无法被恶性胶质瘤细胞募集。临床试验结果表明，CCL2 的表达水平与患者的总生存期呈负相关性。这些结果表明，CCL2 与恶性胶质瘤的发生、发展、转移和预后密切相关[12]。

T 细胞浸润是脑恶性肿瘤的病理学表现之一，抑制 T 细胞的浸润可能具有临床治疗意义。T 细胞进入到肿瘤组织受到一系列信号分子的调节，包括淋巴细胞进入肿瘤组织以及黏附到内皮细胞上。尽管将淋巴细胞募集至肿瘤部位的黏附分子已经明确，但驱动淋巴细胞与肿瘤组织黏附过程的分子尚不明确。研究证实，趋化因子 CCL2 在调节 T 淋巴细胞的迁移和黏附过程中发挥了关键作用。T 细胞进入实质组织需要形成一种"伪足"样的细胞结构，CCL2 则可以促进这一关键结构的形成，阻断 CCL2 可抑制 T 细胞向脑组织的浸润。

CCL5 是 CC 类趋化因子亚家族的一种，由多种细胞产生。在炎症反应中，CCL5 可诱导白细胞趋化至炎症部位。随后，CCL5 与其受体 CCR1、CCR3 和 CCR5 结合，促进 MAPK 的磷酸化激活和其他信号通路的改变，最终对细胞的增殖、迁移和分化产生影响。研究表明，在人和小鼠的恶性胶质瘤细胞中均有 CCL5 的高表达。恶性胶质瘤产生的 CCL5 可通过一种细胞特有的方式与非经典趋化因子受体 CD44 结合抑制细胞的程序性死亡，而采用 sh-RNA 技术降低 CCL5 的表达可增加恶性胶质瘤细胞的凋亡[13]。

间质干细胞是一类具有自我再生的多能性干细胞，可分化成各种不同类型的细胞。由于其易得到和易扩大培养，在再生医学和组织修复领域具有广阔的应用前景。同时，由于其固有的肿瘤靶向特征，间质干细胞可作为肿瘤药物的载体用于各种恶性肿瘤的药物治疗。间质干细胞可携带各种治疗因子如白细胞介素 -2、白细胞介素 -12、肿瘤坏死因子相关的凋亡诱导配体以及自杀基因等选择性靶向至肿瘤部位，在动物模型中产生显著的抗肿瘤效果。值得注意的是，间质干细胞疗法的成果依赖于其迁移和靶向特征。而间质干细胞的靶向特征受多种过程的调节，包括细胞固定于管腔内、与血管内皮细胞黏附、穿过血管上皮、迁移至组织基质细胞。尽管调控间质干细胞靶向迁移的具体机制仍不明确，但是大量证据表明，趋化因子在间质干细胞的靶向定位中发挥了关键的调控作用。趋化因子通过与其受体结合，导致细胞内一系列信号通路发生改变，促进了间质干细胞由循环系统中渗透出来，并定向迁移至特定的靶组织。研究证明，CCL5/CCR1 轴在维持间质干细胞特性和多能性以及向靶组织的定向迁移方面发挥关键的调节作用[14]。

CCL19 可促进树突状细胞的抗原递呈能力。树突状细胞是主要的抗原递呈细胞，在免疫反应中负责摄取抗原并将抗原递呈至 T 淋巴细胞。免疫反应的效率主要取决于树突状细胞捕获抗原并迁移至 T 淋巴细胞区域的淋巴结的能力。非成熟的树突状细胞主要分布于非淋巴的器官和组织，并具有较强的抗原捕获能力，但迁移能力较弱。在免疫反应过程中，免疫因子或病原体促进树突状细胞成熟，同时趋化因子及其受体的表达被激活，在趋化因子的作用下，树突状细胞获得迁移能力，并将抗原递呈至 T 淋巴细胞。树突状细胞迁移至淋巴结主要依靠 CCL19 及其受体 CCR7。研究表明，相比于健康志愿者，恶性胶质瘤患者的树突状细胞对 CCL19 的敏感性降低，其抗原递呈作用和迁移能力也较健康志愿者显著降低，这可能是恶性胶质瘤对免疫治疗敏感度低的原因[15]。

CCL20 最早发现表达于肝，随后发现 CCL20 广泛存在于各种免疫细胞如巨噬细胞、树突状细胞、嗜酸性粒细胞、淋巴细胞。在肺、结直肠、胰腺、前列腺等人体组织器官中同样发现 CCL20 的存在。研究表明，CCL20 与多种肿瘤的发生、侵袭和进展有关。CCL20 通过其受体 CCR6 发挥相应的生物学功能。据文献报道，CCL20 及其受体 CCR6 在恶性胶质瘤组织标本中均呈现高表达，而且其表达水平与胶质瘤的恶性程度分级具有正相关性。通过分析恶性胶质瘤患者的 CCL20 和 CCR6 的表达水平发现，CCL20 和 CCR6 高表达的患者，其生活质量显著降低。进一步研究发现，CCL20 和 CCR6 的表达水平与恶性胶质瘤患者的预后密切相关。与 CCL20 或 CCR6 单独高表达相比，CCL20 和 CCR6 均高表达的患者其生存时间显著降低。这些研究表明，CCL20 和 CCR6 可作为评价恶性胶质瘤患者的预后因素之一[16]。

CCL21 在外周主要存在于高内皮细胞小静脉，此外在淋巴器官和淋巴结也有 CCL21 表达。CCL21 通过与其受体 CCR7 结合，调节 T 淋巴细胞的迁移和激活。在免疫反应过程中，CCL21 可促进免疫细胞定向迁移至炎症部位。在中枢神经系统中，CCL21 在神经元中有表达，其功能主要参与小胶质细胞的活化。CCR7 被认为与肿瘤的生长、转移、侵袭以及上皮 - 间质转化过程密切相关[17]。上皮 - 间质转化是肿瘤进展的重要过程之一。在上皮 - 间质转化过程中，上皮细胞首先减少细胞 - 细胞间黏附，同时细胞迁移和侵袭被激活，促进了肿瘤的进展。转化生长因子 -β1（TGF-β1）参与了细胞增殖、分化、侵袭和迁移等多个生理过程。TGF-β1 同样可刺激细胞外基质蛋白的表达和上皮 - 间质转化。有趣的是，在恶性胶质瘤中，TGF-β1 表达水平显著升高，其表达水平与肿瘤的侵袭和迁移能力呈正相关性。研究证明，CCR7 参与了 TGF-β1 的促上皮 - 间质转化过程，采用 siRNA 或中和抗体抑制 CCR7 的功能，可降低 TGF-β1 诱导的上皮 - 间质转化，抑制肿瘤细胞的增殖和侵袭。

二、参与神经系统肿瘤的 CXC 类趋化因子及其作用机制

CXCL1 在神经发育中参与调节胶质祖细胞的增殖，恶性胶质瘤细胞被认为来源于胶质祖细胞，提示 CXCL1 可能参与胶质瘤的发生和发展。在胶质瘤组织标本和胶质瘤细胞系中均发现 CXCL1 的含量高于非肿瘤的组织。过表达 CXCL1 可显著提高基质金属蛋白酶 -2 的水平并增强其活性，进而提高胶质瘤细胞系的侵袭和迁移能力。通过检测 6 种不同的胶质瘤细胞系分泌的 CXCL1 含量和肿瘤侵袭能力发现，CXCL1 的含量和肿瘤细胞的侵袭密切相关。动物实验发现，转染 CXCL1 至小鼠脑中，可促进肿瘤的发生。模型组的动物有较高的死亡率，而空载体组动物几乎无死亡发生 [18]。

大量研究表明，CXCR4 在多种恶性肿瘤的生长和转移中起到促进作用。RT-PCR 和免疫组织化学实验表明，U87-MG、SHG-44 和 CHG-5 等恶性胶质瘤细胞系中均有 CXCR4 的表达。CXCR4 的特异性配体基质细胞衍生因子 -1β（SDF-1β）可剂量依赖性和时间依赖性地促进恶性胶质瘤细胞的迁移和细胞内 Ca^{2+} 水平的升高 [19]。此外，SDF-1β 还可通过激活 CXCR4 促进血管内皮生长因子（VEGF）的产生。VEGF 可促进肿瘤新生血管的生成，最终导致肿瘤细胞的转移 [20]。恶性胶质瘤细胞自身可表达 CXCL12，后者通过其受体 CXCR4 和 CXCR7 激活 MAPK-AKT 信号通路。CXCL12 激活 CXCR4 可通过调节基质金属蛋白酶影响恶性胶质瘤细胞的增殖、迁移和侵袭 [21]。此外，CXCR4 被 CXCL12 激活后还可促进 VEGF 的表达，导致肿瘤新生血管生成和肿瘤细胞转移。有趣的是，与 CXCR4 不同，CXCR7 激活后并不影响恶性胶质瘤细胞的增殖、迁移等过程，但可抑制化疗药物如卡培他滨、替莫唑胺诱导的细胞凋亡。文献报道显示，在 C6 胶质瘤细胞系模型中，CXCL12 可通过与 CXCR7 结合，抑制化疗药替莫唑胺诱导的细胞凋亡 [22]。

近年来，CXCL12 及其受体促进恶性胶质瘤增殖和侵袭的分子机制得到进一步的阐明。FOXM1 是调节细胞周期的关键转录因子，在调控细胞周期由 G_1 期向 S 期以及 G_2 期向 M 期转变过程中发挥重要作用。FOXM1 可调节细胞周期相关蛋白如 Cdc25A、Cdc25B、cyclin B、cyclin D1、$p21^{cip1}$ 和 $p27^{kip1}$ 等的基因转录。研究证实，FOXM1 可通过促进基质金属蛋白酶 -2 的表达促进恶性胶质瘤的增殖和侵袭。CXCL12 与其受体 CXCR4 结合后可激活 PI3K-AKT 信号通路，进而促进 FOXM1 的表达，PI3K-AKT 通路抑制剂预处理可逆转 CXCL12 诱导 FOXM1 的表达。此外，在胶质瘤细胞中 CXCL12 和 FOXM1 的含量呈正相关。采用分子生物学技术干扰或沉默 FOXM1 的表达后，CXCL12 促进胶质瘤侵袭的能力显著降低。这提示，CXCL12 可能通过 FOXM1 来促进恶性胶质瘤的增殖和侵袭 [23]。

通过关联分析 42 例高度恶性胶质瘤患者肿瘤标本中 CXCL12 和 CXCR4 的表达情况和患者预后情况发现，CXCL12 和 CXCR4 表达量高的患者复发的风险较低表达组患者高，提示 CXCL12 和 CXCR4 的表达量可作为预测恶性胶质瘤患者术后复发风险的标志物 [24]。另一项研究分析了 50 例低恶性程度的胶质瘤患者的 CXCL12 的表达量和预后的关系后发现，CXCL12 的表达量与患者的无进展生存期呈负相关。这些结果说明，CXCL12 的表达量可成为评价恶性胶质瘤患者复发风险和预后情况的预测因素之一。

标准治疗后复发是恶性胶质瘤难以治愈的根本原因。目前的治疗将整个肿瘤作为治疗的靶点，而忽略了肿瘤细胞的异质性。现代的观点认为，肿瘤复发源于肿瘤细胞中的一小部分特殊的细胞的无限增殖，这一小部分肿瘤细胞被称为肿瘤干细胞。因此，抑制

这部分特异性的肿瘤细胞增殖，有可能为恶性胶质瘤的治疗提供新的选择。具有肿瘤干细胞特征的恶性胶质瘤祖细胞被认为是导致恶性胶质瘤复发的主要原因。有研究表明，CXCR4 在恶性胶质瘤祖细胞中高表达，而 CXCL12 可促进其增殖。因此，CXCR4 及其配体 CXCL12 有望成为恶性胶质瘤治疗的新靶点。

研究发现，在星形胶质瘤细胞中 CXCL10 及其受体 CXCR3 的表达较正常的星形胶质细胞显著升高。这提示 CXCL10 和 CXCR3 可能通过自分泌的方式调节肿瘤细胞的生长。采用 [³H] 标记的胸腺嘧啶摄取实验研究 CXCL10 对恶性胶质瘤细胞增殖的影响发现，CXCL10 刺激可促进恶性程度更高的 U373 和 NP750/96 细胞摄取胸腺嘧啶，提示 CXCL10 可促进这些肿瘤细胞的增殖。使用 CXCR3 的中和抗体预处理肿瘤细胞后，CXCL10 对肿瘤细胞的促增殖作用消失，表明 CXCL10 通过 CXCR3 受体发挥促肿瘤生长的作用。值得注意的是，在未经外源性 CXCL10 刺激的细胞中，CXCR3 受体的中和抗体并不能发挥抗肿瘤细胞增殖的作用，这说明肿瘤细胞自身产生的 CXCL10 并不足以通过自分泌的方式促进自身的增殖。进一步机制研究发现，CXCL10 可促进 ERK 的磷酸化，ERK 选择性抑制剂 PD98059 可逆转 CXCL10 的促肿瘤细胞增殖作用，表明 CXCL10 通过激活 ERK 信号通路发挥促肿瘤生长的作用 [25]。

CXCR3 属于 CXC 类趋化因子受体亚家族，其内源性配体为 CXCL9、CXCL10 和 CXCL11。CXCR3 被认为与肿瘤细胞增殖、转移、血管新生和免疫细胞浸润有关。CXC3R 主要表达于免疫细胞，如活化型 T 细胞、自然杀伤细胞、自然杀伤 T 细胞等。在中枢神经系统中 CXCR3 主要表达和分布于小胶质细胞，在脑肿瘤细胞中也有 CXCR3 的存在。研究表明，在恶性程度较高的胶质瘤细胞中，CXCR3 的表达量较正常的胶质细胞显著升高。CXCR3 拮抗剂 NBI-74330 可显著抑制胶质瘤模型小鼠的肿瘤生长，并提高模型组动物的生存期，提示 CXCR3 有望成为恶性胶质瘤治疗的靶点 [26]。通过分析胶质瘤组织标本中 CXCR3 的表达量和患者预后的关系发现，CXC3R3 高表达的患者中位无进展生存期和总生存期较低表达的患者短，说明 CXCR3 可作为预测胶质瘤患者预后的独立因素 [27]。

CXCR2 是 G 蛋白耦联受体家族的一员，目前已证实 CXCR2 与炎症反应、新生血管生成、肿瘤转移和细胞癌变等一系列生理病理过程有关。通过分析 60 例胶质瘤患者的肿瘤组织标本发现，CXCR2 在胶质瘤细胞中表达显著高于正常组织。在临床病理学特征方面，恶性程度较高的胶质瘤标本中 CXCR2 的表达量更高，而且这些患者治疗后复发的风险更大。划痕试验结果表明，CXCR2 促进肿瘤细胞的迁移和侵袭能力，其特异性抑制剂 SB225002 可显著降低恶性胶质瘤细胞的迁移能力 [28]。

CXCR7 及其配体在恶性胶质瘤细胞及肿瘤相关的血管内皮细胞中均有表达，二者可促进肿瘤新生血管的生成和肿瘤细胞的迁移。在小鼠胶质瘤模型中，给予 CXCR7 抑制剂可抑制肿瘤的增殖和复发，并提高模型小鼠的生存时间。在异柠檬酸脱氢酶突变的恶性胶质瘤患者中，CXCR7 高表达患者的肿瘤恶性程度更高，且预后较低表达的患者差 [29]。

与多数趋化因子为可溶性的小分子肽不同，CXCL16 是具有跨膜结构的趋化因子。CXCL16 通过与表达于活化型 T 细胞或骨髓血浆细胞表面的 CXCR6 结合发挥黏附分子的功能。然而，亦有部分 CXCL16 分子以可溶性形式存在，诱导淋巴细胞的趋化。CXCL16 主要表达于抗原递呈细胞和血管内皮细胞，近年来研究发现，在星形胶质细胞和恶性胶质瘤细胞中同样有 CXCL16 的表达。利用实时定量 PCR 技术检测正常胶质细胞和恶性胶质瘤标本发现，胶质瘤中 CXCL16 的 mRNA 水平是正常胶质细胞的 200 倍。但在不同恶性程度的胶质瘤中，CXCL16 的 mRNA 水平并没有显著差异。促炎细胞因子干扰素 γ 和肿瘤坏死因子 α 可显著诱导胶质瘤细胞中 CXCL16 的 mRNA 转录，与此同时，CXCL16 的蛋白表达水平在干扰素 γ 和肿瘤坏死因子 α 的刺激下同样显著增加。与 CXCL16 类似，CXCR6 的 mRNA 在正常脑组织中几乎无法被检测到，但在胶质瘤细胞中，CXCR6 的 mRNA 水平较正常脑组织显著升高。尽管 CXCL16 及其受体 CXCR6 在中枢神经系统生理和病理过程中的作用尚未明确，但在胶质瘤细胞中的高水平表达提示它们可能参与了胶质瘤的发生和发展 [30]。因此，进一步探索 CXCL16 和 CXCR6 在胶质瘤细胞增殖、迁移和侵袭中的作用有望为胶质瘤的治疗提供理论依据。

三、参与神经系统肿瘤的 CX3C 类趋化因子及其作用机制

CX3CL1 是中枢神经系统中广泛存在的一类趋化因子，CX3CL1 及其受体 CX3CR1 参与调节神经元和胶质细胞间的细胞通信以及免疫反应过程中免疫细胞的迁移和运输，在包括肿瘤在内的多种疾病的病理过程中发挥作用。在星形胶质瘤和成胶质细胞瘤中，CX3CR1 的 mRNA 和蛋白水平均呈现高表达。胶质瘤细胞表达的 CX3CR1 促进了肿瘤细胞的动员、迁移和黏附等过程。通过原位免疫荧光技术发现，CX3CR1 主要表达于肿瘤部位的浸润性小胶质细胞和巨噬细胞中。浸润性小胶质细胞和巨噬细胞是构成恶性胶质瘤基质的主要成分。与正常的小胶质细胞相比，肿瘤部位浸润的小胶质细胞不易被 Toll 样受体激活 [31]。这种独特的性质使得此类细胞无法发挥抗肿瘤的免疫效应并能促进恶性胶质瘤的生长。

如前面部分提到的，在肿瘤侵袭和转移过程中，一个关键步骤是肿瘤细胞从肿瘤组织中脱离并与黏附的基质成分分离。CX3CL1 和其受体 CX3CR1 具有促黏附功能，这种作用不利于肿瘤细胞从肿瘤组织分离，因此 CX3CL1 和 CX3CR1 具有抑制肿瘤细胞侵袭的作用。转化生长因子 -β1 可通过下调 CX3CL1 的表达促进胶质瘤细胞的侵袭，采用中和抗体阻断 CX3CL1 和 CX3CR1 之间的相互作用同样促进了肿瘤细胞的转移和侵袭 [32]。由于 CX3CL1 是具有跨膜结构的趋化因子，这种特殊的结构使得细胞与细胞间相互作用增强而不易从肿瘤组织中脱离出来。

第四节 以趋化因子为靶点的神经系统肿瘤创新药物研发进展

尽管恶性胶质瘤发病率不高，但由于其极强的侵袭和扩散能力，导致恶性胶质瘤的死亡率非常高。以手术 - 放疗 - 化疗为主的综合治疗手段的进步为恶性胶质瘤的治疗带来了新的选择，但恶性胶质瘤的治疗现状依然不容乐观。约 90% 的恶性胶质瘤患者在接受标准方案治疗后出现复发和转移，中位生存期不足 15 个月。大量研究已经证实，趋化因子及其受体在恶性胶质瘤的发生和发展中发挥重要的调节作用。趋化因子通过与其受体结合，促进肿瘤细胞的增殖、生长、迁移、免疫浸润和转移等一系列过程。以趋化因子及其

受体为靶点，有望为恶性胶质瘤的治疗提供新的策略。本节将就趋化因子及其受体在恶性胶质瘤药物研发中的进展进行介绍。

CXCR4 与恶性胶质瘤的发生密切相关，研究表明 CXCR4 能促进胶质瘤细胞的增殖和新生血管的生成，导致肿瘤的迁移和转移。因此，寻找和发现 CXCR4 的抑制剂有望成为恶性胶质瘤治疗的新选择。

川芎嗪是中药川芎的活性成分之一，具有拮抗 Ca^{2+} 的活性。研究表明，川芎嗪对脑缺血以及阿尔茨海默病、帕金森病等神经退行性疾病有一定的保护作用。研究表明，在黑色素瘤、肺癌、胃癌中，川芎嗪和化疗药物合用可逆转耐药，抑制肿瘤细胞的增殖和转移。在恶性胶质瘤 C6 细胞系中，川芎嗪可显著降低 CXCR4 和血管表皮生长因子的表达，抑制肿瘤细胞的增殖和迁移。在小鼠胶质瘤模型中，给予川芎嗪可显著抑制模型小鼠的肿瘤生长，并降低 CXCR4 的表达[33]。这些研究结果提示，川芎嗪有可能通过抑制 CXCR4 发挥抗胶质瘤细胞增殖的作用。

Nordy 是天然脂氧合酶抑制剂去甲二氢愈创木酸的手性化合物。药理学研究表明，Nordy 可抑制胶质瘤细胞的增殖，并促进肿瘤细胞凋亡。进一步机制研究发现，Nordy 可显著降低功能性 CXCR4 的表达，并抑制 CXCR4 介导的白细胞介素 -8 和血管表皮生长因子的释放[34]。

人参是传统中药，具有大补元气、复脉固脱、补脾益肺、生津养血、安神益智等功效。临床广泛用于治疗体虚欲脱、肢冷脉微、脾虚食少、肺虚咳喘、津伤口渴、气血亏虚等。人参的主要有效成分是人参皂苷。现代研究表明，人参皂苷具有多种药理学活性，如抗氧化、神经保护等。化合物 K 是人参皂苷在体内的代谢产物，研究表明其具有抗肿瘤的药理学活性。在恶性胶质瘤 C6 细胞上，化合物 K 可抑制 CXCR4 的配体基质细胞源性因子 -1 诱导的细胞迁移和增殖，并下调 ERK 的磷酸化水平和基质金属蛋白酶的含量[35]。

CXCR7 作为 CXCL12 的受体，在恶性胶质瘤的发生和发展中发挥着重要的作用。CXCR7 的表达水平与肿瘤的侵袭性和恶性程度相关，而降低 CXCR7 的表达可显著抑制肿瘤的生长。因此，CXCR7 可作为恶性肿瘤的治疗靶点。采用 RNAi 技术抑制 CXCR7 的表达，可显著抑制恶性胶质瘤细胞的增殖、迁移和侵袭。同样，CXCR7 的小分子抑制剂 CCX771 可抑制恶性胶质瘤细胞的增殖和侵袭。在胶质瘤样神经祖细胞上，CCX771 同样可以抑制细胞的增殖和迁移。神经祖细胞被认为是恶性胶质瘤复发的主要原因[36]。因此，CCX771 抑制神经祖细胞，有望为防止恶性胶质瘤的复发提供新的治疗策略。

CCL2 作为 CC 类趋化因子亚家族的重要成员，大量研究已经证实 CCL2 与恶性胶质瘤的增殖和扩散密切相关。ingramon 是一种合成的小分子肽，具有拮抗 CCL2 的活性。药理学研究表明，ingramon 可抑制单核细胞向恶性胶质瘤组织的定向迁移和浸润，进而抑制肿瘤的进展[37]。

研究证明，解耦联蛋白和金属蛋白酶类（ADAM）与恶性肿瘤的增殖和迁移密切相关。例如，肿瘤坏死因子转化酶（ADAM17）可促进肿瘤的发生和进展。ADAM17 可促进细胞外基质成分的水解，提示 ADAM17 与肿瘤的侵袭有关。ADAM17 与细胞内多条信号通路相互关联，包括表皮生长因子、肿瘤坏死因子、转化生长因子、白细胞介素 -6 等。表皮生长因子激活后可激活 PI3K/AKT 通路，最终影响肿瘤细胞的增殖和侵袭。二氢青蒿素是由青蒿素改造而来的，具有抗疟疾的效果。研究发现，二氢青蒿素可抑制 ADAM17

的表达，并抑制其活性。在恶性胶质瘤细胞系上，二氢青蒿素可抑制胶质瘤细胞的增殖、迁移和侵袭[38]。

第五节　趋化因子在神经系统肿瘤诊疗中的研究展望

　　尽管恶性胶质瘤的发病率在恶性肿瘤中并不高，但死亡率高，患者生存期不足两年。虽然近几十年来恶性胶质瘤的治疗手段和选择越来越多，但恶性胶质瘤的治疗效果仍不乐观。容易转移和治疗后复发是恶性胶质瘤难以治愈的主要原因，导致恶性胶质瘤转移和复发的根本原因在于其高度的侵袭性。在 1938 年，Scherer 就发现了恶性胶质瘤细胞具有极强的运动能力，可以从肿瘤部位向脑实质细胞迁移和浸润。因此，探索导致恶性胶质瘤转移的分子机制并开发具有抑制肿瘤转移的药物，是恶性胶质瘤治疗的主要方向。

　　恶性胶质瘤细胞的浸润过程包括肿瘤细胞从肿瘤组织中脱离出来，肿瘤细胞与细胞外基质成分黏附并将细胞外基质成分降解，最终肿瘤细胞迁移至脑实质细胞。大量研究证实，趋化因子在恶性胶质瘤的发生、发展、侵袭和转移中发挥了重要的作用。趋化因子在免疫细胞的定向迁移和浸润过程中发挥重要的调节作用，免疫细胞浸润是恶性胶质瘤进展的重要病理过程。关于趋化因子在恶性胶质瘤发病中的作用已有大量文献报道，对趋化因子促进恶性胶质瘤增殖、迁移、侵袭和转移的分子机制也有了部分认识。针对不同类型的趋化因子已有了相关的药物在研究中，尽管这些药物显示出了良好的抗恶性胶质瘤的效果，但目前的研究仅限于临床前，还未推广到临床应用。因此，以趋化因子为靶点治疗恶性胶质瘤具有广泛的应用前景，针对趋化因子研发相应的治疗药物，将为恶性胶质瘤的治疗带来新的希望。

（闫加庆）

参考文献

[1] WELLER M, WICK W, ALDAPE K, et al. Glioma. Nat Rev Dis Primers, 2015, 1: 15017.

[2] CHEN W, ZHENG R, BAADE P D, et al. Cancer statistics in China, 2015；. CA Cancer J Clin, 2016, 66 (2): 115-132.

[3] OSTROM Q T, GITTLEMAN H, ST ETSON L, et al. Epidemiology of gliomas. Cancer Treat Res, 2015, 163: 1-14.

[4] 于世英，胡国清. 肿瘤临床诊疗指南. 3 版. 北京：科学出版社，2013.

[5] 于世英，杜光，黄红兵. 临床药物治疗学：肿瘤. 北京：人民卫生出版社，2017.

[6] GRIFFITH J W, SOKOL C L, LUSTER A D. Chemokines and chemokine receptors: positioning cells for host defense and immunity. Annu Rev Immunol, 2014, 32: 659-702.

[7] CHEN K, BAO Z, TANG P, et al. Chemokines in homeostasis and diseases. Cell Mol Immunol, 2018, 15 (4): 324-334.

[8] CHOW M T, LUSTER A D. Chemokines in cancer. Cancer Immunol Res, 2014, 2 (12): 1125-1131.

[9] SCIUMÈ G, SANTONI A, BERNARDINI G. Chemokines and glioma: invasion and more. J Neuroimmunol, 2010, 224 (1/2): 8-12.

[10] LIANG Y, BOLLEN A W, GUPTA N. CC chemokine receptor-2A is frequently overexpressed in glioblastoma. J Neurooncol, 2008, 86 (2): 153-163.

[11] ZHANG J, SARKAR S, CUA R, et al. A dialog between glioma and microglia that promotes tumor invasiveness through the CCL2/CCR2/interleukin-6 axis. Carcinogenesis, 2012, 33 (2): 312-319.

[12] CHANG A L, MISKA J, WAINWRIGHT D A, et al. CCL2 Produced by the Glioma Microenvironment Is Essential for the Recruitment of Regulatory T Cells and Myeloid-Derived Suppressor Cells. Cancer Res, 2016, 76 (19): 5671-5682.

[13] CHEN R, LEE W Y, ZHANG X H, et al. Epigenetic Modification of the CCL5/CCR1/ERK Axis Enhances Glioma Targeting in Dedifferentiation-Reprogrammed BMSCs. Stem Cell Reports, 2017, 8 (3): 743-757.

[14] PAN Y, SMITHSON L J, MA Y, et al. CCL5 establishes an autocrine high-grade glioma growth regulatory circuit critical for mesenchymal glioblastoma survival. Oncotarget, 2017, 8 (20): 32977-32989.

[15] TYRINOVA T V, LEPLINA O Y, TIKHONOVA M A, et al. CCL19/CCL21-Dependent Chemotaxis of Dendritic Cells in Healthy Individuals and Patients with Brain Tumors. Bull Exp Biol Med, 2015, 158 (6): 785-788.

[16] WANG L, QIN H, LI L, et al. Overexpression of CCL20 and its receptor CCR6 predicts poor clinical prognosis in human gliomas. Med Oncol, 2012, 29 (5): 3491-3497.

[17] ZHENG Y, MIU Y, YANG X, et al. CCR7 Mediates TGF-β1-Induced Human Malignant Glioma Invasion, Migration, and Epithelial-Mesenchymal Transition by Activating MMP2/9 Through the Nuclear Factor KappaB Signaling Pathway. DNA Cell Biol, 2017, 36 (10): 853-861.

[18] ZHOU Y, ZHANG J, LIU Q, et al. The chemokine GRO-alpha (CXCL1) confers increased tumorigenicity to glioma cells. Carcinogenesis, 2005, 26 (12): 2058-2068.

[19] YANG S X, CHEN J H, JIANG X F, et al. Activation of chemokine receptor CXCR4 in malignant glioma cells promotes the production of vascular endothelial growth factor. Biochem Biophys Res Commun, 2005, 335 (2): 523-528.

[20] EHTESHAM M, MAPARA K Y, STEVENSON C B, et al. CXCR4 mediates the proliferation of glioblastoma progenitor cells. Cancer Lett, 2009, 274 (2): 305-312.

[21] HATTERMANN K, MENTLEIN R. An infernal trio: the chemokine CXCL12 and its receptors CXCR4 and CXCR7 in tumor biology. Ann Anat, 2013, 195 (2): 103-110.

[22] HATTERMANN K, MENTLEIN R, HELD-FEINDT J. CXCL12 mediates apoptosis resistance in rat C6 glioma cells. Oncol Rep, 2012, 27 (5): 1348-1352.

[23] WANG S, ZHANG S, LI J, et al. CXCL12-induced upregulation of FOXM1 expression promotes human glioblastoma cell invasion. Biochem Biophys Res Commun, 2014, 447 (1): 1-6.

[24] TANG W, WANG X, CHEN Y, et al. CXCL12 and CXCR4 as predictive biomarkers of glioma recurrence pattern after total resection. Pathol Biol (Paris)，2015, 63 (4/5): 190-198.

[25] MARU S V, HOLLOWAY K A, FLYNN G, et al. Chemokine production and chemokine receptor expression by human glioma cells: role of CXCL10 in tumour cell proliferation. J Neuroimmunol, 2008, 199 (1/2): 35-45.

[26] LIU C, LUO D, REYNOLDS B A, et al. Chemokine receptor CXCR3 promotes growth of glioma. Carcinogenesis, 2011, 32 (2): 129-137.

[27] PU Y, LI S, ZHANG C, et al. High expression of CXCR3 is an independent prognostic factor in glioblastoma patients that promotes an invasive phenotype. J Neurooncol, 2015, 122 (1): 43-51.

[28] YANG L, LIU Z, WU R, et al. Correlation of C-X-C chemokine receptor 2 upregulation with poor prognosis and recurrence in human glioma. Onco Targets Ther, 2015, 8: 3203-3209.

[29] BIRNER P, TCHORBANOV A, NATCHEV S, et al. The chemokine receptor CXCR7 influences prognosis in human glioma in an IDH1-dependent manner. J Clin Pathol, 2015, 68 (10): 830-834.

[30] LUDWIG A, SCHULTE A, SCHNACK C, et al. Enhanced expression and shedding of the transmembrane chemokine CXCL16 by reactive astrocytes and glioma cells. J Neurochem, 2005, 93 (5): 1293-1303.

[31] HELD-FEINDT J, HATTERMANN K, MÜERKÖSTER S S, et al. CX3CR1 promotes recruitment of human glioma-infiltrating microglia/macrophages (GIMs). Exp Cell Res, 2010, 316 (9): 1553-1566.

[32] MARCHESI F, LOCATELLI M, SOLINAS G, et al. Role of CX3CR1/CX3CL1 axis in primary and secondary involvement of the nervous system by cancer. J Neuroimmunol, 2010, 224 (1/2): 39-44.

[33] CHEN Z, PAN X, GEORGAKILAS A G, et al. Tetramethylpyrazine (TMP) protects cerebral neurocytes and inhibits glioma by down regulating chemokine receptor CXCR4 expression. Cancer Lett, 2013, 336 (2): 281-289.

[34] PING Y F, YAO X H, CHEN J H, et al. The anti-cancer compound Nordy inhibits CXCR4-mediated production of IL-8 and VEGF by malignant human glioma cells. J Neurooncol, 2007, 84 (1): 21-29.

[35] KIM H, ROH H S, KIM J E, et al. Compound K attenuates stromal cell-derived growth factor 1 (SDF-1)-induced migration of C6 glioma cells. Nutr Res Pract, 2016, 10 (3): 259-264.

[36] LIU Y, CARSON-WALTER E, WALTER K A. Targeting chemokine receptor CXCR7 inhibits glioma cell proliferation and mobility. Anticancer Res, 2015, 35 (1): 53-64.

[37] KRASNIKOVA T L, AREFIEVA T I, PYLAEVA E A, et al. Ingramon, a peptide inhibitor of MCP-1 chemokine, reduces migration of blood monocytes stimulated by glioma-conditioned medium. Bull Exp Biol Med, 2016, 160 (4): 480-482.

[38] CHEN J, CHEN X, WANG F, et al. Dihydroartemisinin suppresses glioma proliferation and invasion via inhibition of the ADAM17 pathway. Neurol Sci, 2015, 36 (3): 435-440.

14

第十四章

趋化因子与慢性疼痛

疼痛是伤害性刺激激活痛觉感受神经元胞体，位于背根神经节中的初级伤害性感受器将检测到的有害刺激转化为电信号，并传递至脊髓背角，脊髓背角是疼痛传导通路中的第一个信号中转站，疼痛信号在此进行调节和整合，然后通过背角投射传递到更高级的大脑中枢，最终产生身体及情绪上的不愉悦的感受。机体产生疼痛，是机体受到伤害时的一种自我保护性防御机制，与生理性疼痛相比，病理性疼痛没有明确的损伤或者长期存在，主要表现为痛觉过敏、痛觉超敏或自发痛，将严重影响患者的身体健康及生活质量。

趋化因子在疼痛的发生及发展过程中起着非常重要的作用。一方面，趋化因子可直接作用于伤害性感觉神经元，通过促进疼痛相关神经递质的释放等机制增强神经元兴奋性。另一方面，在中枢神经系统，神经元和胶质细胞中表达的趋化因子，可通过激活趋化因子受体介导损伤反应，进而引起神经元的兴奋性增高和胶质细胞的活化。靶向趋化因子及其受体或将成为疼痛治疗的潜在药靶。

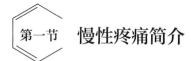
第一节　慢性疼痛简介

一、疼痛流行病学及治疗现状

世界卫生组织预测到 2030 年，全球疾病负担的四大"罪魁祸首"将是抑郁症、冠心病、脑血管疾病和道路交通事故，而慢性疼痛是这四大疾病的主要共同病症。慢性疼痛不仅仅是疾病或者损伤的共同病症，并且是一种拥有自己的定义和分类法的自身疾病。大约 20% 的欧洲成年人口患有慢性疼痛，除了身体和情感上的负担外，给社会带来了巨大的经济压力，目前估计欧洲每年超过 2 000 亿欧元，美国每年超过 1 500 亿美元用于治疗慢性疼痛。只有不到 2% 的患者参加过疼痛门诊，剩下的主要由初级保健机构管理。尽管最近在理解疼痛机制方面取得了重要进展，带来了新治疗的可能性，但慢性疼痛的治疗效果并不令人满意，三分之二的患者表示对目前的治疗并不满意并且大多数慢性疼痛持续多年。疼痛的病理生理学研究机制有助于理解慢性病存在和发展的关键因素，同时有利于设计和确定预防和管理策略。

（一）疼痛的危险因素

疼痛的危险因素包括社会人口统计学、临床、心理和生物学等[1]。

1．社会人口统计学因素 性别、年龄、社会经济地位、地理和文化背景、就业情况和职业因素、虐待史和人际暴力史都是影响慢性疼痛的因素。女性疼痛阈值和疼痛耐受性较低，女性慢性疼痛在数量上占有绝对的优势。虽然疼痛本身与年龄没有明确的关系，但老年人慢性疼痛的患病率普遍较高。以人群为基础的慢性疼痛研究一致表明，慢性疼痛的发生与社会经济地位成反比，独立于其他人口统计学和临床因素的研究表明，生活在不利社会经济环境中的人经历更多的慢性疼痛和更严重的疼痛。需求、期望、控制和害怕在工作中再次受伤，特定职业因素，与雇主和同事的关系等会影响个体对疼痛的反应，甚至就业市场都能影响个体对疼痛的反应。发生于家庭或者公众场所的受虐史或者暴力史都能提高疼痛的发生概率。此外，缺乏阳光、低温和假想气候是可能的风险因素。

2．临床和心理因素 焦虑、抑郁和灾难性信念与慢性疼痛和不良预后有关。慢性疼痛与精神健康之间的时间关系尚不清楚，可能是双向的。研究表明，对疼痛知觉的影响可能大于外周输入，如安慰剂的应用，假设安慰剂可以通过增加内源性阿片类药物来增强镇痛，相反，焦虑会降低这种内源性效应。功能成像实验表明，预期焦虑可能会持续长达3周的时间，并伴随伤害性过程中的长期认知而转变。在抑郁症患者中，神经影像学发现在实验性疼痛刺激过程中出现前额叶脑活动紊乱和情绪调节功能障碍。这些说明抑郁和焦虑等因素是加强慢性疼痛危险因素的一部分。英国在慢性疼痛共病中的一项研究发现，睡眠问题使慢性疼痛中的抑郁症状进一步恶化。另一项研究来自挪威，只有女性参与，长达17年的前瞻性调查显示，睡眠受到干扰，而且非特定健康投诉的数量是慢性疼痛发作和持续的危险因素。慢性疼痛在其他慢性病患者中比在无慢性病患者中更常见，压力性生活事件的累积或身心共病与慢性疼痛独立相关。

3．遗传危险因素 遗传效应对慢性疼痛的发生、发展具有重要作用。对疼痛刺激的敏感性和疼痛耐受性，在很大程度上是由基因决定的，患有慢性疼痛状况的父母的子女，更容易发展成疼痛状况本身。多种基因与慢性疼痛的发生、加工和感知有关。与疼痛相关的研究最多的基因是儿茶酚 -O- 甲基转移酶（COMT），一种能降解包括多巴胺在内的神经递质的酶。β_2 肾上腺素能受体（神经内分泌信号转导途径中肾上腺素的靶点）和5 号染色体上的单核苷酸多态性与慢性广泛性疼痛有关，但与 COMT 基因和疼痛无关。动物研究证明了基因作用的微妙性，表明神经可塑性是由表观遗传（DNA 修饰）与环境刺激的相互作用决定的。与没有报告慢性疼痛和低应激的老年人相比，慢性疼痛和高应激的老年人染色体端粒长度明显更短。

（二）治疗现状

疼痛减轻至少30% 通常被认为是有临床意义的治疗结果。根据临床数据结果，许多患者的疼痛症状未能得到充分缓解，慢性疼痛的治疗仍是一个挑战。目前治疗慢性疼痛的药物主要有三环类抗抑郁药、阿片类药物、抗癫痫类药物、局部麻醉药物。除药物治疗还可以根据病情进行手术治疗，如脊髓刺激和外周神经刺激、交感神经切除术、神经射频毁损。另外，物理治疗也能对疼痛起到一定的缓解作用，如红外线、紫外线及激光疗法、磁疗法、超声波疗法，均可根据患者的实际病情来进行适当的选择和应用。

二、疼痛发病机制假说

1. 外周机制　外周敏化指对传入神经纤维刺激的增强反应，在周围神经损伤引发的慢性疼痛中具有重要的作用，这个过程由伤害细胞和免疫细胞在组织损伤部位周围大量释放的介质而触发。周围神经病变发病机制最早由常驻巨噬细胞和施万细胞起作用，这些细胞在神经损伤后立即被激活，并开始产生促炎症介质，负责将白细胞吸引到炎症部位。最早侵入损伤组织的炎症细胞是中性粒细胞，中性粒细胞释放炎症因子，吸引单核细胞迁移并开始在受损神经周围积聚，活化的单核细胞增多伴随着背根神经节（DRG）T 淋巴细胞的募集，对周围神经损伤后的炎症反应至关重要。神经损伤后免疫细胞释放的主要炎症介质是细胞因子，这些分子直接敏化伤害感受器，从而导致原发性痛觉过敏和痛觉异常。参与伤害性感受的神经元的功能由胶质细胞支持。迄今为止，已经发现了几种调节神经性疼痛的小胶质受体，其中包括离子型 ATP 受体、Toll 样受体、白细胞介素和趋化因子受体。这些重要受体的配体至少部分来自投射到脊髓背角的受损初级感觉神经元，并有助于神经胶质活化，导致神经性疼痛的发展和维持。神经胶质细胞在周围神经损伤过程中被激活，激活后的小胶质细胞发生增殖，其表型为 M1 型或 M2 型，并迁移到损伤部位，其中 M1 型的细胞释放促炎因子，从而导致组织损伤，而 M2 型的细胞释放参与修复的抗炎因子。免疫系统和神经系统之间主要联系是细胞因子，它们是周围神经系统和中枢神经系统疼痛性超敏反应的关键调节剂。由活化的胶质细胞和神经元产生的促炎细胞因子，如 IL-1β、IL-6、IL-18 和 TNF-α，介导中枢致敏，从而诱发痛觉异常和痛觉过敏。抑制细胞因子可减轻神经性疼痛，减少原发性细胞因子水平，是神经胶质抑制剂的特征，如己酮可可碱、丙烯可可碱和米诺环素。抗炎、IL-10、IL-1 受体拮抗剂（IL-1RA）和 IL-18 结合蛋白（IL-18BP）等均能够降低小胶质细胞的激活水平，从而减轻疼痛症状。趋化因子的数量也会影响外周和中枢致敏。因此，对趋化因子在神经性疼痛下发生的神经免疫相互作用的详细了解有利于疼痛疗法的发展 [2]。

2. 中枢机制　经过反复或足够强烈的刺激，脊髓和脊髓上伤害性通路可对随后的刺激变得敏感。与周围神经病变一样，持续的伤害性输入，会使这种中枢敏化发生异常，在二级神经元的突触处，这种反应性的增强可能涉及钙渗透性、受体过度表达和突触位置的变化。脊髓水平发生的变化包括脊髓背角伤害性神经元的激活和敏化、脊髓中胶质细胞活化和脊髓背角抑制性中间神经元活性的降低。当伤害性刺激传导至脊髓背角时，初级传入神经轴突释放兴奋性氨基酸 EAA（excitatory aminoacid）和神经肽，激活神经元突触后膜上非 NMDA 受体、NK-1 受体和电压门控钙通道（voltage-gated calcium channel），引起神经元去极化。当冲动持续进行性传入脊髓背角时，NMDA 受体和代谢性谷氨酸受体可被激活，细胞内钙离子浓度显著升高，胞内钙离子激活细胞内蛋白激酶系统，如 cAMP-PKA、cGMP-PKG、DAG-PKC、Ca/Ca M-PK 和 NOS-NO。另外，BDNF 与 Trk B 受体结合，COX2 催化 AA 生成 PG，IL-1 参与介导脊髓 COX2 高表达等，脊髓背角这些成分活性的增强促使脊髓背角神经元持续去极化，产生中枢敏化。胶质细胞激活后释放大量免疫细胞因子如 IL-1、IL-6、TNF、ROS、NO、PG、EAA 以及 ATP 等，释放的这些化学物质又反作用于伤害性神经元增强上神经兴奋性，还可以作用于突触前初级传入末梢，增强神经递质如 P 物质（substance P，SP）和 EAA 的释放。外周伤害性刺激冲动传递时，脊髓胶质细胞反应时间快于神经元，所以胶质细胞的活化在神经病理性痛的发生以及持续慢化的过程中发挥不可或缺的作用。外周组织损伤后，脊髓背角的深层 WDR 神经元细胞内 PKA、PKC 和 PKG 等蛋白激酶激活导致此类神经元本身 GABA 和甘氨酸受体磷酸化，GABA 和甘氨酸的抑制作用降低，神经元的兴奋性和反应性增强。除此之外，GABA 和甘氨酸能活性的下降也与中枢敏化的发生有重要关系。

第二节 趋化因子在疼痛中的生物学意义及可能机制

趋化因子是一种小的趋化分子，大小为 8 ~ 17kDa，负责将循环中的粒细胞、淋巴细胞和单核细胞吸引到损伤部位。趋化因子的命名使用双重命名法，趋化因子可按其生物学功能命名（例如 MCP-1），或者按分子中半胱氨酸残基的数量和设置命名（例如 CCL2）。因此，每个趋化因子都以前缀 CCL、CXCL、XCL 或 CX3CL 命名。CC- 亚家族是最大的趋化因子家族，由 28 个具有广泛功能的成员组成，能够趋化单核细胞、嗜酸性粒细胞、嗜碱性粒细胞、T 淋巴细胞、自然杀伤（NK）细胞和树突状细胞。CCL2、CCL3、CCL4 和 CCL5 等趋化因子被广泛地描述为白细胞的趋化因子，在自身免疫性疾病的发展中起着重要作用。CXC- 亚家族是第二大类趋化因子，其特征是两个第一半胱氨酸残基之间有一个氨基酸。根据在 N 端附近存在或不存在 glu-leu-arg（ELR）序列，CXC 亚家族被分为两个功能不同的组，即 ELR 阳性和 ELR 阴性。具有 ELR 序列的 CXC 趋化因子能够结合 CXCR2 受体并激活它们，与中性粒细胞和其他 CXCR2 阳性细胞特异性相互作用。无 ELR 的趋化因子主要作用于淋巴细胞和单核细胞。参与单核细胞和粒细胞迁移的 CXC 亚家族的趋化因子包括 CXCL2、CXCL8 和 CXCL12。XC- 亚家族由两个密切相关的成员组成：XCL1 和 XCL2。这两种趋化因子都通过 XCR1 受体起作用。XCL1 基因存在于不同的动物基因组中，包括啮齿动物。然而，没有证据表明 XCL2 基因存在于小鼠基因组中。XCL1 由免疫细胞和星形胶质细胞产生。只有一种趋化因子属于 CX3C- 亚家族，即 CX3CL1。在中枢和周围神经系统中，CX3CL1 可能以跨膜或可溶性形式存在。CX3CL1 介导神经元与免疫细胞的相互作用，并作为淋巴细胞 T、单核细胞和 NK 细胞的化学引诱剂和黏附分子。趋化因子激活位于各种免疫细胞和神经细胞表面的特异性受体。已鉴定出大约 20 个趋化因子受体。每一个都是 7 个跨膜 G 蛋白耦联受体（GPCR）。与配体类似，它们被分为四个亚家族：CCR、CXCR、XCR 和 CX3CR。当趋化因子与其受体结合时，可能激活几种不同的信号途径，如丝裂原活化蛋白激酶（MAPK）、磷脂酶 C 和磷酸肌醇 -3 激酶，从而产生多种结果，即黏附、极化和趋化性。体外和体内试验表明，大多数趋化因子受体在中枢神经系统中表达，主要在星形胶质细胞、神经元和小胶质细胞上表达。其中的一些，即 CCR1、CCR2、CCR3、CCR5、CXCR2、CXCR3、CXCR4 和 CX3CR1 在中枢神经系统中低水平组成型表达，但大多数仅在病理条件下检测到。趋化因子不仅可由免疫细胞产生，也可由神经元、星形胶质细胞和小胶质细胞产生。在各种神经退行性和神经免疫学疾病中，趋化因子的产生增强，通常伴有神经性疼痛。趋化因子可通过外周和中枢敏化的双重机制参与慢性疼痛。某些趋化因子可以直接激活或敏化外周感觉神经元，直接参与慢性炎症痛。例如，CXCL12、CCL3 和 CCL5 可直接增强初级伤害性感觉神经元，从而诱导超敏反应。而某些趋化因子具有向炎症部位募集巨噬细胞的强效功能，继而诱发炎症部位出现巨噬细胞浸润，引发 IL-1β、TNF-α 等炎症因子释放，从而参与慢性疼痛。CCL5 可以通过刺激炎症细胞和增强损伤神经细胞因子的产生来调节免疫反应。这些过程都会导致疼痛性过敏加剧。此外，趋化因子及其受体在中枢负责痛觉传导的通路中也有明显表达。在神经病理性疼痛中，活化的胶质细胞所释放的趋化因子增多，趋化因子通过增强神经元兴奋性或扩大胶质细胞介导的炎症反应从而参与和调节中枢敏化作用。趋化因子引起神经元兴奋性增强的分子机制至少包括两方面：一是激活同样表达在疼痛感受器上的瞬时电位受体通道，如 TRPV1 和 TRPA1；二是抑制调节神经元兴奋性的钠离子或钾离子电流[3]。

第三节　趋化因子在慢性疼痛中的研究进展

趋化因子信号转导是促进神经系统中神经元与邻近非神经元细胞之间通信的主要配体/受体伙伴关系之一。伤害性刺激发生之后，胶质细胞发生增殖将激活 MAPK 通路、调控膜受体、离子通道，进而释放趋化因子与神经元以及胶质细胞发生相互作用，进一步增强神经元的兴奋性，同时激活胶质细胞介导的炎症反应。目前已发现的参与慢性疼痛的趋化因子包括 CCL2、CCL3、CCL4、CCL21、CXCL13、CXCL10、CXCL12、CX3CL1 等。参与慢性疼痛的趋化因子见图 14-1。

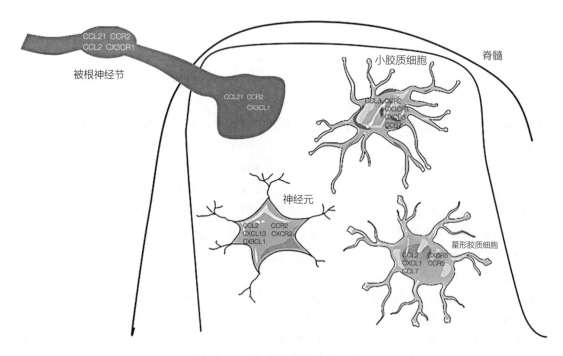

图14-1　参与慢性疼痛的趋化因子

一、参与慢性疼痛的 CC 类趋化因子及其作用机制

CCL2，也被称为"MCP-1"，是第一个被详细描述的趋化因子之一。过去的几年里，大量的实验和临床证据表明 CCL2-CCR2 信号在神经病理性疼痛中有重要作用。在不同动物疼痛模型的周围和中枢神经系统中发现 CCL2 和 CCR2 的 mRNA 和蛋白水平都有显著升高。CCL2 由 DRG 和脊髓背角中的中小型神经元产生，CCR2 在 DRG 和脊髓神经元以及受损周围神经附近活化的施万细胞中均有表达。鞘内注射 CCL2 诱导快速热痛觉过敏。在星形胶质细胞中过度表达 CCL2 的小鼠表现出增强的伤害反应。鞘内注射 CCL2 中和抗体可降低脊髓神经结扎（SNL）或骨神经慢性压迫性损伤（CCI）诱导的机械性疼痛。靶向 CCR2 的 siRNA 可逆转 CCL2 鞘内注射或 CFA 足底注射诱导的伤害行为。此外，在 CCR2 敲除小鼠周围神经损伤后，机械性外感异常的发展被完全消除。DRG 中 CCL2 的上调增加了脊髓小胶质细胞的活化。脊髓神经元和星形胶质细胞释放 CCL2，然后通过与 CCR2 结合激活小胶质细胞，进而引起细胞内 p38 MAPK 的磷酸化，这些小胶质细胞产生致痛因子，如 TNF-α、IL-1β、IL-6 和 IL-18，导致神经性疼痛的发展。TNF-α 通过激活 JNK 通路诱发星形胶质细胞产生 CCL2，激活脊髓神经元上的 CCR2 受体。由于 ERK 通路被激活，其所激活的 NMDA 可引起中枢敏化。体外研究证实 JNK 激酶的活化使 TNF-α 刺激星形胶质细胞产生 CCL2。CCL2 直接影响脊髓中的神经元，并且介导神经元与星形胶质细胞之间的相互作用。鞘内注射 CCL2 可诱导长期热过敏，并导致脊髓内小胶质细胞的显著活化。CCL2 中和抗体可降低坐骨神经损伤或癌症引起的机械过敏和热过敏，鞘内给予 CCR2 拮抗剂，即 INCB3344 或 RS504393，可导致大鼠神经性疼痛相关行为的减弱。星形胶质细胞中 CCL2 过表达的小鼠对疼痛刺激表现出更高的过敏反应，而 CCR2 敲除小鼠坐骨神经损伤后机械过敏反应显著降低。越来越多的证据表明 CCL2-CCR2 信号通路在神经性疼痛发展中起着至关重要的作用，由 CCL2 调节的药理学相互作用可能有效缓解神经性疼痛。在疼痛性神经病变期间，另外两种 MCP-3（CCL7）和 MCP-5（CCL12）表达上调。

鞘内注射 CCL7，能够显著诱导小鼠的机械过敏和热过敏。给 CCI 暴露小鼠注射 CCL7 中和抗体可减轻神经性疼痛。在部分坐骨神经结扎后，CCL7 的表达在手术后 2 周内脊髓背角的星形胶质细胞中升高。这种升高似乎依赖于促炎细胞因子 IL-6，IL-6 敲除小鼠在 PSNL 后 CCL7 表达无变化，鞘内向 IL-6 敲除小鼠输送重组 IL-6 会导致 CCL7 mRNA 的增加。体外和体内 CCL7 治疗都会导致小胶质细胞活化，鞘内注射抗 CCL7 的中和抗体可抑制小胶质细胞活化。此外，除了抑制小胶质细胞活化外，疼痛行为也会降低。因此，由于 CCL7 的表达模式，它有可能在慢性疼痛的情况下介导一种星状神经病学相互作用。脊髓神经结扎后，CCL7 在大鼠星形胶质细胞中表达。

另一种 CC 类趋化因子 CCL5（也被称为正常 T 细胞表达分泌活化调节因子，RANTES），在神经性疼痛发展过程中起着重要作用。CCL5 通过结合几种不同的受体如 CCR1、CCR3 和 CCR5 而发挥作用。CCL5 的主要作用是吸引单核 / 巨噬细胞、嗜酸性细胞、嗜碱性细胞、T 淋巴细胞、NK 细胞和树突状细胞，其表达水平在受损的神经、脊髓和 DRG 中均有变化。CCR5 由巨噬细胞、T 淋巴细胞、小胶质细胞、树突状细胞和内皮细胞产生。Met-RANTES 是一种被修饰过可拮抗 CCR5 的 CCL5，在部分坐骨神经结扎（PSNL）模型中皮下给予 Met-RANTES 后，可降低机械敏感性和热敏感性，同时降低促炎细胞因子

（IL-6、INFγ、TNF-α、IL-1β）并增加抗炎细胞因子 IL-10 的表达。在其他各种不同的动物疼痛模型中，CCL5 和 CCR5 水平均有所升高。鞘内注射 CCL5 中和抗体可有效降低脊髓神经横断、坐骨神经损伤和癌症引起的机械过敏。CCL5 由小胶质细胞、星形胶质细胞和神经元释放，CCR5 在大脑和脊髓中表达。口服 CCR2 和 CCR5 强拮抗剂 RAP-103 可缓解坐骨神经损伤后神经性疼痛的发展。鞘内注射选择性 CCR5 拮抗剂 maraviroc（是一种抗逆转录病毒的药物，被 FDA 批准用于治疗人类免疫缺陷病毒感染），可显著缓解坐骨神经慢性收缩损伤后的神经性疼痛症状，其作用机制与神经胶质细胞激活的减少，以及致痛因子 IL-1β、IL-18、IL-6、NOS2、CCL3、CCL4 和 CCL5 的减少和抗痛因子 IL-1RA、IL-18BP 和 IL-10 的增加有关。

CC- 亚家族的其他趋化因子，例如 CCL1、CCL3、CCL4、CCL9 和 CCL21，也在不同的神经性疼痛中发挥作用。CCL1 在糖尿病引起的慢性疼痛的发病过程中起着重要作用，小鼠部分坐骨神经结扎后 CCL1 表达增加。CCL1/CCR8 轴有望成为神经性疼痛治疗的新靶点。巨噬细胞炎症蛋白（MIPs）也参与神经性疼痛的发生。在啮齿动物中发现三种形式的 MIP-1，即 MIP-1α（CCL3）、MIP-1β（CCL4）和 MIP-1γ（CCL9）。

CCL3 在受损部位活化的施万细胞和巨噬细胞中表达增加。CCL3 也被称为"巨噬细胞炎症蛋白 -1α（MIP-1α）"，通过其显性受体 CCR1 和 CCR5 参与神经性疼痛的发展。在脊髓背角，CCL3 的分布尚不清楚。在脊髓背角，在 PSNL 后 CCL3 及其受体 CCR1 而不是 CCR5 增加。鞘内注射 CCL3 中和抗体可预防 PSNL 引起的机械性痛觉异常和热性痛觉过敏。CCR5-ko 小鼠不会出现机械性痛觉异常和热性痛觉过敏，脊髓小胶质细胞对周围神经损伤的反应也会受损。考虑到脊髓中没有 CCR5 的表达，CCR5-ko 小鼠的镇痛作用可能是由于抑制了周围神经损伤引起的炎症每一种形式的 MIP-1 鞘内单次注射都会引起小鼠强烈的疼痛样行为。CCR1 和 CCR5 受体位于小胶质细胞 / 巨噬细胞和施万细胞表面，CCL3 参与了这两个受体激活引起的疼痛性神经病。在 STZ 诱导的糖尿病中，痛觉水平的提高与 CCL3 和 CCL9 的上调以及小胶质细胞的活化有关。CCL3 或 CCL9 直接中和可缓解糖尿病引起的疼痛相关行为和紫杉醇诱导的神经病变。此外，CCL3 和 CCL4 参与了外周神经损伤导致的神经性疼痛。

CCL4 也被称为"巨噬细胞炎症蛋白 -1β"，与 CCL3 共享 CCR5 受体，近年来也参与了慢性疼痛的调节。在诱导部分坐骨神经结扎后，早在术后第 1 天，周围巨噬细胞和施万细胞中 CCL4 的 mRNA 增加。在局部注射 CCL4 中和抗体至坐骨神经周围区域后，手术导致的机械性疼痛和热性疼痛均得到了预防。此外，PSNL 诱导的炎症性化学 / 细胞因子上调也被阻止，这表明 CCL4 可能通过调节促炎性化学 / 细胞因子释放在慢性疼痛的外周调节中起作用。此外，给药 CCR5 拮抗剂也可以预防这种模型中的痛觉异常。

CCL21 是在受损 DRG 神经元中被上调的趋化因子，是介导神经元与小胶质细胞相互作用的致痛因子。周围神经损伤后，CCL21 的表达在小直径初级感觉神经元中迅速升高，并被转运到背角的中央末端，通过 CXCR3 诱导小胶质细胞中 P2X4 受体表达增加。鞘内注射 CCL21 可引起强烈的机械过敏和热过敏，鞘内注射 CCL21 阻断抗体可减少神经损伤引起的痛觉异常。CCL21 体内给药以及体外应用于小胶质细胞，可增加小胶质细胞 P2X4 受体的表达 [4]。CCL21 可激活 CXCR3 和 CCR7 受体，这些受体通过组成型小胶质细胞激活后表达。

二、参与慢性疼痛的 CXC 类趋化因子及其作用机制

CXC 类趋化因子参与了神经性疼痛发生发展过程。脊髓神经结扎（SNL）后，CXCL1、CXCL11、CXCL13 表达均上调。鞘内注射 CXCL1 及足底注射 CXCL5 均能引起疼痛过敏。CXC- 受体由免疫细胞、小胶质细胞和星形胶质细胞表达，主要存在于脊髓神经元中，并且在 SNL 模型中上调。抑制 CXCL1 可减轻周围神经损伤引起的神经性疼痛。鞘内注射 CXCL1 中和抗体部分降低了 PSNL 和 SNL 诱发的机械性疼痛。脊髓内注射 CXCL1 shRNA 慢病毒载体导致 CXCL1 表达的持续敲减，在 SNL 小鼠中产生显著和持续的抗痛觉过敏效应，表明 CXCL1 具有维持神经性疼痛的作用。CXCL1 是 CXCR2 的配体，ERK 是脊髓神经元中枢敏化的标志物，鞘内注射 CXCL1 可快速诱导其 CXCR2 的依赖性激活。鞘内注射 CXCR2 拮抗剂 SB225002 可阻断 CXCL1 诱导的热痛觉过敏。鞘内注射 SB225002 也剂量依赖性地降低了由 SNL 或后爪切口引起的机械性疼痛和热痛觉过敏。腹腔注射 SB225002 对 PSNL 小鼠有显著的持久的抗伤害作用。这些数据表明，CXCL1/CXCR2 信号在神经性疼痛的发病机制中起着重要作用。CXCL1-CXCR2 信号通路参与了慢性疼痛条件下脊髓星形胶质细胞与神经元的相互作用。注射中和抗体抗 CXCL12（另一种 CXCR2 内源性配体）可预防 PSNL 模型中的机械过敏和热过敏。CXCL1、CXCL5、CXCL9 和 CXCL12 在患有神经性糖尿病性疼痛的小鼠中上调。CXCL9 在背角内的致痛作用，将为趋化因子拮抗剂在神经性疼痛治疗中的应用提供进一步的理论支持。CXCR3 及其配体（CXCL4、CXCL9、CXCL10、CXCL11 和 CCL21）对坐骨神经损伤大鼠神经性疼痛的发生和维持具有重要作用。鞘内给予 CXCL4、CXCL9、CXCL10、CXCL11 和 CCL21 可迅速诱发神经性疼痛症状，CXCR3 主要位于神经元被认为是这种快速反应的原因。

CXCL5 具有调节炎症反应以及对肿瘤细胞的趋化等作用。在紫外线 B（UVB）造成的机械痛模型中，CXCL5 在皮肤中的表达显著升高，注射 CXCL5 中和抗体能够有效缓解 UVB 照射所引发的大鼠机械痛敏化现象，并且中性粒细胞和巨噬细胞的浸润也随之减弱。足底注射 CXCL5 后可引发大鼠机械痛阈值呈现剂量依赖性的下降。CXCL5 能诱导皮肤组织中出现中性粒细胞和巨噬细胞浸润。在坐骨神经慢性压迫性损伤（CCI）大鼠的脊髓神经元中 CXCL5 及其受体 CXCR2 的表达显著增高，并且 CXCL5/CXCR2 通路可通过调控糖原合成酶激酶 -3（GSK-3β）的磷酸化程度，诱发大鼠的神经病理性疼痛[5]。

CXCL13 和 CXCR5 在正常小鼠表达水平较低。鞘内注射 CXCL13 导致幼稚小鼠星形胶质细胞的活化。CXCL13 在脊髓神经结扎 SNL 术后于脊髓神经元中表达显著升高。脊髓内注射 CXCL13 shRNA，可持续减弱 SNL 诱导的机械性痛敏。脊髓 MIR-186-5P 的过度表达能够降低 CXCL13 的表达，减弱 SNL 诱导的疼痛超敏反应。shRNA 慢病毒降低脊髓 CXCR5 也能逆转小鼠 SNL 诱导的疼痛超敏反应，第二次注射 CXCR5 shRNA 仍能有效逆转晚期神经性疼痛。CXCR5-KO 小鼠在 SNL 诱导的热痛觉过敏和机械性超敏中表现出明显的缺陷[6]。

CXCL10（IP-10）是 SNL 后脊髓内高度上调的趋化因子之一。它主要识别 CXCR3。CXCL10 在幼稚小鼠脊髓神经元中组成型表达，但在 SNL 后神经元和星形胶质细胞中增加。SNL 或癌细胞接种也会增加脊髓神经元中 CXCR3 的表达。CXCR3- 缺陷小鼠在 SNL

术后表现为机械性痛觉异常和热痛觉过敏降低。此外，鞘内注射 CXCR3 拮抗剂可减轻神经性疼痛和骨癌疼痛。

越来越多的临床前证据表明 CXCL12/CXCR4/CXCR7 轴广泛参与病理性疼痛发生发展过程，并且通过神经元和神经胶质机制调节外周敏化。CXCL12/CXCR4 信号通路的增加有助于慢性疼痛的发展。CXCL12 水平在脊髓或坐骨神经损伤以及 STZ 诱导的神经病变中升高。脊髓注射 CXCL12 可导致首次接受试验的小鼠产生机械过敏和热过敏。脊髓给予 CXCL12 中和抗体、CXCR4 中和抗体或 CXCR4 拮抗剂 AMD3100 可逆转神经性疼痛相关症状。CXCL12/CXCR4 轴还通过神经炎症和神经胶质相互作用来促进中枢敏化。

三、参与慢性疼痛的 XC 类趋化因子

脊髓 XCL1 在周围神经损伤和糖尿病神经病变中表达增强。鞘内注射 XCL1 可增强小鼠的伤害性传递。此外，在糖尿病小鼠中注射 XCL1 中和抗体可以缓解神经性疼痛。用米诺环素预防小胶质细胞活化对 XCL1 和 XCR1 的水平有重要影响。

四、参与慢性疼痛的 CX3C 类趋化因子

CX3C 类趋化因子只有一个，即 CX3CL1，也被称为"分形趋化因子（fractalkine，FKN）"，1997 年首次对其进行了描述。在中枢神经系统中，CX3CL1 主要由神经元表达，与大多数趋化因子不同，CX3CL1 是组成型表达。事实上，在脊髓中，CX3CL1 的表达仅限于基础条件下的神经元。在周围神经系统中，在背根神经节的感觉神经元的细胞体中观察到 CX3CL1 的表达。CX3CL1 只激活 CX3CR1 受体，CX3CR1 是一种 7 个跨膜域 G 蛋白耦联受体，在神经系统中，CX3CR1 似乎只在脊髓和大脑的小胶质中表达。鞘内注射 CX3CL1 可诱导幼稚大鼠和小鼠发生剂量依赖性机械性痛觉异常和热性痛觉过敏，鞘内注射 CX3CL1 中和抗体可逆转神经性疼痛和 CatS 引起的机械性痛觉过敏，鞘内注射 CX3CR1 中和抗体可减弱神经性疼痛的发生，并阻断 CX3CL1 诱导的机械性痛觉异常和幼年动物的热性痛觉过敏。CX3CR1 基因敲除小鼠，其脊髓中的小胶质细胞活化降低，机械性痛觉不发达，PSNL 后的热超敏反应比野生型小鼠延迟。然而，与对照组相比，CX3CR1 基因敲除小鼠在 SNI 后 3 周内出现了异常疼痛的增加。此外，注射 CX3CL1 到动物坐骨神经中，动物可延迟 3 天产生机械痛觉过敏。脊髓受损后，CX3CL1 释放并变为可溶性的趋化因子。CX3CL1 不仅在神经元中产生，而且在脊髓星形胶质细胞中也产生。周围神经损伤诱导脊髓小胶质细胞 CX3CR1 表达增强，CX3CL1 强烈诱导机械敏感和热敏感。此外，鞘内注射 CX3CL1 可通过 p38-MAPK 通路引起脊髓激活小胶质细胞中 CX3CR1 的上调，从而促进致痛因子 TNF-α、IL-1β、IL-18 和 IL-6 的产生及神经性疼痛症状的发展。鞘内注射小胶质细胞活化抑制剂（米诺环素）可减轻 CX3CL1 诱导的痛觉过敏。在各种外周神经损伤的临床前模型中，鞘内注射抗 CX3CL1 或 CX3CR1 的中和抗体可通过减少小胶质细胞中 p38-MAPK 磷酸化，进而减少促炎细胞因子的释放和抑制神经元 - 胶质细胞的通信延迟或减弱慢性疼痛相关行为。CX3CL1/CX3CR1 在脊髓中的信号转导是一个潜在的治疗靶点。然而，现在认为它不是唯一一个可以调节慢性疼痛的信号转导

途径，CX3CL1/CX3CR1 在周围的信号转导也与化疗诱导的疼痛模型有关。例如，在紫杉醇治疗的大鼠中，CX3CL1 的表达在体内和体外的 DRG 中增加了初级感觉神经元，巨噬细胞浸润到 DRG 中的情况也随着异常疼痛的发展而增加，可发生神经病变（CIPN）。鞘内注射 CX3CL1 中和抗体可防止巨噬细胞向 DRG 聚集，并减少巨噬细胞中 p38-MAPK 的激活，同时减轻紫杉醇诱导的异常疼痛。因此，调控 CX3CL-CX3CR1 信号可能会为神经性疼痛的治疗带来一些新的机遇。

第四节　以趋化因子为靶点的慢性疼痛创新药物研发进展

1．maraviroc（MVC）　MVC 是一种选择性的 CCR5 小分子拮抗剂，MVC 最初被称为 UK-427857（经验公式：c29h41f2n5o），由辉瑞公司在 CCR5 配体研究期间开发，是目前美国食品药品管理局、欧洲药品管理局、加拿大卫生部和其他几个国家批准的治疗 R5-Tropic HIV-1 感染患者的唯一 CCR5 拮抗剂。MVC 具有良好的药代动力学特征，具有相对较低的蛋白质结合和较高的生物利用度。MVC 还广泛分布于全身，在阴道和直肠组织中发现高浓度，MVC 由 CYP3a4 代谢。除了对 HIV-1 感染具有治疗作用外，临床试验数据和动物研究表明，MVC 可能有助于治疗其他疾病，包括癌症、移植物抗宿主病（GVHD）和炎症性疾病。MVC 的长期安全性有待进一步的研究。慢性鞘内注射 MVC 可减轻 CCI 后第 3 天和第 7 天给药后 60 分钟的神经性疼痛症状，降低伤害性阈值，同时下调脊髓磷酸化 p38-MAPK、ERK1/2 和 NF-κB 蛋白的水平，上调背根神经节（DRG）的 STAT3。MVC 能显著降低脊髓小胶质及星形胶质细胞的激活，并降低某些 CCR5 配体的表达进而有效地减轻大鼠神经性疼痛的症状，增强阿片类镇痛作用[7]。

2．RAP-103（all-D-TTNYT）　RAP-103 是 D- 丙氨酸肽 T- 酰胺（DAPTA）的短肽和口服稳定的类似物，DAPTA 是一种由 HIV gp120 衍生的 CCR5 进入抑制剂（entry inhibitor）。RAP-103 能抑制由 CCR5 介导的神经元细胞凋亡和单核细胞迁移，减轻神经炎症，甚至对 HIV 患者也有治疗作用。由于它还抑制单核细胞趋化因子中的 CCR2 和 CCR5，口服 RAP-103 可预防机械性痛觉异常，并抑制大鼠坐骨神经部分结扎后热性痛觉过敏的发展。RAP-103 对行为过敏症的抑制作用反映了对 CCR2 和 / 或 CCR5 的阻断。此外，RAP-103 还能降低脊髓小胶质细胞活化和单核细胞浸润。在由 CCR5 和 CCR2 诱导的细胞中，RAP-103 对 CCL1/CCR8 诱导的小胶质细胞迁移、形态变化和吞噬作用具有抑制作用，这可能有助于理解 RAP-103 如何抑制神经性疼痛的机制[8]。

3．levo-corydalmine（L-CDL）　L-CDL 是从紫堇根和 L-THP 中分离得到的一种生物碱，属于小檗碱的四氢化合物。L-CDL 能够减轻长春新碱诱导的小鼠持续性疼痛超敏反应和促炎因子释放。L-CDL 显著降低肿瘤压迫性疼痛所引起的超敏反应，同时显著降低了 CCL2 和 CCR2 的 mRNA 和蛋白质水平的表达。此外，L-CDL 可通过下调 CCL2/CCR2 抑制 TNF-α 诱导的星形胶质细胞活化和 IL-1β 表达。L-CDL 也可通过 CCR2 抑制 CCL2 诱导的 BV 小胶质细胞活化和炎症因子的分泌[9]。

4．DF2755a　DF2755a 是一种新型口服 CXCR1/2 选择性变构拮抗剂，DF2755a 选

择性抑制由 CXCR1/2 配体诱导的中性粒细胞趋化，而不影响 CXCL8 与中性粒细胞的结合。CXCR1 变构位点的单一突变消除了 DF2755a 对 CXCL8 诱导的趋化作用的抑制作用。DF2755a 具有良好的口服药代动力学特性，口服能被机体很好地吸收（88.2%），并且能够剂量（3 ~ 30mg/kg）依赖地减少角叉菜胶、脂多糖和 CXCL1/KC 引起的炎症性痛觉过敏以及中性粒细胞募集和 IL-1β 的产生。DF2755a 能够减少切口后的伤害。即使在鞘内注射，用 DF2755a 治疗也能减少 CFA 诱导的炎症性痛觉过敏。DF2755a 可能是一种新的控制炎症和术后疼痛的候选治疗药物。

5. reparixin　reparixin 是一种非竞争性的 IL-8 受体 CXCR1 和 CXCR2 变构拮抗剂，是一种针对 CXCR1+ 乳腺癌干细胞群的标准化疗协同作用的潜在新型抗肿瘤药物，可改善紫杉醇诱导的大鼠机械性疼痛和冷性疼痛，周围神经病变的发生率和严重程度都很低。这表明，使用 reparixin 可能会降低紫杉醇的神经毒性，但不会降低其抗肿瘤活性[10]。

6.（+）-NBI-74330　选择性 CXCR3 拮抗剂（+）-NBI-74330 降低了 CCI 暴露大鼠的神经性疼痛相关行为，并增强了吗啡镇痛作用。（+）-NBI-74330 给药降低了脊柱 IBA1，同时下调了 CXCL4、CXCL9 和 CXCL10。CXCR3 拮抗剂增加了脊髓胶质细胞原纤维酸性蛋白（GFAP），这与 CXCR3 和 CXCL11 的上调有关。此外，在 DRG（+）-NBI-74330 中，没有改变 IBA1 和 GFAP 阳性细胞的激活，但是下调了 CXCL9。CXCR3 和 CXCL10 主要与脊髓中的神经元标记物共同定位。慢性（+）-NBI-74330 鞘内注射可促进大鼠神经性疼痛模型中的有益镇痛作用，如"通过（+）-NBI-74330 对 CXCR3 的药理学阻断，可减轻神经性疼痛，并增强阿片类药物疗效，且具有体内和体外研究的证据"[11]。

7. SB225002　化合物 SB225002［N-（2- 羟基 -4- 硝基苯基）-NO-（2- 溴苯基）尿素］于 1998 年被鉴定为第一种非肽、选择性和竞争性的 CXCR2 拮抗剂，后来有报道称该化合物能够在以极低的剂量（nmol）抑制 IL-8 与 CXCR2 受体的结合。进一步的研究证实了 SB225002 对 CXCR2 受体的选择性，并证明了这种拮抗剂在某些中性粒细胞迁移模型中的显著作用。腹腔给予 SB225002 可持续且和剂量相关地减少乙酸诱导的腹部收缩，而对甲醛溶液、辣椒素、谷氨酸盐或醋酸佛波酯（PMA）诱发的伤害没有显著影响。SB225002 的全身治疗，显著降低了 8- 溴 -cAMP（8-Br cAMP）诱导的自发伤害，或显著降低了前列腺素 E_2（PGE_2）、肾上腺素、角朊细胞衍生的趋化因子（KC）诱导的机械性伤害。在角叉菜胶模型中，SB225002 显著降低了机械性高伤害性，在注射角叉菜胶后，使用 SB225002 治疗可显著降低 MPO 活性或升高 IL-1β、TNFA 或 KC 水平。在完全弗氏佐剂（CFA）或部分坐骨神经结扎（PSNL）诱发的持续性疼痛模型中，反复服用 SB225002 表现出显著而持久的抗伤害作用。如在野外和 Rota 棒试验中进行评估，甚至在热刺激的潜伏期反应中进行评估，SB225002 并未引起非特异性的中枢效应。趋化因子在疼痛中发挥关键作用的观点，表明选择性 CXCR2 拮抗剂，如 SB225002，可能是治疗急性和慢性疼痛的有趣和创新的替代品[12]。

8. DF2162　DF2162 抑制 CXCR1/2 配体诱导的中性粒细胞趋化作用，但对 CXCL8 与中性粒细胞结合无影响。CXCR1 变构位点的单一突变消除了 DF2162 对 CXCL8 诱导的趋化作用的抑制作用。用 DF2162 治疗可以剂量依赖性预防由 CXCL1 引起的中性粒细胞的流入和炎症性高伤害作用。该化合物可抑制角叉菜胶、脂多糖和酶聚糖诱导的中性粒细胞流入（neutrophil influx）和炎症痛觉过敏，但不能抑制多巴胺和 PGE_2 诱导的痛觉过敏。

DF2162 与吲哚美辛或 TNFR1 的缺失有协同作用，可消除角叉菜胶诱导的痛觉过敏。

9. repertaxin　repertaxin 是一种新的非竞争性的 CXCR1 和 CXCR2 变构拮抗剂，结构和生化数据与 CXCL8 和受体之间的非竞争性变构相互作用模式一致，通过将 CXCR1 和 CXCR2 锁定在非活性构象中，阻止受体信号转导和人类中性粒细胞的趋化。ACC 局部注射 repertaxin，可显著延长小鼠后足注射 CFA 之后的缩足潜伏期，显著逆转了后足 CFA 注射小鼠增强的突触传递，同时降低 NR2B、p-NR2B 表达。

10. AMD3100　AMD3100 是一种特殊的 C-X-C 趋化因子受体 4 型（CXCR4）拮抗剂，阻断了 CXCR4 与 CXCL12 之间的相互作用。AMD3100 在许多炎症性疾病中显示出不同的潜在治疗效果。2008 年，AMD3100 最初被 FDA 批准用于非霍奇金淋巴瘤或多发性骨髓瘤患者的自体干细胞移植。然而，AMD3100 也被证明对其他病理状况有治疗作用。AMD3100 对许多病理性疼痛状态具有镇痛作用（例如，阿片类药物引起的痛觉过敏和抗酸性药物治疗引起的神经性疼痛）。在 ddCand gp120 诱导的神经性疼痛模型中，AMD3100 通过下调腰脊髓和 / 或 DRG 中 CXCL12 的水平，可以有效地减轻伤害性疼痛行为。在接受阿片类药物诱导的痛觉过敏的大鼠中，AMD3100 阻断了 CXCL12/CXCR4 信号转导，完全逆转了触觉痛觉过敏。通过下调 JNK1 和 p38 通路的激活和 p65 蛋白的表达，鞘内注射 AMD3100 对部分坐骨神经结扎小鼠的痛觉过敏和痛觉异常有相似的作用。此外，AMD3100 在其他病理性疼痛（例如疼痛性糖尿病神经病变和骨癌疼痛）中表现出镇痛作用。然而，AMD3100 的全身给药很少用于周围神经性疼痛的检测，其确切机制尚不清楚 [13]。

11. RS504393　CCR2 拮抗剂，RS504393 通过减少小胶质细胞活化，抑制 CCL2 和 CCR2 的上调，降低 CCI 大鼠的疼痛相关行为。鞘内注射 RS504393 可显著降低酶聚糖引起的热性和机械性痛觉过敏，并降低脊髓 c-fos、cd11b、p-p38 和 IL-1β 的表达。RS504393 部分逆转癌症引起的骨痛所致机械性超敏反应，同时降低前炎症细胞因子、TNF-α 和 γ 干扰素的表达水平。RS504393 反复给药不仅可以减轻吗啡和丁丙诺啡的触觉 / 热超敏反应，而且可以增强吗啡和丁丙诺啡在神经病变中的镇痛作用，可降低促伤害因子，如 IL-1β、IL-18、IL-6 和诱导型一氧化氮合酶（iNOS）的 mRNA 和 / 或蛋白水平，以及抑制它们在脊髓和 / 或 DRG 中的一些受体。此外，RS504393 提高了抗伤害性 IL-1α 和 IL-18 结合蛋白的脊髓蛋白水平 [14]。

12. INCB3344　INCB3344 是一种高效的选择性的 CCR2 受体小分子拮抗剂，与 MPC-1 具有很强的竞争能力。INCB3344 能以高亲和力快速结合啮齿动物和人的 CCR2，抑制与 MCP-1 结合的 CCR2，阻断表达 CCR2 细胞中 MCP-1 诱导的信号转导和功能。在体外试验中，INCB3344 对 CCL2 结合小鼠单核细胞具有抑制作用（IC_{50}=10nmol/L），并显示出剂量依赖性的抑制 CCL2 介导的功能反应，如 ERK 磷酸化和具有类似效价的趋化性。与包含其他 CC 趋化因子受体的 G 蛋白耦联受体相比，INCB3344 对 CCR2 至少有 100 倍的选择性。INCB3344 对啮齿动物具有良好的口服生物利用度和全身暴露，可进行体内药理学研究。INCB3344 治疗导致迟发型超敏小鼠模型中巨噬细胞流入的剂量依赖性抑制。迟发型超敏模型组织病理学分析表明，抑制 CCR2 可显著减少组织炎症，提示巨噬细胞在免疫性炎症反应中起着协调作用。在动物模型中，INCB3344 阻断 CCR2/MCP-1 信号可抑制巨噬细胞的募集，并减轻热性痛觉过敏。鞘内注射 INCB3344，可逆转 CCI

大鼠脊髓中促炎症标志物和细胞外信号调控的激酶（ERK）1/2 途径活化（ERK1/2 磷酸化）的上调表达。鞘内注射外源性 CCL2，可模拟病理性疼痛相关改变，并可通过注射 INCB3344 来预防。最后，鞘内注射 INCB3344 可减轻 CCI 后 2 周大鼠完全发展的机械性痛觉异常 [15]。

13. AMD3465　AMD3465 是一种 N- 吡啶基亚甲基单环 CXCR4 拮抗剂，完全保留了 AMD3100 的所有生物学特性。与 AMD3100 一样，AMD3465 阻断了 CXCL12（天然 CXCR4 配体）和特异性抗 CXCR4 单克隆抗体 12G5 的细胞表面结合。AMD3465 剂量依赖性抑制 CXCL12 诱导的细胞内钙信号转导、趋化性、CXCR4 内吞作用和丝裂原活化蛋白激酶磷酸化。AMD3465 拮抗 CXCR4 的作用，是 AMD3100 的 10 倍，但 AMD3465 与 CCR5 没有任何相互作用。在部分坐骨神经结扎（PSNL）和慢性缺血后疼痛（CPIP）两种神经性疼痛模型小鼠中，从术前 1 小时到术前 3 天每天鞘内给予 AMD3465 能够显著减弱机械性痛敏的发展 [16]。

汇总以上以趋化因子为靶点的慢性疼痛治疗药物见表 14-1。

表 14-1　以趋化因子为靶点的慢性疼痛治疗药物

药物名称	作用靶点	作用机制	适应证	实验阶段
maraviroc	CCR5	↓ 脊髓 p-P38、MAPK、ERK1/2 和 NF-κB；↑ DRG 的 STAT3；↓脊髓小胶质及星形胶质细胞激活；↓某些 CCR5 配体的表达	CCI 切口痛	大鼠
RAP-103	CCR5	抑制 CCR2 和 CCR5；↓脊髓小胶质细胞活化；↓单核细胞浸润	PSL	大鼠
L-CDL	CCL2/CCR2	↓ CCL2 和 CCR2 的 mRNA 和蛋白质水平；抑制小胶质细胞及星形胶质细胞的活化	长春新碱诱导的神经性疼痛；肿瘤压迫所造成的神经性疼痛	小鼠 大鼠
DF2755a	CXCR1/2	抑制由 CXCR1/2 配体诱导的中性粒细胞趋化；↓中性粒细胞募集和 IL-1β 的产生	角叉菜胶、脂多糖和 CXCL1/KC 引起的炎症性痛；切口后疼痛；CFA 炎症性疼痛	小鼠
reparixin	CXCR1/CXCR2	↓ p-FAK，p-STAT3，p-JAK2	紫杉醇诱导的神经痛	小鼠
（+）-NBI-74330	CXCR3	↓脊柱 IBA1，↓ CXCL4、CXCL9 和 CXCL10	CCI	大鼠
SB225002	CXCR2	↓ MPO 活性；↑ IL-1β、TNFA、KC 水平	CFA 炎性痛；PSNL 持续性疼痛；角叉菜胶炎性痛	小鼠 大鼠
DF2162	CXCR1/2	抑制中性粒细胞趋化	角叉菜胶、脂多糖、酶聚糖等诱导的炎性痛	小鼠
repertaxin	CXCR1/2	抑制突触传递（EPSC）频率和幅度；↓ NR2B、p-NR2B	CFA 炎性痛	小鼠
AMD3100	CXCR4	↓ 脊髓和 / 或 DRG 中 CXCL12 水平；↓ JNK1 和 p38 通路的激活和 p65 蛋白表达	SNL；ddCand gp120 诱导的神经性疼痛，SNI、糖尿病神经痛、骨癌痛	大鼠

续表

药物名称	作用靶点	作用机制	适应证	实验阶段
RS504393	CCR2	↓小胶质细胞活化; ↓ CCL2 和 CCR2; ↓脊髓 c-fos、cd11b、p-p38 和 IL-1β; ↓前炎症细胞因子、TNF-α 和 γ 干扰素	CCI，酶聚糖炎性痛，骨癌痛	大鼠
INCB3344	CCR2	抑制巨噬细胞的募集; ↓促炎症标志物 p-ERK1/2 表达	CCI	大鼠
AMD3465	CXCR4		PSNL，CPIP	小鼠

注: ↓为下调; ↑为上调。

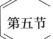

第五节 趋化因子在慢性疼痛诊疗中的研究展望

趋化因子在疼痛的发生发展过程中起着重要作用，靶向趋化因子的镇痛药物将存在特别的优势。许多趋化因子不仅参与炎症反应，并激活 DRG 的趋化因子受体直接诱导疼痛发生，抑制这些受体将减少炎症反应并加强镇痛作用。因此，某些趋化因子抑制剂在神经痛的动物模型中具有镇痛作用，趋化因子受体拮抗剂被认为是一种潜在的新的神经疼痛治疗方法。大多数趋化因子不在神经系统中组成型表达，而是在不利条件下诱导。这种特点，特别有助于趋化因子作为治疗靶点，因为调节这些趋化因子的作用不太可能干扰稳态过程，从而减少不良副作用。此外，趋化因子受体是 G 蛋白耦联受体，是现代医学中最常见的靶向受体类型。目前，在药物化学的研究领域，趋化因子受体的小分子抑制剂已成为热点，特别是 CCR5 和 CXCR4 拮抗剂。CXCR4 拮抗剂 AMD3100 能够有效阻断 CXCR4 以及 HIV-1 侵袭的 CXCR4 特异性菌株细胞的感染。一些阻断其他趋化因子受体的药物，例如阻断 CCR1/CXCR1 和 CXCR2 的药物也已经研发。这些药物目前在临床试验监测中是安全的，但是由于参与神经性疼痛的趋化因子受体仍需进一步研究，因此，这些药物在神经疼痛中的作用仍需进一步研究和论证。将趋化因子受体 CXCR4 作为一类新的疼痛治疗靶点之前，仍需进一步阐明其下游分子的效应及相关的疼痛信号转导通路。总之，趋化因子及其受体在神经性疼痛和炎症过程中有着重要作用，将成为疼痛治疗的重要靶点。

（张志玲 陈乃宏）

参考文献

[1] VAN HECKE O, TORRANCE N, SMITH B H. Chronic pain epidemiology and its clinical relevance. Br J Anaesth, 2013, 111 (1): 13-18.

[2] MEACHAM K, SHEPHERD A, MOHAPATRA D P, et al. Neuropathic pain: central vs. peripheral

mechanisms. Curr Pain Headache Rep, 2017, 21 (6): 28.

[3] KWIATKOWSKI K, MIKA J. The importance of chemokines in neuropathic pain development and opioid analgesic potency. Pharmacol Rep, 2018, 70 (4): 821-830.

[4] BIBER K, TSUDA M, TOZAKI-SAITOH H, et al. Neuronal CCL21 up-regulates microglia P2X4 expression and initiates neuropathic pain development. EMBO J, 2011, 30 (9): 1864-1873.

[5] DAWES J M, CALVO M, PERKINS J R, et al. CXCL5 mediates UVB irradiation-induced pain. Sci Transl Med, 2011, 3 (90): 90ra60.

[6] JIANG B C, CAO D L, ZHANG X, et al. CXCL13 drives spinal astrocyte activation and neuropathic pain via CXCR5. J Clin Invest, 2016, 126 (2): 745-761.

[7] PIOTROWSKA A, KWIATKOWSKI K, ROJEWSKA E, et al. Maraviroc reduces neuropathic pain through polarization of microglia and astroglia - evidence from in vivo and in vitro studies. Neuropharmacology, 2016, 108: 207-219.

[8] NODA M, TOMONAGA D, KITAZONO K, et al. Neuropathic pain inhibitor, RAP-103, is a potent inhibitor of microglial CCL1/CCR8. Neurochem Int, 2018, 119: 184-189.

[9] HU Y, KODITHUWAKKU N D, ZHOU L, et al. Levo-corydalmine alleviates neuropathic cancer pain induced by tumor compression via the CCL2/CCR2 pathway. Molecules, 2017, 22 (6): 937.

[10] BRANDOLINI L, BENEDETTI E, RUFFINI P A, et al. CXCR1/2 pathways in paclitaxel-induced neuropathic pain. Oncotarget, 2017, 8 (14): 23188-23201.

[11] PIOTROWSKA A, ROJEWSKA E, PAWLIK K, et al. Dataset of (±)-NBI-74330 (CXCR3 antagonist) influence on chemokines under neuropathic pain. Data Brief, 2018, 21: 1145-1150.

[12] MANJAVACHI M N, QUINTÃO N L, CAMPOS M M, et al. The effects of the selective and non-peptide CXCR2 receptor antagonist SB225002 on acute and long-lasting models of nociception in mice. Eur J Pain, 2010, 14 (1): 23-31.

[13] XIE F, WANG Y, LI X, et al. Early repeated administration of CXCR4 antagonist AMD3100 dose-dependently improves neuropathic pain in rats after L5 spinal nerve ligation. Neurochem Res, 2016, 41 (9): 2289-2299.

[14] KWIATKOWSKI K, CIAPAŁA K, ROJEWSKA E, et al. Comparison of the beneficial effects of RS504393, maraviroc and cenicriviroc on neuropathic pain-related symptoms in rodents: behavioral and biochemical analyses. Int Immunopharmacol, 2020, 84: 106540.

[15] DAUVERGNE C, MOLET J, REAUX-LE GOAZIGO A, et al. Implication of the chemokine CCL2 in trigeminal nociception and traumatic neuropathic orofacial pain. Eur J Pain, 2014, 18 (3): 360-375.

[16] LUO X, TAI W L, SUN L, et al. Crosstalk between astrocytic CXCL12 and microglial CXCR4 contributes to the development of neuropathic pain. Mol Pain, 2016, 12: 1744806916636385.

15

第十五章

趋化因子与糖尿病性神经病等其他影响神经系统的代谢病

随着全球范围糖尿病等代谢性疾病发病率的不断增长，其并发症的发病率随之升高，严重影响人们的生活，而糖尿病性神经病作为代谢性疾病中最常见的并发症，日益受到研究者们的关注。因此，研究糖尿病性神经病的发病机制对于有效治疗糖尿病等多种代谢性疾病具有重要的意义。"神经炎症"假说是糖尿病性神经病等多种神经系统疾病中重要的发病机制之一，而趋化因子及其作用的受体可以介导炎症反应影响疾病的发生发展。趋化因子与相应的受体相互作用后不仅参与神经炎症反应，而且与氧化应激、糖脂代谢紊乱、病理性蛋白沉积和突触可塑性异常等多种病理生理机制密切相关。尽管目前临床上没有有效治疗糖尿病性神经病的药物，但是越来越多的研究发现，已用于临床治疗的药物、中药经典方剂和单味中药，以及一些植物提取物对趋化因子与相关信号转导通路有明显的抑制或增强作用，从而发挥药物的抗炎、抗氧化和抗细胞凋亡等多种生物活性效应，能够有效地改善糖尿病性神经病患者的认知功能障碍。这提示了以趋化因子及其受体为靶点进行研究，可能会为糖尿病性神经病等影响神经系统的代谢性疾病提供新的治疗策略，也为发现治疗糖尿病性神经病等多种神经系统疾病的新型药物提供新方向和思路。本章节主要介绍趋化因子及其受体在糖尿病性神经病等影响神经系统的代谢性疾病中相关的研究内容进展。

第一节　糖尿病性神经病等其他影响神经系统的代谢病简介

一、糖尿病性神经病等其他影响神经系统的代谢病流行病学及治疗现状

糖尿病是临床最常见的慢性代谢性疾病之一，随着生活方式和饮食结构的转变，目前糖尿病已成为严重威胁人类健康的世界性公共卫生问题，并且有扩大化和年轻化的趋势。流行病学调查结果显示，我国成人糖尿病患病率达 10.9%，而糖尿病前期的比例高达 35.7%。根据国际糖尿病联盟统计，截止到 2017 年 12 月，全球范围内 20 ~ 79 岁的成人中糖尿病病患总数约为 4.25 亿人，并发症发病率不断地升高，严重降低了患者的生活质量 [1]。最早在 1922 年，有研究者发现糖尿病与认知功能障碍之间存在相关关系。越来越多的证据表明长期高血糖可引起中枢神经系统的损害，从而导致认知功能的下降。而"糖尿病性神经病"这一概念在 1965 年首次提出，是糖尿病的严重微血管并发症之一 [2]，以获得性认知障碍和行为缺陷为特征，以轻、中度认知功能障碍为主，表现为学习记忆功能

减退，注意力和学习能力下降，抽象思维及推理能力下降，视觉功能障碍，以及语言、理解和判断等能力障碍，重者可发展为痴呆，还可伴有精神性疾患等慢性脑病特征，发病隐匿，进程缓慢。1 型和 2 型糖尿病患者均存在不同程度的认知功能障碍[3]。1 型糖尿病患者症状出现较早，表现为轻中度认知功能障碍，长期记忆能力减弱，且注意力不集中，思维迟钝，运动缓慢；2 型糖尿病患者亦出现轻中度认知障碍，表现为语言记忆及复杂信息处理能力受损，基本注意力、运动反应时间和短时记忆基本不受影响。

由于对糖尿病性神经病缺乏统一的诊断标准，糖尿病性神经病在人群中的流行病学调查尚缺少大样本的数据说明。目前糖尿病性神经病的人群发病率多数是通过研究各种类型认知障碍和痴呆的样本数据估计得到，认为糖尿病引发认知障碍的患病率为 25% ～ 36%，并且预计未来 20 年内其患病率会持续增长。在进行 2 型糖尿病与轻度认知功能障碍的相关研究中发现，在中年人群中（50 ～ 65 岁），2 型糖尿病人群与健康人群患轻度认知功能障碍的比值为 2.03（1.23 ～ 3.36），其中男性为 2.16（1.12 ～ 4.14），女性为 1.69（0.73 ～ 3.89）。

糖尿病性神经病的发病机制尚未完全阐明，临床上以纠正代谢紊乱、消除症状、维护良好的生活和工作能力为主要目的，同时针对高血压、脂质代谢紊乱、血管病变以及脑水肿等并发症采取综合治疗，包括了合理运用糖尿病教育、饮食治疗、运动疗法、药物治疗和自我监测等多种手段，来降低糖尿病性神经病的发生风险。具体来讲，轻度认知功能障碍采用饮食治疗、体育锻炼、认知功能训练和维生素 E 及微量元素的摄入等综合干预方法；中、重度认知功能障碍需使用延缓病情的药物，包括乙酰胆碱酯酶抑制剂、N- 甲基 -D- 天冬氨酸（N-methyl-D-aspartate，NMDA）受体拮抗剂、脑循环促进剂、脑代谢改善剂和抗氧化剂。除此之外，中医药治疗糖尿病性神经病取得了一定的进展，越来越多的体内外试验表明中药治疗可以延缓或阻止糖尿病性神经病的发生发展，包括单味中药，如姜黄、熟地黄、大黄、川芎和黄芪等，以及中药复方，如脑神康胶囊、六味地黄汤和新加葛根黄芩黄连汤等。然而，中医药治疗糖尿病性神经病缺乏相对应的分子机制及信号通路研究和临床数据研究等。

其他影响神经系统的代谢病还涉及甲状腺激素异常导致的甲状腺毒性脑病、黏液水肿脑病和桥本脑病等。由于病例罕见，缺少有力的流行病学研究和临床研究，患者常被误诊为脑血管病变、阿尔茨海默病等相关的认知功能障碍疾病。目前对于其他代谢性疾病与脑病的关系存在一定的争议，需要进一步地深入研究。

二、糖尿病性神经病等其他影响神经系统的代谢病发病机制假说

现代研究发现，糖尿病性神经病的发生与高血糖、高胰岛素血症、低血糖、氧化应激、炎症、晚期糖基化终末产物、胰岛素代谢异常、血管 - 神经病变、自身免疫和遗传等诸多因素密切相关。尽管糖尿病性神经病的确切机制目前尚不明确，但是许多病理生理机制在糖尿病性神经病的发生发展中起到一定的作用，包括糖 - 胰岛素代谢异常、脂代谢紊乱、线粒体功能障碍与氧化应激、神经炎症、神经细胞凋亡、τ 蛋白磷酸化与 β 淀粉样蛋白（amyloid β-protein，Aβ）沉积、突触可塑性异常和微血管 - 神经损伤等发病机制。

1. **糖 - 胰岛素代谢异常**　高血糖可通过增强神经髓鞘蛋白和微管蛋白糖基化，增加神

经纤维内渗透压，影响与神经分泌及轴索传导相关的微观系统的结构和功能，导致神经纤维出现水肿，甚至变性坏死。慢性持续高血糖环境使晚期糖基化终末产物增加，晚期糖基化终末产物与自由基联合产生氧化损害可导致神经元损伤，并激活大脑的固有免疫细胞即小胶质神经细胞，对神经元造成损伤。并且在持续血糖升高的作用下，纤维连接蛋白可导致大脑内毛细血管增殖，使血 - 脑脊液屏障通透性增高，大量的损伤因子会通过血 - 脑脊液屏障攻击神经细胞，最终导致认知功能障碍。胰岛素是调节血糖的关键激素之一，同时能作为神经营养因子调节神经元功能，通过与胰岛素受体结合并激活胰岛素信号来实现其生物效应，当胰岛素信号转导通路发生障碍时，会发生胰岛素抵抗。而胰岛素抵抗以及信号转导通路异常会影响细胞能量的正常代谢，可能是导致认知功能障碍的一个重要因素。

2. **脂代谢紊乱**　游离脂肪酸可以调节饮食与体内能量的平衡过程，当体内游离脂肪酸生成过多时，甘油二酯、磷脂酸和神经酰胺等中间代谢产物会不断积累，从而通过活化丝氨酸对胰岛素进行负反馈调节，产生胰岛素抵抗。有研究发现 2 型糖尿病患者大脑中的游离脂肪酸含量较正常人群高，引起了过氧化物水平的升高和神经营养因子的减少，可能诱导了大脑中氧化应激的发生，造成神经元以及其他神经细胞的正常功能损伤，导致认知功能障碍，甚至痴呆。而长期高血糖的作用同样会使大脑中脂质代谢异常，加重中枢神经系统的损伤。

3. **线粒体功能障碍与氧化应激**　胰岛素为线粒体 DNA 和蛋白质合成所必需的重要物质之一，同时通过调节 PI3K（phosphoinositide 3-kinase）/Akt 信号通路来调控线粒体功能，胰岛素抵抗或高胰岛素血症的发生，会损伤线粒体正常功能，而线粒体是活性氧物质产生的主要场所。线粒体功能障碍会导致大量自由基的生成，并且机体的抗氧化系统不足以完全清除，从而发生氧化应激，使神经细胞受到自由基的攻击。研究表明，脑组织对氧化应激极其敏感，活性氧物质对神经细胞的损伤逐渐积累会造成细胞的变性和坏死，导致中枢神经系统发生退行性改变。患者则表现出不同程度的认知功能障碍和痴呆。

4. **神经炎症**　大脑胰岛素抵抗与炎症的发生密切相关，越来越多的实验证据表明，糖尿病性神经病患者大脑组织中肿瘤坏死因子 -α（TNF-α）、白细胞介素 -1（IL-1）、白细胞介素 -6（IL-6）、粒细胞集落刺激因子和嗜酸性粒细胞趋化因子等炎性相关指标水平升高 [4]。更为重要的是，胰岛素抵抗可能通过激活小胶质细胞和星形胶质细胞，释放大量趋化因子，包括 CXC、CC 和 CX3C 三类趋化因子家族成员。通过调控 MAPK 通路、PI3K/Akt 通路和 NF-κB 通路，诱导神经炎症的产生，释放大量炎症细胞因子，降低神经细胞对胰岛素的敏感性，损伤神经元的正常功能；而神经炎症的发生发展反过来会干扰胰岛素信号通路，进一步造成胰岛素抵抗。

5. **神经细胞凋亡**　研究发现糖尿病性神经病患者脑组织中特异性神经元自噬相关基因水平显著降低。在体内研究中发现，相对于正常大鼠，糖尿病大鼠的酪氨酸激酶受体明显减少，额叶皮质和海马区域的神经元凋亡增加，抗凋亡基因 *Bcl-2* 表达降低，而促凋亡基因 *Bax* 表达升高。这表明神经细胞凋亡参与了糖尿病性神经病的发病机制，可能与氧化应激、神经炎症、胰岛素抵抗和信号转导通路障碍等多种病理生理机制有关。

6. **τ 蛋白磷酸化与 Aβ 沉积**　τ 蛋白是一种微管蛋白，对于维持神经功能具有重要的作用。当 τ 蛋白被蛋白激酶和磷酸酶过度磷酸化时，微管结构会发生改变，过度磷酸化的 τ 蛋白积聚形成神经原纤维缠结，导致神经元变性和突触功能异常。在生理情况下，Aβ 由淀粉样蛋白前体经蛋白水解酶作用后而生成。而大脑中出现胰岛素缺乏或抵抗，会加速淀粉样蛋白前体转化为 Aβ 的过程，造成 Aβ 沉积。胰岛素降解酶是胰岛素和 Aβ 的共同作用底物，当胰岛素和 Aβ 同时作用于胰岛素降解酶时，胰岛素降解酶会优先结合胰岛素，从而抑制 Aβ 降解。Aβ 可竞争性结合到胰岛素受体上，影响胰岛素信号转导通路，诱导神经退行性改变，引起糖尿病性神经病。

7. **突触可塑性异常**　突触可塑性被认为是学习记忆的神经生物学基础，与大脑认知功能密切相关。在糖尿病性神经病患者脑组织的病理研究中发现，弥漫性退行性异常，伴有明显的神经元丢失和脑神经脱髓鞘现象，这可能与突触结构基础改变有关。有研究表明，当胰岛素信号转导异常时，大脑皮质 Akt/mTOR/GSK-3β（glycogen synthase kinase-3β）信号通路也发生异常改变，同时神经突触后膜 α- 氨基 -3- 羟基 -5- 甲基 -4- 异恶唑丙酸（α-amino-3-hydroxy-5-methyl-4-isoxazolepropionic acid，AMPA）和 NMDA 受体表达量降低、树突棘密度降低、突触长时程增强被抑制、认知和学习记忆能力降低。

8. **微血管 - 神经损伤**　持续高血糖和晚期糖基化终产物可造成大脑微血管病变，可使毛细血管基底膜增厚、血管通透性增加、内皮细胞增生、血小板聚集功能和血管内皮功能障碍、血液黏稠度增高、血流缓慢，导致血管管腔狭窄、微血栓形成甚至闭塞，从而使脑血流量减少或灌注不足，脑组织缺血缺氧损伤。同时脑组织中神经营养因子和神经生长因子水平降低，降低了对中枢神经系统的营养支持作用，并且抑制了神经细胞的存活，从而损害了认知和学习记忆功能。

第二节　趋化因子在糖尿病性神经病等其他影响神经系统的代谢病中的生物学意义及可能机制

目前很多研究者认为，糖尿病性神经病属于一种免疫性和炎症性疾病，越来越多的研究表明糖尿病性神经病患者血清中 IL-6、TNF-α 和单核细胞趋化蛋白 -1（monocyte chemoattractant protein 1，MCP-1）等炎症细胞因子和趋化因子水平升高，并且与认知功能障碍的程度有相关关系。因此，"炎症学说"在研究糖尿病性神经病的发病机制中占有重要的地位。小胶质细胞和星形胶质细胞是中枢神经系统中的固有免疫细胞，被认为是大脑免疫防御的第一道防线，激活后可以释放促炎细胞因子和趋化因子来保护神经元。趋化因子是一类具有化学趋化活性的小分子分泌蛋白，分子量为 8 ~ 14kDa，目前已发现有50 多种相关分子，被分为四个家族：CXC 类、CC 类、CX3C 类和 XC 类，其中 CXC 类、CC 类、CX3C 类中的家族成员被发现与糖尿病性神经病的发病机制密切相关。最初研究发现，趋化因子的主要作用是可以吸引流动的白细胞到炎症或损伤位点。近几年发现，趋化因子可以参与神经系统疾病的炎症过程、神经细胞成熟以及血管生成等多种病理生理过程。在中枢神经系统中，小胶质细胞、星形胶质细胞和神经元等不同类型的细胞在生理和病理状态下均可以被诱导产生趋化因子[5]。

趋化因子主要通过与膜表面趋化因子受体结合并激活来发挥其作用，目前发现了 20多种趋化因子受体，均属于 G 蛋白偶联受体超家族成员，具有 7 个含疏水氨基酸的 α 螺旋穿膜区结构，分为 CXCR 类、CCR 类、CX3CR 类和 XCR 类。大多数的 CCR 家族、所有的 CXCR 家族和 CX3CR1 均可以由中枢神经系统中的小胶质细胞、星形胶质细胞和神经元表达。部分趋化因子受体可以在中枢神经系统中持续表达，而其他趋化因子需要在病理条件下诱导表达。研究发现趋化因子受体可以激活丝裂原活化蛋白激酶（mitogen-activated protein kinase，MAPK）通路、磷脂酶 C 通路（phospholipase C，PLC）和 PI3K/Akt 通路等多条信号通路，产生不同的生物活性作用，来参与糖尿病性神经病以及其他神经系统疾病的发生发展。趋化因子及其受体不仅参与了神经炎症的发生，而且与氧化应激、细胞凋亡、糖脂代谢异常、突触可塑性异常等糖尿病性神经病中多种病理生理改变密切相关，可能是糖尿病性神经病发病机制中的关键分子靶点（图 15-1）。

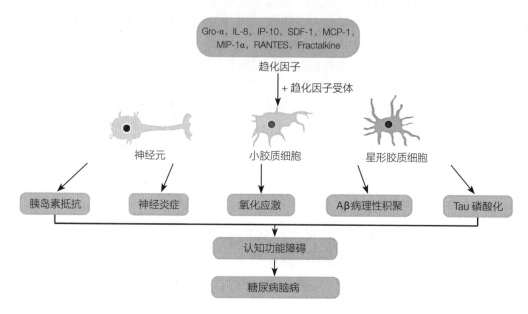

图 15-1　趋化因子在糖尿病性神经病等其他影响神经系统的代谢病中的生物学意义

第三节　趋化因子在糖尿病性神经病等其他影响神经系统的代谢病中的研究进展

神经炎症和免疫性反应是糖尿病性神经病发病的重要机制之一。中枢神经系统发生炎症反应和免疫应答的前提是免疫细胞的活化，即小胶质细胞、星形胶质细胞和单核细胞等的活化，可由多种趋化因子介导向脑组织中的病变部位迁移。在大脑中，趋化因子及其结合的受体主要分布于下丘脑、边缘系统、海马、丘脑、皮质及小脑等多区域的胶质细胞和神经元上，参与多种神经炎性信号通路和调节免疫应答。根据目前的研究，与糖尿病性神经病相关的趋化因子至少有 8 种，涉及三类趋化因子家族，包括 CXC、CC 和 CX3C 类家族。

CXC 类趋化因子中可能参与糖尿病性神经病发病机制和病理改变的成员有生长调节致癌基因 -α（growth-regulated oncogene-α，GRO-α）、白细胞介素 -8（interleukin-8，IL-8）、γ 干扰素诱导蛋白 -10（interferon-γ inducible protein-10，IP-10）和基质细胞衍生因子 -1（stromal cell derived factor-1，SDF-1），结构名分别为 CXCL1、CXCL8、CXCL10 和 CXCL12[6]。当中枢神经系统发生炎症反应时，GRO-α、IL-8 和 IP-10 可以激活胶质细胞分泌促炎细胞因子，并且激活多条炎性信号通路，促进神经炎症的发生。尽管 SDF-1 可以募集小胶质细胞和趋化星形胶质细胞迁移到病灶部位，但是也可能是一种保护性趋化因子，通过调控细胞凋亡相关通路来阻止糖尿病性神经病的发生发展。CC 类趋化因子具有广泛的生物学活性，能够趋化单核细胞、自然杀伤性细胞、树突状细胞和中枢神经系统中的多种神经细胞。目前发现可能参与糖尿病性神经病发病机制的家族成员有单核细胞趋化蛋白 -1（MCP-1）、巨噬细胞炎症蛋白 -1α（macrophage inflammatory protein-1α，MIP-1α）和受激活调节正常 T 细胞表达和分泌活性因子（regulated on activation of normal T-cell expressed and secreted，RANTES），结构名分别为 CCL2、CCL3 和 CCL5。在病理情况下，MCP-1、MIP-1α 和 RANTES 均参与神经炎症反应，受到高血糖、氧化应激和 Aβ 等多种病理因素的影响，通过激活胶质细胞和细胞凋亡通路来发挥多种生物学活性。CX3C 类趋化因子只有一个家族成员，即分形趋化因子（fractalkine），结构名为 CX3CL1[7]。越来越多的研究表明分形趋化因子对于研究认知功能障碍和糖尿病性神经病的发生发展具有重要的生物学意义。一方面，分形趋化因子可以通过与其特异性受体 CX3CR1 结合来抑制小胶质细胞分泌炎症细胞因子来阻止神经炎症的发生；另一方面，分形趋化因子通过调控多条信号通路以及谷氨酸等兴奋性神经递质来维持突触可塑性。

一、参与糖尿病性神经病等其他影响神经系统的代谢病的 CXC 类趋化因子及其作用机制

1．GRO-α 及其受体 CXCR2　GRO-α 具有中性粒细胞趋化活性，可以募集炎性白细胞、分泌细胞因子、调节免疫细胞的活化，并且参与细胞毒效应。在中枢神经系统中，GRO-α 是星形胶质细胞分泌的重要炎症介质，能够募集炎症细胞迁移至脑组织中的受损部位。GRO-α 的特异性受体为 CXCR2，主要在 T 细胞、单核细胞、神经元、小胶质细胞和少突胶质细胞中表达。GRO-α 与 CXCR2 交互作用能趋化相应受体的中性粒细胞和 T 淋巴细胞的游走及脱颗粒，在调节炎症反应、细胞发育、血管生成等方面具有重要作用。GRO-α 与 CXCR2 结合后还可以增强少突胶质细胞内与细胞外基质的黏附作用，协同血小板源性生长因子促进少突胶质细胞的增殖，抑制少突胶质细胞的迁移。

脑组织受到病理因素刺激后，在星形胶质细胞中的 GRO-α 表达水平升高，引起 TNF-α 的释放，同时神经元中的 CXCR2 表达水平升高，同时使内皮细胞上的黏附分子活化，趋化中性粒细胞迁移到受损部位，提示神经炎症的发生可能与 GRO-α/CXCR2 转导通路在神经元 - 星形胶质细胞之间发挥的作用有关。大量研究表明，Aβ 沉积会诱发神经元、小胶质细胞、星形胶质细胞和内皮细胞等多种细胞产生并释放 IL-6、IL-1β、TNF-α 和 GRO-α 等炎症细胞因子和趋化因子，引起脑组织中神经炎症。在原代神经元的体外培养中发现 GRO-α 可以诱导 GSK-3β 的磷酸化和胱天蛋白酶 -3 的激活，从而对 τ 蛋白进行切割，造成 τ 蛋白过度磷酸化和神经元正常生理功能的损害甚至变性。此外，ERK（extracellular signal-regulated protein kinase）和 NF-κB（nuclear transcription factor-kappa B）抑制剂也可以显著降低由脂多糖引起星形胶质细胞中 GRO-α 和 CXCR2 的高表达量，提

示 GRO-α/CXCR2 转导通路也可能与 ERK 信号通路、NF-κB 信号通路有关。

2. IL-8 及其受体 CXCR1、CXCR2　IL-8 是一种重要的多源性炎症细胞因子和中性粒细胞趋化因子，具有保护性和炎症性双重作用。生理情况下，脑源性 IL-8 参与脑组织的正常代谢和维持其正常的功能。然而，当脑组织发生感染、创伤、缺血缺氧和免疫反应时，脑源性 IL-8 则受到抑制，其表达水平骤然下降，IL-1、IL-6 和 TNF-α 等促炎细胞因子大量释放，神经炎症发生。此外，IL-8 还可以提供对神经元的营养支持作用。在促炎细胞因子和脂多糖等病理因素刺激下，通过激活 MAPK、ERK1/2 和 NF-κB 信号途径来介导小胶质细胞、星形胶质细胞和神经元分泌产生 IL-8，表现出诱导中性粒细胞向炎性部位游走的作用。并且，在小胶质细胞中 Aβ 可以引起多种促炎细胞因子表达水平的升高，IL-8 能够发挥协同作用，进一步上调促炎细胞因子的表达水平。

CXCR1 和 CXCR2 为 IL-8 结合的两种高亲和力受体，在中性粒细胞、单核细胞、巨噬细胞和神经胶质细胞等多种细胞中均有表达。研究表明，激活中性粒细胞细胞膜上的 CXCR1 和 CXCR2 受体，可以活化并趋化中性粒细胞。在中枢神经系统中，IL-8 与 CXCR2 在小胶质细胞内存在共定位现象，同时 IL-8 表达增加会刺激 CXCR2 的表达升高，募集 T 细胞迁移至大脑内，而 CXCR2 拮抗剂可以有效阻止 IL-8 发挥的炎性趋化作用和炎性斑块的形成。在神经元中，CXCR1 抑制剂能够上调 Bcl-2 的表达水平，下调 Bax 和胱天蛋白酶 -3 的表达水平，通过调控线粒体依赖性凋亡途径，保护神经元免受细胞凋亡，还能够促进星形胶质细胞的迁移和发挥神经保护作用。值得注意的是，IL-8 基因的启动子上含有 NF-κB 因子的结合位点，NF-κB 表达量增加会导致神经细胞内 IL-8 的水平上调。NF-κB 转录因子可以诱发活性氧物质的大量生成，氧化应激由此发生。

3. IP-10 及其受体 CXCR3　IP-10 可在小胶质细胞、星形胶质细胞和神经元中表达，具有趋化中性粒细胞、调节免疫细胞分化、活化神经胶质细胞和促进胶质细胞的迁移等生物学活性。有研究表明，IP-10 在中枢神经系统中可能主要来源于星形胶质细胞，并且在生理和病理情况下均能发挥作用。CXCR3 是 IP-10 结合的特异性受体，在活化的 T 细胞、小胶质细胞和星形胶质细胞中的表达水平均较高。并且在活化的 Th1 细胞内可以检测到高表达水平的 CXCR3，而 Th2 细胞内未发现 CXCR3 表达。因此，CXCR3 主要表达于 Th1 细胞上，在趋化至中枢神经系统同时参与免疫反应的 T 细胞表达的趋化因子受体中，占有重要的作用。在中枢神经系统受到感染、缺血缺氧或其他病理因素刺激后，星形胶质细胞中的 IP-10 和 CXCR3 的表达水平显著上调，直接或间接地损伤内皮细胞和血脑屏障的正常功能，诱导 T 淋巴细胞趋化至血脑屏障处。同时能够激活 MAPK/JNK 信号通路和 NF-κB 关键因子，来诱发 TNF-α、IL-6、IL-1β、IFN-γ（interferon-γ）、PGE$_2$（prostaglandin E$_2$）和 NO（nitric oxide）等促炎细胞因子和炎症介质的释放，趋化星形胶质细胞迁移到受损部位和引发神经炎症。

IP-10 和 CXCR3 的表达与糖尿病性神经病的发生发展密切相关。研究发现在轻度认知功能障碍患者的外周血中发现 IP-10 的水平相对于正常对照组显著升高。有学者发现，在 Tg2576 鼠的大脑皮质和海马中 IP-10 表达水平升高，与 Aβ 存在共定位现象，同时发现 Aβ 可以引起星形胶质细胞中的 IP-10 表达水平明显增加。IP-10 还能募集星形胶质细胞向 Aβ 沉积的附近迁移，吞噬 Aβ 聚集物碎片和调节神经再生。此外，大脑内皮细胞、神经元以及神经胶质细胞中 IP-10 表达量的增加能够改变突触可塑性，产生神经毒性作用来诱导细胞凋亡途径，与认知功能损伤密切相关。

4．SDF-1 及其受体 CXCR4　生理情况下，SDF-1 在中枢神经系统中主要由间质细胞分泌；而当发生感染、肿瘤和炎症等病变时，SDF-1 由星形胶质细胞和血管内皮细胞分泌，可以调节神经胶质细胞活性。研究发现 SDF-1 可能参与从骨髓来源的小胶质细胞向中枢神经系统的募集。并且 SDF-1 调节星形胶质细胞和神经元前体细胞的生长。此外，SDF-1 可能是一种保护性趋化因子，可以改善学习记忆和认知功能。CXCR4 是 SDF-1 结合的受体之一，CXCR4 在神经元、星形胶质细胞、小胶质细胞和少突胶质细胞中广泛表达。SDF-1/CXCR4 信号转导通路能促进神经细胞的迁移、少突胶质细胞前体的分化、髓鞘再生和维持轴突的完整性。并且 SDF-1 与 CXCR4 结合后可以引起神经细胞凋亡，可能通过引起细胞凋亡，影响中枢神经系统中的神经元迁移。在体外研究中，用 CXCR4 转染的神经细胞中 PI3K/Akt 信号通路被激活，从而诱发了细胞凋亡。

NO 是神经炎症发生的重要调控因子，可以抑制脑组织中的内皮细胞和星形胶质细胞内 SDF-1 基因表达，同时 p38-MAPK 的磷酸化水平显著降低，NF-κB 转录因子磷酸化水平未受到影响，这表明 NO 可能通过抑制 p38-MAPK 磷酸化来下调 SDF-1 表达，从而促进神经炎症的发生。同样在星形胶质细胞中证实了应用 CXCR4 抑制剂可以通过抑制 p38-MAPK 磷酸化水平，降低 SDF-1 的表达水平，然而活化的星形胶质细胞数量相对减少。SDF-1/CXCR4 信号转导通路也与 ERK 磷酸化、NF-κB 活化有关，引起 IL-6 炎症细胞因子的水平升高[8]。但是在糖尿病小鼠的脑组织中发现 SDF-1 和 CXCR4 的表达水平明显降低，其具体原因有待进一步探究。

二、参与糖尿病性神经病等其他影响神经系统的代谢病的 CC 类趋化因子及其作用机制

1．MCP-1 及其受体 CCR2　生理情况下，脑组织几乎不表达 MCP-1，当中枢神经系统受到病理因素刺激时，MCP-1 能趋化星形胶质细胞和小胶质细胞，损害血脑屏障的完整性以及趋化表达 MCP-1 的淋巴细胞的迁移。MCP-1 的表达量受高血糖、糖基化终产物、氧化应激和炎症反应影响。长期慢性高血糖可以使单核细胞中的 MCP-1 表达水平升高。同时高血糖水平可以诱发氧化应激，大量的活性氧物质通过调控 NF-κB 途径来升高 MCP-1 表达水平。糖基化终产物则可以激活 MAPK 途径调控 MCP-1 水平。IL-6、IL-8 和 TNF-α 等细胞因子也可以促进单核 / 巨噬细胞分泌 MCP-1。MCP-1 趋化因子活性由 CCR2 受体介导。中枢神经系统中的 CCR2 主要由神经元表达，其表达水平取决于不同因素的影响，例如血糖升高、炎症反应、氧化应激以及 TNF-α 等多种细胞因子。

MCP-1/CCR2 信号通路在神经炎症中起到了重要的作用，参与糖尿病性神经病的发生发展。MCP-1 与 CCR2 相互作用不仅诱导单核细胞、淋巴细胞和小胶质细胞向炎症部位迁移，还能调节单核细胞和巨噬细胞等渗透血脑屏障，扩大脑内神经炎症反应。Aβ 刺激小胶质细胞时，MCP-1 的表达水平显著升高，MCP-1 能趋化小胶质细胞迁移至 β- 淀粉样斑块周围。而 MCP-1 过表达可以升高炎症细胞因子的表达水平，诱发炎症级联反应。另外，MCP-1 结合到 CCR2 后能诱导单核细胞分化为小胶质细胞，扩大脑组织中的神经炎症反应。同样在 MCP-1 缺失的小鼠模型中证实了阻断 MCP1-CCR2 信号通路会减弱小胶质细胞的趋化性，并且减少 GSK-3β 的活化和 TLR4 的激活，提示了 MCP-1/CCR2 通路可

能是小胶质细胞聚集的重要通路，加速糖尿病性神经病的发生发展，并且加重认知和学习记忆功能障碍。

2. MIP-1α 及其受体 CCR5　生理情况下，MIP-1α 在大脑中呈低水平表达。当脑组织受到缺血缺氧、氧化应激和神经炎症等病理因素刺激时，MIP-1α 的表达水平升高，能够趋化 T 细胞跨过血脑屏障向中枢神经系统中迁移。CCR5 是 MIP-1α 作用的受体之一，主要表达于小胶质细胞和星形胶质细胞。研究发现降低 CCR5 表达水平可以保护中枢神经系统，减弱因兴奋性毒性引起的胶质细胞的激活和迁移以及抑制神经炎症的发生，提示 CCR5 可能参与了神经炎症反应。MIP-1α 与 CCR5 相互作用后可以调节免疫炎症细胞的游走，募集炎症细胞穿越血脑屏障到达病灶部位，还能活化星形胶质细胞和小胶质细胞，参与神经炎症反应。

在体外培养的原代胶质细胞中发现，脂多糖、TNF-α、IFN-γ 和 IL-1β 等细胞因子能显著升高 MIP-1α 的合成和表达水平，同时细胞间黏附分子在细胞连接处减少或消失，使得胶质细胞迁移，这可能是神经炎症发生和扩大的重要原因。Aβ 聚集并刺激小胶质细胞和星形胶质细胞也可以活化胶质细胞分泌 MIP-1α。由于 MIP-1α 基因的转录启动子上含有转录因子 NF-κB 的结合位点，TNF-α、IL-1β 和 IFN-γ 等炎症细胞因子可能通过激活 NF-κB 转录因子，促使 NF-κB 与 MIP-1α 基因上的结合位点结合来激活其表达，从而激活下游炎症信号通路[9]。而 MIP-1α 的释放可以下调炎性小体 NLRP3 的活性，反过来增加星形胶质细胞的吞噬作用，减少神经细胞死亡，以改善认知、学习记忆功能障碍。除此之外，使用 JNK、ERK 和 PI3K 抑制剂可以显著降低因 Aβ 增加的 CCR5 的表达量，同时减少了浸润的 T 细胞数量。这提示 MIP-1α/CCR5 可能参与 JNK 信号通路、ERK 信号通路和 PI3K 信号通路的调控，影响糖尿病性神经病的发生发展。

3. RANTES 及其受体 CCR1、CCR3 和 CCR5　RANTES 主要由内皮细胞、胶质细胞和神经元分泌产生，不仅能趋化多种细胞的迁移和募集，增加特异性 T 细胞的活性，而且调节神经可塑性和神经突触发生。RANTES 也可以直接调节小胶质细胞和星形胶质细胞对病理因素刺激的反应性表现，例如 RANTES 可以在活化的小胶质细胞中直接上调 NO 的表达水平，并下调 IL-10 和 IGF-1 的表达水平。在小胶质细胞的体外培养中发现，用脂多糖刺激小胶质细胞可以使 RANTES 的表达水平显著升高，并且 NF-κB 转录因子的表达水平也显著增加。而在星形胶质细胞的体外研究发现，星形胶质细胞膜表面的 CD74 受体可以与巨噬细胞移动抑制因子结合并相互作用，从而激活细胞内 MAPK 信号途径和 PI3K/Akt 信号途径，来介导星形胶质细胞产生 RANTES，促进神经炎症的发生。

CCR1、CCR3 和 CCR5 均为 RANTES 结合的受体，也在内皮细胞、胶质细胞和神经元中表达。RANTES 通过与 CCR1、CCR3 和 CCR5 结合发挥趋化作用和对神经细胞的调节作用。研究发现外周血中的 T 细胞被炎症因子刺激后能够上调 CCR5 的表达水平，而表达 CCR5 的 T 细胞能够迁移至中枢神经系统中，与小胶质细胞产生的 RANTES 相互作用，导致血脑屏障的破坏，并促进了炎症介质的释放和胶质细胞的活化与聚集。尽管 RANTES 及其受体被认为是炎症蛋白，但是有研究者认为 RANTES 及其受体相互作用可能具有神经保护作用，使神经元和胶质细胞免受神经毒素或病理刺激诱发的细胞自噬与凋亡。当神经元和胶质细胞中发生氧化应激时，RANTES 表达量也随之升高，这表明活性氧物质也参与了 RANTES 水平的调节。目前关于 RANTES 在糖尿病性神经病发病机制中的相关作用尚不明确，可能涉及神经炎症、氧化应激和细胞凋亡等相关途径。

三、参与糖尿病性神经病等其他影响神经系统的代谢病的 CX3C 类趋化因子及其作用机制

生理情况下，分形趋化因子（fractalkine）以膜分子形式广泛表达于中枢神经系统中的神经元细胞，具有减少神经元凋亡、保护小胶质细胞逃避 Fas/FasL 引起的细胞凋亡和抑制神经炎症反应的生物学活性。分形趋化因子具有膜结合型和可溶型 2 种形式，其平衡由金属蛋白酶依赖性蛋白酶和 GSK-3β 进行调节。可溶型分形趋化因子可以抑制 τ 蛋白的病理性改变，而对 Aβ 聚集和沉积没有影响。膜结合型分形趋化因子则会抑制小胶质细胞分泌 IL-6 和 IL-1β 等炎症细胞因子，调控 MAPK 信号通路。CX3CR1 为分形趋化因子结合的特异性受体，主要在小胶质细胞中表达，具有抑制小胶质细胞活性的作用。分形趋化因子和 CX3CR1 相互作用后可直接或间接地调节神经元受体，通过控制炎症细胞因子释放和突触可塑性及认知功能来调节小胶质细胞的活化。具体来说，分形趋化因子与 CX3CR1 结合，会维持小胶质细胞在"关闭"状态，来抑制促炎症因子的释放，从而阻止神经炎症的发生。

在体外培养的小胶质细胞中发现，脂多糖可以活化小胶质细胞，活化后的小胶质细胞能表达和分泌促炎细胞因子。而分形趋化因子与 CX3CR1 相互作用后，可以抑制小胶质细胞活化和分泌 TNF-α、IL-1β 等促炎细胞因子，发挥其抗炎的生物学活性。此外，分形趋化因子通过调控 PI3K/Akt 信号通路和 MAPK 信号通路来调节神经细胞内抗凋亡与促凋亡蛋白的表达水平，下调 Bax 促凋亡蛋白的表达水平，上调 Bcl-2 抗凋亡蛋白的表达水平以及抑制 BH3 结构域凋亡促效剂的分裂，从而发挥其神经保护效应。其他研究者发现分形趋化因子还可以调节 Aβ 毒性和 τ 蛋白磷酸化水平，影响神经元 - 小胶质细胞间的信息传递。分形趋化因子同样是有效诱发兴奋性突触传递的神经调节剂，在突触可塑性和神经保护中起重要作用。在体内研究发现，分形趋化因子可以增加脑源性神经营养因子（brain-derived neurotrophic factor，BDNF）的表达量、激活腺苷 3 受体（adenosine 3 receptor，A3R）以及抑制长时程增强来保护突触可塑性，从而改善实验动物的认知和学习记忆功能障碍。

趋化因子与糖尿病性神经病等其他影响神经系统的代谢病的总结见表 15-1。

表 15-1　趋化因子与糖尿病性神经病等其他影响神经系统的代谢病的总结表

趋化因子		趋化因子受体	脑组织中水平	功能
通用名	结构名			
GRO-α	CXCL1	CXCR2	↑	趋化中性粒细胞至受损部位，引发神经炎症，诱导 τ 蛋白磷酸化和细胞凋亡
IL-8	CXCL8	CXCR1、CXCR2	↑	募集 T 细胞迁移至脑组织中，调控线粒体依赖性细胞凋亡途径，诱发氧化应激
IP-10	CXCL10	CXCR3	↑	募集星形胶质细胞迁移至淀粉样斑块周围，改变突触可塑性
SDF-1	CXCL12	CXCR4	↓	趋化神经细胞迁移，维持轴突完整性，诱发细胞凋亡
MCP-1	CCL2	CCR2	↑	促进小胶质细胞聚集和趋化至淀粉样斑块周围，引起炎症细胞浸润，扩大神经炎症
MIP-1α	CCL3	CCR5	↑	减少细胞间黏附作用，促进胶质细胞迁移，增加星形胶质细胞的吞噬作用

续表

趋化因子		趋化因子受体	脑组织中水平	功能
通用名	结构名			
RANTES	CCL5	CCR1、CCR3 和 CCR5	↑	破坏血脑屏障，促进胶质细胞的活化与聚集
fractalkine	CX3CL1	CX3CR1	未报道	抑制小胶质细胞的活化，调节 τ 蛋白磷酸化水平，维持突触可塑性，起神经保护作用

注：↑为上调；↓为下调。

第四节　以趋化因子为靶点的糖尿病性神经病等其他影响神经系统的代谢病创新药物研发进展

现代医学认为糖尿病认知功能障碍发病机制十分复杂，可能是糖代谢异常、脂代谢异常、胰岛素抵抗、τ 蛋白异常磷酸化、炎症反应、氧化应激、胆碱能系统损伤和神经元细胞凋亡等多种因素综合作用而成[10]。随着研究的不断深入，趋化因子及其受体被认为在糖尿病性神经病的发病机制中发挥了重要的作用，参与了神经炎症、氧化应激、糖脂代谢异常和细胞凋亡等多种病理生理机制。虽然目前尚且没有有效治疗糖尿病性神经病的药物上市，但是针对趋化因子及其受体表达的药物在治疗糖尿病性神经病方面取得了一定的进展。一些以趋化因子和趋化因子受体为作用靶点的临床治疗药物（西药）、经典中药复方、尚在实验验证阶段的单味中药及其提取物和其他天然产物治疗糖尿病性神经病有一定疗效[11-12]。因此，针对趋化因子及其受体的治疗可能会成为糖尿病性神经病治疗的新靶点。

一、临床治疗药物（西药）研究进展

1. α 葡萄糖苷酶抑制剂　阿卡波糖属于 α 葡萄糖苷酶抑制剂的一种，能够抑制麦芽糖酶、蔗糖酶和葡萄糖淀粉酶等 α 葡萄糖苷酶活性，延缓糖类吸收。临床上应用阿卡波糖治疗糖尿病不仅可以有效控制血糖波动，而且能够明显改善糖尿病性神经病患者的认知功能障碍。MCP-1 被发现与糖尿病性神经病的发生发展密切相关，在一些临床研究中发现糖尿病患者的血清中 MCP-1 水平升高，与患者认知功能障碍程度有一定的相关性。阿卡波糖干预后可降低糖尿病患者的 MCP-1 及其他炎症因子水平。此外，血清中 SDF-1 低水平状态的糖尿病性神经病患者使用阿卡波糖治疗的效果较高水平 SDF-1 患者更佳，提示 SDF-1 可以指导临床上阿卡波糖的用药，其具体机制仍需大量基础实验和临床试验进行研究和验证。

2. 羟甲戊二酰辅酶 A 还原酶抑制剂　糖尿病性神经病是以血糖代谢紊乱为主要临床特征，常伴有血脂代谢紊乱的出现，羟甲戊二酰辅酶 A 还原酶抑制剂阿托伐他汀和辛伐他汀均属于他汀类药物，在临床上也常用于糖尿病患者的治疗，不仅可以降低血脂，也可以改善认知功能损伤。大量临床研究表明他汀类药物的应用对于糖尿病性神经病患者的认知和记忆功能起到了一定的保护作用。阿托伐他汀和辛伐他汀可以显著降低患者血清中 MCP-1、RANTES、IP-10、SDF-1 的水平，提示阿托伐他汀和辛伐他汀能够有效控制炎症。同时 TNF-α、

IL-6 和 IL-1β 等炎症细胞因子以及活性氧物质等水平随之下降，表明阿托伐他汀和辛伐他汀可以通过抑制炎症和氧化应激的发生来保护中枢神经系统功能，改善和恢复患者认知功能。

3. **血脂调节剂**　普罗布考（又名"丙丁酚"）是一种临床广泛应用于糖尿病性神经病患者的血脂调节剂，能够抑制胆固醇的合成和促进胆固醇分解，从而使胆固醇和低密度脂蛋白水平降低。除了调脂作用外，普罗布考还具有显著的抗氧化应激和抗炎症等药理学作用，由此调控患者全身脂质、炎症和氧化应激状态。普罗布考应用于糖尿病性神经病患者的治疗，可能通过调节脂代谢紊乱、抗炎和抗氧化来改善患者的认知功能障碍。研究发现普罗布考能剂量依赖性抑制脑组织中单核巨噬细胞生成分形趋化因子、MCP-1 和 IL-8 的表达，从而控制神经炎症的发生。

4. **胰高血糖素样肽 -1 受体激动剂**　胰高血糖素样肽 -1（glucagon-like peptide-1，GLP-1）能够透过血脑屏障，激活 P13K/Akt 信号通路来抑制神经细胞凋亡，改善并逆转认知功能损伤，这表明 GLP-1 对于糖尿病性神经病患者有很好的治疗价值。临床证据表明艾塞那肽、利拉鲁肽和利西拉米等 GLP-1 受体激动剂应用于糖尿病性神经病的治疗，不但具有明显的降血糖疗效、低血糖发生率低和改善血脂代谢紊乱等优势，还能直接调节神经递质释放、维持突触可塑性、对抗 Aβ 毒性和抑制神经细胞凋亡。更为重要的是，上述 GLP-1 受体激动剂能通过调控 NF-κB 信号途径来降低 MCP-1 的表达水平，阻止脑组织中炎症反应的发生。

5. **二肽基肽酶Ⅳ抑制剂**　目前临床上应用于糖尿病性神经病治疗的二肽基肽酶Ⅳ（dipeptidyl-peptidase Ⅳ，DDP-4）抑制剂包括维格列汀、西格列汀、阿格列汀和沙格列汀。一方面，DDP-4 抑制剂通过抑制 DDP-4 活性来增加肠促胰岛素水平，发挥其降血糖效应；另一方面，尽管 DDP-4 很少透过血脑屏障，但是维格列汀、西格列汀、阿格列汀和沙格列汀等 DDP-4 抑制剂可以通过抑制外周的 DDP-4 活性，促进 GLP-1 透过血脑屏障，GLP-1 与大脑中广泛分布的 GLP-1 受体结合后发挥其神经保护作用。研究发现DDP-4 抑制剂不仅能升高患者血清中 SDF-1 水平，而且能显著减少单核细胞分泌的炎性趋化因子 MCP-1。

6. **血管紧张素转换酶抑制药**　前瞻性研究发现血管紧张素转换酶抑制药应用于糖尿病患者的治疗中可以预防和减少糖尿病并发症的发生，特别是延缓糖尿病性神经病的发生发展。体内研究证实了血管紧张素转换酶抑制药可以减少血管紧张素Ⅱ的生成，降低周围血管阻力和舒张脑血管，增强大鼠的认知功能。卡托普利为血管紧张素转换酶抑制药的代表药物，在临床上广泛应用。近年来发现卡托普利能够调控免疫细胞和炎症细胞的活化、趋化和黏附等运动，可能与其抑制 fractalkine/CX3CR1 信号转导，下调 IL-8 和 MCP-1 等趋化因子的表达，从而阻止 NF-κB 和 Akt 信号通路的激活，以及抑制炎症的发生有关。

7. **血管紧张素Ⅱ受体阻滞剂**　血管紧张素Ⅱ受体主要分布于心脏、血管、肾脏和脑组织中，血管紧张素Ⅱ受体阻滞剂能够阻止血管紧张素Ⅱ作用于其受体，抑制血管紧张素Ⅱ的作用，阻止中枢神经系统中的炎症反应来发挥其神经保护作用，延缓糖尿病性神经病的进展。缬沙坦和替米沙坦是临床上广泛应用的血管紧张素Ⅱ受体阻滞剂。研究发现缬沙坦和替米沙坦可以有效降低 MCP-1 及其受体 CCR2 的表达，阻止其诱导炎症细胞趋化至血管局部，从而抑制血管炎症反应。此外，早期应用缬沙坦和替米沙坦治疗糖尿病性神经病也可以保护脑组织海马区域中突触的正常功能，上调脑肠肽受体的表达水平，从而延缓患者认知功能的减退。

8. **二氢吡啶类钙通道阻滞剂**　钙通道阻滞剂可以通过抑制钙离子通道来改善糖尿病

性神经病患者的认知功能障碍。目前临床上常用的钙通道阻滞剂为尼莫地平和硝苯地平。体内研究发现，尼莫地平可以调节神经细胞的钙稳态，改善脑代谢，抑制氧化应激和神经炎症的发生；而硝苯地平可以降低血脑屏障的通透性，维持海马区域的突触结构和功能，减轻中枢神经系统的炎症反应。因而尼莫地平和硝苯地平均可以改善糖尿病小鼠模型的认知和学习记忆功能，具有神经保护作用。同时体外研究结果表明，尼莫地平和硝苯地平等钙通道阻滞剂可以降低 MCP-1 的表达水平，以及下调分形趋化因子水平，阻止炎症细胞的趋化和炎症反应的发生。

9. NMDA 受体拮抗剂　美金刚为临床上常用的 NMDA 受体拮抗剂的代表药物，能直接或间接地激动多巴胺受体引起多巴胺的释放，同时改善神经传递，使神经细胞免受谷氨酸引起的兴奋性毒性以及维持细胞内钙稳态，可用于改善学习和记忆功能，对于防治糖尿病性神经病具有重要的意义。研究发现美金刚可以降低 IL-8、IP-10、SDF-1、MCP-1、MIP-1α 和分形趋化因子的表达水平，抑制炎性和 Aβ 反应性的神经细胞的趋化和迁移，改善神经炎症反应，有利于糖尿病性神经病患者认知和记忆功能障碍的改善。

10. 吡咯烷酮类药　吡咯烷酮类药可以有效提高腺苷酸激酶的活性和改善皮质神经细胞代谢，保护神经元，提高学习记忆能力，其代表药物为吡拉西坦，可用于糖尿病性神经病患者的治疗。吡拉西坦属于一种脑代谢改善剂，能够与谷氨酸受体相互作用，提高大脑对葡萄糖的利用率，增加脑血流量和供氧量，对神经细胞具有保护和修复作用。有研究发现吡拉西坦能降低单核细胞中 MCP-1 的表达水平，抑制神经炎症和氧化应激的发生。此外，吡拉西坦能作用于神经元膜，维持神经元膜的流动性和正常功能，促进神经功能的恢复。目前吡拉西坦对于趋化因子和趋化因子受体的生物学效应尚缺乏大量的基础研究，但对于治疗糖尿病性神经病具有一定的应用前景。

11. 噻唑烷二酮类药　吡格列酮属于噻唑烷二酮类药物，通过激活和结合过氧化物酶体增殖物激活受体 γ 来增强细胞对胰岛素的敏感性，减轻胰岛素抵抗，并且能有效作用于脑组织中，这有利于改善糖尿病性神经病患者的认知功能障碍，起到神经保护作用。有学者研究发现吡格列酮能够减轻神经胶质细胞的炎症反应，降低 Aβ 的表达水平和阻止神经细胞凋亡，并且能下调 MCP-1 和 RANTES 的表达水平，从而保护糖尿病性神经病患者的脑部功能，缓解认知和记忆功能的损伤。

12. 磷酸二酯酶Ⅳ型抑制剂　咯利普兰属于一种特异性磷酸二酯酶Ⅳ型抑制剂，具有抗炎、免疫抑制、抗肿瘤、抗抑郁和改善认知等多种生物学活性，可用于糖尿病性神经病的治疗。大量研究发现咯利普兰能够抑制中性粒细胞向炎症病灶的趋化和迁移，阻止单核巨噬细胞释放炎症细胞因子、趋化因子和细胞黏附分子，降低血脑屏障的通透性以及抑制神经细胞凋亡来减少神经炎症反应。其发挥作用的机制可能与下调 MCP-1 和 RANTES 的表达水平、减少 IL-1β、TNF-α 和 IFN-γ 的释放，以及调控 cAMP/PKA/BDNF 信号通路有关。

13. 其他药物　褪黑素能够提高多种抗氧化酶活性，下调 MCP-1 和 MIP-1α 的表达水平来发挥抗氧化和抗炎效应，促进神经细胞的恢复。维生素 D 对于多种趋化因子的生成具有抑制作用，包括 MCP-1、分形趋化因子和 RANTES，其作用机制可能与 NF-κB 途径的调控有关。维生素 E 具有抑制脂质过氧化、降低 MCP-1 表达的作用。叶酸是一种水溶性维生素，属于维生素 B 族，能够减少 MCP-1、RANTES、IL-8 和 IP-10 等多种趋化因子的表达水平，与维生素 B$_{12}$ 联合应用可以明显降低患者的炎症因子水平。α- 硫辛酸

是丙酮酸脱氢酶和 α- 酮戊二酸脱氢酶复合物的辅酶，可以增加胰岛素介导的葡萄糖利用率，改善糖代谢紊乱造成的神经元损伤。同时 α- 硫辛酸能显著降低 MCP-1、MIP-1α 和 fractalkine 的水平，阻止神经细胞凋亡途径，延缓糖尿病性神经病的病情进展。促生长激素释放素是生长激素促泌素受体的内源性配体，研究发现促生长激素释放素及其受体广泛表达于中枢神经系统中，具有神经保护作用，可以改善认知和记忆功能，可用于治疗糖尿病性神经病[13]。有研究发现促生长激素释放素可以减少脑组织中 IL-8 和 MCP-1 水平，调控 NF-κB 信号通路和维持神经突触可塑性，从而减少神经炎症的发生。神经节苷脂能够通过血脑屏障，降低脑组织中 MCP-1 水平，保护受损的脑组织部位，促进神经修复和再生，用于糖尿病性神经病的治疗可改善患者的认知功能障碍[14]。曲克芦丁是芦丁的一种衍生物，属于黄酮类化合物，能够抑制 MCP-1 活性，提高学习记忆能力和保护脑组织。

在临床治疗药物（西药）研究进展中以趋化因子为靶点的治疗糖尿病性神经病等其他影响神经系统的代谢病创新药物见表 15-2。

表 15-2　在临床治疗药物（西药）研究进展中以趋化因子为靶点的治疗糖尿病性神经病等其他影响神经系统的代谢病创新药物总结表

药物名称	作用的趋化因子	相关药理学作用	应用阶段
DDP-4 抑制剂（维格列汀、西格列汀、阿格列汀和沙格列汀）	MCP-1、SDF-1	抗炎、神经保护	临床应用
促生长激素释放素	MCP-1、IL-8	抗炎、维持突触可塑性	临床试验
GLP-1 受体激动剂（艾塞那肽、利拉鲁肽和利西拉米）	MCP-1	抗炎、抗凋亡	临床应用
NMDA 受体拮抗剂（美金刚）	IL-8、IP-10、MCP-1、MIP-1α、SDF-1、fractalkine	抗炎、抗神经兴奋性毒性	临床应用
α- 硫辛酸	fractalkine、MCP-1、MIP-1α	抗炎、抗凋亡	临床应用
α- 葡萄糖苷酶抑制剂（阿卡波糖）	MCP-1	抗炎	临床应用
吡格列酮	MCP-1、RANTES	抗炎、抗凋亡、维持突触可塑性	临床应用
吡拉西坦	MCP-1	抗炎、抗氧化	临床应用
钙通道阻滞剂（尼莫地平和硝苯地平）	fractalkine、MCP-1	抗炎、维持突触可塑性、保护血脑屏障	临床应用
咯利普兰	MCP-1、RANTES	抗炎、抗凋亡、保护血脑屏障	临床应用
普罗布考	fractalkine、MCP-1、IL-8	抗炎、抗氧化	临床应用
羟甲戊二酰辅酶 A 还原酶抑制剂（阿托伐他汀和辛伐他汀）	MCP-1、RANTES、IP-10、SDF-1	抗炎、抗氧化	临床应用
曲克芦丁	MCP-1	抗炎	临床应用
神经节苷脂	MCP-1	抗炎、促进神经修复	临床应用
褪黑素	MCP-1、MIP-1α	抗炎、抗氧化	临床应用
维生素 D	fractalkine、MCP-1、RANTES	抗炎、神经保护	临床应用
维生素 E	MCP-1	抗炎	临床应用
血管紧张素 Ⅱ 受体阻滞剂（缬沙坦和替米沙坦）	MCP-1	抗炎、维持突触可塑性	临床应用
血管紧张素转换酶抑制药（卡托普利）	fractalkine、IL-8、MCP-1	抗炎、神经保护	临床应用
叶酸和维生素 B_{12}	MCP-1、RANTES、IL-8、IP-10	抗炎	临床应用

二、中药复方研究进展

1．六味地黄汤　六味地黄汤是祖国传统医学中滋阴补肾的经典复方，其药味组成包括熟地黄、山萸肉、山药、泽泻、牡丹皮和茯苓。研究发现六味地黄汤不仅能够降低患者的血糖水平，而且能够抗氧化应激、提高神经营养因子和胰岛素样生长因子的表达水平来保护中枢神经系统，提示六味地黄汤对于糖尿病性神经病有一定的治疗前景。有研究表明给予糖尿病大鼠六味地黄汤可以显著改善大鼠的认知和学习记忆功能，其机制可能与增强海马区域中的乙酰胆碱转移酶活性和降低乙酰胆碱酯酶活性、上调神经生长因子的表达水平、减少 Aβ 沉积以及抑制神经细胞凋亡途径有关。此外，六味地黄汤可能通过降低MCP-1 水平和抑制关键因子 NF-κB 活性来减轻神经炎症。

2．补肾活血汤　补肾活血汤来自清代赵竹泉《伤科大成》，其药味组成包括熟地、破故纸、菟丝子、杜仲、枸杞、归尾、山萸肉、肉苁蓉、没药、独活和红花，共 11 味药，具有活血化瘀、消肿止痛和强筋健骨等功效。研究发现补肾活血汤可以有效改善糖尿病小鼠的认知和学习记忆功能损伤，其海马和皮质区域中的去甲肾上腺素水平明显升高。同时在体外研究中发现，补肾活血汤可以激活 MCP-1/CCR2 和 SDF-1/CXCR4 信号转导通路，提高炎症细胞和免疫细胞的迁移能力，并且能够促进炎性病灶的修复，表明补肾活血汤对于治疗糖尿病性神经病有一定的潜力。

3．补阳还五汤　补阳还五汤来自清代王清任《医林改错》，具有补气、活血和通络的功效，其药味组成包括生黄芪、当归尾、川芎、赤芍、桃仁、红花和地龙。现代药理学研究表明，补阳还五汤具有扩张脑血管、改善脑循环和脑缺氧、抗氧化应激、抗炎、抑制神经兴奋性毒性、保护血脑屏障、抑制细胞凋亡和促进神经元再生等多种作用，因此补阳还五汤对中枢神经系统有明显的保护作用，可用于糖尿病性神经病的治疗。越来越多的体内研究结果表明补阳还五汤能够下调趋化因子 MCP-1 和 MIP-1α 的表达水平，从而抑制炎性 T 细胞的迁移和胶质细胞的激活。此外，补阳还五汤能显著提高 SDF-1 的分泌与表达，发挥其神经保护作用。

4．黄连解毒汤　黄连解毒汤出自唐代王焘《外台秘要》，由黄连、黄柏、黄芩和栀子四味中药组成，具有泻火解毒的功效。现代药理学研究表明，黄连解毒汤具有抗菌、抗肿瘤、促进肠吸收和抑制肠蠕动、降血压、调节脂代谢紊乱、改善脑缺血缺氧、保护神经细胞、抗炎和抗氧化应激等多种药理学作用。除此之外，黄连解毒汤能够有效地降低血糖水平，对于改善糖尿病性神经病患者的认知功能障碍有一定的疗效。祖国传统医学中认为黄连解毒汤通过清热解毒和通里攻下来改善组织损伤，其机制可能与黄连解毒汤能够有效抑制 MCP-1/CCR2 信号转导通路的激活，同时下调 IL-8 的表达水平，从而阻止炎症细胞的迁移和炎症介质对脑组织的损伤。

5．清开灵　清开灵注射剂是在经典复方安宫牛黄丸的基础上改革剂型而制成的，其组成成分包括牛黄、水牛角、珍珠母、黄芩、栀子、金银花和板蓝根，具有清热解毒、化痰通络和醒神开窍的功效。现代药理学研究表明，清开灵注射剂具有抗菌、抗病毒、抗炎、免疫调节、解热镇静等多种药理学作用。临床研究发现清开灵注射剂对于糖尿病性脑血管病变有一定的改善和疗效。同时有研究发现清开灵注射剂能够显著降低小胶质细胞和星形胶质细胞中趋化因子 MCP-1、IP-10 和 MIP-1α 的水平，从而发挥其抗炎特性。

三、单味中药及中药提取物研究进展

1. 姜黄　中药姜黄具有破血行气、通经止痛的功效，其主要活性成分为姜黄素，属于一种多酚类化合物，具有抗氧化、抗炎、降低胆固醇、抗肿瘤、抑制细胞凋亡等多种生物学活性。大量研究证实了姜黄素能够改善糖尿病性神经病患者的认知和学习记忆功能障碍。姜黄素能够通过血脑屏障，抑制神经炎症的发生。其具体机制可能是姜黄素通过阻止胶质细胞分泌 MCP-1，进而减少 TNF-α、IL-6 和 IL-1β 等炎症细胞因子的释放。研究发现 MCP-1 参与了多条信号通路，包括 MAPK 信号通路、PI3K/Akt 信号通路和 NF-κB 信号通路，而姜黄素可以有效调控这些信号通路，发挥神经保护作用。

2. 熟地黄　熟地黄具有滋阴潜阳、益肾健骨、养血补心和固经止血的功效，现代药理学研究发现熟地黄具有抗氧化和抗自由基、降血糖和降血压、抗衰老、抑制神经细胞凋亡和提高机体免疫力等多种作用。同时体内研究表明熟地黄能显著改善糖尿病大鼠的认知功能障碍，提高记忆能力，延缓脑组织损伤。体外细胞培养发现熟地黄能促进 SDF-1 的分泌，发挥神经保护作用，并且还能抑制 IP-10 的产生，阻止炎症细胞向中枢神经系统的趋化和迁移。然而，熟地黄针对趋化因子的作用和抑制神经炎症的发生仍需要大量的基础研究来证实。

3. 大黄　中药大黄具有活血祛瘀、攻积导滞、清热化湿和泻火凉血的功效。大黄酚和大黄素均为大黄的主要有效成分，能通过提高神经营养因子活性、增强胆碱能神经元功能、抗氧化应激和抗炎来发挥神经保护作用。越来越多的研究发现大黄酚和大黄素对于阿尔茨海默病、脑缺血和糖尿病性神经病模型大鼠具有显著的神经保护作用，能显著提高大鼠的学习记忆和认知功能，提示大黄酚和大黄素可能成为治疗糖尿病性神经病的新型药物。而体外细胞培养发现大黄酚和大黄素可以明显降低 IL-8 的表达水平，发挥其抗炎特性，但是仍需进一步研究其对趋化因子作用的具体机制，这有助于发现治疗糖尿病性神经病的新靶点。

4. 黄芪　黄芪具有补气升阳、益卫固表、利水消肿和托毒生肌的功效，黄芪多糖是从黄芪中提取出来的有效活性成分，具有改善糖脂代谢紊乱、改善胰岛素抵抗、免疫调节、抗肿瘤、抗炎、抗氧化应激和增强神经营养因子活性等多种药理学作用。大量研究结果表明黄芪多糖具有显著的神经保护作用，能够上调海马区域中神经生长因子的表达水平和抑制神经元凋亡，可以防治糖尿病性神经病的发生发展，降低脑组织损害的风险。MCP-1 作为趋化作用最强的趋化因子，也参与了糖尿病性神经病的发病机制，而黄芪多糖能明显地降低胶质细胞中 MCP-1 的表达水平，抑制神经炎症的发生。

5. 川芎　川芎具有活血行气和祛风止痛的功效，现代药理学研究认为其具有降低血糖、改善胰岛素抵抗、降低血液黏度、改善微循环和提高神经传导功能等多种药理学活性，可用于治疗糖尿病性神经病。川芎嗪是川芎的主要活性成分，能够穿过血脑屏障，降低氧化应激和神经炎症的发生，抑制细胞凋亡途径，发挥其神经保护作用。研究发现川芎嗪能够激活 SDF-1/CXCR4 信号转导通路，并且能抑制 MCP-1 的生成，从而有效地抑制神经炎症。此外，有研究者发现了川芎嗪能够增强 Bcl-2 的表达，降低胱天蛋白酶 -3 水平，维持神经组织的正常功能和结构。

6. 黄连　传统中药黄连具有清热燥湿和泻火解毒的功效，黄连素（小檗碱）和黄连

总生物碱是黄连的主要有效成分，能够通过血脑屏障。黄连素具有抗氧化、抗炎、改善糖脂代谢紊乱等多种药理学作用，能够显著改善糖尿病性神经病患者的认知功能障碍。体内研究结果表明黄连素可以抑制小胶质细胞和星形胶质细胞释放 MCP-1，同时上调神经营养因子的表达、降低淀粉样体蛋白的表达以及阻止多种炎症细胞因子的释放，有效地抑制糖尿病大鼠脑组织中神经炎症的发生。黄连总生物碱具有改善胰岛素抵抗、降低血糖、抗氧化应激和抗炎等多种作用，明显改善实验动物的认知和学习记忆能力。黄连总生物碱同样能减少中枢神经系统中 MCP-1 的表达，阻止炎症细胞因子的释放和炎症细胞的趋化，显著地抑制神经炎症。

7. **人参皂苷**　人参皂苷是传统中药人参的主要活性成分，具有广泛的生物学活性，包括调节免疫、抗肿瘤、抗衰老、提高学习记忆、抗炎、抗痴呆、抗疲劳等药理作用。在糖尿病模型大鼠的研究中发现，人参皂苷能明显降低血糖水平、促进脂肪细胞对葡萄糖的摄取、改善微循环、减少活化的小胶质细胞数量、抑制炎症细胞因子和炎症介质的释放。因此人参皂苷能够有效地缓解神经炎症和改善大鼠的认知功能障碍，成为治疗糖尿病性神经病的潜在药物。同时人参皂苷能显著下调 MCP-1 的表达水平，可能涉及 JNK/MAPK 信号通路、GSK-3β 信号通路和 CDK5 信号通路的激活，从而延缓糖尿病性神经病的病程进展。

8. **荔枝核提取物**　荔枝核提取物来自无患子科植物荔枝的干燥成熟种子，在祖国传统医学中，荔枝核具有行气散结和祛寒止痛的功效，现代药理学研究表明其具有抗氧化和抗自由基、抗炎、抗菌、抗病毒、改善糖脂代谢紊乱和减少胰岛素抵抗等多种生物学活性，能够预防糖尿病性神经病的发生。荔枝核提取物中含有荔枝核皂苷、黄酮类、蒽醌类、甾醇类、氨基酸肽类、糖类和矿物微量元素等多种化学成分。研究发现荔枝核提取物可以明显降低 MCP-1 和 MIF-1α 的表达水平，抑制炎症细胞趋化至受损病灶，减少神经炎症。

9. **三七三醇皂苷**　三七三醇皂苷是五加科植物三七的主要活性成分，三七是祖国传统医学中的珍贵药材，具有补血、消肿镇痛和止血散瘀等功效。而三七三醇皂苷具有抗氧化和抗自由基、降低血脂、改善微循环、维持钙稳态、减少神经兴奋性毒性、抑制炎症细胞因子的表达、阻止神经细胞凋亡和促进神经修复等药理学作用，可以起到神经保护作用。三七三醇皂苷能够保护和修复脑血管，改善高血糖引起的认知功能障碍，是治疗糖尿病性神经病的潜在药物。在以高糖诱导的海马神经元体外研究结果表明，三七三醇皂苷能抑制 MCP-1 和 IL-8 的释放，减少神经元的损伤。

10. **蛇床子素**　蛇床子素是传统中药蛇床子的主要活性成分，具有抗菌、解痉、降低血压、抗心律失常、免疫调节、抗氧化、抗炎、延缓细胞衰老和神经保护等多种生物活性。越来越多的研究表明蛇床子素可以改善糖尿病模型大鼠的学习记忆和认知功能损伤，同时降低了 RANTES 的水平和抑制 TNF-α 和 IL-1β 等炎症因子的激活与释放，可能与 NF-κB、PI3K/Akt 信号通路有关，从而有效减轻神经炎症反应，这提示了蛇床子素具有治疗糖尿病性神经病的潜力。

11. **白藜芦醇**　白藜芦醇属于多酚类化合物，广泛存在于葡萄、花生、虎杖和桑葚等植物中，具有抗氧化、抗炎、抗衰老、抗肿瘤、抗病毒和神经保护等多种药理学作用。研究结果表明，白藜芦醇呈剂量依赖性降低 MCP-1 和 RANTES 的表达水平，激活 SDF-1/CXCR4 信号转导通路，从而抑制 TNF-α、IL-6、IL-1β 等促炎细胞因子的释放和星形胶质细胞的活化，来减轻神经炎症，可能是基于抑制 NF-κB、JAK/STAT 信号通路的作用。体内研究证实了白藜芦醇能够显著提高糖尿病大鼠的认知能力，因此白藜芦醇具有治疗糖尿病性神经病的潜力。

12. 银杏叶提取物　银杏叶提取物来源于传统中药银杏叶，主要成分为黄酮类和萜类化合物，具有降低胆固醇、扩张血管和改善微循环、抗血小板聚集、抗氧化和抗自由基、抗炎、抑制神经细胞凋亡和神经保护等多种药理学作用。大量研究结果表明银杏叶提取物能够提高糖尿病大鼠的学习记忆能力，对于脑功能障碍有明显的疗效。此外，研究发现银杏叶提取物可以抑制中枢神经系统炎症细胞的活化，减少炎症细胞因子的释放，特别是可以下调趋化因子 MCP-1 和 RANTES 的基因表达水平，发挥其保护神经元的作用。

13. 穿心莲内酯　穿心莲内酯是从爵床科植物穿心莲中提取出的有效活性成分，在祖国传统医学中认为穿心莲具有清热解毒和凉血消肿的功效，其提取物穿心莲内酯又名"穿心莲乙素"，具有抗炎、抗氧化、抗菌、抗病毒、抗肿瘤、免疫调节、降低血糖、减少脂质过氧化和抑制 α- 葡萄糖苷酶活性等多种生物学效应，在临床上应用广泛，可以用于糖尿病性神经病的治疗。有研究发现穿心莲内酯呈剂量依赖性降低中枢神经系统中的趋化因子 GRO-α、MCP-1、MIP-1α 和 RANTES 的生成，同时伴随着炎症细胞因子 TNF-α、IL-6 和 IL-1β 等水平的下降，抑制神经炎症的发生。

14. 枸杞多糖　枸杞多糖是中药枸杞的主要有效活性成分，属于多糖与多肽或蛋白质构成的复合多糖。现代药理学研究表明，枸杞多糖具有抗氧化、抗炎、抗肿瘤、免疫调节、降低血糖、保护视力和保护神经系统等多种作用。有研究证实枸杞多糖能减少脑组织中活化的小胶质细胞和星形胶质细胞的数量，并且能改善糖尿病模型小鼠的学习记忆和认知功能损伤。其机制可能与枸杞多糖抑制 MCP-1 和 IP-10 等趋化因子的表达，减轻 Aβ 引起的神经毒性，阻止神经细胞凋亡途径等有关，表明枸杞多糖对于糖尿病性神经病具有一定的治疗价值。

在中药复方、单味中药和中药提取物研究进展中以趋化因子为靶点的治疗糖尿病性神经病等其他影响神经系统的代谢病创新药物见表 15-3。

表 15-3　在中药复方、单味中药和中药提取物研究进展中以趋化因子为靶点的
治疗糖尿病性神经病等其他影响神经系统的代谢病创新药物总结表

类别	药物名称	作用的趋化因子	相关药理学作用	应用阶段
中药复方	补肾活血汤	MCP-1、SDF-1	抗炎、神经保护	临床应用
	补阳还五汤	MCP-1、MIP-1α、SDF-1	抗炎、抗氧化、抗凋亡、神经保护	临床应用
	黄连解毒汤	MCP-1、IL-8	抗炎、抗氧化	临床应用
	六味地黄汤	MCP-1	抗炎、抗氧化、抗凋亡	临床应用
	清开灵	MCP-1、MIP-1α、IP-10	抗炎	临床应用
单味中药及中药提取物	白藜芦醇	MCP-1、RANTES、SDF-1	抗炎、抗氧化、神经保护	生物活性验证
	川芎	MCP-1、SDF-1	抗炎、抗氧化、抗凋亡、神经保护	生物活性验证
	穿心莲内酯	GRO-α、MCP-1、MIP-1α、RANTES	抗炎	临床应用

续表

类别	药物名称	作用的趋化因子	相关药理学作用	应用阶段
	大黄	IL-8	抗炎、抗氧化、抗凋亡	生物活性验证
	枸杞多糖	MCP-1、IP-10	抗炎、抗凋亡	生物活性验证
	黄连	MCP-1	抗炎、抗氧化	生物活性验证
	黄芪	MCP-1	抗炎、抗凋亡	生物活性验证
	姜黄	MCP-1	抗炎，调控 MAPK、PI3K/Akt 和 NF-κB 信号通路	生物活性验证
	荔枝核提取物	MCP-1、MIP-1α	抗炎	生物活性验证
	人参皂苷	MCP-1	抗炎	生物活性验证
	三七三醇皂苷	MCP-1、IL-8	抗炎、抗氧化、抗凋亡	生物活性验证
	蛇床子素	RANTES	抗炎	生物活性验证
	熟地黄	IP-10、SDF-1	抗炎、神经保护	生物活性验证
	银杏叶提取物	MCP-1、RANTES	抗炎	临床应用

四、天然产物研究进展

1．石杉碱甲　石杉碱甲来源于蛇足石杉属植物千层塔，是一种高选择性、最强效的可逆性乙酰胆碱酯酶抑制剂。石杉碱甲能够穿过血脑屏障，具有治疗糖尿病性神经病的潜在作用。研究发现石杉碱甲可以抑制中枢神经系统中 MIP-1α 和 RANTES 趋化因子的表达，同时减少炎症细胞因子的释放，从而阻止神经炎症反应。

2．长春西汀　长春西汀是从夹竹桃科小蔓长春花中提取的吲哚类生物碱，具有扩张脑血管、改善脑代谢、抑制磷酸二酯酶活性、降低血液黏度和增强神经递质传导等多种神经保护作用。长春西汀可以通过抑制趋化因子 MCP-1 和 IL-8 的基因表达来阻止单核细胞转化为巨噬细胞以及抑制神经炎症，这与 NF-κB 信号通路密切相关。

3．葡萄籽原花青素　葡萄籽原花青素是从葡萄籽提取出的多酚类化合物，具有抗氧化、清除自由基、抗炎和提高学习记忆能力等多种神经保护效应。体内研究发现，葡萄籽原花青素能够抑制 MCP-1 的表达，调控 NF-κB 信号通路，同时发挥其高效的抗氧化活性来改善高糖引起的认知和学习记忆功能损伤。

4．柚皮苷　柚皮苷来源于芸香科植物柚的干燥果实，具有抗菌、抗炎、抗肿瘤、解痉、改善胰岛素抵抗和调控胰岛素信号通路等多种药理学作用。柚皮苷可以通过血脑屏障，发挥其神经保护作用。研究发现，柚皮苷能抑制 MCP-1 的活性，对抗 Aβ 毒性作用，有效减轻神经炎症，对于学习记忆和认知功能障碍有明显的改善。

5．染料木黄酮　染料木黄酮广泛存在于豆类中，具有抗氧化、抑制炎症细胞因子活性、抗肿瘤、抗雌激素、降低血糖和抑制乙酰胆碱酯酶活性等多种生物学活性。有研究证实了染料木黄酮不仅能抑制 TNF-α 诱导的趋化因子受体 CX3CR1 的表达，而且能下调 IL-8 和 MCP-1 的活性，来阻止单核细胞、中性粒细胞和胶质细胞等多种细胞的趋化，抑制神经炎症的发生，有效增强学习记忆能力。

在天然产物研究进展中以趋化因子为靶点的治疗糖尿病性神经病等其他影响神经系统的代谢病创新药物见表 15-4。

表 15-4　在天然产物研究进展中以趋化因子为靶点的治疗糖尿病性神经病等
其他影响神经系统的代谢病创新药物总结表

药物名称	作用的趋化因子	相关药理学作用	应用阶段
葡萄籽原花青素	MCP-1	抗炎、抗氧化	生物活性验证
染料木黄酮	CX3CR1、MCP-1、IL-8	抗炎、神经保护	生物活性验证
石杉碱甲	MIP-1α、RANTES	抗炎	临床应用
柚皮苷	MCP-1	抗炎	生物活性验证
长春西汀	MCP-1、IL-8	抗炎	临床应用

第五节　趋化因子在糖尿病性神经病等其他影响神经系统的代谢病诊疗中的研究展望

目前趋化因子及其受体已成为在各个系统疾病中的研究热点，其在糖尿病性神经病的病理生理机制涉及诱导单核细胞和中性粒细胞迁移，激活胶质细胞分泌炎症细胞因子，参与 Aβ 聚集和 τ 蛋白磷酸化过程以及调节突触可塑性。在中枢神经系统中，趋化因子及其受体既有加速病变的作用，也有保护神经的作用。趋化因子家族及其结合的受体在糖尿病性神经病的发病机制中的具体作用，仍需要大量的基础研究，并且应着眼于克服趋化因子研究方法的局限与劣势，同时确定趋化因子与上下游信号通路的相互作用，进一步明确其发挥作用的靶蛋白。更为重要的是，趋化因子及其受体作为治疗糖尿病性神经病的靶点进行研究将有助于设计研发出有效的治疗药物和治疗策略，为糖尿病性神经病的治疗提供新思路，为其治疗药物的临床应用提供科学依据。

虽然西医方面治疗糖尿病的药物在临床上应用广泛，但在使用西药治疗糖尿病的期间，如果患者血糖波动过大或者发生低血糖的次数较多，则容易引起神经功能障碍和糖尿病性神经病等并发症的出现，这可能是引发糖尿病性神经病的重要原因。同时由于糖尿病性神经病的发病机制涉及糖脂代谢异常和胰岛素抵抗、氧化应激与线粒体功能障碍、神经炎症、Aβ 沉积和 τ 蛋白过磷酸化，以及细胞凋亡等多种病理生理机制。因此单纯针对某一病理机制并不能有效地控制糖尿病性神经病的发生，并且西药对于糖尿病性神经病的治疗目前尚未发现特效药物，从而采用了多种对症治疗方案。目前我国正在不断地深入研究和大力发展中医药，基于中医的整体观和中药的多靶点，中药在防治糖尿病性神经病方面有明显的优势。中药单体及复方可以通过降低体内血糖、改善胰岛素抵抗、抗氧化、抗神经炎症、抑制 Aβ 沉积和抑制 τ 蛋白磷酸化，以及阻止神经细胞凋亡等多个途径发挥效应。因此，中药的作用是多方面的，疾病的发病机制亦不是完全孤立的，它们之间相互联系，相互影响。中药治疗糖尿病性神经病的作用机制表现为多靶点、多方向、多层面的药理特点，有着西药不可比拟的优势。但是中药相关的研究相对滞后，大多数仍停留在现象和机制的推测阶段，从分子生物学角度探讨机制的研究不够深入。在中医药治疗糖尿病性神经病机制研究方面，应借鉴和吸收现代医学的最新研究成果，发挥中药的综合作用。可从氧化应激、炎症因子、中枢胰岛素抵抗及内质网应激等多方面入手，探究中药干预的作用机制及其内在联系，为临床研制和开发新药开辟新思路。

（冯思同　雷岚　张毅）

参考文献

[1] WANG L, GAO P, ZHANG M, et al. Prevalence and ethnic pattern of diabetes and prediabetes in China in 2013. JAMA, 2017, 317 (24): 2515-2523.

[2] SIMA A A. Encephalopathies: the emerging diabetic complications. Acta Diabetol, 2010, 47 (4): 279-293.

[3] HAJAVI J, MOMTAZI A A, JOHNSTON T P, et al. Curcumin: A Naturally Occurring Modulator of Adipokines in Diabetes. J Cell Biochem, 2017, 118 (12): 4170-4182.

[4] KIM E, TOLHURST A T, CHO S. Deregulation of inflammatory response in the diabetic condition is associated with increased ischemic brain injury. J Neuroinflammation, 2014, 11: 83.

[5] LIU Y, LI M, ZHANG Z, et al. Role of microglia-neuron interactions in diabetic encephalopathy. Ageing Res Rev, 2018, 42: 28-39.

[6] VIDAKOVIĆ M, GRDOVIĆ N, DINIĆ S, et al. The importance of the CXCL12/CXCR4 axis in therapeutic approaches to diabetes mellitus attenuation. Front Immunol, 2015, 6: 403.

[7] PONIATOWSKI Ł A, WOJDASIEWICZ P, KRAWCZYK M, et al. Analysis of the role of CX3CL1 (Fractalkine) and Its receptor CX3CR1 in traumatic brain and spinal cord injury: insight into recent advances in actions of neurochemokine agents. Mol Neurobiol, 2017, 54 (3): 2167-2188.

[8] WU K J, YU S J, SHIA K S, et al. A novel CXCR4 antagonist CX549 induces neuroprotection in stroke brain. Cell Transplant, 2017, 26 (4): 571-583.

[9] QUAN Y, DU J, WANG X. High glucose stimulates GRO secretion from rat microglia via ROS, PKC, and NF-kappaB pathways. J Neurosci Res, 2007, 85 (14): 3150-3159.

[10] 谢燕, 占克斌. 糖尿病与认知障碍的相关研究. 西南军医, 2017, 19（2）: 165-167.

[11] ZAFRA-STONE S, YASMIN T, BAGCHI M, et al. Berry anthocyanins as novel antioxidants in human health and disease prevention. Mol Nutr Food Res, 2007, 51 (6): 675-683.

[12] 周莉萍, 张效科, 王飞. 中药防治糖尿病认知功能障碍的实验研究进展. 中国实验方剂学杂志, 2019, 25（12）: 227-234.

[13] 沈兆星, 肖谦, 赵宇星, 等. Ghrelin 对糖尿病大鼠海马 DKK-1 表达和学习记忆功能的影响. 南方医科大学学报, 2016, 36（4）: 500-505.

[14] 赵玲玲. 神经节苷脂对改善 2 型糖尿病性神经病患者认知功能障碍的临床效果. 现代医药卫生, 2018, 34（8）: 1232-1234.

16

趋化因子与中枢神经系统炎性脱髓鞘病

中枢神经系统炎性脱髓鞘病（inflammatory demyelinating disease of central nervous system）是一种自身免疫性疾病。中枢神经系统（central nervous system，CNS）被自身反应性 T 细胞、巨噬细胞和其他炎性免疫细胞浸润是中枢神经系统炎性脱髓鞘病发生和发展的关键。趋化因子及其受体是炎性免疫细胞向 CNS 迁移所必需的。迁移至 CNS 的免疫细胞产生炎性物质、神经毒素和细胞因子，进而导致髓鞘和轴突损伤。多种趋化因子及其受体已成为治疗中枢神经系统炎性脱髓鞘病的靶点。

第一节　中枢神经系统炎性脱髓鞘病简介

一、中枢神经系统炎性脱髓鞘病流行病学及治疗现状

1. 中枢神经系统炎性脱髓鞘病流行病学　中枢神经系统炎性脱髓鞘病是累及脑、脊髓和周围神经，以髓鞘损伤或脱失为主要病理特征的一组疾病。主要分为脊髓形成障碍型和脊髓破坏型。临床常见的原发性或特发性脱髓鞘病（idiopathic inflammatory demyelinating disease，IIDD）属于髓鞘破坏型，包括多发性硬化（multiple sclerosis，MS）、视神经脊髓炎（neuromyelitis optica，NMO）和急性播散性脑脊髓炎（acute disseminate encephalomyelitis，ADEM）[1]。MS 有四个类型，包括复发缓解型 MS（RRMS）、原发进展型 MS（PPMS）、继发进展型 MS（SPMS）和进展复发型 MS（PRMS）[2]。MS 患病率为（50 ～ 300）/10 万人，NMO 患病率为（0.52 ～ 4.4）/10 万人，ADEM 患病率为 12.6/10 万人 [3-4]。MS 患者发病年龄为 20 ～ 40 岁，女性患病率高于男性，男女患病比例为 1 ：2[5-6]。NMO 患者年龄大多在 32.6 ～ 45.7 岁，女性患病率远高于男性，男女患病率为 1 ：9[7]。ADEM 多发病于儿童，男性与女性患病率无差异 [3]。

2. 中枢神经系统炎性脱髓鞘病的治疗现状　MS 的治疗包括急性期治疗和缓解期治疗。急性期治疗以减轻症状、缩短病程、改善残疾程度和防治并发症为主要目的。急性期治疗首选采用静脉滴注激素类药物如甲泼尼龙 3 ～ 5 日。如果临床症状明显改善，可改为口服泼尼松。对于急性重症或者对激素治疗无效者采用二线治疗：血浆置换。缓解期治疗以控制疾病进展为主要目标，目前国际已批准上市的药物有：干扰素 β-1b、干扰素 β-1a、聚乙二醇干扰素 β-1a、醋酸格列默、那他珠单抗、阿伦单抗、奥瑞单抗、米托蒽醌、芬

戈莫德、特立氟胺及富马酸二甲酯等，其中特立氟胺和注射用重组人干扰素 β-1b 已在国内上市 [8]。上述药物作用机制如表 16-1 所示。

表 16-1　MS 治疗药物及作用机制 [4]

通用名	作用机制
干扰素	抑制抗原递呈和 T 淋巴细胞增殖、增加抗炎细胞因子表达
醋酸格列默	阻断 T 淋巴细胞而发挥抗炎作用
那他珠单抗	选择性地与整合素 α4 结合，阻断激活的 T 淋巴细胞透过血脑屏障
米托蒽醌	具有细胞毒性和免疫抑制作用
富马酸二甲酯	减少炎症介质释放，激活抗氧化信号通路
特立氟胺	来氟米特的活性代谢产物，抑制自身反应性 B 细胞和 T 细胞增殖，促进抗炎反应
芬戈莫德	鞘氨醇 1- 磷酸受体的功能性拮抗剂，阻碍淋巴细胞释放及其再循环
阿仑单抗	以淋巴细胞和单核细胞表面抗原 CD52 为靶点，消耗 B 细胞和 T 细胞
奥瑞单抗	B 细胞表面抗原 CD20 的人源化单克隆抗体

由于临床缺乏大样本 NMO 病例，NMO 的治疗主要参照病例报道、回顾性研究及专家共识。NMOSD 急性治疗期，首选大剂量甲泼尼龙治疗 3 ～ 5 日。对于激素治疗反应差的患者，可考虑采用血浆置换进行治疗。缓解期治疗可采用硫唑嘌呤、吗替麦考酚酯、米托蒽醌、环磷酰胺及静脉注射免疫球蛋白 [9]。

ADEM 主要采用糖皮质激素治疗，甲泼尼龙的治疗效果优于地塞米松。首选静脉滴注甲泼尼龙冲击治疗，后逐渐减为泼尼松口服。激素治疗效果不佳的患者，可采用免疫球蛋白或血浆置换冲击治疗 [10]。

二、中枢神经系统炎性脱髓鞘病发病机制

1. MS　MS 的主要病理特征是轴突或神经元丢失、脱髓鞘病变、单核细胞浸润、星形胶质细胞增生等，病变部位多为脑室周围、小脑、脑干、脊髓和视神经。MS 发病原因仍不明确。目前认为 MS 是一种由多种因素共同作用的疾病，感染、外伤和手术等可称为 MS 的诱因，通过自身免疫反应发病。MS 起源于 CNS 的局灶性炎症反应，逐渐在白质中产生脱髓鞘斑块。随着时间推移，炎症逐渐弥漫整个大脑，导致进行性的轴突损伤和脱髓鞘。轴突或神经元丢失是永久性残疾的主要机制。在急性和慢性阶段，神经元能量缺失与线粒体功能障碍有关。在慢性阶段，缺失髓鞘营养支持，导致长期脱髓鞘的轴突出现进行性肿胀和细胞骨架解体。遗传和病理学研究表明由 T 细胞和 B 细胞组成的获得性免疫系统在 MS 发病过程中起到关键作用 [4, 11]。髓鞘反应性 T 细胞从外周血透过血脑屏障进入 CNS，分泌细胞因子和趋化因子，导致血脑屏障破坏，募集更多的炎症细胞进入 CNS [12-14]。例如，在 MS 动物模型中单核细胞和巨噬细胞通过剥离髓鞘导致轴突损伤。新的髓鞘表位呈递给 T 细胞，促进 IL-17 释放，进而增加中性粒细胞趋化因子表达，导致中性粒细胞募集到 CNS 并积累 [15]。原始 T 细胞激活后分化形成的 Th1 和 Th17 细胞是脱髓鞘的主要致

炎细胞[16]。经 FDA 批准修订的 MS 治疗策略中，强调了限制淋巴细胞浸润的重要作用[17]。

实验性自身免疫性脑炎髓炎（experimental autoimmune encephalomyelitis，EAE）可模拟 MS 病理特征，并被广泛应用。EAE 的病理进程分为两个阶段。初始阶段，树突状细胞迁移到外周淋巴结以进行自身抗原呈递，该过程对激活致炎性 Th 细胞至关重要；其次，致脑炎性 Th 细胞被募集到 CNS 以重新接触局部同源抗原[18]。激活的 Th 细胞释放促炎因子诱导少突胶质细胞凋亡，导致神经脱髓鞘[19]。

2．NMO　NMO 特征表现为视神经炎和脊髓炎，临床上常将 NMO 误诊为 MS。直至 2004 年，Lennon 等[20]在 NMO 患者血清中发现水通道蛋白 4（aquaporin-4，AQP4）的抗体。在大约 80% 的 NMO 患者中均发现 AQP4 抗体（aquaporin-4 antibody，AQP4-Ab），NMO 的病灶部位与 AQP4 高表达的部位高度相关[21]。AQP4-Ab 逐渐成为 NMO 的首选生物标记物[22]。AQP4 是 CNS 最常见的水通道蛋白，主要表达于星形胶质细胞，调节神经系统钾离子、细胞内外水平衡和神经传导。AQP4 肽段可被 T 细胞识别，主要是辅助性 T 细胞 17（Th17），进而激活 B 细胞。激活的 B 细胞分化成浆母细胞，分泌免疫球蛋白 G1（IgG1）的亚型 AQP4-Ab。AQP4-Ab 能够通过血脑屏障，与星形胶质细胞末端表达的 AQP4 蛋白相互作用，减少 AQP4 和胶质细胞原纤维酸性蛋白（glial fibrillary acidic protein，GFAP）表达，导致星形胶质细胞水肿和兴奋性氨基酸转运蛋白 2（EAAT2）下调，打破谷氨酸的稳态[22-26]。由局部的星形胶质细胞产生的 C1q 识别抗体上的补体结合点，激活补体系统进一步导致 CNS 血脑屏障通透性增加，患者脑脊液（CSF）中常见白细胞特别是嗜酸性粒细胞和中性粒细胞的大量浸润[22, 27]。另有实验表明，抗髓鞘少突胶质细胞糖蛋白抗体（antibody against myelin oligodendrocyte glycoprotein，MOG-Ab）也可作为 NMO 的生物标记物[28]。4%～11% 的 NMO 患者血清中可以检测到 MOG-Ab，这些患者血清未呈现 AQP4-Ab 阳性。MOG-Ab 可能在未引起星形胶质细胞病变的情况下驱动脱髓鞘反应[22]。

3．ADEM　ADEM 是由感染或其他影响免疫状态的因素引发的自身免疫疾病，特点是多灶性髓鞘脱失，主要累及部位有小脑、脑干和脊髓，临床常导致癫痫、局灶性神经功能损伤、神经功能障碍和死亡[3]。ADEM 病理学的标志包括脱髓鞘，与髓鞘弥漫巨噬细胞、T 淋巴细胞、B 淋巴细胞、偶见浆细胞和粒细胞等炎性浸润有关。ADEM 患者皮质中小胶质细胞激活模式不同于 MS，其特征是多灶性小胶质细胞聚集，与皮质脱髓鞘无关。这些皮质中小胶质细胞的改变可能代表在 ADEM 患者中通常观察到的抑郁意识水平的病理基础[29]。病毒蛋白的某些肽段与髓鞘碱性蛋白（myelin basic protein，MBP）和髓鞘脂蛋白（proteo lipid protein，PLP）具有相似的结构，这些病毒致敏的 T 细胞通过血液循环，通过黏附因子黏附于 CNS 的血管内皮细胞并释放炎症因子，导致血脑屏障通透性增加。在趋化因子的作用下，T 细胞被募集至 CNS 进而导致损伤[30]。

第二节　趋化因子在中枢神经系统炎性脱髓鞘病中的生物学意义及可能机制

趋化因子与中枢神经系统炎性脱髓鞘病的相关研究主要集中在 MS。免疫细胞迁移到

CNS 是 MS 病理发展的关键[18, 31]。白细胞向 CNS 的迁移有几个步骤，包括黏附、滚动和停滞在内皮细胞腔侧表面以及穿过血脑屏障。趋化因子通过诱导和激活白细胞整合素，加强白细胞与内皮细胞之间的黏附。白细胞通过形成趋化浓度梯度迁移并穿过内皮细胞，并诱导基质金属蛋白酶降解细胞外基质蛋白[2, 32-34]。除募集白细胞外，趋化因子还具有多种功能，包括调控辅助性 T 细胞的分化和功能，诱导伤口愈合、细胞因子分泌和细胞外基质蛋白酶等[35-36]。最近的研究报道了 MS 患者血液、脑脊液和活动性斑块病变中几种趋化因子及其受体水平升高。这些研究结果促使科学家关注通过调控趋化因子来抑制炎性白细胞向 CNS 迁移进而治疗中枢神经系统炎性脱髓鞘的策略[2]。

第三节　趋化因子在中枢神经系统炎性脱髓鞘病中的研究进展

趋化因子将各种类型的免疫和非免疫细胞募集到感染和炎症部位。基于其保守半胱氨酸残基的数量和位置，趋化因子分为 CC、CXC、CX3C 和 XC（C 亚家族）四类趋化因子。大约有 22 种人类趋化因子受体，根据它们结合的趋化因子进行分类，包括 CCR、CXCR、CX3CR 和 XCR。还有几种非典型趋化因子诱饵或清道夫受体，包括 DARC、D6、CXCR7、CCRL2 和 CCX-CKR，它们作为拦截器，通过中和趋化因子抑制免疫反应。最新研究已经表明，以下趋化因子和趋化因子受体参与 MS 发病：① CCR1/CCR5 和 CCL3/CCL4/CCL5，CCR2 和 CCL2/CCL18，CCR3 和 CCL26，CCR4 和 CCL17/CCL22，CCR6 和 CCL20，CCR9 和 CCL25。② CXCR3 和 CXCL9/CXCL10，CXCR4 和 CXCL12，CXCR5 和 CXCL13。③ CX3CR1 和 CX3CL1。趋化因子和趋化因子受体的分布与炎性免疫细胞对病灶的选择性迁移有关。CXC 类趋化因子主要作用于中性粒细胞，CC 类趋化因子主要作用于单核细胞。迁移到 CNS 的免疫细胞产生炎性物质、神经毒素和细胞因子损伤髓鞘和轴突[2, 37]。

一、参与中枢神经系统炎性脱髓鞘病的 CC 类趋化因子及其作用机制

1. CCR1/CCR5 和 CCL3、CCL4、CCL5　MS 患者脑脊液中 CCL5、MIF 和 IFN-γ 等上调，血清中 CCL3 和 CCL4 浓度增加。Th1 淋巴细胞释放的 IFN-γ 可以激活星形胶质细胞，产生趋化因子 CCL5 和 MIF[38]。在 EAE 和 MS 发病期间，CCR1 和 CCR5 在 CNS 中表达增加[39]。MS 患者携带 CCR5 受体的 T 细胞数量增加，慢性病变部位的巨噬细胞和活化小胶质细胞表达 CCR1 和 CCR5[40]。CCR1 和 CCR5 阳性的单核细胞仅在其配体 CCL3、CCL4 和 CCL5 存在的血管周围聚集。在 MS 病灶，CCL3 和 CCL4 大多表达于实质巨噬细胞和小胶质细胞，小部分表达于星形胶质细胞[41-42]。CCL5 在 MS 患者的 CNS 中起双重作用。一方面，它诱导促炎性胶质细胞募集到病变部位，使疾病恶化。另一方面，在 CNS 选定区域中 CCL5 作为中枢谷氨酸能传递的调节剂阻碍突触的化学传递。CCL5 介导的化学突触中谷氨酸释放可能与 MS 伴随的精神症状发作相关，但也可能间接地与炎症和脱髓鞘发展相关[43]。

在 MS 脱髓鞘病变中，淋巴细胞也表达 Th1 型趋化因子受体 CCR5[40, 44]。产生 IFN-γ

的 CCR5$^+$ T 细胞选择性迁移到 CNS 是 MS 发病机制的重要机制。在 MS 缓解期，CSF 中 CD4 细胞上的 CCR5 表达降低[44]。MS 复发期表达 CCR5 的 T 细胞数量增加，其缓解期表达 CCR5 的 T 细胞数量减少[41, 45]。复发期 MS 患者脑脊液中 CCL5 和 CCL3 水平较高[46]。在重复复发后，CCR5$^+$ Th1 细胞转化为 CCR2$^+$ CCR5$^+$ Th1 细胞。这些细胞分别表达大量的 MMP-9 和骨桥蛋白，降解血脑屏障，并分别放大 CNS 中的炎症反应[2]。在 MS 的病变斑块中检测到 CCL3、CCL4 和 CCL5。SPMS 患者血液中 CD4$^+$ T 细胞上 CCR5 受体的表达水平低于 RRMS 患者，但高于健康对照。PPMS 中 CCR5$^+$ CD8$^+$ T 细胞的百分比高于 RRMS[46]。CCR5 及其配体 CCL3、CCL4 和 CCL5 刺激树突状细胞迁移至 MS 患者的脑脊液和损伤部位。树突状细胞募集破坏了 CNS 对抗原的耐受性，并促使自身免疫反应的发生和发展[47]。注射 CCR5 模拟肽可减少单核细胞和淋巴细胞向脊髓的迁移，缓解 EAE 损伤[48]。

MS 患者用甲泼尼龙治疗后，血液 T 细胞上的 CCR5 表达降低[82]。用于治疗 MS 的醋酸格拉替雷降低 Th1 相关趋化因子受体 CCR5、CXCR3 和 CXCR6 的表达，并增加了 Th2 相关细胞因子和 CXCR7 的表达[49]。MS 病毒模型中，拮抗 CCL5 可以减少炎症细胞侵袭，缓解脱髓鞘和疾病症状[50]。由于 CCR1 缺失，CNS 病灶部位单核细胞和巨噬细胞数量减少。MHV 感染的 CCR 缺失小鼠，CNS 内的巨噬细胞减少和脱髓鞘损伤减轻[51]。相反，CCR5 缺失小鼠对急性单相 EAE 敏感。类似地，CCR5 基因中 δ32 突变的非功能性纯合子，不能防止 MS 损伤。克拉屈滨是一种合成的嘌呤核苷，具有免疫抑制作用，可降低血清和脑脊液中 CCL5 的水平[2, 46]。体外试验表明 IFN-β-1a 在 mRNA 水平抑制 T 细胞中 CCL3、CCL5 和 CCR5 的表达。IFN-β 治疗可通过激活 p38-MAPK 和 ERK1/2，减少与诱导 T 细胞向 CNS 的迁移有关的 CCL3 和 CCL5，降低脑和脊髓中 CCR5$^+$ CD4$^+$ T 细胞以及 CCL3、CCL4 和 CCL5 的水平，从而缓解 EAE 损伤[52-53]。然而，在用 IFN-β-1b 治疗 6 个月后，MS 患者外周血中单核细胞上 CCR5 的表达上调[54]。这些发现表明 CCR5 在免疫系统中复杂的作用。尽管如此，大多数令人信服的实验结果仍为开发 CCR5 阻断剂作为 MS 治疗方法提供了合理的依据[2]。

2. CCR2 和 CCL2/CCL18 CCR2 是 CCL2 的关键受体，主要在外周血单核细胞、活化的 T 细胞、B 细胞和未成熟的树突状细胞上表达。它具有促炎症（由 APC 和 T 细胞介导）和抗炎（由调节性 T 细胞介导）作用。CCL2 由巨噬细胞、小胶质细胞、星形胶质细胞和内皮细胞分泌，是一种促炎趋化因子。在 MS 患者的损伤海马中及其周围，CCL2 和 CCR2 的 mRNA 和蛋白水平显著升高。CNS 中 CCL2 的表达水平与 CNS 炎症等级和 EAE 严重程度呈正相关[55-56]。CCL2-CCR2 相互作用导致单核细胞和 T 细胞迁移到 CNS，造成闭合蛋白丢失，紧密连接蛋白 ZO-1、ZO-2 和 claudin-5 的片段化，以及 TJ 蛋白内化，进而破坏血脑屏障[57]。CCR2/CCL2 通常具有促炎作用。但在 EAE 模型中，CCL2 增加脑内具有抗炎作用的 CD11c$^+$ 小胶质细胞数量，该过程与 CSF1R 有关[58]。血浆中 CCL18 浓度升高加剧 MS 患者的炎症反应和神经退行性病变[59]。P8A-MCP-1 作为 CCR2 拮抗剂是髓鞘糖蛋白诱导的 EAE 中疾病症状的有效抑制剂[60]。与野生型小鼠和相比，CCL2 敲除小鼠的 EAE 临床评分降低，CCR2 敲除小鼠不会出现疾病的临床症状[46, 61]。CCR2 缺陷型小鼠对源自少突胶质细胞髓鞘糖蛋白肽 35-55（MOGp35-55）诱导的 EAE 具有抗性[62]。

3. CCR3 和 CCL11、CCL26C CCL11 和 CCL26 在 NMO 缓解期表达上调。CCL26 的

表达在复发缓解型 MS 中下调，但在继发进展型 MS 中显著上调。在 EAE 急性阶段，CCL26 及其受体 CCR3 与炎症反应呈现正相关，表现出促炎作用[63]。MS 患者脑脊液中 CCL11 含量低于 ADEM 患者及健康人群[64]。

4. CCR4 和 CCL17、CCL22　CCL17 和 CCL22 编码序列中单核苷酸多态性（SNP）等位基因频率与 MS 风险相关，尤其是男性[65]。据报道，MS 患者脑脊液中 CCL22 含量显著降低，CCL17 的水平显著升高[66]。ADEM 患者脑脊液中 CCL22 与 CCL17 的表达高于 MS 患者[64]。另有研究表明，相比于女性对照和男性 MS 患者，仅在女性 MS 患者中出现 CCL22 水平升高，调控 Th2 细胞的迁移，进而影响抗炎因子的释放[65]。神经病理学研究证明，在正常出现的白质病变（无活动或潜在的预防性）中和髓鞘再生区域激活的小胶质细胞表达 M2 型标记分子 CCL22，以及 M1 型标记分子（如 CD40 和 CD86）。这些数据表明 MS 病变中存在小胶质细胞的表型转换[67-68]。临床试验对 MS 治疗如何影响 CCL17/CCL22 和 CCR4 的表达进行了研究。MS 患者脑脊液中 CCL17 和 CCL22 的浓度可能受到治疗的影响[69]。那他珠单抗是黏附分子整合素 α4 的阻断抗体，通过降低脑脊液中 CCL22 水平阻断白细胞向 CNS 迁移[70-71]。粒细胞 - 巨噬细胞集落刺激因子（GM-CSF）是诱导树突状细胞产生 CCL17 和 CCL22 的细胞因子。经治疗后循环血浆中 GM-CSF 的浓度也显著降低[72]。IFN-β 治疗可抑制 MS 病理进程，抑制外周血中 CCL17 水平[73-74]。IFN-β 治疗可增加 CD4+ T 细胞表面表达 CCR4，未经治疗的 MS 患者 CCR4 显著降低[75]。此外，用环磷酰胺治疗继发进展型 MS，增加表达 CCR4 的 T 细胞百分比，促进 IL-4 产生[76]。相反，MS 患者静脉注射甲泼尼龙治疗后，会减少脑脊液中表达 CD25 和 CCR4 的 CD4+T 细胞[77]。

5. CCR6 和 CCL20　CCR6 在 Th17 细胞上高表达，产生细胞因子如 IL17 和 IL22，在自身免疫疾病的免疫激活和发病中起重要作用。CCR6 在 Th17 细胞上的表达受 TGF-β、RORγt 和 RORα 的调节。CCL20 是 CCR6 的配体，在 TGF-β、STAT3、RORγt、IL-6 和 IL-21 的调节下也由 Th17 细胞表达。MS 患者的外周血中的单核细胞和 MS 病变部位的星形胶质细胞中 CCL20 的表达上调[49-50, 78]。CCL20 表达于脉络丛，在 MS 的发生和发展中均发挥作用。其受体 CCR6 特异性表达于 CD4+ T 细胞。T 细胞经由脉络丛募集至 CNS。在自身免疫性疾病中，CCL20 及其受体 CCR6 表达上调，促进辅助型 T 细胞募集到炎症部位[79]。CD4+ T 细胞产生的 IL-17 通过 NF-κB 通路增加 CCL20 转录，进一步放大炎症反应[80]。CCL20 基因的等位基因（rs6749704）和 IL-17F 的等位基因（rs763780）变异是埃及 MS 患者发展危险因素[81]。CCL20 在复发缓解型 EAE 初期由白细胞而分泌，在 EAE 小鼠的脊髓疾病复发后由反应性星形胶质细胞分泌。与健康对照相比，MS 患者血清中 CCL20 水平显著升高。CCL20 和 CCR6 的浓度在 EAE 的脊髓中上调，其上调与 EAE 严重程度相关。用中和 CCR6 的抗抗体治疗后，对 EAE 模型小鼠具有保护作用[82]。尽管 CCR6 表达对于 Th17 细胞迁移至 CNS 和引起 CNS 炎症是必需的。但也有研究表明，CCR6 缺乏是通过调节特异性免疫细胞，例如调节性 T（Treg）细胞或树突状细胞来增强 EAE 损伤[83-84]。

6. CCR9 和 CCL25　脱髓鞘病变与 T 细胞介导的炎症反应相关[85]。复发缓解型 MS 和 NMO 患者脑脊液中，CCR9+ 记忆 T 细胞数量增加并且淋巴细胞活化基因 3（lymphocyte activating 3 gene，LAG3）的表达量增加。脑脊液中 CCR9+ 记忆 T 细胞数量增加可能与慢性 MS 病灶部位 CD8αβ 浸润相关。在健康个体中，CCR9+ 记忆 T 细胞表达较高水平的 CCR6、C-MAF、IL-4 和 IL-10。然而，SPMS 患者 CCR9$^+$ 记忆 T 细胞呈现炎症特征，RORγt 的表达特异性上调，IL-17A 和 IFN-γ 的产生增加 [86-87]。血中高浓度的 IL-17 引起血脑屏障通透性破坏 [88]。在 EAE 模型中，toll 样受体 4（toll-like receptor 4，TLR4）通过 CCL25/CCR9 促进 Th17 细胞浸润 [89]。

此外，在 MS 患者脑脊液中发现了 CCL27 的水平上调。CCL27 可能参与大脑中自身反应性脑炎性免疫效应物的激活和迁移 [38]。

二、参与中枢神经系统炎性脱髓鞘病的 CXC 类趋化因子及其作用机制

1. CXCR2 和 CXCL1/CXCL5/CXCL8　CXC 类趋化因子在急性炎症反应、慢性炎症反应和自身免疫疾病中均发挥作用 [90-91]。在已知的 CXCL 类趋化因子（系统编号 1 ~ 15）中，CXCL1 和 CXCL2（人类同源趋化因子是 CXCL8）主要通过 CXCR2 吸引中性粒细胞 [37]。MS 患者脑脊液中 CXCL1 和 CXCL10 上调 [38]。在 MS 动物模型中，趋化因子 CXCL1 和 CXCL2 表达增加，募集中性粒细胞至 CNS 并积累 [15]。小鼠感染 JHMV（JHM strain of mouse hepatitis virus）后，CNS 中的 CXCL1 表达持续增加，对 Ly6G$^+$ CD11b$^+$ 中性粒细胞具有趋化性。中性粒细胞释放细胞因子放大炎症反应，导致小鼠死亡率增加、成熟少突胶质细胞的数量减少，并且加剧脱髓鞘程度。该过程主要与中性粒细胞相关，CXCL1 并不影响病毒特异性 T 细胞的产生 [92]。

MS 患者血清中 CXCL5 表达增加造成血脑屏障损伤 [93]。CXCL8 的表达在 MS 患者的脑脊液和血清中均上调 [90-91, 93]。CXCL5 和 CXCL8 可迅速激活 Akt/PKB 信号通路，导致肌动蛋白张力纤维形成和紧密连接蛋白 ZO-1 重新分布，进而损伤血脑屏障。CXCL5/CXCL8 受体 CXCR2 的拮抗剂 SB332235 抑制趋化因子介导的 ZO-1 重分布，恢复血脑屏障功能 [93]。IFN-β 广泛用作 MS 的一线治疗。然而，仍有许多患者对 IFN-β 没有响应。实际上，IFN-β 抵抗的 EAE 与 CXCR2 和淋巴毒素 -β 受体（lymphotoxin-β receptor，LTβR）高度相关 [94]。此外，IFN-β 抵抗的 MS 患者外周血单核细胞中 CXCL8、CXCR2 和 LTβR 的表达上调 [95]。CXCR2 基因沉默，阻断 CXCR2，以及中性粒细胞特异性缺失 CXCR2 缓解血脑屏障的损伤、消除白细胞浸润及 EAE 和相关脱髓鞘病的病理进程 [15, 96-97]。中和 CXCR2 的抗体几乎完全抑制炎症反应部位中性粒细胞的浸润 [98]。抑制中性粒细胞的浸润延迟 EAE 的发病并抑制 EAE 的病理进程 [15]。EAE 模型中，巨噬细胞中正瞬时受体电位 M2 型（transient receptor potential melastatin 2，TRPM2）被局部反应激活，促进 CXCL2 的产生进而导致中性粒细胞浸润和脱髓鞘 [99]。如上所述，抑制 CXCR2 是减轻 EAE 的症状的重要途径。然而，有些研究显示相反的结果，抑制 CXCR2 信号通路虽然可完全消除中心粒细胞浸润，但却导致令人失望的治疗结果。例如，CXCR2 信号转导保护少突胶质细胞并抑制病毒诱导的脱髓鞘模型小鼠的脱髓鞘，CXCR2 基因敲除小鼠显示异常表现（例如，对环境反应能力差，繁殖率降低，体重降低）[100]，CXCR2 基因敲除小鼠中巨噬细胞依赖的急性炎症反应加剧 [101]。此外，全身性抑制中性粒细胞的活化和迁移增加严重感染的风险 [102]。

2. CXCR3 和 CXCL9、CXCL10　MS 患者 CXCL10 的转录减少，与 Hsa-miR-424 表达上调相关，该过程促进 B 细胞生存 [103]。在 MS 患者中，CXCR3 是驱动淋巴细胞募集到 CNS 的常用途径。与 MS 患者的血液相比，CXCR3$^+$ B 细胞在脑脊液、脑膜和脑组织

隔室中富集。与此一致的是，MS 患者的脑脊液中存在更高水平的 CXCR3 配体 CXCL10。同时，在 CNS 中存在较多的 CXCR3$^+$ T 细胞，包括 Th17.1 在内。其他研究提出，CXCR5 及其配体 CXCL13 也是 B 细胞向 CNS 募集的重要贡献者。在 Tfh1 样培养条件下，MS 患者的 B 细胞表达较高的 T-bet 水平。此外，IFN-γ 调节人 B 细胞中 CXCR3 表达。IFN-γ 和 TLR9 信号激活 T-bet^{high}IgG1$^+$ B 细胞，增强 MS 患者 CNS 中 CXCR3 介导的淋巴细胞募集和局部反应 [104]，MS 患者脑脊液中 CXCL1 和 CXCL10 上调 [38]。MS 患者中 CXCR3 阳性的 CD4 细胞数量多于 CCR3 阳性的 CD4 细胞数量，CXCR3 阳性的 CD8 细胞数量多于 CCR4 阳性的 CD8 细胞数量。NMO 患者并未出现相似现象 [105]。

3．CXCR4/CXCR7 和 CXCL12　CXCL12 通过与其受体 CXCR4/CXCR7 结合来调控胚胎及成熟少突胶质细胞前体细胞的增殖、迁移和分化，进而损伤髓鞘 [106-107]。MS 患者脑脊液中 CXCL12 表达显著增加 [108]。在 MS 病灶和血管周围的许多单核细胞、巨噬细胞、星形胶质细胞中 CXCL12 的表达增加 [109]。CXCL12 是携带 CXCR4 的淋巴细胞和单核细胞进入 CNS 的趋化因子 [47]。CXCL12 经金属蛋白酶切割后可以成为 MS 病变中的神经毒性介质，因此可能导致轴突损伤。此外，IFN-β1b 可降低 CXCL12/CXCR4 介导的单核细胞迁移 [110]。地塞米松治疗导致内皮细胞中 CXCL12 表达上调。CXCR7 是 CXCL12 的新受体，在大脑皮质、脑室下区等脑区表达 [111]。在 EAE 中，CXCR7 由脑室下区中的少突胶质细胞祖细胞来表达。CXCR7 的激活对 EAE 中白细胞向 CNS 实质的迁移至关重要 [108, 112]。CXCL12/CXCR4/CXCR7 轴在 MS 的发病机制中起着双刃剑的作用，需要进一步研究以阐明 CXCL12 及其受体在 MS 发病机制中的确切作用 [2]。

4．CXCR5 和 CXCL13　在复发缓解型多发性硬化患者的脑脊液中，CXCL13 含量升高。CXCL13 水平与鞘内免疫球蛋白、B 细胞、血浆母细胞和 T 细胞的产生存在密切相关。脑脊液中，约 20% 的 CD4$^+$ 细胞和几乎所有 B 细胞表达 CXCL13 受体 CXCR5 [108]。CXCL13 促进 MS 模型脑膜中的淋巴管形成，早期中和 CXCL13 可能干扰脑膜中淋巴管的功能从而改善 MS 症状 [113]。CXCR5 基因分型（rs3922）可降低 MS 的发病风险 [114]。

三、参与中枢神经系统炎性脱髓鞘病的 CX3C 类趋化因子及其作用机制

在 MS 动物模型炎症反应部位，观察到星形胶质细胞中 CX3CL1 表达增加，而神经元中 CX3CL1 的表达保持不变。CX3CL1 受体 CX3CR1 表达于小胶质细胞，在脑和脊髓中表达丰富，有助于抑制小胶质细胞的炎症反应 [115]。在脱髓鞘病变周围的小胶质细胞中 CX3CR1 表达增加 [116]。CX3CL1/CX3CR1 对 MS 动物模型具有保护作用。CX3CR1 缺乏小鼠表现出更严重的神经功能损伤和脱髓鞘 [117]。CX3CL1/CX3CR1 的保护作用与募集 NK 细胞、调控抗原递呈和抗氧化有关。已有实验表明，CX3CL1 选择性募集 NK 细胞，CX3CR1 缺失并不影响 T 细胞、NKT 细胞和单核细胞向 CNS 迁移 [118]。CX3CL1/CX3CR1 通过抑制 MHC-Ⅱ 反式激活蛋白（class Ⅱ transactivator，CⅡTA）和干扰素调节因子-1（interferon regulatory factor-1）的表达，降低抗原递呈细胞表面 MHC-Ⅱ 的含量 [119]。过氧化氢降低小脑组织中 MBP 和髓鞘少突胶质细胞糖蛋白（myelin oligodendrocyte glycoprotein，MOG）荧光强度，导致小脑脱髓鞘，CX3CL1 预孵育可逆转该现象。为防止炎性和非炎性 CNS 疾病中氧化应激诱导的脱髓鞘，CX3CL1 可作为潜在的新靶点 [120]。

hCX3CR1[I249/M280] 变异加剧 EAE 模型损伤[121]。少突胶质细胞中的 CXCR2 与 CXCL1 结合，与正常的髓鞘形成有关[19]。

 第四节   以趋化因子为靶点的中枢神经系统炎性脱髓鞘病创新药物研发进展

如第二节所述，MS 发病涉及多种趋化因子和趋化因子受体，药物治疗可改变这些趋化因子和其受体的变化。此外，在 EAE 动物模型中，通过基因敲除或中和抗体可以阻断 MS 发病或改善 MS 的症状。这些研究成果证明了趋化因子及其受体在 MS 治疗中的重要作用。到目前为止，已发现几种趋化因子受体拮抗剂对 MS 症状具有较好改善作用（表 16-2）[2, 127-128]。

表 16-2   用于治疗 MS 的趋化因子受体抑制剂

靶点	抑制剂	实验阶段
CCR1	BX-471	II 期临床试验（完成）
	MLN-3839	I 期临床试验（完成）
	MLN-3701	II 期临床试验（完成）
CCR2	MLN-1202	II 期临床试验（实验中）
	INCB-8696	II 期临床试验（实验中）
	MK-0812	II 期临床试验（计划）
	CCX-915	I 期临床试验（完成）
CXCR2	SCH527123	临床前实验
CMKLR1	α-NETA	临床前实验

1. 进入临床试验的药物   针对 CCR1 的拮抗剂包括 BX-471、MLN3701 和 MLN-3897。BX-471 是一种有效的二酰基哌嗪，在急性 EAE 大鼠模型中有效，I 期临床试验中未出现任何安全性问题。然而，由于未显示出阳性的临床终点，即 CNS 中新发炎性病变部位的减少，其在 II 期临床试验中失败[122]。MLN-3897 是 CCR1 的拮抗剂，其在 I 期临床试验中用于治疗 MS 和 RA。然而，已停止对该化合物的进一步研究。MLN-3701 是 CCR1 的拮抗剂，目前正在进行 MS 的 II 期临床试验[2]。

针对 CCR2 的拮抗剂包括 MLN-1202、INCB-8696、CCX-915 和 MK-0812[2]。MK-0812 是一种吡啶取代的哌啶，是一种有效的 CCR2 拮抗剂，针对 MS 和类风湿性关节炎（RA）进行了 II 期临床试验。不幸的是，这种化合物导致病变部位增加，因此被终止临床试验[123]。CCX-915 是 CCR2 拮抗剂，临床上已被确定为治疗 MS 的候选药物。然而，由于其药代动力学性质差，其临床试验已终止[124]。MLN-1202 是一种针对 CCR2 的人源化抗体，对 MS 和 RA 显示出潜在的治疗作用。在 MS 的 II 期临床试验中显示阳性结果。并且，在涉及 50 名 RRMS 患者的 Ⅱ 期临床试验中，该抗体缓解钆增强病变[125]。INCB-8696 是一种 CCR2 受体拮抗剂，已进入了 MS 的 Ⅱ 期临床试验[126]。

2. 临床前研究药物　SCH527123 是 CXCR2 的小分子抑制剂。在大鼠 EAE 模型中，SCH527123 显著减少迁移至 CNS 中的中性粒细胞数量。但 SCH527123 并未减少病灶部位，对激活的巨噬细胞 / 小胶质细胞和 $CD3^+T$ 细胞无影响[127]。

2-（α- 萘基）乙基三甲基碘化铵〔2-（α-naphthoyl）ethyltrimethylammonium iodide，α-NETA〕是 CMKLR1 的小分子抑制剂。与富马酸二甲酯相比，其对 C57/BL6 小鼠 EAE 模型症状有更好的改善效果。α-NETA 300mg/（kg·d）灌胃 14 天，对小鼠体重、各器官大体病理学无显著影响。α-NETA 对 hERG 钾通道驱动的动作电位几乎没有影响，因此降低了心脏毒性的预测风险。α-NETA 抑制 Cyp2B6（IC_{50}=0.12μmol/L）和 Cyp2C8（IC_{50}=1.5μmol/L），但这并不影响 α-NETA 作为药物的开发。一项研究指出，在受精后第 6 天、第 9 天和第 12 天，直接将 α-NETA 注射（5μg）到子宫角，明显抑制胚胎再吸收，因此 α-NETA 可能禁止在妊娠期间应用[128]。

第五节　趋化因子在中枢神经系统炎性脱髓鞘病诊疗中的研究展望

由于趋化因子与趋化因子受体相互作用的冗余和复杂性，仅阻断趋化因子网络中的一个分子以抑制 MS 等自身免疫疾病是困难的。趋化因子及其受体形成同源或异源二聚体增加了趋化因子网络的复杂性[2, 129-130]。由于一种趋化因子可以趋化表达不同趋化因子受体的免疫细胞做定向迁移，多种趋化因子存在趋化因子受体的冗余，又因为抗体阻断趋化因子受体后趋化因子水平仍可以被上调。所以，用抗体靶向趋化因子受体可以比靶向趋化因子本身更有效。尽管从 MS 动物模型中的趋化因子受体拮抗剂获得的数据给我们带来希望，但是这些拮抗剂用于治疗 MS 患者的临床试验，其治疗效果非常令人失望。几种人类趋化因子或结构同源物，在啮齿动物中没有功能，这使得临床前研究结果扩展到临床应用更加困难[2]。此外，MS 是一种复杂的疾病，它包括四种临床亚型：RRMS、SPMS、PPMS 和 PRMS。患者之间的脱髓鞘模式更具复杂性。在这种情况下，确定 MS 患者的细胞因子谱并为 MS 患者设计个性化疗法可能产生很好的治疗效果。如果将患者区分为趋化因子受体特异性亚群，我们可能通过选择性趋化因子受体拮抗剂成功治愈 MS[2, 131-132]。

（夏聪媛　陈乃宏）

参考文献

[1] HÖFTBERGER R, LASSMANN H. Inflammatory demyelinating diseases of the central nervous system. Handb Clin Neurol, 2017, 145: 263-283.

[2] SADEGHIAN-RIZI T, KHANAHMAD H, JAHANIAN-NAJAFABADI A. Therapeutic targeting of chemokines and chemokine receptors in multiple sclerosis: opportunities and challenges. CNS Neurol

Disord Drug Targets, 2018, 17 (7): 496-508.

[3] VENKATESAN A, MICHAEL B D, PROBASCO J C, et al. Acute encephalitis in immunocompetent adults. Lancet, 2019, 393 (10172): 702-716.

[4] THOMPSON A J, BARANZINI S E, GEURTS J, et al. Multiple sclerosis. Lancet, 2018, 391 (10130): 1622-1636.

[5] HOWARD J, TREVICK S, YOUNGER D S. Epidemiology of Multiple Sclerosis. Neurol Clin, 2016, 34 (4): 919-939.

[6] BROWNLEE W J, HARDY T A, FAZEKAS F, et al. Diagnosis of multiple sclerosis: progress and challenges. Lancet, 2017, 389 (10076): 1336-1346.

[7] PANDIT L, ASGARI N, APIWATTANAKUL M, et al. Demographic and clinical features of neuromyelitis optica: a review. Mult Scler, 2015, 21 (7): 845-853.

[8] 中国免疫学会神经免疫分会，中华医学会神经病学分会神经免疫学组. 多发性硬化诊断和治疗中国专家共识（2018 版）. 中国神经免疫学和神经病学杂志，2018，25（6）：387-394.

[9] SELLNER J, BOGGILD M, CLANET M, et al. EFNS guidelines on diagnosis and management of neuromyelitis optica. Eur J Neurol, 2010, 17 (8): 1019-1032.

[10] KONUSKAN B, ANLAR B. Treatment in childhood central nervous system demyelinating disorders. Dev Med Child Neurol, 2019, 61 (11): 1281-1288.

[11] KUTZELNIGG A, LUCCHINETTI C F, STADELMANN C, et al. Cortical demyelination and diffuse white matter injury in multiple sclerosis. Brain, 2005, 128 (Pt 11): 2705-2712.

[12] SOSPEDRA M, MARTIN R. Immunology of multiple sclerosis. Annu Rev Immunol, 2005, 23: 683-747.

[13] CLEMENT M, PEARSON J A, GRAS S, et al. Targeted suppression of autoreactive CD8[+] T-cell activation using blocking anti-CD8 antibodies. Sci Rep, 2016, 6: 35332.

[14] FRIESE M A, FUGGER L. Autoreactive CD8[+] T cells in multiple sclerosis: a new target for therapy? Brain, 2005, 128 (Pt 8): 1747-1763.

[15] CARLSON T, KROENKE M, RAO P, et al. The Th17-ELR+ CXC chemokine pathway is essential for the development of central nervous system autoimmune disease. J Exp Med, 2008, 205 (4): 811-823.

[16] RODGERS J M, MILLER S D. Cytokine control of inflammation and repair in the pathology of multiple sclerosis. Yale J Biol Med, 2012, 85 (4): 447-468.

[17] FROHMAN T C, BEH S C, KILDEBECK E J, et al. Neurotherapeutic strategies for multiple sclerosis. Neurol Clin, 2016, 34 (3): 483-523.

[18] GRIFFITH J W, SOKOL C L, LUSTER A D. Chemokines and chemokine receptors: positioning cells for host defense and immunity. Annu Rev Immunol, 2014, 32: 659-702.

[19] KARIM H, KIM S H, LAPATO A S, et al. Increase in chemokine CXCL1 by ERβ ligand treatment is a key mediator in promoting axon myelination. 2018, 115 (24): 6291-6296.

[20] LENNON V A, WINGERCHUK D M, KRYZER T J, et al. A serum autoantibody marker of neuromyelitis optica: distinction from multiple sclerosis. Lancet, 2004, 364 (9451): 2106-2112.

[21] PITTOCK S J, WEINSHENKER B G, LUCCHINETTI C F, et al. Neuromyelitis optica brain lesions

localized at sites of high aquaporin 4 expression. Arch Neurol, 2006, 63 (7): 964-968.

[22] COLLONGUES N, AYME-DIETRICH E, MONASSIER L, et al. Pharmacotherapy for neuromyelitis optica spectrum disorders: current management and future options. Drugs, 2019, 79 (2): 125-142.

[23] VERKMAN A S, BINDER D K, BLOCH O, et al. Three distinct roles of aquaporin-4 in brain function revealed by knockout mice. Biochim Biophys Acta, 2006, 1758 (8): 1085-1093.

[24] HINSON S R, ROEMER S F, LUCCHINETTI C F, et al. Aquaporin-4-binding autoantibodies in patients with neuromyelitis optica impair glutamate transport by down-regulating EAAT2. J Exp Med, 2008, 205 (11): 2473-2481.

[25] HINSON S R, ROMERO M F, POPESCU B F, et al. Molecular outcomes of neuromyelitis optica (NMO)-IgG binding to aquaporin-4 in astrocytes. Proc Natl Acad Sci U S A, 2012, 109 (4): 1245-1250.

[26] ZENG X N, SUN X L, GAO L, et al. Aquaporin-4 deficiency down-regulates glutamate uptake and GLT-1 expression in astrocytes. Mol Cell Neurosci, 2007, 34 (1): 34-39.

[27] HOWE C L, KAPTZAN T, MAGAÑA SM, et al. Neuromyelitis optica IgG stimulates an immunological response in rat astrocyte cultures. Glia, 2014, 62 (5): 692-708.

[28] KITLEY J, WOODHALL M, WATERS P, et al. Myelin-oligodendrocyte glycoprotein antibodies in adults with a neuromyelitis optica phenotype. Neurology, 2012, 79 (12): 1273-1277.

[29] POHL D, ALPER G, VAN HAREN K, et al. Acute disseminated encephalomyelitis: updates on an inflammatory CNS syndrome. Neurology, 2016, 87 (9 Suppl 2): S38-S45.

[30] 马卓娅，王国兵，李成荣，等. 急性播散性脑脊髓炎分子发病机制的研究进展（综述）. 中国神经免疫学和神经病学杂志，2008，15（2）：106-108.

[31] RÉAUX-LE GOAZIGO A, VAN STEENWINCKEL J, ROSTÈNE W, et al. Current status of chemokines in the adult CNS. Prog Neurobiol, 2013, 104: 67-92.

[32] HOLMAN D W, KLEIN R S, RANSOHOFF R M. The blood-brain barrier, chemokines and multiple sclerosis. Biochim Biophys Acta, 2011, 1812 (2): 220-230.

[33] MAN S, UBOGU E E, RANSOHOFF R M. Inflammatory cell migration into the central nervous system: a few new twists on an old tale. Brain Pathol, 2007, 17 (2): 243-250.

[34] ENGELHARDT B. Immune cell entry into the central nervous system: involvement of adhesion molecules and chemokines. J Neurol Sci, 2008, 274 (1/2): 23-26.

[35] MAHAD D J, RANSOHOFF R M. The role of MCP-1 (CCL2) and CCR2 in multiple sclerosis and experimental autoimmune encephalomyelitis (EAE). Semin Immunol, 2003, 15 (1): 23-32.

[36] IWANOWSKI P, LOSY J, KRAMER L, et al. CXCL10 and CXCL13 chemokines in patients with relapsing remitting and primary progressive multiple sclerosis. J Neurol Sci, 2017, 380: 22-26.

[37] ZLOTNIK A, YOSHIE O. Chemokines: a new classification system and their role in immunity. Immunity, 2000, 12 (2): 121-127.

[38] KHAIBULLIN T, IVANOVA V, MARTYNOVA E, et al. Elevated levels of proinflammatory cytokines in cerebrospinal fluid of multiple sclerosis patients. Front Immunol, 2017, 8: 531.

[39] MATSUI M, WEAVER J, PROUDFOOT A E, et al. Treatment of experimental autoimmune encephalomyelitis with the chemokine receptor antagonist Met-RANTES. J Neuroimmunol, 2002, 128 (1/2): 16-22.

[40] SIMPSON J, REZAIE P, NEWCOMBE J, et al. Expression of the beta-chemokine receptors CCR2, CCR3 and CCR5 in multiple sclerosis central nervous system tissue. J Neuroimmunol, 2000, 108 (1/2): 192-200.

[41] TREBST C, RANSOHOFF R M. Investigating chemokines and chemokine receptors in patients with multiple sclerosis: opportunities and challenges. Arch Neurol, 2001, 58 (12): 1975-1980.

[42] MAHAD D J, HOWELL S J, WOODROOFE M N. Expression of chemokines in the CSF and correlation with clinical disease activity in patients with multiple sclerosis. J Neurol Neurosurg Psychiatry, 2002, 72 (4): 498-502.

[43] PITTALUGA A. CCL5-Glutamate cross-talk in astrocyte-neuron communication in multiple sclerosis. Front Immunol, 2017, 8: 1079.

[44] MISU T, ONODERA H, FUJIHARA K, et al. Chemokine receptor expression on T cells in blood and cerebrospinal fluid at relapse and remission of multiple sclerosis: imbalance of Th1/Th2-associated chemokine signaling. J Neuroimmunol, 2001, 114 (1/2): 207-212.

[45] WU X M, OSOEGAWA M, YAMASAKI K, et al. Flow cytometric differentiation of Asian and Western types of multiple sclerosis, HTLV-1-associated myelopathy/tropical spastic paraparesis (HAM/TSP) and hyperIgEaemic myelitis by analyses of memory CD4 positive T cell subsets and NK cell subsets. J Neurol Sci, 2000, 177 (1): 24-31.

[46] SZCZUCIŃSKI A, LOSY J. Chemokines and chemokine receptors in multiple sclerosis. Potential targets for new therapies. Acta Neurol Scand, 2007, 115 (3): 137-146.

[47] AMBROSINI E, REMOLI M E, GIACOMINI E, et al. Astrocytes produce dendritic cell-attracting chemokines in vitro and in multiple sclerosis lesions. J Neuropathol Exp Neurol, 2005, 64 (8): 706-715.

[48] ZHENG H M, JIANG Y, WANG J R, et al. Mimic peptides bonding specifically with the first and second extracellular loops of the CC chemokine receptor 5 derived from a phage display peptide library are potent inhibitors of experimental autoimmune encephalomyelitis. Inflamm Res, 2011, 60 (8): 759-767.

[49] CHENG W, CHEN G. Chemokines and chemokine receptors in multiple sclerosis. Mediators Inflamm, 2014, 2014: 659206.

[50] GLASS W G, HICKEY M J, HARDISON J L, et al. Antibody targeting of the CC chemokine ligand 5 results in diminished leukocyte infiltration into the central nervous system and reduced neurologic disease in a viral model of multiple sclerosis. J Immunol, 2004, 172 (7): 4018-4025.

[51] GLASS W G, LIU M T, KUZIEL W A, et al. Reduced macrophage infiltration and demyelination in mice lacking the chemokine receptor CCR5 following infection with a neurotropic coronavirus. Virology, 2001, 288 (1): 8-17.

[52] CHENG W, ZHAO Q, XI Y, et al. IFN-β inhibits T cells accumulation in the central nervous system by reducing the expression and activity of chemokines in experimental autoimmune encephalomyelitis. Mol Immunol, 2015, 64 (1): 152-162.

[53] ZANG Y C, HALDER J B, SAMANTA A K, et al. Regulation of chemokine receptor CCR5 and production of RANTES and MIP-1alpha by interferon-beta. J Neuroimmunol, 2001, 112 (1/2): 174-180.

[54] WANDINGER K P, STÜRZEBECHER C S, BIELEKOVA B, et al. Complex immunomodulatory effects of interferon-beta in multiple sclerosis include the upregulation of T helper 1-associated marker genes. Ann Neurol, 2001, 50 (3): 349-357.

[55] KAN Q C, PAN Q X, ZHANG X J, et al. Matrine ameliorates experimental autoimmune encephalomyelitis by modulating chemokines and their receptors. Exp Mol Pathol, 2015, 99 (2): 212-219.

[56] JAVOR J, PÁRNICKÁ Z, MICHALIK J, et al. The +190 G/A (rs1799864) polymorphism in the C-C chemokine receptor 2 (CCR2) gene is associated with susceptibility to multiple sclerosis in HLA-DRB1*15: 01-negative individuals. J Neurol Sci, 2015, 349 (1/2): 138-142.

[57] STAMATOVIC S M, SHAKUI P, KEEP R F, et al. Monocyte chemoattractant protein-1 regulation of blood-brain barrier permeability. J Cereb Blood Flow Metab, 2005, 25 (5): 593-606.

[58] WLODARCZYK A, BENMAMAR-BADEL A, CÉDILE O, et al. CSF1R Stimulation promotes increased neuroprotection by CD11c+ microglia in EAE. Front Cell Neurosci, 2018, 12: 523.

[59] ZILIOTTO N, BERNARDI F, JAKIMOVSKI D, et al. Increased CCL18 plasma levels are associated with neurodegenerative MRI outcomes in multiple sclerosis patients. Mult Scler Relat Disord, 2018, 25: 37-42.

[60] PROUDFOOT A E, DE SOUZA A L, MUZIO V. The use of chemokine antagonists in EAE models. J Neuroimmunol, 2008, 198 (1/2): 27-30.

[61] HUANG D R, WANG J, KIVISAKK P, et al. Absence of monocyte chemoattractant protein 1 in mice leads to decreased local macrophage recruitment and antigen-specific T helper cell type 1 immune response in experimental autoimmune encephalomyelitis. J Exp Med, 2001, 193 (6): 713-726.

[62] IZIKSON L, KLEIN R S, CHARO I F, et al. Resistance to experimental autoimmune encephalomyelitis in mice lacking the CC chemokine receptor (CCR)2. J Exp Med, 2000, 192 (7): 1075-1080.

[63] SHOU J, PENG J, ZHAO Z, et al. CCL26 and CCR3 are associated with the acute inflammatory response in the CNS in experimental autoimmune encephalomyelitis. J Neuroimmunol, 2019, 333: 576967.

[64] FRANCIOTTA D, ZARDINI E, RAVAGLIA S, et al. Cytokines and chemokines in cerebrospinal fluid and serum of adult patients with acute disseminated encephalomyelitis. J Neurol Sci, 2006, 247 (2): 202-207.

[65] GALIMBERTI D, FENOGLIO C, COMI C, et al. MDC/CCL22 intrathecal levels in patients with multiple sclerosis. Mult Scler, 2008, 14 (4): 547-549.

[66] NARIKAWA K, MISU T, FUJIHARA K, et al. CSF chemokine levels in relapsing neuromyelitis optica and multiple sclerosis. J Neuroimmunol, 2004, 149 (1/2): 182-186.

[67] KUHLMANN T, LUDWIN S, PRAT A, et al. An updated histological classification system for multiple sclerosis lesions. Acta Neuropathol, 2017, 133 (1): 13-24.

[68] PEFEROEN L A, VOGEL D Y, UMMENTHUM K, et al. Activation status of human microglia is dependent on lesion formation stage and remyelination in multiple sclerosis. J Neuropathol Exp Neurol, 2015, 74 (1): 48-63.

[69] SCHEU S, ALI S, RULAND C, et al. The C-C chemokines CCL17 and CCL22 and their receptor CCR4 in CNS autoimmunity. Int J Mol Sci, 2017, 18 (11): 2306.

[70] MELZER N, MEUTH S G. Disease-modifying therapy in multiple sclerosis and chronic inflammatory demyelinating polyradiculoneuropathy: common and divergent current and future strategies. Clin Exp Immunol, 2014, 175 (3): 359-372.

[71] SCHWAB N, HÖHN K G, SCHNEIDER-HOHENDORF T, et al. Immunological and clinical consequences of treating a patient with natalizumab. Mult Scler, 2012, 18 (3): 335-344.

[72] POPPENSIEKER K, OTTE D M, SCHÜRMANN B, et al. CC chemokine receptor 4 is required for experimental autoimmune encephalomyelitis by regulating GM-CSF and IL-23 production in dendritic cells. Proc Natl Acad Sci U S A, 2012, 109 (10): 3897-3902.

[73] MARZINIAK M, MEUTH S. Current perspectives on interferon Beta-1b for the treatment of multiple sclerosis. Adv Ther, 2014, 31 (9): 915-931.

[74] CHRISTOPHI G P, CHRISTOPHI J A, GRUBER R C, et al. Quantitative differences in the immunomodulatory effects of Rebif and Avonex in IFN-β 1a treated multiple sclerosis patients. J Neurol Sci, 2011, 307 (1/2): 41-45.

[75] KRAKAUER M, SORENSEN P S, KHADEMI M, et al. Dynamic T-lymphocyte chemokine receptor expression induced by interferon-beta therapy in multiple sclerosis. Scand J Immunol, 2006, 64 (2): 155-163.

[76] KARNI A, BALASHOV K, HANCOCK W W, et al. Cyclophosphamide modulates CD4$^+$ T cells into a T helper type 2 phenotype and reverses increased IFN-gamma production of CD8$^+$ T cells in secondary progressive multiple sclerosis. J Neuroimmunol, 2004, 146 (1/2): 189-198.

[77] WANG H Y, MATSUI M, ARAYA S, et al. Immune parameters associated with early treatment effects of high-dose intravenous methylprednisolone in multiple sclerosis. J Neurol Sci, 2003, 216 (1): 61-66.

[78] RESTORICK S M, DURANT L, KALRA S, et al. CCR6$^+$ Th cells in the cerebrospinal fluid of persons with multiple sclerosis are dominated by pathogenic non-classic Th1 cells and GM-CSF-only-secreting Th cells. Brain Behav Immun, 2017, 64: 71-79.

[79] MONY J T, KHOROOSHI R, OWENS T. Chemokine receptor expression by inflammatory T cells in EAE. Front Cell Neurosci, 2014, 8: 187.

[80] MEARES G P, MA X, QIN H, et al. Regulation of CCL20 expression in astrocytes by IL-6 and IL-17. Glia, 2012, 60 (5): 771-781.

[81] EL SHARKAWI F Z, ALI S A, HEGAZY M I, et al. The combined effect of IL-17F and CCL20 gene polymorphism in susceptibility to multiple sclerosis in Egypt. Gene, 2019, 685: 164-169.

[82] ABRAHAM M, KARNI A, MAUSNER-FAINBERG K, et al. Natural and induced immunization against CCL20 ameliorate experimental autoimmune encephalitis and may confer protection against multiple sclerosis. Clin Immunol, 2017, 183: 316-324.

[83] KIM B S, LU H, ICHIYAMA K, et al. Generation of RORγt$^+$ antigen-specific T regulatory 17 cells from Foxp3$^+$ precursors in autoimmunity. Cell Rep, 2017, 21 (1): 195-207.

[84] WILLIAMS J L, HOLMAN D W, KLEIN R S. Chemokines in the balance: maintenance of homeostasis and protection at CNS barriers. Front Cell Neurosci, 2014, 8: 154.

[85] ROSTAMI A, CIRIC B. Role of Th17 cells in the pathogenesis of CNS inflammatory demyelination. J Neurol Sci, 2013, 333 (1/2): 76-87.

[86] KADOWAKI A, SAGA R, LIN Y, et al. Gut microbiota-dependent CCR9$^+$CD4$^+$ T cells are altered in secondary progressive multiple sclerosis. Brain, 2019, 142 (4): 916-931.

[87] MACHADO-SANTOS J, SAJI E, TRÖSCHER A R, et al. The compartmentalized inflammatory response in the multiple sclerosis brain is composed of tissue-resident CD8$^+$ T lymphocytes and B cells. Brain, 2018, 141 (7): 2066-2082.

[88] MADDUR M S, MIOSSEC P, KAVERI S V, et al. Th17 cells: biology, pathogenesis of autoimmune and inflammatory diseases, and therapeutic strategies. Am J Pathol, 2012, 181 (1): 8-18.

[89] ZHANG Y, HAN J, WU M, et al. Toll-Like Receptor 4 promotes Th17 lymphocyte infiltration via CCL25/CCR9 in pathogenesis of experimental autoimmune encephalomyelitis. J Neuroimmune Pharmacol, 2019, 14 (3): 493-502.

[90] LUND B T, ASHIKIAN N, TA H Q, et al. Increased CXCL8 (IL-8) expression in multiple sclerosis. J Neuroimmunol, 2004, 155 (1/2): 161-171.

[91] ISHIZU T, OSOEGAWA M, MEI F J, et al. Intrathecal activation of the IL-17/IL-8 axis in opticospinal multiple sclerosis. Brain, 2005, 128 (Pt 5): 988-1002.

[92] MARRO B S, GRIST J J, LANE T E. Inducible expression of CXCL1 within the central nervous system amplifies viral-induced demyelination. J Immunol, 2016, 196 (4): 1855-1864.

[93] HAARMANN A, SCHUHMANN M K, SILWEDEL C, et al. Human brain endothelial CXCR2 is inflammation-inducible and mediates CXCL5- and CXCL8-triggered paraendothelial barrier breakdown. Int J Mol Sci, 2019, 20 (3): 602.

[94] MIKAMI Y, MATSUZAKI H, HORIE M, et al. Lymphotoxin β receptor signaling induces IL-8 production in human bronchial epithelial cells. PLoS One, 2014, 9 (12): e114791.

[95] INOUE M, CHEN P H, SIECINSKI S, et al. An interferon-β-resistant and NLRP$_3$ inflammasome-independent subtype of EAE with neuronal damage. Nat Neurosci, 2016, 19 (12): 1599-1609.

[96] KERSTETTER A E, PADOVANI-CLAUDIO D A, BAI L, et al. Inhibition of CXCR2 signaling promotes recovery in models of multiple sclerosis. Exp Neurol, 2009, 220 (1): 44-56.

[97] LIU L, BELKADI A, DARNALL L, et al. CXCR2-positive neutrophils are essential for cuprizone-induced demyelination: relevance to multiple sclerosis. Nat Neurosci, 2010, 13 (3): 319-326.

[98] TANIMOTO N, TERASAWA M, NAKAMURA M, et al. Involvement of KC, MIP-2, and MCP-1 in leukocyte infiltration following injection of necrotic cells into the peritoneal cavity. Biochem Biophys Res Commun, 2007, 361 (2): 533-536.

[99] TSUTSUI M, HIRASE R, MIYAMURA S, et al. TRPM$_2$ exacerbates central nervous system inflammation in experimental autoimmune encephalomyelitis by increasing production of CXCL2 chemokines. J Neurosci, 2018, 38 (39): 8484-8495.

[100] HOSKING M P, TIROTTA E, RANSOHOFF R M, et al. CXCR2 signaling protects oligodendrocytes and restricts demyelination in a mouse model of viral-induced demyelination. PLoS One, 2010, 5 (6): e11340.

[101] DYER D P, PALLAS K, MEDINA-RUIZ L, et al. Corrigendum: CXCR2 deficient mice display

macrophage-dependent exaggerated acute inflammatory responses. Sci Rep, 2017, 7: 45423.

[102] TAVARES-MURTA B M, ZAPAROLI M, FERREIRA R B, et al. Failure of neutrophil chemotactic function in septic patients. Crit Care Med, 2002, 30 (5): 1056-1061.

[103] ANNIBALI V, UMETON R, PALERMO A, et al. Analysis of coding and non-coding transcriptome of peripheral B cells reveals an altered interferon response factor (IRF)-1 pathway in multiple sclerosis patients. J Neuroimmunol, 2018, 324: 165-171.

[104] VAN LANGELAAR J, RIJVERS L, JANSSEN M, et al. Induction of brain-infiltrating T-bet-expressing B cells in multiple sclerosis. Ann Neurol, 2019, 86 (2): 264-278.

[105] UZAWA A, MORI M, HAYAKAWA S, et al. Expression of chemokine receptors on peripheral blood lymphocytes in multiple sclerosis and neuromyelitis optica. BMC Neurol, 2010, 10: 113.

[106] CHU T, SHIELDS L B E, ZHANG Y P, et al. CXCL12/CXCR4/CXCR7 chemokine axis in the central nervous system: therapeutic targets for remyelination in demyelinating diseases. Neuroscientist, 2017, 23 (6): 627-648.

[107] JANSSENS R, STRUYF S, PROOST P. Pathological roles of the homeostatic chemokine CXCL12. Cytokine Growth Factor Rev, 2018, 44: 51-68.

[108] KRUMBHOLZ M, THEIL D, CEPOK S, et al. Chemokines in multiple sclerosis: CXCL12 and CXCL13 up-regulation is differentially linked to CNS immune cell recruitment. Brain, 2006, 129 (Pt 1): 200-211.

[109] KHORRAMDELAZAD H, BAGHERI V, HASSANSHAHI G, et al. New insights into the role of stromal cell-derived factor 1 (SDF-1/CXCL12) in the pathophysiology of multiple sclerosis. J Neuroimmunol, 2016, 290: 70-75.

[110] WOSTRADOWSKI T, GUDI V, PUL R, et al. Effect of interferon-β1b on CXCR4-dependent chemotaxis in T cells from multiple sclerosis patients. Clin Exp Immunol, 2015, 182 (2): 162-172.

[111] SCHÖNEMEIER B, KOLODZIEJ A, SCHULZ S, et al. Regional and cellular localization of the CXCl12/SDF-1 chemokine receptor CXCR7 in the developing and adult rat brain. J Comp Neurol, 2008, 510 (2): 207-220.

[112] BANISADR G, PODOJIL J R, MILLER S D, et al. Pattern of CXCR7 gene expression in mouse brain under normal and inflammatory conditions. J Neuroimmune Pharmacol, 2016, 11 (1): 26-35.

[113] LONDOÑO A C, MORA C A. Role of CXCL13 in the formation of the meningeal tertiary lymphoid organ in multiple sclerosis. F1000Res, 2018, 7: 514.

[114] XIA Z L, QIN Q M, ZHAO Q Y. A genetic link between CXCR5 and IL2RA gene polymorphisms and susceptibility to multiple sclerosis. Neurol Res, 2018, 40 (12): 1040-1047.

[115] CARDONA A E, PIORO E P, SASSE M E, et al. Control of microglial neurotoxicity by the fractalkine receptor. Nat Neurosci, 2006, 9 (7): 917-924.

[116] SUNNEMARK D, ELTAYEB S, NILSSON M, et al. CX3CL1 (fractalkine) and CX3CR1 expression in myelin oligodendrocyte glycoprotein-induced experimental autoimmune encephalomyelitis: kinetics and cellular origin. J Neuroinflammation, 2005, 2: 17.

[117] GARCIA J A, PINO P A, MIZUTANI M, et al. Regulation of adaptive immunity by the fractalkine receptor during autoimmune inflammation. J Immunol, 2013, 191 (3): 1063-1072.

[118] HUANG D, SHI F D, JUNG S, et al. The neuronal chemokine CX3CL1/fractalkine selectively recruits NK cells that modify experimental autoimmune encephalomyelitis within the central nervous system. FASEB J, 2006, 20 (7): 896-905.

[119] MAI W, LIU X, WANG J, et al. Protective effects of CX3CR1 on autoimmune inflammation in a chronic EAE model for MS through modulation of antigen-presenting cell-related molecular MHC-Ⅱ and its regulators. Neurol Sci, 2019, 40 (4): 779-791.

[120] O'SULLIVAN S A, DEV K K. The chemokine fractalkine (CX3CL1) attenuates H_2O_2-induced demyelination in cerebellar slices. J Neuroinflammation, 2017, 14 (1): 159.

[121] CARDONA S M, KIM S V, CHURCH K A, et al. Role of the fractalkine receptor in CNS autoimmune inflammation: new approach utilizing a mouse model expressing the human CX3CR1 (I249/M280) variant. Front Cell Neurosci, 2018, 12: 365.

[122] HORUK R. Chemokine receptor antagonists: overcoming developmental hurdles. Nat Rev Drug Discov, 2009, 8 (1): 23-33.

[123] PEASE J, HORUK R. Chemokine receptor antagonists. J Med Chem, 2012, 55 (22): 9363-9392.

[124] HAMANN I, ZIPP F, INFANTE-DUARTE C. Therapeutic targeting of chemokine signaling in multiple sclerosis. J Neurol Sci, 2008, 274 (1/2): 31-38.

[125] XIA M, SUI Z. Recent developments in CCR2 antagonists. Expert Opin Ther Pat, 2009, 19 (3): 295-303.

[126] GLADUE R P, BROWN M F, ZWILLICH S H. CCR1 antagonists: what have we learned from clinical trials. Curr Top Med Chem, 2010, 10 (13): 1268-1277.

[127] JONES M V, LEVY M. Effect of CXCR2 inhibition on behavioral outcomes and pathology in rat model of neuromyelitis optica. J Immunol Res, 2018, 2018: 9034695.

[128] KUMAR V, LAJEVIC M, PANDRALA M, et al. Novel CMKLR1 inhibitors for application in demyelinating disease. Sci Rep, 2019, 9 (1): 7178.

[129] SALANGA C L, HANDEL T M. Chemokine oligomerization and interactions with receptors and glycosaminoglycans: the role of structural dynamics in function. Exp Cell Res, 2011, 317 (5): 590-601.

[130] MELLADO M, RODRÍGUEZ-FRADE J M, VILA-CORO A J, et al. Chemokine receptor homo- or heterodimerization activates distinct signaling pathways. EMBO J, 2001, 20 (10): 2497-2507.

[131] TEJERA-ALHAMBRA M, CASROUGE A, DE ANDRÉS C, et al. Plasma biomarkers discriminate clinical forms of multiple sclerosis. PLoS One, 2015, 10 (6): e0128952.

[132] FERNÁNDEZ-PAREDES L, CASROUGE A, DECALF J, et al. Multimarker risk stratification approach at multiple sclerosis onset. Clin Immunol, 2017, 181: 43-50.

17

趋化因子与
神经干细胞

神经生物学的重要进展之一即发现了神经干细胞（neural stem cell，NSC）的存在，特别是对成体脑内神经干细胞的分离和鉴定具有划时代意义。神经干细胞是指存在于神经系统中，具有高度自我更新和分化潜能，可分化为神经元、星形胶质细胞和少突胶质细胞的细胞群。神经干细胞增殖、分化、迁移等调控机制的研究对于其在神经发育和修复受损神经组织中发挥重要作用。应用细胞移植的方法修复脑的功能在治疗人类神经系统多种疾病中有着巨大潜力，尤其作为神经退行性疾病、脑卒中及颅脑损伤等疾病的治疗手段，神经干细胞移植是修复和代替受损脑组织的有效方法，能重建部分环路和功能；此外神经干细胞可作为基因载体，用于颅内肿瘤和其他神经疾病的基因治疗，利用神经干细胞作为基因治疗载体，弥补了病毒载体的一些不足[1-3]。

利用 NSC 的迁移性治疗中枢神经系统疾病成为有前景的策略，但由于 NSC 定向分化为神经元的比例太低，大部分都分化为神经胶质细胞；细胞的迁移机制复杂：不同的细胞因子／趋化因子对细胞的增殖、迁移分化的调控作用有交叉的现象，甚至同一细胞因子／趋化因子在不同的条件下对细胞发生的调控作用都不相同，有些因子的具体调控机制也尚未研究清楚，只是通过实验现象进行推测；迁移的途径不清楚：是否通过体内既定的迁移途径进行迁移，到达损伤部位的神经细胞有多少，能否和周围的细胞建立正常的纤维联系。因此，如何引导内外源性 NSC 迁移到正确的部位并分化为有修复功能的神经元，是NSC 用于治疗中枢神经系统疾病亟待解决的问题。

第一节　神经干细胞简介

一、神经干细胞的分布及生物学特性

神经干细胞在哺乳动物胚胎期分布广泛，包括脑纹状体、海马、脑皮质、视网膜、脊髓、嗅球以及侧脑室的脑室区、室下区；而至成年期，主要分布于嗅球、侧脑室下区和海马齿状回颗粒下层。这些区域的神经干细胞在正常情况下处于休眠状态，在发生各种脑部病变时，才被激活、增殖、分化、迁移到损伤部位。神经干细胞沿一定的路径迁移至大脑病灶部位，在微环境调控下增殖并分化成神经元或其他神经细胞，促进神经功能重塑，对病灶部位进行形态和功能修复。神经干细胞的特性可归纳如下：①具有自我更新的能力；②具

有多种分化的潜能，能分化为本系大部分类型细胞；③具有增殖分裂能力；④这种自我更新能力和多分化潜能可以维持相当长的时间，甚至终生；⑤对损伤和疾病具有反应能力[4-8]。

目前已知激活内源性 NSC 的因素有：脑缺血、脑外伤、癫痫及某些神经系统退行性病变等。这些病理因素能促进脑内室管膜下区和海马齿状颗粒下层的 NSC 增殖，并且通过损伤区释放出的炎症因子、趋化因子等引导其靶向性迁移。引导内源性 NSC 迁移的因子之间、因子与细胞之间、基质与细胞之间复杂的网络以及各类因子、蛋白质究竟通过什么机制引导神经干细胞迁移尚不清楚。

二、神经干细胞的迁移模式

胚胎神经发生过程中，位于神经管壁的 NSC 不断增殖，NSC 迁移至特定部位构成神经系统。出生后位于海马和侧脑室的脑室下层的 NSC 不断产生新的神经元，维持海马和嗅球的神经发生；而当中枢神经系统发生病理学改变后，NSC 会迅速扩增并迁移到损伤区域以实现自我修复。神经干细胞的迁移是神经干细胞修复脑损伤和功能重建的关键环节，研究者们利用多种动物模型揭示了脑损伤后内源性神经干细胞迁移的变化规律，并探讨可能的作用机制[9]。

迁移现象指细胞在生长过程中有规律地发生位移，从一个区域到另一个区域运动的现象，是神经干细胞增殖、分化、发育成熟并获得正常功能的必经过程和显著特征。神经网络是神经细胞间依靠突触连接或细胞质突起互相连接的网状结构，它通过轴突连接将神经冲动传递到一定的范围。网络化是神经细胞以网状结构为物质基础实现其复杂神经功能的一种特有形式，神经系统表达功能的基本单位并非单个神经细胞，而是需要一组或多组功能相关的细胞之间互相协作。神经干细胞的迁移和网络化既是中枢神经系统正常发育过程必经阶段，也是神经干细胞存活并发挥神经功能必不可少的基础。神经细胞的迁移和网络化原理可以应用于解决神经干细胞移植后的存活、分化、迁移及神经网络建立的问题，实现脑功能修复重建[10]。

当神经干细胞迁移性受到抑制时，其分化能力同样受到抑制。高等脊椎动物中枢神经系统神经元基本源于胚胎前脑室下区中的神经干细胞，通过不对称性分裂增殖成为神经前体细胞，并需要长距离的迁移才能到达特定部位分化为成熟的神经元。随着技术的进步，更多的研究发现神经干细胞的迁移现象既存在于胚胎期，也存在于新生动物及成年动物体内，既存在于中枢神经系统，也存在于外周神经系统，神经干细胞的迁移是神经再生修复过程中大脑神经回路重排、功能得以重建的前提和必经环节，这也彻底改变了既往的中枢神经系统不能再生的观念，为神经系统再生修复带来了希望[11-12]。

神经干细胞迁移机制很复杂，目前已经有两种模型解释迁移现象：即辐射状迁移模型和正切迁移模型，其通常是依附于一定的支架进行迁移，包括胼胝体、脑内细胞的放射状突起和血管。脑室下区中的神经细胞链汇聚于吻侧迁移流（rostral migratory stream，RMS），然后以切向迁移方式向嗅球处迁移。细胞在迁移过程中还会表现出多种生物学特征，如伸出伪足、黏着斑增加、黏附分子表达等。NSC 迁移是中枢神经系统发育成熟的必经阶段，迁移紊乱可引起多种神经系统疾病，因而确保 NSC 准确迁移意义重大。研究表明，NSC 迁移受多种细胞因子调控，介导多条信号转导通路，形成精密的分子网络调控体系。中枢神经系统发生病理改变后，NSC 会特异性地向损伤部位迁移并可替代缺失的细胞，与其他的神经元建立通路，从而使受损脑组织达到解剖和功能上的修复，这无疑为中枢神经疾病的治疗带来了希望的曙光[13-14]。

NSC 的迁移受到细胞周围环境、细胞间通信、细胞代谢产物、神经递质、激素、黏附分子、细胞因子等的影响。能够影响 NSC 迁移的细胞因子有血管内皮生长因子（vascular endothelial growth factor，VEGF）、胶质细胞源性神经营养因子（glial cell line derived neurotrophic factor，GDNF）、脑源性神经营养因子（brian-derived neurotrophic factor，BDNF）、基质细胞衍生因子 -1α（stromal cell-derived factor 1α，SDF-1α），多种细胞因子对调控 NSC 迁移有着重要的作用，它们都以时间依赖性的方式影响 NSC 的迁移[15-21]。

 第二节 趋化因子在神经干细胞及相关疾病中的意义

一、小儿脑性瘫痪

小儿脑性瘫痪（cerebral palsy，CP），俗称"脑瘫"，是非进行性脑损伤所致的各种运动功能障碍为特征的一组综合征，是小儿时期常见的中枢神经障碍综合征，病变部位在脑，累及四肢，患儿常伴有不同程度的认知障碍、癫痫、行为异常、精神障碍，及视觉、听觉、语言障碍等症状。世界首例侧脑室穿刺移植干细胞治疗脑瘫于 2005 年在海军总医院（现中国人民解放军总医院第六医学中心）成功实施，此后我国已大量开展小儿脑性瘫痪的干细胞治疗，并获得了肯定的结果。移植 NSC 后，植入细胞能否穿越血脑屏障迁移至双侧脑区是个疑问。异基因 NSC 移植是否存在免疫排斥，植入细胞是否能长期存活等问题仍不十分明确[22-25]。

CXCL12 曾称为"基质细胞衍生因子 1（stromal cell derived factor 1，SDF-1）"在神经系统中表达最多，CXCR4 是 CXCL12 唯一的特异性受体，目前研究表明，发育中和成熟的中枢神经系统中都有 CXCL12、CXCR4 的结构性表达，CXCR4 在胚胎发育时期出现高表达，成年时维持在低水平表达，主要表达于皮质、海马神经元及室管膜细胞，而 CXCL12 在成年时同样表现为低水平表达，这种在胚胎大脑发育时期的短暂高表达模式提示 CXCL12 和 CXCR4 在早期神经发生中起作用。CXCL12 已经被证明与神经元存活、神经胶质发育、小脑颗粒细胞迁移等有关。CXCL12 可以趋化内源性神经干细胞向脑内病变部位迁移、归巢，说明其可能参与神经干细胞的激活或迁移。有体外试验证明，CXCL12 不但可以促进海马神经细胞迁移，还可能参与海马神经细胞的轴突或树突生长[26-30]。

二、帕金森病

帕金森病（Parkinson disease，PD）已经成为中老年人常见的运动障碍性疾病之一，目前对其治疗的主要方式仍然是在药物和手术等领域，而神经干细胞作用于帕金森病的功能康复已经受到国内外学者的广泛关注。中脑黑质多巴胺能神经元变性坏死，造成纹状体多巴胺含量下降而表现出的震颤麻痹等一系列症状，靶向性迁移的 NSC 可替代受损的多巴胺能神经元，NSC 治疗帕金森病等神经系统退行性病变时，具备体外培养后能够迅速增殖、免疫耐受性或免疫无反应性、能长期存活并能与宿主脑内结构相整合等方面的优势，为治疗神经系统损伤和变性病提供了理想和丰富的细胞来源。胚胎细胞移植治疗帕金森病在基础与临床研究中已取得了突破性进展，很多实验表明，利用脐带间充质干细胞诱导的神经干细胞在体移植，治疗帕金森病大鼠，可以有效改善动物的运动功能，也有研究将来源于人胚胎中脑的多巴胺细胞移植至帕金森病患者脑内，可以在很大程度上使其症状得到缓解，显示出特异性靶细胞移植治疗帕金森病的良好前景 [31]。

有研究表明，CXCL12 可调节内源性神经干细胞的迁移。在神经干细胞向病变部位迁移进行修复的过程中 CXCL12/CXCR4 发挥着重要作用，在病变部位所分泌的 CXCL12 能与 CXCR4 结合，引起 CXCR4 二聚体形成、发生空间构象改变、内化，继而通过与其相耦联的 G 蛋白等途径转化为多种生物信号，进而影响细胞增殖、迁移、分化、血管生成、神经发生等生物学行为诱导神经干细胞向病变处迁移，进而参与损伤修复。CXCL12/CXCR4 轴不但在内源性 NSC 的增殖、分化及迁移中起着重要的作用，还能促进血管生成，为内源性 NSC 修复受损脑组织营造适合的微环境。学者们研究发现小鼠的 CCL2（即 MCP-1）敲除后，神经前体细胞向损伤处的迁移显著减少，表明神经损伤后，炎症细胞促进趋化蛋白（趋化因子）的表达，引导干细胞的迁移 [31-37]。

三、脑卒中

研究表明脑缺血可诱导神经再生，脑缺血刺激神经干细胞迁移和分化的因子有趋化因子、生长因子、神经营养因子、炎症因子和多种蛋白因子等。神经干细胞移植能够促进脑缺血后神经功能的恢复，这可能是脑组织损伤后的一种代偿性、适应性反应，有助于脑损伤后神经功能的恢复。受损脑组织的修复主要体现在神经再生和血管再生，已有研究提示两者之间紧密联系：①神经前体细胞和血管前体细胞在成人神经生发中心直接相连；②血管能为 NSC 提供营养支持；③ NSC 的靶向迁移受血管信号的影响；④神经和血管的前体细胞有相同的信号转导途径和基因信息通路；⑤ NSC 上也能表达内皮祖细胞特异标记。因此形成了"神经血管单元"学说："神经血管单元"主要由神经细胞、血管内皮细胞、神经胶质细胞及周围细胞外基质构成，单元内的各种细胞之间、细胞与基质之间的相互作用和动态平衡，筑成了调控 NSC 神经性微环境，对内源性 NSC 增殖、迁移及分化起着重要的作用。其中神经干细胞的迁移是神经干细胞修复脑损伤和功能重建的关键环节，研究者们利用多种动物模型揭示了脑损伤后内源性神经干细胞迁移的变化规律，并探讨可能的作用机制。

中枢神经系统损伤后的自我修复离不开 NSC 的迁移。在脑组织发生病变的情况下，非病变侧 NSC 会通过胼胝体向对侧皮质迁移。在脑组织发生缺血性病变后，NSC 会向缺血灶进行迁移。NSC 的迁移方向是由细胞因子浓度梯度决定的，即 NSC 由低的细胞因子浓度向高的细胞因子浓度迁移。组成浓度梯度的细胞因子有 VEGF、CXCL12、GDNF 等。当发生缺血性脑梗死时，CXCL12 的含量会被上调。在脑卒中动物模型中，CXCL12 主要分布于星形胶质细胞及小血管周围，由此推测 CXCL12 主要是由反应性星形胶质细胞和内皮细胞释放的。局部低氧微环境会上调低氧诱导因子 -1（hypoxia inducible factor-1，HIF-1），它能调节 CXCL12 在内皮细胞的基因表达，导致 CXCL12 在缺血组织选择性表达，这种表达正比于下降的氧气张力。由此可见，当脑组织受损时，损伤脑组织周围的星形胶质细胞及附近的小血管会释放出大量的 CXCL12，这为 CXCL12/CXCR4 轴促进内源性 NSC 迁移、增殖及分化提供了可能性 [38-44]。

四、脊髓损伤

脊髓损伤患者损伤平面以下感觉、运动、反射及尿便功能障碍，胚胎的脊髓组织施万细胞以及基因修饰的功能细胞等载体移植均有助于神经系统的恢复。其中神经干细胞因与损伤区域的细胞同源，故具有独特的治疗优势。神经干细胞移植疗效取决于与宿主神经系统在结构和功能上的整合性，现临床开展的神经干细胞移植已经应用于脊髓损伤的治疗。研究发现在受损的发育期脑内，移植的神经干细胞可以向损伤部位移行并替代缺失的细胞，这表明神经干细胞具有潜在的迁移能力，为治疗脊髓损伤后引起的广泛神经元受损提供了理论依据，借助它们的迁移能力，可以避免多点移植带来的副损伤。

移植神经干细胞治疗脊髓损伤的机制有：①神经干细胞分化后产生的神经元和胶质细胞可以分泌多种神经营养因子，改善脊髓局部微环境并启动再生相关基因的顺序表达，使损伤轴突开始再生，它们同时产生多种细胞外基质，填充脊髓损伤后遗留的空腔，为再生的轴突提供支持物。②补充外伤后缺失的神经元和胶质细胞。③使残存脱髓鞘的神经纤维和新生的神经纤维形成新的髓鞘，保持神经纤维功能的完整性。

有研究表明，移植 NPC 后能抑制促炎细胞因子 / 趋化因子的表达。在脊髓损伤后 3 周，与脊髓损伤 + 生理盐水动物相比，接受 NPC/ 神经球的动物具有较低的促炎细胞因子 / 趋化因子表达，白细胞介素 -1α（IL-1α）、IL-1β、IL-2、肿瘤坏死因子 α、GRO/KC（生长调节癌基因 / 角质形成细胞趋化因子）、CCL2（单核细胞趋化蛋白 1，MCP-1）和 CCL3（巨噬细胞炎症蛋白 -1α，MIP-1α）的显著差异解释了 3 周时的差异，移植到脊髓损伤模型鼠中的神经干细胞抑制了损伤后 3 周的促炎反应。脊髓损伤后移植的神经干细胞主要分化为少突胶质细胞，上调与突触信号和线粒体活性相关的基因，下调与细胞因子产生和免疫系统反应相关的基因。神经干细胞抑制促炎细胞因子 / 趋化因子的表达，增强后肢运动功能的恢复 [45-52]。

五、病毒感染

中枢神经系统一旦遭受病毒感染，会严重影响大脑的发育和功能，特别在幼年宿主的新生神经细胞仍然活跃、突触连接有待进一步完善的情况下。病毒通常通过两种非排他性的方式引起中枢神经系统疾病：①复制和杀死中枢神经系统细胞（例如寨卡病毒、Semliki Forest 病毒）。②诱导免疫反应，导致大脑严重的炎症或脑炎［例如人类免疫缺陷病毒、西尼罗病毒（West Nile virus，WNV）］。以寨卡病毒（Zika virus）为例，它是导致小头症的主要原因。实验培养人源性诱导多功能干细胞分化成神经干细胞，再利用寨卡病毒感染神经干细胞，结果发现寨卡病毒不仅可以"非常好"地感染神经干细胞，而且这些干细胞被感染后就像病毒工厂一样，会产生更多的寨卡病毒，形成一个恶性循环。从整体上看，神经干细胞的生长也减缓了。寨卡病毒对神经细胞的嗜性非常强烈，能感染达九成的神经祖细胞，导致约三成神经祖细胞死亡，其余神经祖细胞的生长被干扰。

中枢神经系统的病毒感染伴随着细胞因子和趋化因子的表达，这些细胞因子和趋化因子对控制病毒在大脑中的复制至关重要。神经细胞中细胞因子/趋化因子信号转导的结果差异很大，细胞特异性对细胞活性、增殖和存活也有影响。神经干/祖细胞（NSPC）通常在病毒感染期间发生改变，通过病毒直接感染，或者受免疫细胞活性或细胞因子/趋化因子信号的影响，两者也很难区分开来。除了在感染的神经干细胞中启动抗病毒程序外，趋化因子还可以诱导神经干细胞的行为发生多种变化，这些变化会影响神经干细胞的数量，分化成其他神经细胞，迁移到损伤部位，并最终影响大脑的发育和修复[53-56]。

CXCL10 又称为"γ干扰素诱导蛋白-10（interferon γ-inducible protein-10，IP-10）"，主要由中枢神经系统常见的细胞如神经元、神经胶质细胞等分泌，有助于白细胞在脑内的运输，它与受体 CXCR3 结合起作用，在活化的 T 细胞和自然杀伤细胞以及神经元、星形胶质细胞和小胶质细胞中均有发现。在许多中枢神经系统感染模型（如 MV 感染的小鼠模型）中都能观察到 CXCL10 表达，CXCL10 是新生儿和成人大脑中诱导性最强的趋化因子。在西尼罗病毒（WNV）脑炎和狂犬病病毒感染模型中，CXCL10 对 T 细胞具有重要作用。除了在免疫细胞募集中有明确的作用外，在淋巴细胞脉络丛脑膜炎病毒（LCMV）感染的体内模型中，CXCL10 的表达也与神经丛细胞数量减少有关，这表明 CXCL10 可能直接或间接地影响神经干/祖细胞的归巢。除影响 NSPC 迁移外，CXCL10 还可能影响 NSPC 存活率。在神经元中，慢性 CXCL10 暴露诱导 ERK1/2 活化和抗凋亡蛋白 Bcl-2 和 SOD2 的表达；ERK1/2 信号通常具有神经保护作用，因此 CXCL10 刺激可保护 NSPC 免受凋亡。CXCL10 也降低了多能干细胞和少突胶质细胞前体细胞的分化，提示 CXCL10 可能维持干细胞的多向分化潜能。在病毒感染的情况下，CXCL10 在大脑中高度表达，一种可能的解释就是一方面 CXCL10 的表达促进生存信号的保护，另一方面 NSPC 向感染或损伤区域迁移，这样在损伤区域的附近聚集了较多的 NSPC 储备池以修复损伤的神经元，调节浸润的免疫细胞，从而修复宿主脑功能。尽管需要进一步的研究来确定在体内是否也存在 CXCL10 诱导的迁移，但是神经干细胞对 CXCL10 的反应已表明 NSPC 在感染期间对其上调非常敏感。

CCL2 曾被称为"单核细胞趋化蛋白-1（monocyte chemoattractant protein 1，MCP-1）"，是一种炎症条件下在大脑中表达的趋化因子，包括病毒（如 JEV、MV、WNV、神经性小鼠肝炎病毒等）感染，其中它主要作为单核细胞的趋化因子。尽管目前还没有对在病毒感染情况下 CCL2 对神经干细胞的影响进行研究，但有研究评估了 CCL2 对干细胞活性的作用。CCL2 增加了成年鼠脑室下区中神经干细胞/前体细胞的神经发生；在神经干细胞的胶质分化过程中，观察到 CCL2 通过 NF-κB 通路上调。CCL2 也能诱导大鼠海马中的神经干细胞的迁移，但在相同浓度下不会诱导神经干细胞从脑室下区的显著迁移，这表明干细胞对趋化因子的反应存在区域特异性差异。如果考虑到病毒感染期间高 CXCL10 表达的情况，可以想象不同趋化因子的梯度将吸引来自大脑中不同脑区储备池内的神经干细胞[57-59]。

总之，病毒感染可以严重影响大脑的功能，无论是在发育过程中进行干扰或对现有的神经细胞造成了不可修复的损害。在发育过程中的大脑产生神经干细胞并分化成多种细胞，为生理和病理刺激提供新的神经细胞。许多抗病毒细胞因子限制神经发生或增强胶质生成，未成熟神经元尤其容易受到炎症的神经毒性影响，许多病毒在未成熟神经元中的传播比在完全分化的神经元中更容易。新生神经元池的短暂减少可能有利于宿主避免神经元死亡和限制病毒传播。与任何炎症状态一样，免疫系统必须在保护宿主细胞组织与为病毒创造不利环境之间取得平衡。如果炎症介质在大脑发育的敏感窗口或慢性感染期间长时间发挥作用，神经干细胞功能的改变可能导致宿主长期的病理改变[60-63]。

六、神经系统肿瘤

神经干细胞的迁移具有肿瘤趋化性，能随恶性肿瘤细胞的浸润而移动。因此，可利用神经干细胞在颅内移动并追踪肿瘤细胞的特点，将其作为基因治疗的载体，把目的基因有效地携带至肿瘤细胞定向表达，发挥基因的抗肿瘤功能。这些基因包括肿瘤免疫治疗细胞因子、细胞溶解病毒、药物转化酶以及神经营养因子等。研究发现神经干细胞移植可以使恶性胶质瘤模型中肿瘤面积减小 90%，微血管密度减少 44.9%，证明神经干细胞是脑瘤转基因治疗中良好的载体并有很好的保护作用[64-67]。

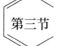

第三节　干细胞移植的潜在风险

干细胞移植在中枢神经系统中的安全性如何，是否具有致瘤性与免疫原性，也是引起人们注意的热点问题。目前，干细胞移植在中枢神经系统（CNS）疾病的治疗中有着巨大的前景，因此，这些移植在中枢神经系统中的安全性应是首要问题。Gao 等[68]评估了胚胎干细胞（ESC）、诱导多能干细胞（iPSC）、诱导神经干细胞（iNSC）和间充质干细胞（MSC）移植物在同基因中的肿瘤发生率和免疫原性。结果证明，ESC 和 iPSC 可以在小鼠大脑中形成肿瘤，导致组织破坏和免疫细胞浸润；在 NSC、iNSC 和 MSC 组没有发现肿瘤形成、脑损伤或免疫排斥的证据。因此，iNSC 移植比 iPSC 移植更安全，不会产生肿瘤或免疫原性。

肿瘤不仅引起组织损伤，而且释放多种物质来招募免疫细胞。趋化因子是细胞增殖、激活、运输和黏附的主要调节因子，与组织破坏相关的 CCL5 和 CXCL12 不仅参与肿瘤进展、血管生成和转移，还参与免疫细胞浸润。因此，CCL5 和 CXCL12 调节免疫细胞向肿瘤和创伤区域的迁移。研究发现，除了移植干细胞分泌的趋化因子外，来自这些移植的脑肿瘤还产生高水平的 CCL5 和 CXCL12。CCL5 和 CXCL12 的转录可通过 NF-κB 信号通路进行调控，在许多肿瘤类型中起到抑制凋亡的重要作用。同时，CCL5 和 CXCL12 也可以调节 NF-κB 的激活。以此推测趋化因子与 NF-κB 信号之间的相互作用可能构成一个系统，导致 CCL5、CXCL12、p65 和磷酸化 p65 水平不断上升。该系统在抑制肿瘤细胞凋亡方面有多种作用，但同时也可能诱导免疫细胞招募[69-72]。

（陈筱雨）

参考文献

[1] MCKAY R. Stem cells in the central nervous system. Science, 1997, 276 (5309): 66-71.

[2] GAGE F H. Mammalian neural stem cells. Science, 2000, 287 (5457): 1433-1438.

[3] PASPALA S A B, BALAJI A B, NYAMATH P, et al. Neural stem cells & supporting cells: the new therapeutic tools for the treatment of spinal cord injury. Indian J Med Res, 2009, 130 (4): 379-391.

[4] EIRIZ M F, GRADE S, ROSA A, et al. Functional evaluation of neural stem cell differentiation by single cell calcium imaging. Curr Stem Cell Res Ther, 2011, 6 (3): 288-296.

[5] KARELINA K, ALZATE-CORREA D, OBRIETAN K. Ribosomal S6 kinase regulates ischemia-induced progenitor cell proliferation in the adult mouse hippocampus. Exp Neurol, 2014, 253: 72-81.

[6] REYNOLDS B A, WEISS S. Generation of neurons and astrocytes from isolated cells of the adult mammalian central nervous system. Science, 1992, 255 (5052): 1707-1710.

[7] MCKAY R. Stem cells in the central nervous system. Science, 1997, 276 (5309): 66-71.

[8] MING GL, SONG H. Adult neurogenesis in the mammalian brain: significant answers and significant questions. Neuron. 2011 May 26; 70 (4): 687-702.

[9] 刘靖, 曲静, 徐晓静, 等. 神经干细胞迁移的研究进展. 中国细胞生物学学报, 2012, 34（3）: 201-211.

[10] 薛杉, 张旺明, 徐如祥. 神经干细胞的迁移和网络化. 中华神经医学杂志, 2004, 3（3）: 235-238.

[11] SUZUKI S O, GOLDMAN J E. Multiple cell populations in the early postnatal subventricular zone take distinct migratory pathways: a dynamic study of glial and neuronal progenitor migration. J Neurosci, 2003, 23 (10): 4240-4250.

[12] NOCTOR S C, MARTÍNEZ-CERDEÑO V, IVIC L, et al. Cortical neurons arise in symmetric and asymmetric division zones and migrate through specific phases. Nat Neurosci, 2004, 7 (2): 136-144.

[13] BOND A M, MING G L, SONG H. Adult mammalian neural stem cells and neurogenesis: five decades later. Cell Stem Cell, 2015, 17 (4): 385-395.

[14] BELLENCHI G C, VOLPICELLI F, PISCOPO V, et al. Adult neural stem cells: an endogenous tool to repair brain injury? J Neurochem, 2013, 124 (2): 159-167.

[15] WEINER O D. Regulation of cell polarity during eukaryotic chemotaxis: the chemotactic compass. Curr Opin Cell Biol, 2002, 14 (2): 196-202.

[16] ANDREW N, INSALL R H. Chemotaxis in shallow gradients is mediated independently of PtdIns 3-kinase by biased choices between random protrusions. Nat Cell Biol, 2007, 9 (2): 193-200.

[17] PARATCHA G, IBÁÑEZ C F, LEDDA F. GDNF is a chemoattractant factor for neuronal precursor cells in the rostral migratory stream. Mol Cell Neurosci, 2006, 31 (3): 505-514.

[18] CHIARAMELLO S, DALMASSO G, BEZIN L, et al. BDNF/ TrkB interaction regulates migration of SVZ precursor cells via PI3-K and MAP-K signalling pathways. Eur J Neurosci, 2007, 26 (7): 1780-1790.

[19] THORED P, ARVIDSSON A, CACCI E, et al. Persistent production of neurons from adult brain stem cells during recovery after stroke. Stem Cells, 2006, 24 (3): 739-747.

[20] IMITOLA J, RADDASSI K, PARK K I, et al. Directed migration of neural stem cells to sites of CNS

injury by the stromal cell-derived factor 1alpha/CXC chemokine receptor 4 pathway. Proc Natl Acad Sci U S A, 2004, 101 (52): 18117-18122.

[21] HU H, RUTISHAUSER U. A septum-derived chemorepulsive factor for migrating olfactory interneuron precursors. Neuron, 1996, 16 (5): 933-940.

[22] GONZALEZ R, HAMBLIN M H, LEE J P. Neural stem cell transplantation and CNS diseases. CNS Neurol Disord Drug Targets, 2016, 15 (8): 881-886.

[23] 栾佐, 屈素清, 刘卫鹏, 等. 人神经干细胞移植治疗重度视觉障碍脑瘫患儿的临床观察. 中国康复理论与实践, 2007, 13 (12): 1103-1105.

[24] 王晓东, 杨静, 李敏, 等. 骨髓间充质干细胞移植对小儿脑瘫患者粗大运动功能的影响. 中日友好医院学报, 2010, 24 (6): 337-342.

[25] 李雪明, 吴建贤. 神经干细胞治疗小儿脑瘫现状与进展. 安徽医药, 2013, 17 (1): 6-9.

[26] 苏稳, 丁鹏, 王进昆, 等. 基质细胞衍生因子1对内源性神经干细胞的趋化迁移作用. 中国组织工程研究, 2014 (6): 950-955.

[27] VAN DER MEULEN A A E, BIBER K, LUKOVAC S, et al. The role of CXC chemokine ligand (CXCL) 12-CXC chemokine receptor (CXCR) 4 signalling in the migration of neural stem cells towards a brain tumour. Neuropathol Appl Neurobiol, 2009, 35 (6): 579-591.

[28] KOKOVAY E, GODERIE S, WANG Y, et al. Adult SVZ lineage cells home to and leave the vascular niche via differential responses to SDF1/CXCR4 signaling. Cell Stem Cell, 2010, 7 (2): 163-173.

[29] CHONG B F, MOHAN C. Targeting the CXCR4/CXCL12 axis in systemic lupus erythematosus. Expert Opin Ther Targets, 2009, 13 (10): 1147-1153.

[30] IMAI H, SUNAGA N, SHIMIZU Y, et al. Clinicopathological and therapeutic significance of CXCL12 expression in lung cancer. Int J Immunopathol Pharmacol, 2010, 23 (1): 153-164.

[31] FREED CR, GREENE PE, BREEZE RE, et al. Transplantation of embryonic dopamine neurons for severe parkinson's disease. N ENGL J MED. 2001 MAR 8; 344 (10): 710-719.

[32] JANOWSKI M. Functional diversity of SDF-1 splicing variants. Cell Adh Migr, 2009, 3 (3): 243-249.

[33] CHEN J, CHEMALY E, LIANG L, et al. Effects of CXCR4 gene transfer on cardiac function after ischemia-reperfusion injury. Am J Pathol, 2010, 176 (4): 1705-1715.

[34] DOTAN I, WERNER L, VIGODMAN S, et al. CXCL12 is a constitutive and inflammatory chemokine in the intestinal immune system. Inflamm Bowel Dis, 2010, 16 (4): 583-592.

[35] LIANG X, SU Y P, KONG P Y, et al. Human bone marrow mesenchymal stem cells expressing SDF-1 promote hematopoietic stem cell function of human mobilised peripheral blood CD34$^+$ cells in vivo and in vitro. Int J Radiat Biol, 2010, 86 (3): 230-237.

[36] BELMADANI A, TRAN P B, REN D, et al. Chemokines regulate the migration of neural progenitors to sites of neuroinflammation. J Neurosci, 2006, 26 (12): 3182-3191.

[37] CHANDWANI M N, CREISHER P S, O'DONNELL L A. Understanding the role of antiviral cytokines and chemokines on neural stem/progenitor cell activity and survival. Viral Immunol, 2019, 32 (1): 15-24.

[38] 曹丹丹, 李素萍. 趋化因子CXCL12在缺血性脑血管病的作用. 内蒙古医学杂志, 2015, 47 (5): 569-571.

[39] KUCIA M, ZHANG Y P, RECA R, et al. Cells enriched in markers of neural tissue-committed stem cells reside in the bone marrow and are mobilized into the peripheral blood following stroke. Leukemia, 2006, 20 (1): 18-28.

[40] YAN Y P, SAILOR K A, LANG B T, et al. Monocyte chemoattractant protein-1 plays a critical role in neuroblast migration after focal cerebral ischemia. J Cereb Blood Flow Metab, 2007, 27 (6): 1213-1224.

[41] ROBIN A M, ZHANG Z G, WANG L, et al. Stromal cell-derived factor 1alpha mediates neural progenitor cell motility after focal cerebral ischemia. J Cereb Blood Flow Metab, 2006, 26 (1): 125-134.

[42] GONG X, HE X, QI L, et al. Stromal cell derived factor-1 acutely promotes neural progenitor cell proliferation in vitro by a mechanism involving the ERK1/2 and PI-3K signal pathways. Cell Biol Int, 2006, 30 (5): 466-471.

[43] RUSCHER K, KURIC E, LIU Y, et al. Inhibition of CXCL12 signaling attenuates the postischemic immune response and improves functional recovery after stroke. J Cereb Blood Flow Metab, 2013, 33 (8): 1225-1234.

[44] SANKAVARAM S R, HAKIM R, COVACU R, et al. Adult neural progenitor cells transplanted into spinal cord injury differentiate into oligodendrocytes, enhance myelination, and contribute to recovery. Stem Cell Reports, 2019, 12 (5): 950-966.

[45] SALEWSKI R P, MITCHELL R A, SHEN C, et al. Transplantation of neural stem cells clonally derived from embryonic stem cells promotes recovery after murine spinal cord injury. Stem Cells Dev, 2015, 24 (1): 36-50.

[46] PILTTI K M, SALAZAR D L, UCHIDA N, et al. Safety of human neural stem cell transplantation in chronic spinal cord injury. Stem Cells Transl Med, 2013, 2 (12): 961-974.

[47] WANG Y, NI H, LI H, et al. Nuclear factor kappa B regulated monocyte chemoattractant protein-1/chemokine CC motif receptor-2 expressing in spinal cord contributes to the maintenance of cancer-induced bone pain in rats. Mol Pain, 2018, 14: 1744806918788681.

[48] WHITE F A, SUN J, WATERS S M, et al. Excitatory monocyte chemoattractant protein-1 signaling is up-regulated in sensory neurons after chronic compression of the dorsal root ganglion. Proc Natl Acad Sci U S A, 2005, 102 (39): 14092-14097.

[49] JUNG H, TOTH P T, WHITE F A, et al. Monocyte chemoattractant protein-1 functions as a neuromodulator in dorsal root ganglia neurons. J Neurochem, 2008, 104 (1): 254-263.

[50] KNERLICH-LUKOSCHUS F, JURASCHEK M, BLÖMER U, et al. Force-dependent development of neuropathic central pain and time-related CCL2/CCR2 expression after graded spinal cord contusion injuries of the rat. J Neurotrauma, 2008, 25 (5): 427-448.

[51] GOSSELIN R D, VARELA C, BANISADR G, et al. Constitutive expression of CCR2 chemokine receptor and inhibition by MCP-1/CCL2 of GABA-induced currents in spinal cord neurones. J Neurochem, 2005, 95 (4): 1023-1034.

[52] HOSKING M P, LANE T E. The role of chemokines during viral infection of the CNS. PLoS Pathog, 2010, 6 (7): e1000937.

[53] TRAN P B, BANISADR G, REN D, et al. Chemokine receptor expression by neural progenitor cells in neurogenic regions of mouse brain. J Comp Neurol, 2007, 500 (6): 1007-1033.

[54] TRAN P B, REN D, VELDHOUSE T J, et al. Chemokine receptors are expressed widely by embryonic and adult neural progenitor cells. J Neurosci Res, 2004, 76 (1): 20-34.

[55] MÜLLER M, CARTER S, HOFER M J, et al. Review: the chemokine receptor CXCR3 and its ligands CXCL9, CXCL10 and CXCL11 in neuroimmunity: a tale of conflict and conundrum. Neuropathol Appl Neurobiol, 2010, 36 (5): 368-387.

[56] BAJOVA H, NELSON T E, GRUOL D L. Chronic CXCL10 alters the level of activated ERK1/2 and transcriptional factors CREB and NF-kappaB in hippocampal neuronal cell culture. J Neuroimmunol, 2008, 195 (1/2): 36-46.

[57] HONETH G, STAFLIN K, KALLIOMÄKI S, et al. Chemokine-directed migration of tumor-inhibitory neural progenitor cells towards an intracranially growing glioma. Exp Cell Res, 2006, 312 (8): 1265-1276.

[58] BARDINA S V, MICHLMAYR D, HOFFMAN K W, et al. Differential roles of chemokines CCL2 and CCL7 in monocytosis and leukocyte migration during west nile virus infection. J Immunol, 2015, 195 (9): 4306-4318.

[59] GANESAN P, CHANDWANI M N, CREISHER P S, et al. The neonatal anti-viral response fails to control measles virus spread in neurons despite interferon-gamma expression and a Th1-like cytokine profile. J Neuroimmunol, 2018, 316: 80-97.

[60] LI F, WANG Y, YU L, et al. Viral infection of the central nervous system and neuroinflammation precede blood-brain barrier disruption during Japanese encephalitis virus infection. J Virol, 2015, 89 (10): 5602-5614.

[61] MOSHER K I, ANDRES R H, FUKUHARA T, et al. Neural progenitor cells regulate microglia functions and activity. Nat Neurosci, 2012, 15 (11): 1485-1487.

[62] TURBIC A, LEONG S Y, TURNLEY A M. Chemokines and inflammatory mediators interact to regulate adult murine neural precursor cell proliferation, survival and differentiation. PLoS One, 2011, 6 (9): e25406.

[63] 钟南哲. 神经干细胞作为药物载体应用于恶性胶质瘤治疗的研究进展. 医学综述, 2015, 21 (6): 1011-1012, 1015.

[64] MÜLLER F J, SNYDER E Y, LORING J F. Gene therapy: can neural stem cells deliver?. Nat Rev Neurosci, 2006, 7 (1): 75-84.

[65] ZHAO Y, LAM D H, YANG J, et al. Targeted suicide gene therapy for glioma using human embryonic stem cell-derived neural stem cells genetically modified by baculoviral vectors. Gene Ther, 2012, 19 (2): 189-200.

[66] AHMED A U, THACI B, ALEXIADES N G, et al. Neural stem cell-based cell carriers enhance therapeutic efficacy of an oncolytic adenovirus in an orthotopic mouse model of human glioblastoma. Mol Ther, 2011, 19 (9): 1714-1726.

[67] MAGGE S N, MALIK S Z, ROYO N C, et al. Role of monocyte chemoattractant protein-1 (MCP-1/CCL2) in migration of neural progenitor cells toward glial tumors. J Neurosci Res, 2009, 87 (7): 1547-1555.

[68] GAO M, YAO H, DONG Q, et al. Tumourigenicity and immunogenicity of induced neural stem cell

grafts versus induced pluripotent stem cell grafts in syngeneic mouse brain. Sci Rep, 2016, 6: 29955.

[69] TEICHER B A, FRICKER S P. CXCL12 (SDF-1)/CXCR4 pathway in cancer. Clin Cancer Res, 2010, 16 (11): 2927-2931.

[70] RICHMOND A. Nf-kappa B, chemokine gene transcription and tumour growth. Nat Rev Immunol, 2002, 2 (9): 664-674.

[71] ZHANG Y, LV D, KIM H J, et al. A novel role of hematopoietic CCL5 in promoting triple-negative mammary tumor progression by regulating generation of myeloid-derived suppressor cells. Cell Res, 2013, 23 (3): 394-408.

[72] TAKESHITA Y, RANSOHOFF R M. Inflammatory cell trafficking across the blood-brain barrier: chemokine regulation and in vitro models. Immunol Rev, 2012, 248 (1): 228-239.

18

第十八章

趋化因子与
重症肌无力

重症肌无力（myasthenia gravis，MG）是一种获得性自身免疫性疾病，机体产生靶向神经肌肉接头（neuromuscular junction，NMJ）突触后膜的乙酰胆碱受体（AChR）的抗体，从而损害神经肌肉接头传递功能。发生重症肌无力的关键在于免疫系统的紊乱导致自我耐受的破坏，机体产生针对自身 AChR 的异常免疫应答。胸腺、T 淋巴细胞、补体以及补体调节因子、B 淋巴细胞等均在 MG 发病中发挥一定作用。

趋化因子是一类控制细胞定向迁移的细胞因子。趋化因子通过调控免疫细胞的定向迁移而在机体免疫应答发生和完成中发挥重要作用。在 MG 中，多种趋化因子的表达出现异常，使胸腺中免疫细胞的募集出现障碍，从而参与疾病的发病和进展。

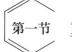 第一节　重症肌无力简介

一、重症肌无力流行病学及治疗现状

MG 的临床症状涉及特定的骨骼肌，通常包括眼球、延髓和近端四肢肌肉，但在严重情况下也会影响呼吸肌。MG 患者肌无力的显著特点是每日波动性，肌无力于下午或傍晚劳累后加重，晨起或休息后减轻，此种波动现象称之为"晨轻暮重"。该疾病始于急性或亚急性发作，随自发缓解或治疗而改善，并且在可变间隔后复发。MG 临床诊断的主要依据是具有病态疲劳性和每日波动性的肌无力表现。抗体是 MG 诊断中最重要的生物标志物，包含一系列与乙酰胆碱受体、肌肉特异性激酶（MuSK）、脂蛋白受体相关蛋白 4（LRP4）或其他突触后膜蛋白质结合的免疫球蛋白。根据患者的抗体谱、临床表现、发病年龄以及胸腺的病理状况，可分为几种亚型：早发、晚发或伴有胸腺瘤的抗 AChR 抗体阳性 MG（AChR-MG）；抗 MuSK 抗体阳性 MG（MuSK-MG）；抗 LRP4 抗体阳性 MG（LRP4-MG）；眼肌型 MG 和血清阴性的 MG，其中 AChR-MG 约占所有 MG 病例的 80%。在临床上，为了便于临床治疗和预后判断，MG 采用改良的 Osserman 分型法，该方法将 MG 分为 5 个类型。

Ⅰ型：眼肌型（15%～20%）。仅眼外肌受累，出现上睑下垂和复视。

ⅡA 型：轻度全身型（30%）。以四肢肌肉轻度无力为主要表现，无明显咽喉肌受累。

ⅡB 型：中度全身型（25%）。较严重的四肢无力，还有较明显的咽喉肌无力症状，

但呼吸肌受累不明显。

Ⅲ型：急性重症型。发病迅速，多由数周或数月发展到呼吸困难。

Ⅳ型：迟发重症型（10%）。临床症状与Ⅲ型相似，多由Ⅰ型或Ⅱ型逐渐进展形成，病程较长，多在 2 年以上。

Ⅴ型：肌萎缩型，少数患者肌无力伴肌萎缩。

此外，MG 母亲的新生儿中 15% 可有出生后一过性肌无力症状，称为"新生儿一过性重症肌无力"。

自 20 世纪 50 年代开始，MG 的流行病学研究累计超过 50 项，其公布的数据表明 MG 是一种罕见的疾病。报道的 MG 的发病率为（8 ～ 20）/10 万，患病率为 50/10 万，发病年龄和男女患者比例在不同的亚型之间有差异。并且，MG 的疾病流行率每十年都有所增加。20 世纪 90 年代该病的发病率比 20 世纪 50 年代至少高出 4 倍[1]。MG 患者数量的增加可以归结为以下几个因素：人们对疾病认识的提高，疾病检测技术具备更高的灵敏性和特异性，疾病患者得到有效治疗后的寿命延长，以及人口老龄化加剧所面临的风险。

MG 目前的治疗手段主要包括免疫抑制剂、糖皮质激素、胆碱酯酶抑制剂、胸腺切除手术、中医治疗等。免疫抑制剂是主要的 MG 治疗药物，分为非生物和生物制剂，具有用量小和起效快的优势。其中，生物制剂中的单克隆抗体药物的出现使 MG 的治疗取得了突飞猛进的进展，如利妥昔单抗（rituximab）、依库珠单抗（eculizumab）等。糖皮质激素是国际上通用的治疗 MG 的首选药物，能够改善大部分 MG 患者的病情。胆碱酯酶抑制剂是对症治疗 MG 的药物，主要用于改善症状。由于绝大部分 MG 患者伴有胸腺增生、胸腺瘤和淋巴滤泡增生等，并且这些增生的组织也是抗 AChR 抗体的来源之一，因而胸腺切除手术是一种有效的 MG 治疗手段。中医认为 MG 是一种"痿症"，采取的治疗宗旨主要是健脾扶正、阴阳平衡、补益元气等。

对于大多数患者来说，该疾病可通过免疫抑制、对症治疗、支持治疗或手术治疗得到良好控制；然而，只有少数患者（22.2% 的 AChR-MG，3.6% 的 MuSK-MG 和 21.9% 的其他患者）能获得完全缓解。

尽管已经有相当多的 MG 相关药物研究，但是特异性药物治疗研究仍落后于其他疾病，仅有相对很少的药物临床试验是针对 MG 的。这可能因为 MG 是一种罕见疾病，专门针对 MG 的特异性新药研发非常少。相反，大多数治疗 MG 的新药都来源于研发目的是治疗其他疾病的药物。例如，目前用于 MG 的大部分免疫抑制剂首先被用于研发治疗其他疾病，在治疗移植排斥反应和其他自身免疫性疾病中取得疗效后，这些药物被拓展用于 MG 患者。

二、重症肌无力疾病发病机制假说

MG 是获得性自身免疫性疾病，主要与自身抗体介导的突触后膜 AChR 损害有关。参与疾病发病的因素有多种，具体如下（见图 18-1）。

1. **遗传因素**　MG 有家族性和散发性两种类型，其中家族性 MG 的发生率为 3% ～ 4%，显著高于一般人群中 50/10 万的患病率。并且除 MG 外，MG 患者亲属其他自身免疫性疾病的患病率也显著升高[2]。目前研究发现，有一种家族性婴儿型 MG 属于常

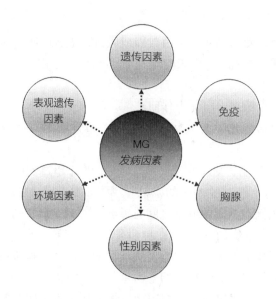

图18-1 影响重症肌无力的发病因素

染色体隐性遗传性疾病，其基因定位于17号染色体短臂13号位点，其基因产物可能与乙酰胆碱释放相关蛋白有关。

人白细胞抗原（human leukocyte antigen，HLA）基因座内含有大量与人体免疫系统功能相关的基因，许多与MG的易感性密切相关。据报道，AH8.1单倍型与高加索人群中的早发性MG有关。还有研究发现，HLA-B*08：01和HLA-C*07：01与早发性AChR-MG有关；HLA-DQA1和HLA-DQB1与晚发性AChR-MG有关；HLA-DQB1*05：02与MuSK-MG有关[3]。根据中国的两项研究，DQ9单倍型和HLA-DRB1*09等位基因在南方汉族眼肌型MG患者和北方汉族MG患者中的发生率分别高于对照组[4]。此外，还有研究鉴定出了一些与MG的发病有关的非HLA基因，如细胞毒性T淋巴细胞相关蛋白4、肿瘤坏死因子受体超家族11A（TNFRSF11A）、含锌指和含BTB结构域10（ZBTB10）的蛋白、蛋白酪氨酸磷酸酶非受体22型（PTPN22）、肿瘤坏死因子α诱导的蛋白质3相互作用蛋白1（TNIP1）等[5]。最后，编码AChR亚基的CHRAN1和CHRND的基因多态性也能增加MG的发病风险，表明异常的AChR结构可能促使自身免疫性疾病的发病[6]。

2. 表观遗传学因素　表观遗传学（epigenetics）是指非基因序列的改变引起的基因表达变化，包括微RNA（microRNA）、DNA甲基化和组蛋白乙酰化。表观遗传机制能将环境因素和遗传因素联系起来。有研究证实，某些涉及一碳代谢和DNA甲基化的基因在MG患者胸腺瘤中甲基化的水平明显增加。据报道，许多异常microRNA表达参与MG的发病，包括免疫细胞中的miR-320a、miR-155、miR-146a和let-7c以及血清中的miR-150和miR-21。对于MG中转录组和甲基化组特征的研究发现，所有MG患者的转录组和DNA甲基化水平具有极高的相似性，这表明遗传易感性的高度重要性[7]。

3. 环境因素　许多环境因素是导致自身免疫性疾病的发病和加重的诱发因素，如饮食、维生素D和微生物群，或导致复发的触发因素，如感染、污染物和药物分子等。

　　另外，维生素 D 对免疫系统功能的调节作用，尤其是对 T 细胞免疫的调节作用越来越受到人们的重视。维生素 D 可明显防止或者抑制某些自身免疫疾病的发生，如 1 型糖尿病、多发性硬化（MS）、类风湿关节炎（RA）、系统性红斑狼疮（SLE）和炎症性肠道疾病。现已发现，维生素 D 通过调节 CD4⁺ 淋巴细胞的活化和分化、单核细胞向树突状细胞分化、促炎性 T 细胞的活性等影响免疫系统的功能。临床研究证实，MG 患者的维生素 D 水平明显降低。此外，还有研究表明，在体外，维生素 D 能显著增强来自 MG 患者的调节性 T 细胞（Treg）的功能[8]。

　　多项研究表明某些感染刺激可能与 MG 的发生有一定相关性，研究最多的是 EB 病毒（Epstein-Barr virus，EBV）感染。在许多自身免疫疾病的靶器官中检测到 EBV 感染的 B 细胞，如多发性硬化、类风湿关节炎等。与此相类似地，许多研究表明，在 MG 患者的胸腺中发现了高浓度 EBV 感染的 B 细胞，并且其激活的关键转录因子 BZLF1 也呈高表达状态。进一步的研究证实，EBV 在 MG 患者胸腺中持续感染与胸腺的自身免疫反应相关。除了 EBV 感染以外，HIV 感染亦参与 MG 的发病。

　　4. 性别因素　大多数自身免疫性疾病在女性中发病率更高，原因之一可能是性腺激素和 X 染色体效应。MG 的发病也存在明显的性别差异，女性多发，男女比例国内外的研究均不一致。国内 MG 的男女比例约为 1∶1.17，然而国外报道男女比例可高达 1∶1.5 至 1∶2.0。并且，多数研究报道，女性的发病年龄早于男性。如在早发性 AChR-MG，MuSK-MG 和 LRP4-MG 患者中男女比例分别为 1∶9、1∶4 和 1∶2[9]。MG 患者的临床严重程度也受月经调节，并且在妊娠期和产后期出现恶化。推测上述差异的原因，可能是雌激素通过调节 B 细胞的成熟、选择和抗体分泌影响自身免疫过程，如使自身反应性 B 细胞逃脱正常的耐受机制并积累足够的数量以诱导自身免疫。

　　5. 胸腺　胸腺是中枢免疫器官，目前公认胸腺内发生的异常免疫反应与 MG 的发生、发展直接相关。大约 80% 的 MG 患者伴有胸腺增生、胸腺瘤、淋巴滤泡细胞增生等胸腺异常症状，并且诱导产生抗 AChR 抗体的细胞或组分往往位于这些增生的组织中。因而胸腺摘除手术成为治疗 MG 的有效措施之一。研究表明，胸腺肌样细胞、胸腺上皮细胞、胸腺细胞以及胸腺基质细胞均可表达 AChR，其抗原性与神经肌肉接头突触后膜上的 AChR 是一致的，且胸腺中的 AChR 抗原能被树突状细胞呈递给 AChR 反应性 T 细胞，针对胸腺 AChR 产生的抗体可与神经肌肉接头的 AChR 发生交叉反应，最终导致神经肌肉传递障碍。有研究发现 MG 患者胸腺组织中树突状细胞（DC 细胞）的数量明显增加，可能有助于 AChR 抗原的呈递。此外，在 MG 患者增生的胸腺组织中发现由 B 淋巴细胞增生形成的淋巴滤泡及"生发中心"，并且在增生滤泡的单细胞悬液中检测到抗 AChR 抗体。

　　以上研究表明，在 MG 患者增生的胸腺组织中存在诱导和维持 AChR 异常免疫应答的多种细胞组分，即以上各种细胞表面表达的 AChR、专职的抗原呈递细胞 DC 以及 B 淋巴细胞增生形成的淋巴滤泡。因而推测胸腺增生可能触发针对 AChR 的异常免疫应答，从而导致 MG 患者体内 T 淋巴细胞、B 淋巴细胞的激活，出现 MG 症状。

　　6. 免疫

　　（1）辅助性 T 细胞（Th 细胞）：MG 是一种 T 细胞辅助、抗体介导的以神经肌肉接头传递障碍为特征的自身免疫性疾病。

Th1 细胞、Th2 细胞和 Th17 细胞是分泌不同细胞因子的重要 CD4$^+$ T 细胞。Th1 细胞产生 IFN-γ 抵抗细胞内病原体；Th2 细胞产生 IL-4、IL-5 和 IL-13，参与对寄生虫感染的反应；Th17 细胞产生 IL-17 抵抗细胞外病原体。在病理条件下，Th1 和 Th17 细胞与自身免疫相关，Th2 细胞与过敏反应有关。

MG 患者的外周血单个核细胞（PBMC）中含有高水平的 IFN-γ 或 IL-4 阳性细胞，表明 Th1 细胞和 Th2 细胞都参与 MG 的发病。并且，目前研究认为 IFN-γ 具有多种免疫调节功能，如增加主要组织相容性复合体（MHC）Ⅱ类分子的表达、激活巨噬细胞，在诱导 B 淋巴细胞成熟和抗 AChR 抗体的产生，诱发实验性自身免疫性重症肌无力（EAMG）临床症状中发挥重要作用。在一项研究中，在 CD4$^+$ T 细胞中，Th1 细胞的百分比高于 Th2 细胞的百分比，并且 Th1/Th2 与糖皮质激素治疗组的临床严重程度呈正相关。在 MG 并发胸腺瘤的患者中观察到 Th17 细胞数量和血清 IL-17 水平均有所增加，并且在 Th17 细胞百分比和 AChR 抗体滴度之间观察到相关性。此外，在分析从 MG 患者获得的纯化胸腺 T 细胞的转录组中揭示了 Th1/Th17/滤泡 Tfh 的特征，其中大多数胸腺具有生发中心（GC）。然而，在具有 AChR-MG 的异质组患者中，血清 IL-17 水平与正常对照的水平相当。在 MuSK-MG 患者中检测到 Th1 和 Th17 细胞因子的频率增加。

Tfh 细胞是一组表达转录因子 B 细胞淋巴瘤 6、CD4、CXCR5、PD-1 的效应 T 细胞，其功能是促进 B 细胞的成熟和抗体产生。在先前的研究中发现，广泛性 MG 患者的 PBMC 的 Tfh 细胞数量显著增加，滤泡性 Treg 数量显著减少，并且 Tfh 细胞数量与浆细胞频率和 AChR 抗体滴度呈现显著相关。此外，当与 Tfh 细胞共培养时，B 细胞可以通过 IL-21 信号转导依赖性方式产生抗体。

（2）调节性 T 细胞：CD4$^+$ CD25$^+$ FoxP3$^+$ Treg 细胞是调节自身免疫反应、维持外周免疫耐受的特殊 CD4$^+$ T 细胞，能够抑制自身免疫性疾病的发生。研究表明，AChR-MG 患者的胸腺和 PBMC 中含有 FoxP3 低表达的功能缺陷 Tregs，且这些改变与 MG 疾病程度具有明显相关性。目前对于 MG 患者 Treg 表达异常的分子机制尚不明确，但是 Treg 细胞通过分泌转化生长因子 -β（TGF-β）、IL-10 和 IL-35 来抑制活化的 T 细胞和 B 细胞，可能参与 MG 的发病。

（3）B 细胞：1980 年以来，对 MG 的研究大多集中在自身抗体方面，AChRAb 被认为是唯一的发病因素。AChR 是由 5 个同源亚基组成的低聚跨膜糖蛋白，其中 α 亚基在 AChR 异常免疫反应中起决定性作用，大多数抗 AChR 抗体都直接作用于 α-AChR 亚基胞外段的主要免疫区而发挥作用。

在 MG 患者中，外周血中未检测到 B 细胞的增殖，但在增生性胸腺中观察到 GC，其中 B 细胞遇到抗原，与 Tfh 相互作用，并分化成短寿命或长寿命的浆细胞（PC），IgD$^-$ CD27$^-$B 细胞（DN）和记忆 B 细胞（MB）。胸腺中的浆母细胞（PB）或 PC 产生的 AChR 抗体滴度高于体外外周血细胞，但胸腺外的 PC 也有助于血清中 AChR 抗体产生，这是基于胸腺切除术后观察到持续抗体产生。MB 也参与 MG 发病机制。在对 AChR-MG 患者进行的一项案例研究中，在停用利妥昔单抗和其他药物后发生复发，其中 DN 和 IgD$^-$CD27$^+$ MB 重新增殖。MG 患者血清 B 细胞活化因子（BAF）水平显著升高，但水平与临床严重程度无关。

第二节　趋化因子在重症肌无力疾病中的生物学意义及可能机制

趋化因子是一类控制细胞定向迁移的细胞因子，在免疫系统功能行使的各个环节中处于关键地位，包括病原体的清除、炎症反应、病原体感染、细胞及器官的发育、创伤的修复、肿瘤的形成及其转移、移植免疫排斥等方面。而研究表明，多数重症肌无力表现出胸腺细胞异常增生，胸腺细胞亚群比例异常，胸腺组织中出现淋巴结样的 T 细胞区和富含 B 细胞的生发中心，因此推测趋化因子可能通过调控淋巴细胞向胸腺的迁移，在胸腺内的迁移以及从胸腺迁移到外周等参与重症肌无力的发病。

按照一级肽链结构特点，趋化因子可分为 CC、CXC、C 和 CX3C 4 个亚家族（C 为半胱氨酸，X 为任意氨基酸）。CC 亚家族主要对中性粒细胞、单核细胞、肥大细胞、树突状细胞、NK 细胞、T 淋巴细胞和 B 淋巴细胞等具有强大趋化活性；CXC 亚家族主要作用于中性粒细胞；C 亚家族主要表达于胸腺，作用于 CD8$^+$ T 淋巴细胞；CX3C 亚家族是唯一膜结合性趋化因子，主要作用于单核细胞和中性粒细胞。

在以上不同亚家族的趋化因子中，对于 CC 类和 CXC 类趋化因子在重症肌无力的研究中较多。

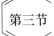 **第三节　趋化因子在重症肌无力疾病中的研究进展**

趋化因子与重症肌无力的发生和进展密切相关。研究表明，在 MG 患者胸腺中有多种趋化因子表达增加或异常，包括 CCL17、CCL19、CCL21、CCL22、CXCL9、CXCL10、CXCL11、CXCL12 以及 CXCL13。这些数据总体上表明趋化因子谱在 MG 患者胸腺中有很强的修饰，它们在不同细胞中过表达，并且可能在 MG 胸腺中的外周细胞募集和异位 GC 的发育中起重要作用。

一、参与重症肌无力疾病的 CC 类趋化因子及其作用机制

1. CCL21　CC 趋化因子配体 21（chemokine ligand 21，CCL21）的过表达与 MG 胸腺生发中心的形成有关。CCL21 主要表达于胸腺髓质，尤其是胸腺髓质上皮细胞（medullary thymic epithelial cell，mTEC），它和 CCL19 共同的受体 CCR7，在胸腺细胞经历阳性选择后开始表达。CCR7 与 CCL21 的相互作用，参与胸腺细胞从皮质向髓质的迁移。CCL21 也参与幼稚 B 细胞的募集。在胸腺微环境中，胸腺基质细胞通过产生细胞因子、分泌胸腺激素，或与胸腺细胞直接接触等方式调节 T 细胞增殖分化。胸腺上皮细胞（thymic epithelial cell，TEC）是构成胸腺微环境的主体，也是胸腺表达趋化因子的主要细胞。CCL21 的高表达将造成 TEC 的功能改变，从而改变胸腺微环境，促进幼稚 B 细胞或者外周树突状细胞和 T 细胞迁移到发炎的 MG 胸腺中，从而提高对 AChR 的敏感性。

2．CCL17 和 CCL22　CCL17 和 CCL22 是与 CCR4 结合诱导发炎胸腺中免疫细胞募集的两种趋化因子。研究表明，与正常胸腺相比较，MG 患者的胸腺中 CCL17、CCL22 以及 CCR4 的表达水平明显提高。CCL17 和 CCL22 主要表达在髓质哈索尔小体（Hassall's corpuscle，HC）周围，并且与 TLR4$^+$ 胸腺上皮细胞（TEC）和 CCR4$^+$ 树突状细胞（DC）存在共定位现象。同时还观察到 MG 胸腺中 CCR4$^+$ 树突状细胞的数量也有明显增加。CCL17 和 CCL22 受 Toll 样受体（TLR）4 激活的诱导，驱动 MG 胸腺中的 DC 募集，并产生可能损害 Treg 功能的炎症反应，有利于自身反应性 T 细胞致病反应[10]。

3．CCL2　CCL2 即单核细胞趋化蛋白 -1（MCP-1），具有诱导免疫细胞向病原体感染部位迁移的作用。对 CCL2 在一些自身免疫和感染性疾病中的遗传多态性的研究表明，MG 风险增加与 CCR2-64I 多态性之间关联的证据很少。然而，具有 CCR2G/G 基因型的患者中抗 AChR 抗体滴度的增加表明 CCR2 基因在 MG 的病理生理学中起着一定作用。并且，CCL2 参与了 Th17 细胞促进体液自身免疫的发生机制[11]。

二、参与重症肌无力疾病的 CXC 类趋化因子及其作用机制

1．CXCL13　CXCL13 是诱导 B 细胞迁移最有效的趋化因子。CXCL13 通过其在 Tfh 细胞上表达的受体 CXCR5 与细胞相互作用。在周围淋巴器官中，CXCL13 参与 GC 形成，并且在以异位 GC 发展为特征的炎症部位也过表达。CXCL13 的 mRNA 仅在正常胸腺中以非常低的水平表达。然而，在 AChR$^+$MG 患者中，胸腺 CXCL13 的表达明显增加。即使已知 CXCL13 由 GC 产生，MG 患者的髓质 TEC 也表达异常水平的 CXCL13。在 MG 胸腺中，通过 CXCL13 有效募集外周 B 细胞和 Tfh 细胞可以支持异位 GC 的发展[12]。

由于 CXCL13 在 MG 患者中由髓质 TEC 过表达，因此为了模拟 MG 患者胸腺中骨髓 TEC 调控的 CXCL13 过表达，构建了在角蛋白 5（keratin 5，K5）启动子控制下过表达 CXCL13 的转基因小鼠。数据证明 K5-CXCL13 转基因小鼠并不会诱导 B 细胞的募集。然而，在注射一种模拟病毒感染的 dsRNA 分子［聚肌苷酸 - 聚胞苷酸，poly（I：C）］或在强免疫佐剂分子诱导的炎症条件下，胸腺中可以检测到 B 细胞的募集。经典 MG 小鼠模型是从电鳐的发电组织中提取的纯化 AChR（T-AChR）和弗氏完全佐剂共同诱导而成的。如果动物产生的抗体在神经肌肉传的肌肉终板处诱导 AChR 的丧失和功能障碍，则该模型不会导致胸腺异常。通过 K5-CXCL13 转基因小鼠，证明小鼠对实验性自身免疫性 MG 更敏感，临床症状更强，抗 AChR 抗体滴度更高，胸腺 B 细胞数量更多，并且在胸腺中出现 GC 样结构[13]。

总之，这些数据表明胸腺炎症是 CXCL13 表现趋化性质所必需的（见图 18-2）。病原体感染后的炎症似乎是诱导成熟淋巴细胞向外周器官甚至胸腺募集的关键因素，在这期间释放的 IFN-γ 可能有利于细胞运动。

2．CXCL12　CXCL12/ SDF-1 是一种诱导 B 细胞向发炎组织迁移的趋化因子，在生理和病理条件下还参与 GC 的形成。在 MG 患者的胸腺中，CXCL12 高表达于 HEV 的腔中，同时还在这些血管周围鉴定出许多表达 CXCL12 的受体 CXCR4 的抗原呈递细胞，包括 B 细胞和树突状细胞等，这些数据表明 CXCL12 在 HEV 的高表达，诱导了外周 B 细胞和抗原呈递细胞募集到 MG 患者的胸腺，促成了 MG 病理学的变化[14]。

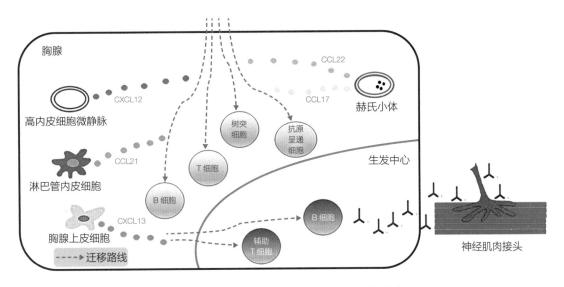

图18-2　不同趋化因子参与重症肌无力的发病

3．CXCL10　有研究表明，CXCL10，即趋化因子 IFN-γ 诱导蛋白 10（IP-10），及其受体 CXCR3 在 MG 和实验性自身免疫性 MG（EAMG）中存在过表达。此外，通过实验干扰 CXCR3/IP-10 信号转导，发现大鼠 EAMG 的症状得到改善。以上数据表明阻断 CXCR3/IP-10 信号转导可能是 MG 的潜在治疗策略[15]。

由 TEC、LEC、HEV 以及赫氏小体产生的趋化因子 CXCL13、CCL21、CXCL12、CCL17 以及 CCL22 募集外周的 B 细胞、T 细胞、DC 细胞以及抗原呈递细胞（APC）细胞进入胸腺，诱导异常生发中心的形成并促进 Tfh 细胞和 B 细胞进入生发中心，产生抗 AChR 的抗体，攻击神经肌肉接头突触后膜的 AChR。

<table>
<tr><td>第四节</td><td>趋化因子在重症肌无力诊疗中的研究展望</td></tr>
</table>

免疫紊乱是 MG 的主要特点，而趋化因子及其受体通过彼此间的信号转导，维持免疫系统的正常运作是免疫系统的重要组成部分。尤其是 CC 类和 CXC 类趋化因子通过调节免疫功能参与了 MG 的发病与发展。因此，以趋化因子为靶点，促进紊乱的免疫功能恢复正常可能成为治疗重症肌无力的新策略。

（黄菊阳　陈乃宏）

参考文献

[1] PHILLIPS L H. The epidemiology of myasthenia gravis. Ann N Y Acad Sci, 2003, 998: 407-412.

[2] RAMANUJAM R, PIRSKANEN R, RAMANUJAM S, et al. Utilizing twins concordance rates to infer

the predisposition to myasthenia gravis. Twin Res Hum Genet, 2011, 14 (2): 129-136.

[3] VANDIEDONCK C, BEAURAIN G, GIRAUD M, et al. Pleiotropic effects of the 8.1 HLA haplotype in patients with autoimmune myasthenia gravis and thymus hyperplasia. Proc Natl Acad Sci U S A, 2004, 101 (43): 15464-15469.

[4] ZHU W H, LU J H, LIN J, et al. HLA-DQA1*03: 02/DQB1*03: 03: 02 is strongly associated with susceptibility to childhood-onset ocular myasthenia gravis in Southern Han Chinese. J Neuroimmunol, 2012, 247 (1/2): 81-85.

[5] SELDIN M F, ALKHAIRY O K, LEE A T, et al. Genome-wide association study of late-onset myasthenia gravis: confirmation of TNFRSF11A and identification of ZBTB10 and three distinct HLA Associations. Mol Med, 2016, 21 (1): 769-781.

[6] GIRAUD M, EYMARD B, TRANCHANT C, et al. Association of the gene encoding the delta-subunit of the muscle acetylcholine receptor (CHRND) with acquired autoimmune myasthenia gravis. Genes Immun, 2004, 5 (1): 80-83.

[7] MAMRUT S, AVIDAN N, TRUFFAULT F, et al. Methylome and transcriptome profiling in Myasthenia Gravis monozygotic twins. J Autoimmun, 2017, 82: 62-73.

[8] CADEGIANI F A. Remission of Severe Myasthenia Gravis After Massive-Dose Vitamin D Treatment. Am J Case Rep, 2016, 17: 51-54.

[9] WINGERCHUK D M, LENNON V A, LUCCHINETTI C F, et al. The spectrum of neuromyelitis optica. Lancet Neurol, 2007, 6 (9): 805-815.

[10] CORDIGLIERI C, MAROLDA R, FRANZI S, et al. Innate immunity in myasthenia gravis thymus: pathogenic effects of Toll-like receptor 4 signaling on autoimmunity. J Autoimmun, 2014, 52: 74-89.

[11] KIM H S, KIM D S, LEE E Y, et al. CCR2-64I and CCR5Delta32 Polymorphisms in Korean patients with myasthenia gravis. J Clin Neurol, 2007, 3 (3): 133-138.

[12] MERAOUNA A, CIZERON-CLAIRAC G, PANSE R L, et al. The chemokine CXCL13 is a key molecule in autoimmune myasthenia gravis. Blood, 2006, 108 (2): 432-440.

[13] WEISS J M, ROBINET M, ARICHA R, et al. Novel CXCL13 transgenic mouse: inflammation drives pathogenic effect of CXCL13 in experimental myasthenia gravis. Oncotarget, 2016, 7 (7): 7550-7562.

[14] WEISS J M, CUFI P, BISMUTH J, et al. SDF-1/CXCL12 recruits B cells and antigen-presenting cells to the thymus of autoimmune myasthenia gravis patients. Immunobiology, 2013, 218 (3): 373-381.

[15] FEFERMAN T, ARICHA R, MIZRACHI K, et al. Suppression of experimental autoimmune myasthenia gravis by inhibiting the signaling between IFN-gamma inducible protein 10 (IP-10) and its receptor CXCR3. J Neuroimmunol, 2009, 209 (1/2): 87-95.

19

第十九章

趋化因子与
双相障碍

双相障碍（bipolar disorder，BD）是一种严重的慢性情绪障碍，表现为抑郁和躁狂或轻躁狂，导致认知和功能损伤，全称为"双相情感障碍（bipolar affective disorder）"。根据世界卫生组织（WHO）的报告，双相障碍是造成致残的主要原因之一，也是导致精神异常的第三大原因。同时，是导致高死亡率的公共健康问题，约25%的双相障碍患者试图自杀。尽管如此，对于双相障碍的主要精神病理机制尚不清楚，猜测遗传、环境和生物学异常等因素导致了双相障碍的发生[1]。

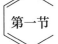 第一节　双相障碍疾病简介

一、双相障碍的定义及流行病学

双相障碍是一组以持续的且程度轻重不等的情绪高涨或低落为基本临床表现的心境障碍。临床表现为在病种中兼有躁狂和抑郁发作。躁狂发作时具有情绪高涨和/或易激惹、思维奔逸、意志增强及其他症状[2]。躁狂发作的诊断需要至少3个症状（如果表现为易激惹，则需要4个）：自我评价过高或夸大、睡眠需求减少、语量增多或言语急促、思维奔逸或主观体验到的联想增快、注意力分散、目的性活动增多或精神运动性激越。而且这种心境障碍对社会功能造成了明显损害，患者或需要住院治疗，或伴有精神病性症状。双相障碍是一种常见的致残性精神疾病，具有高发病率和高病死率。世界心理健康调查倡议组织报告了BD-Ⅰ、BD-Ⅱ和阈下双相障碍的终生患病率（12个月患病率）约为2.4%（1.5%）。然而，在纳入研究的9个国家中各亚型的患病率存在差异，其中阈下双相障碍最常见，患病率约为1.4%（0.8%），其次是BD-Ⅰ的患病率约为0.6%（0.4%）和BD-Ⅱ的患病率约为0.4%（0.3%）。双相障碍首次发病多在青春期晚期和成年早期，其生活常受到严重损害，一生中约一半时间存在临床或亚临床症状，且以抑郁症状为主。双相障碍患者在30%或更多的时间中无法维持正常的工作角色功能。对疾病负担进行系统评估的结果显示，全球范围内双相障碍患者的年治疗费用为1 904～33 090美元，患BD-Ⅰ、延误或误诊、频繁的精神科干预、治疗依从性不佳以及共病等因素均可以导致年治疗费用增加[3]。

二、双相障碍的治疗现状

1. **双相障碍治疗原则**　充分评估、量化监测原则（1/A），综合治疗原则（1/A），全病程治疗原则（1/A），全面治疗原则，提高治疗依从性原则，优先原则，患方共同参与治疗原则，治疗共病原则（1/A）。

2. 根据《中国双相障碍防治指南（第二版）》中躁狂发作（或轻躁狂发作）急性期药物治疗推荐建议，具体见表 19-1[4]。

表 19-1　躁狂发作（或轻躁狂发作）急性期药物治疗推荐建议

是否推荐	躁狂发作（或轻躁狂发作）急性期药物治疗
首选推荐	单用：锂盐①（A）、丙戊酸盐①（A）、奥氮平（A）、利培酮（A）、喹硫平②（A）、阿立哌唑（A）、齐拉西酮（A）、阿塞那平（A）、帕利哌酮（A）、MECT③（A）、氟哌啶醇④（A）、氯丙嗪④（A） 合用：（在锂盐/丙戊酸盐①基础上）：奥氮平（A）、利培酮（A）、喹硫平②（A）、阿立哌唑（A）、阿塞那平（A）、苯二氮䓬类（B）；或锂盐+丙戊酸盐①（A）、抗精神病药+MECT（A）
次选推荐	单用：卡马西平（B）、奥卡西平（C）、氯氮平（A）、ECT③（A） 合用：锂盐+卡马西平（B）、抗精神病药+ECT③（A）；上述基础上加用苯二氮䓬类（B）
不推荐	单用：加巴喷丁（D）、托吡酯（D）、拉莫三嗪（D）、维拉帕米（D）、噻加宾（D） 合用：利培酮+卡马西平（C）、奥氮平+卡马西平（C）

注：推荐表所列药物或组合部分未获得我国药品监督管理部门的批准用于治疗双相躁狂，仅作为中国专家建议，供临床医师参考。

①丙戊酸盐：包括丙戊酸钠、普通剂型丙戊酸盐、丙戊酸镁。

②喹硫平包括喹硫平普通片、喹硫平缓释片。

③ MECT：改良电休克治疗；ECT：电休克治疗。若患者此次躁狂发作已曾行 MECT 无效，无须再行 ECT。MECT 或 ECT 应慎与抗惊厥药（包括苯二氮䓬类）合用。

④第一代抗精神病药中的氟哌啶醇（注射剂型）、氯丙嗪有良好的抗狂躁作用、镇静作用，但是总体副作用偏大，长期使用有迟发性运动障碍或肌张力障碍等副作用，且有诱发躁狂转抑郁风险。因此，建议第一代抗精神病药仅用于急性躁狂发作阶段（轻躁狂发作不推荐使用），躁狂症状缓解后可考虑停用。

根据《中国双相障碍防治指南（第二版）》中双相障碍 I 型、II 型的抑郁发作急性期治疗推荐建议，具体见表 19-2、表 19-3。

表 19-2　双相障碍 I 型抑郁发作急性期药物治疗推荐建议

是否推荐	双相障碍 I 型抑郁发作急性期药物治疗
首选推荐	喹硫平（A）、奥氮平（A）、锂盐+拉莫三嗪（A）、锂盐①（B）、拉莫三嗪（B）、丙戊酸盐①（B）、奥氮平+氟西汀（B）、锂盐+丙戊酸盐（B）、锂盐/丙戊酸盐+喹硫平（B）、锂盐/丙戊酸盐+安非他酮（B）
次选推荐	卡马西平（C）、喹硫平+SSRI（C）、丙戊酸盐+拉莫三嗪（C）、锂盐+卡马西平（C）、喹硫平+拉莫三嗪（C）、锂盐+单胺氧化酶抑制剂（C），锂盐/丙戊酸盐+文拉法辛（C），锂盐/丙戊酸盐/第二代抗精神病药+三环类抗抑郁药（C）
不推荐	齐拉西酮单药治疗，齐拉西酮或阿立哌唑增效治疗②

注：推荐表所列药物或组合目前均未获得我国药品监督管理部门的批准用于治疗双相抑郁，仅作为中国专家建议，供临床医师参考。

①锂盐的治疗剂量和中毒剂量较接近，应定期监测血锂浓度。急性期治疗建议血锂有效浓度为 0.6 ~ 1.2mmol/L；丙戊酸盐有效浓度为 50 ~ 100μg/ml。

②随机双盲安慰剂对照试验结果提示，齐拉西酮单药治疗、齐拉西酮或阿立哌唑增效治疗与安慰剂比较没有明显优势。

表 19-3　双相障碍 Ⅱ 型抑郁发作急性期药物治疗推荐建议

是否推荐	双相障碍 Ⅱ 型抑郁发作急性期药物治疗
首选推荐	喹硫平（A）
次选推荐	拉莫三嗪（C）、锂盐（C）、丙戊酸盐（C）、锂盐 / 丙戊酸盐 +SSRIs（C）、锂盐 + 丙戊酸盐（C）、第二代抗精神病药 + 抗抑郁药物（C）、喹硫平 + 拉莫三嗪（C）、上述药物或组合 +MECT（C）

　　注：推荐表所列药物或组合目前均未获得我国药品监督管理部门的批准用于治疗双相抑郁，仅作为中国专家建议，供临床医师参考。

三、双相障碍发病机制假说

　　1. 儿茶酚胺 - 胆碱能平衡假说　双相障碍病理机制尚不清晰，使其靶向治疗发展复杂化。已有研究发现几种机制可能介导双相障碍的躁狂和抑郁状态。儿茶酚胺 - 胆碱能平衡假说认为，在躁狂状态下，儿茶酚胺的功能增加，而胆碱能功能的增加与抑郁更相关。在儿茶酚胺中，多巴胺（dopamine，DA）神经传递的功能异常被认为是双相障碍病理生理学的中心因素，DA 转运体（dopamine transporter，DAT）通过再摄取维持细胞外 DA 稳态。研究提示 DAT 基因编码的多态性与双相障碍有关，但需要在更多的基因组研究中进行重复。在未发病的双相障碍患者以及双相障碍患者的死后组织中观察到纹状体 DAT 水平降低。另一个与双相障碍相关的症状是昼夜节律异常，例如，在抑郁症和双相障碍的患者身上，已经观察到体温、血浆皮质醇和褪黑素等生理参数的节律变化，这些患者的睡眠周期也经常发生变化。昼夜节律的改变会影响 DA 等神经递质的释放、合成和神经递质水平。综上所述，这些机制上的发现提供了可以用来帮助发展动物模型以及治疗双相障碍的靶点[5]。

　　2. 神经炎症与双相障碍　越来越多的证据发现双相障碍的病理机制与大脑和外周慢性、温和的炎症反应相关。免疫失衡及炎症相关信号通路的变化是双相障碍等精神疾患共同的发病机制之一[6]。精神疾患的生物学改变通常可以用两种观点解释：一种为神经发育假说，认为早期脑发育的中断可能是成年时期出现症状的原因；另一种则为"神经退行性"假说，认为疾病进程中存在的免疫异常可能与神经递质失调相关。双相障碍的免疫学改变可能是对成熟中枢神经系统小胶质细胞活化的适应性反应。研究发现双相障碍患者体内一些补体（C3、C4 和 C6）和 C 反应蛋白（CRP）水平升高，而且重度抑郁和躁狂发作期间存在炎症反应的激活。与健康对照组相比，在双相障碍患者死后的额叶皮质中，IL-1 及其受体等细胞因子水平显著升高。一些研究表明，双相障碍患者长期患病与血清 IL-6 水平升高有关。其中 IL-6 可能通过增强 B 淋巴细胞增殖而起着至关重要的作用，体液免疫的过度激活刺激了色氨酸 2，3- 双加氧酶，增加了氨基酸色氨酸在犬尿喹啉酸中的转化，后者起 N- 甲基 -D- 天冬氨酸（NMDA）拮抗剂的作用。色氨酸分解代谢的另一种代谢物是 3- 羟基犬尿素，被认为是一种内源性氧化应激产生物，可能与认知症状有关。在另一项研究中，比较了抑郁、躁狂和心境良好的双相障碍患者的细胞因子水平，发现躁狂症患者的 IL-2、IL-4 和 IL-6 水平升高，而抑郁症患者的 IL-6 水平升高。这些数据表明，促炎细胞因子的变化可能与情绪状态有关。此外，躁狂发作患者升高的 IL-6 水平可能与使用镇静剂相关。综上所述，炎症基因的异常表达可能被认为是双相障碍的一种生物学标记。

　　3. 多不饱和脂肪酸与双相障碍　对双相障碍患者死后的脑脂质浓度研究发现脂质浓

度异常。同时另一项对患者死后研究发现，与健康对照组相比，花生四烯酸在眼窝前额皮质中的浓度有所下降。此外，皮质环氧合酶和膜前列腺素 E 合酶的升高，表明双相障碍患者脑内皮质花生四烯酸级联反应过度激活。

4. **氧化应激** 氧化应激是双相障碍发病机制之一。在疾病初期，氧自由基增多，而在慢性患者中，抗氧化应激反应增加。一项研究发现疾病晚期谷胱甘肽硫转移酶水平升高。

5. **激素调节** 在抑郁症中，细胞因子可能激活下丘脑 - 垂体 - 肾上腺轴（HPA 轴），增加下丘脑和杏仁核的促肾上腺皮质激素释放激素，并影响单胺能系统。相反，在躁狂症发作时，随着血浆皮质醇水平的降低，会出现相反的激素调节。

6. **DNA 甲基化改变** 对双相障碍患者 DNA 甲基化模式的改变的研究发现，DNA 甲基化的改变可能与双相障碍相关，并可以作为基因型和环境因素对疾病影响的预测标志物。全基因组的甲基化以及已知与 BD 相关的几个特定候选基因的甲基化研究包括脑源性神经营养因子（brain-derived neurotrophic factor，BDNF）、5- 羟色胺受体、谷氨酸脱羧酶（glutamate decarboxylase 1，GAD1）[7]。

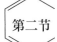 **第二节 趋化因子在双相障碍中的生物学意义及可能机制**

新的研究结果提示免疫调节因子和免疫功能失调可能参与双相障碍的病理发展过程[8]。趋化因子（chemokine）在宿主防御微生物和调节神经发生、释放神经递质、调控血脑屏障通透性和神经元保护等过程中发挥关键作用[9]。因此，趋化因子可能作为治疗双相障碍的潜在靶点之一[10]。

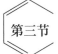 **第三节 趋化因子在双相障碍中的研究进展**

双相障碍是一种严重的慢性疾病，除影响患者情绪外，对其神经营养和认知等功能亦有损伤[11]。趋化因子是一种小分子蛋白（8 ~ 12kDa）[12]，其典型特征是能够将循环中的白细胞转移到炎症或损伤部位。趋化因子根据其结构和功能特异性的差异主要分为四个家族：CC、CXC、C、和 CX3C 趋化因子。CC 和 CXC 是两类主要的趋化因子类型。CC 趋化因子主要吸引单核细胞到慢性炎症部位，而 CXC 趋化因子主要吸引多核细胞到急性炎症部位。趋化因子不仅参与白细胞的招募，还参与细胞凋亡、血管生成和神经发生等。在中枢神经系统中，趋化因子及其受体存在于下丘脑、伏隔核、海马、丘脑、皮质和小脑的小胶质细胞和神经元中[11]。近年来研究逐渐聚焦于免疫系统异常在双相障碍发病中的作用，尤其是趋化因子与双相障碍疾病相关性的研究引起了广泛关注。一些研究报道了双相障碍患者血清趋化因子的检测结果，分析了不同情绪状态时趋化因子的变化，但对其参与双相障碍发病的机制尚不清楚。

1. **CXCL8** CXCL8 是一种研究广泛的免疫分子，作用于周围免疫系统。对所有类型的 B 淋巴细胞、T 淋巴细胞、自然杀伤细胞、树突状细胞和粒细胞具有不同效力的趋化作用。此外，它可能具有促炎细胞因子作用，促进中性粒细胞、嗜碱性细胞和单核或巨噬细胞的活化和脱颗粒。但 CXCL8 对中枢神经系统和中枢免疫环境的影响研究较少。一些小样本的病例研究发现双相障碍患者血清或血浆 CXCL8 增加，但不论在患者处于躁狂还是抑郁状态时，CXCL8 水平没有统计学差异[13]。此外，有趣的是，双相障碍的常用药锂盐可以增加 LPS 诱导的外周血单核细胞分泌 CXCL8，但并不能直接证明双相障碍发病过程中存在趋化因子功能异常。

2. CCL2   在双相情感障碍中，在横断面分析时对未发作的患者进行 CCL2 检测。这项分析虽然在两个相似的样本中开展但结果却产生分歧，一个发现双相情感障碍患者的血清中 CCL2 相对于对照组有所增加，而另一个则没有发现任何关联。进一步，对不同种族的 CCL2 启动子 -A2518G 多态性（rs1024611）进行分析的几项研究一致表明，两者之间没有显著关联。然而，另一种方法显示了 CCL2 在双相障碍遗传可能性中的潜在作用。一项对双相情感障碍患者及其后代的研究发现，无论是双相障碍患者还是双相障碍患者的后代，分离单核细胞 CCL2 mRNA 均有所增加。这提示了 CCL2 可能是情绪障碍疾病发病机制的共同之处。因此，血清 CCL2 能否作为双相情感障碍的标志物还需要进一步的研究[10]。

3. CCL3   CCL3 在双相障碍疾病中的研究存在争议。有研究数据提示 CCL3 基因的功能性多态性 A2518G 与双相障碍疾病相关。尽管在一项小型病例对照研究中发现，双相障碍患者血清中 CCL3 与对照组之间没有显著差异，但这一发现尚未得到重复验证。此外，在一个小样本的尸检样本中对背外侧前额皮质组织基因表达的多态性分析发现，与对照组相比，双相障碍患者组织中 CCL3 的表达下调，并与神经元发育途径相关。因此，这种趋化因子在双相障碍病理机制中的作用值得进一步研究[13]。

4. CCL11   CCL11 是一种趋化因子，可招募嗜酸细胞，刺激嗜酸细胞趋化，引起过敏反应。CCL11 表达的增加可能与学习记忆损伤小鼠海马神经发生减少相关，而且增高的 CCL11 表达可能与精神分裂症患者认知受损相关。早在 1950 年，有研究首次提出双相障碍患者嗜酸性粒细胞反应增强[14]。有研究提出与健康人相比，双相障碍末期患者 CCL11 水平升高。

5. 其他趋化因子   关于其他趋化因子与双相障碍之间关系的文献报道较少。一项报道中使用急性期患者的血清培养人单核细胞系 U-937 细胞，CXCL9 的表达减少，结果提示单核吞噬细胞系可能参与双相障碍的发病[15]。从病例对照研究中获得的数据表明，对血清免疫蛋白的多重分析提示，与对照组相比，双相障碍患者血清中的 CXCL10 水平升高，而 CCL24 和 CCL11 的变化仍有争议。此外，CCL2 和 CCL24 与疾病病程的正相关性提示，在双相障碍疾病发展的末期，促炎反应可能增强。同样，一项研究中，使用定量 PCR 的方法发现，与对照组相比，双相障碍患者单核细胞中 CCL7、CCL20 和 CXCL2 表达增加，而 CX3CR1 表达减少。

第四节　趋化因子在双相障碍诊疗中的研究展望

精神疾病是全球最普遍和致残率极高的疾病之一。WHO 预测，到 2030 年，仅抑郁症就将成为全球疾病负担的最大来源。近年来，由于临床医生受到现有药物疗效不佳和主观现象诊断模式的阻碍，关于这些疾病的临床治疗几乎没有取得进步。目前已有的线索表明趋化因子失衡可能是双相障碍的特征之一。双相障碍中一些抗炎的治疗方案可以增强稳定情绪药物的疗效。然而，现有的数据不能确定随着双相障碍疾病的发展或不同阶段，免疫反应的模式是否一成不变。除此之外，双相障碍疾病过程中趋化因子受体的改变也需要深入阐述[16]。只有进一步了解这些疾病的发病机制和病理生理学，才有可能为这些疾病的管理提供更好的治疗和诊断工具。

目前，精神疾患生物标志物研究领域存在局限，缺乏趋化因子与精神疾患的发病或进展之间相关性的纵向数据。在纵向研究特别是前瞻性研究证据不充分的情况下，不能仅根据横断面研究中得到的数据推测具有统计学意义的生物标记物在神经疾患发病或进展中的生物学意义[17]。此外，研究中样本量、患者的入排标准（共患疾病等）和服用药物的差异可能是研究结论存在争议的原因之一[18]。

双相障碍的药物开发缺乏基本疾病机制的阐释和代表性的动物模型，同时缺乏双相障碍治疗研究、长期耐受性方面的比较研究和难治性患者的辅助治疗。此外，双相障碍患者常共患其他疾病，多种药物对双相障碍治疗效果的影响也需得到关注[19]。

综上所述，趋化因子与双相障碍的相关性仍有争议，现有的数据提示趋化因子的变化是双相障碍疾病的特征之一，而是否参与疾病发生发展则需要深入的、规范的、严谨的实验数据提供线索。以趋化因子为潜在靶点的药物研发可能存在以下机遇：①在研究趋化因子能否作为潜在治疗靶点的同时，进行双相障碍的动物模型等药物筛选平台的建立；②鉴于神经炎症在双相障碍发病机制中所扮演的角色极其重要，寻找以趋化因子及其受体为靶点的、有抗双相障碍活性的化合物的合成和筛选；③以趋化因子及其受体为靶点来增强现有双相障碍药物的疗效，或筛选尽可能减少不良事件发生的化合物。

（牟正　陈乃宏）

参考文献

[1] TONIN P T, VALVASSORI S S, LOPES-BORGES J, et al. Effects of ouabain on cytokine/chemokine levels in an animal model of mania. J Neuroimmunol, 2014, 276 (1/2): 236-239.

[2] 中华医学会. 临床诊疗指南：精神病学分册. 北京：人民卫生出版社，2006.

[3] JIN H, MCCRONE P. Cost-of-illness studies for bipolar disorder: systematic review of international studies. Pharmacoeconomics, 2015, 33 (4): 341-353.

[4] 于欣，方贻儒. 中国双相障碍防治指南. 2 版. 北京：中华医学电子音像出版社，2015.

[5] VAN ENKHUIZEN J, GEYER M A, MINASSIAN A, et al. Investigating the underlying mechanisms of aberrant behaviors in bipolar disorder from patients to models: Rodent and human studies. Neurosci

Biobehav Rev, 2015, 58: 4-18.

[6] ALTAMURA A C, BUOLI M, POZZOLI S. Role of immunological factors in the pathophysiology and diagnosis of bipolar disorder: comparison with schizophrenia. Psychiatry Clin Neurosci, 2014, 68 (1): 21-36.

[7] FRIES G R, LI Q, MCALPIN B, et al. The role of DNA methylation in the pathophysiology and treatment of bipolar disorder. Neurosci Biobehav Rev, 2016, 68: 474-488.

[8] LEÓN-CABALLERO J, PACCHIAROTTI I, MURRU A, et al. Bipolar disorder and antibodies against the N-methyl-d-aspartate receptor: A gate to the involvement of autoimmunity in the pathophysiology of bipolar illness. Neurosci Biobehav Rev, 2015, 55: 403-412.

[9] TOKAC D, TUZUN E, GULEC H, et al. Chemokine and Chemokine Receptor Polymorphisms in Bipolar Disorder. Psychiatry Investig, 2016, 13 (5): 541-548.

[10] GHORYANI M, FARIDHOSSEINI F, TALAEI A, et al. Gene expression pattern of CCL2, CCL3, and CXCL8 in patients with bipolar disorder. J Res Med Sci, 2019, 24: 45.

[11] BARBOSA I G, ROCHA N P, VIEIRA E L, et al. Decreased percentage of CD4$^+$ lymphocytes expressing chemokine receptors in bipolar disorder. Acta Neuropsychiatr, 2019, 31 (5): 246-251.

[12] MILENKOVIC V M, STANTON E H, NOTHDURFTER C, et al. The role of chemokines in the pathophysiology of major depressive disorder. Int J Mol Sci, 2019, 20 (9): 2283.

[13] STUART M J, BAUNE B T. Chemokines and chemokine receptors in mood disorders, schizophrenia, and cognitive impairment: a systematic review of biomarker studies. Neurosci Biobehav Rev, 2014, 42: 93-115.

[14] PANIZZUTTI B, GUBERT C, SCHUH A L, et al. Increased serum levels of eotaxin/CCL11 in late-stage patients with bipolar disorder: An accelerated aging biomarker?. J Affect Disord, 2015, 182: 64-69.

[15] FERRARI P, PARISI M M, COLOMBO R, et al. Depression and mania induce pro-inflammatory activation of macrophages following application of serum from individuals with bipolar disorder. Clin Psychopharmacol Neurosci, 2018, 16 (1): 103-108.

[16] BARBOSA I G, ROCHA N P, VIEIRA E L, et al. Decreased percentage of CD4 (+) lymphocytes expressing chemokine receptors in bipolar disorder. Acta Neuropsychiatr, 2019, 31 (5): 246-251.

[17] KAPUR S, PHILLIPS A G, INSEL T R. Why has it taken so long for biological psychiatry to develop clinical tests and what to do about it?. Mol Psychiatry, 2012, 17 (12): 1174-1179.

[18] BERK M, KAPCZINSKI F, ANDREAZZA A C, et al. Pathways underlying neuroprogression in bipolar disorder: focus on inflammation, oxidative stress and neurotrophic factors. Neurosci Biobehav Rev, 2011, 35 (3): 804-817.

[19] GARAY R P, LLORCA P M, YOUNG A H, et al. Bipolar disorder: recent clinical trials and emerging therapies for depressive episodes and maintenance treatment. Drug Discov Today, 2014, 19 (11): 1792-1800.

20

第二十章

趋化因子与
脑性瘫痪

脑性瘫痪（cerebral palsy，CP），简称"脑瘫"，是一组发育中的胎儿或婴幼儿脑部非进行性损伤所致的中枢性运动和姿势发育障碍综合征。脑性瘫痪的运动障碍常伴有感觉、知觉、认知、交流和行为障碍，以及癫痫和继发性肌肉、骨骼问题[1]。随着围产医学的发展、产妇保健水平的提高，早产儿、低出生体重儿的存活率显著增加，但是早产儿脑性瘫痪的发病率却呈上升趋势。目前，脑瘫是导致儿童伤残的首要原因，已成为世界性的公共卫生难题。

　　趋化因子（chemotactic factor，CF）是一类控制多种细胞定向迁移、活化和趋化效应的细胞因子家族，参与免疫细胞和器官的发育、免疫应答过程、病原体感染与清除、肿瘤形成和转移等，发挥重要的病理生理效应[2]。近年来，趋化因子在神经系统疾病中的作用成为研究的热点[3-4]。本章主要介绍趋化因子在脑性瘫痪中的作用。

第一节　脑性瘫痪简介

一、脑性瘫痪流行病学及治疗现状

　　1. 脑性瘫痪流行病学　脑性瘫痪是小儿最常见和最为严重的运动残疾，是自受孕开始到婴儿期非进行性的脑损伤和发育缺陷所导致的综合征，主要表现为运动功能障碍及姿势异常。脑性瘫痪是小儿神经系统常见的病症之一，是继脊髓灰质炎基本被控制之后，导致儿童肢体残疾的主要疾病之一。小儿脑性瘫痪的患病率在不同国家流行病学调查结果不尽相同，世界卫生组织报道脑瘫患病率为1‰～5‰，我国6省（区）流行病学调查结果显示脑瘫患病率为1.2‰～2.7‰。我国现有脑瘫患儿400万～500万人，致残率为42%～45%，每年新增脑瘫患儿3万～4万人，给社会、家庭和个人带来极大的心理和经济负担，同时也严重影响我国人口素质的提高和计划生育这一基本国策的贯彻实施[5]。

　　2. 脑性瘫痪治疗现状　脑瘫康复治疗的基本目标是通过医疗、教育、职业、社会等康复手段，使脑瘫患儿在身体、心理、职业、社会等方面达到最大程度的恢复和补偿。力求实现最佳功能和独立性，提高患者生活质量，同其他公民一样，享有平等权利，参与社会、分享社会和经济发展成果。小儿脑瘫康复治疗属于康复医学范畴，因此要遵循康复医学的规律并符合儿童生长发育特点和需求，采取综合康复治疗的方法，根据每个患儿的情况而选择和制订康复治疗方案[5]。常用的小儿脑瘫康复治疗方法有以下几种。

（1）药物治疗：目前发现针对脑瘫患儿，早期给予肌内注射或口服有关药物均具有一定的疗效。主要包括①脑神经营养药物，包括修复脑细胞的药物，如卵磷脂；②氨基酸，可促进脑细胞 DNA 的合成、提高脑细胞对氧气的利用率、改善脑细胞能量代谢；③积极补充各种维生素；④脑蛋白水解物、胞磷胆碱等针剂交替注射[6]。

（2）高压氧治疗：部分脑瘫患儿在早期还可以进行高压氧舱的治疗，对于改善脑瘫症状有明显作用。

（3）康复治疗：脑瘫治疗方法众多，但研究证实在众多方法中，运动疗法最为有效[7]，能改善患儿肢体运动功能、生活自理和社会适应能力。康复治疗方法中运动疗法包括 Bobath 法、Vojta 法、引导式教育（Peto）、上田法、Rood 法、Ayre 感觉统合治疗、Temple Fay 法、Doman delacato 法、运动再学习法、本体感神经肌肉易化法（PNF），物理疗法包括电刺激疗法、水疗法等。传统的康复疗法包括针灸、推拿等。各种方法均有其各自的特点，目前临床上仍以 Bobath 法为主[8]。

二、脑性瘫痪发病机制假说

脑性瘫痪是自受孕开始至婴儿期非进行性脑损伤和发育缺陷所导致的一组综合征，其发病机制尚不完全清楚。脑瘫的病理改变很广泛，主要为脑干神经核、皮质、灰质团块的神经细胞结构改变，以及白质中神经纤维变化及髓鞘分离等。痉挛性双瘫以脑室周围白质软化改变为主，多见于早产儿；不随意运动型脑性瘫痪可见基底核病变或脑室周围白质软化；共济失调型脑瘫大部分为先天性小脑发育不全；痉挛性偏瘫主要是对侧脑损伤。从原因分析，病理变化主要有发育障碍和脑损伤。中枢神经系统发育障碍或损伤类型主要累及锥体系、锥体外系和小脑三大体系[5]。脑性瘫痪发病机制假说包括五个方面（图 20-1）。

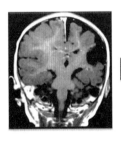

图20-1 脑性瘫痪发病机制假说

1. 脑室周围白质软化 脑室周围白质软化是脑损伤的主要神经病理改变，是存活患儿出现神经发育和行为障碍的主要原因。其发病机制为未成熟脑室旁白质供血动脉发育不完善，终动脉侧支循环尚未建立，导致缺氧缺血。

2. 神经生化的改变　体外试验和动物实验结果显示，自由基和神经递质如谷氨酸盐可促进脑组织坏死。低氧、缺血、低血糖引起的细胞 ATP（腺苷三磷酸）减少，可使细胞死亡，与以后出现的神经系统发育异常有关。

3. 产伤所致脑损伤　产伤可分为颅脑外伤、颅骨产伤和颅内产伤。颅内产伤主要表现为硬脑膜撕裂、硬膜下血肿、脑缺血性梗死等。与脑瘫密切相关的主要是后两种。

4. 胆红素脑病　高胆红素血症时，胆红素通过血脑脊液屏障，损害中枢神经系统的某些神经核，导致脑瘫。

5. 缺氧缺血性脑病　脑缺氧缺血是构成围生期胎儿或婴儿脑损伤的主要原因。基本病变主要有脑水肿、脑细胞死亡、缺氧性颅内出血等。近年来，缺氧或缺血所致细胞生化改变导致细胞损伤或凋亡已被关注。

第二节　趋化因子在脑性瘫痪中的生物学意义及可能机制

神经发生发育是一个受到多种因素调控和干扰的复杂的生物学过程，许多种类型基因的表达或突变与神经系统发育有关。趋化因子是一类可诱导的、分泌型的前炎症细胞因子。它们由趋化因子受体介导以行使其功能。趋化因子不仅在保护宿主、清除病原因子、炎症反应及过敏反应、免疫细胞的发育分化及免疫系统的自身稳定等方面起重要的作用，而且在中枢神经系统神经网络的发育中起重要作用，参与脑细胞的生长发育、分化和迁移。因此，趋化因子可能通过调节神经发生发育影响脑性瘫痪。

第三节　趋化因子在脑性瘫痪中的研究进展

神经发生发育是一个受到多种因素调控和干扰的复杂的生物学过程，许多种类型基因的表达或突变与神经系统发育有关。目前，在趋化因子家族中，明确参与中枢神经系统发育的是 CXC 类趋化因子基质细胞衍生因子 -1（stromal cell derived factor-1，SDF-1）、巨噬细胞炎症蛋白 -2（macrophage inflammatory protein-2，MIP-2）和小鼠 CXC 族趋化因子配体 1（KC）。另外，CXC 类趋化因子中的白细胞介素 -8 和 GROα/β/γ、CC 类趋化因子中的 T 细胞激活性低分泌因子（RANTES 因子）和 JE/MCP-1、CX3C 类趋化因子分形趋化因子（fractalkine）可能参与中枢神经系统发育[9-10]。

1. SDF-1 及其受体 CXCR4　SDF-1 又称"CXCL12"，是一种 α 趋化因子，其受体为 CXC 族趋化因子受体 4（CXCR4），它广泛地表达于多种细胞和组织中，并大量及选择性地在发育的中枢神经系统中表达。Tham 等[11]通过原位杂交分析发现，在胚胎期第 15 日，可以观察到胚胎的室周区和形成的大脑皮质深层 SDF-1 转录。在出生时可在小脑的颗粒细胞、嗅球延髓外层的胶质细胞显示 SDF-1 信号。在出生后的 2 周内，SDF-1 转录呈进行性减少。在其他部位如皮质、丘脑和海马，SDF-1 转录在出生时进行性地增加，在出生后期丰富。通过免疫印迹鉴定实验发现，SDF-1 在丘脑核和皮质的第 5 神经元，以及脑桥和脑干核传递伤害性的反应。SDF 的转录与小脑颗粒细胞从颗粒层外层到内层的迁移相关，当迁移完成后 SDF-1 转录信号亦消失。相反，在海马齿状回形成时，SDF-1 mRNA 信号增加，并且整个生命过程中 SDF-1 mRNA 信号在海马齿状回都维持较高水平。SDF-1 选择性和调节性地表达提示了 SDF-1 mRNA 在前体细胞迁移、神经发生学及突触小体中的作用。

McGrath 等[12]证实在小鼠胚胎期第 8.5 ～ 9.5 日，神经上皮以从前到后的顺序开始出现 CXCR4 的转录。然后，CXCR4 主要在神经组织中表达。这种表达分成两种类型：第一种在脊髓及后脑表达，CXCR4 在此处的表达量最高，并与刺激肌肉及肠的神经细胞有关；第二种是在中脑和前脑表达，其表达与扩展的神经结构亚群相关。Zou 等[13]将正常小鼠与 CXCR4 基因缺乏小鼠的脑相比较，指出 CXCR4 基因敲除鼠的小脑结构出现异常。特别是外颗粒层的细胞过早地进入到内颗粒层，以致不能正常出生。众所周知，正常的神经网的形成对于神经系统功能的完整，及通过细胞的突触进行细胞间的传导是重要的。在正常的发育期，神经元从胚胎的基质向中枢神经系统内特殊的部位迁移。外颗粒层的细胞从小脑的表面通过分子和浦肯野细胞层形成内颗粒层。辐射型的神经胶质细胞为这些移动的颗粒神经元提供支撑作用。尽管 CXCR4 基因敲除鼠中存在神经胶质细胞的作用，但由于神经元的过早迁移及异常聚集，这种正常的发育顺序遭到严重的破坏[14]。

综上所述，CXCR4 对于中枢神经系统的发育至关重要。其机制可能是抑制了 CXCR4 对于其他化学引诱物进行反应的能力，使得神经元能对 CXCR4 进行反应而发生迁移。另外，有研究表明 SDF-1 通过 CXCR4 诱导人神经细胞株凋亡，进而影响中枢神经系统内神经元发生迁移[15]。

2. MIP-2 与 KC 及其受体　MIP-2 与 KC 同为 CXC 族趋化因子，这两种趋化因子与其受体 CXCR2 及达菲抗原一样，广泛表达于成年鼠的各种细胞与组织。虽然 CXCR2 的靶基因缺失小鼠器官发育未出现明显的变化，但当 CXCR2 靶缺失基因鼠遇到微生物和化学物质侵袭时，其防御感染的能力降低、损伤后的恢复及维持内环境稳定的能力减弱。Luan 等[16]运用免疫组织化学染色、逆转录聚合酶链反应（RT-PCR）分析及免疫蛋白印迹分析方法，检测了胚胎期第 11.5 ～ 14.5 日 MIP-2、KC、CXCR2 及趋化因子抗原结合蛋白达菲抗原的表达。结果显示，MIP-2 与 CXCR2 在胚胎鼠的脑部高度表达，首先表达于小脑和头部间质、脑脊膜和底板，在胚胎期第 14.5 日还在丘脑背侧及下丘脑表达。在小鼠胚胎期第 11.5 日，神经管中 MIP-2 免疫染色呈现阴性，但在头部间质部位显示阳性。在胚胎期第 12.5 日，头部间质及沿着底板可观察到 MIP-2 的免疫染色，这种在底板部位的染色模式一直持续到第 13.5 日。CXCR2 在神经系统的表达为：在胚胎期第 11.5 日，在背根神经节及交感神经可检测到 CXCR2，在脊索部位染色也非常强，并且其表达一直持续到发育后期。在胚胎发育的第 12.5 日，在前脑及头部间质可观察到 CXCR2 的表达，脑和脊髓的脑脊膜中 CXCR2 的免疫染色也为阳性。CXCR2 的免疫染色在底板中呈强阳性，但在前脑的中线为阴性。在第 13.5 日，底板中 CXCR2 免疫呈阳性，而背根神经节则不同，CXCR2 免疫活性不再为阳性。到第 13.5 日，脑的矢状切片显示海马的 CXCR2 为阳性，端脑、丘脑及下丘脑与其相同。在此期间，脉络丛 CXCR2 免疫反应为阳性，特别是在第四脑室周围。

虽然 CXCR2 在神经发育系统中广泛表达，但 CXCR2 基因敲除鼠出生时表型正常，体积偏小，器官发育适中。目前，尚没有这些基因在脑损伤时变化的报道，如脑外伤、脑缺血、慢性实验性过敏性脑脊髓炎，但有实验显示 CXCR2 的配体在慢性实验性过敏性脑脊髓炎模型的脑损伤后修复过程中起着重要的作用[17]。而且，这种配体能调节大鼠小脑神经元的神经递质释放[18]。有关 CXCR2 在修复脑损伤、调节神经递质释放的功能方面有待进一步研究。

KC 与达菲抗原在发育脑的神经束、前脑、交感神经节及神经管的周围明显表达。在胚胎发育的第 11.5 日，小鼠达菲抗原（mDuffy）在底板的免疫染色为阳性，不同神经管周围的纤维神经束也呈阳性。在发育的第 12.5 日，在嗅球的腹侧前脑，可观察到 mDuffy 的免疫染色。在接近神经管周围的外侧不同部位也可以观察到 mDuffy 免疫活性。在后脑的运动神经中 mDuffy 免疫染色阳性，从脊髓神经节延伸至神经管的感觉束阳性。在第 13.5 日，中枢神经和周围神经 mDuffy 免疫染色强阳性，在肠周围的肠神经为强阳性，在非细胞区的交感神经节也是强阳性。在第 14.5 日，围绕毛囊周围的神经束 mDuffy 阳性。KC 在胚胎期第 11.5 日或第 12.5 日没有观察到其特殊的染色。它在神经束的染色模式与 mDuffy 相似。在神经管周围的运动神经和感觉神经束阳性。在肠道壁的神经节和神经纤维束为阳性。在第 13.5 日，神经节的 KC 阳性细胞首先在交感神经节的非细胞部位观察到。有报道 mDuffy 基因敲除鼠表型正常[19]，但有关 mDuffy 在神经发育和神经功能方面还不十分清楚。有研究显示，这种受体在炎症反应后清除过剩的趋化因子，可能与其配体及其他功能性受体有关。mDuffy 基因缺失没有造成神经学上缺陷的影响力[19]。

第四节　以趋化因子为靶点的脑性瘫痪创新药物研发进展

目前，还没有以趋化因子为靶点治疗脑瘫的创新药物上市，已报道的处于生物活性研究阶段活性因子为 SDF-1。敲除小鼠 SDF-1 基因的 2 个等位基因，小鼠出生后即死亡，有 B 细胞增殖、骨髓细胞发育、神经系统发育受阻以及室间隔缺损等缺陷，基因敲除 CXCR4 小鼠与基因敲除 SDF-1 小鼠有几乎相同的表现，说明 SDF-1 或 CXCR4 在胚胎发育过程中具有非常重要的作用[20]。

目前，趋化因子在脑性瘫痪诊断中未起到作用，一方面因为脑性瘫痪的疾病诊断主要依据有以下几点，①诱发因素：脑瘫诱发因素较多，包括早产、低体重、遗传和宫内感染等；②临床早期表现：患儿出生时全身软弱无力，并未立即出现呼吸，喂食难度较大，抬头和翻身均出现滞缓情况，同时患儿发育较为迟缓，肌张力过大或者过低，伴有明显的不协调情况，部分患儿坐姿呈现"W"状态，并且四肢屈曲不正常，同时伴有诸如哭闹、易怒或者异常安静等异常行为，也有患儿不会认人，不会哭，视力不正常；③脑电图、CT、MRI 等检查：显示异常，可作为辅助检查的手段和依据。另一方面，由于趋化因子在神经系统中作用的复杂性和多疾病相关性，某种趋化因子表达或释放的多少在脑性瘫痪诊断中不能单独证明疾病发生的可能性。

由于 SDF-1、SMP-2 和 KC 在神经发育中发挥重要作用，因此随着科学的进步趋化因子在脑性瘫痪治疗中可能会有较大进展。

（宋修云　陈乃宏）

参考文献

[1] 李晓捷，唐久来，马丙祥，等. 脑性瘫痪的定义、诊断标准及临床分型. 中华实用儿科临床杂志，2014，29（19）：1520.

[2] ROTONDI M, CHIOVATO L, ROMAGNANI S, et al. Role of chemokines in endocrine autoimmune diseases. Endocr Rev, 2007, 28 (5): 492-520.

[3] 王真真，胡金凤，李刚，等. 趋化因子及其受体在神经系统发育中的作用. 生命科学，2007，19（5）：536-542.

[4] RAMESH G, MACLEAN A G, PHILIPP M T. Cytokines and chemokines at the crossroads of neuroinflammation, neurodegeneration, and neuropathic pain. Mediators Inflamm, 2013, 2013: 480739.

[5] 吴云. 小儿脑性瘫痪的发病机制及诊治进展. 安徽医学，2011，32（6）：859-862.

[6] 谢晓书，苏爱芳. 河南漯河市小儿脑瘫流行病学现状调查报告. 中国药物经济学，2013（S3）：188-190.

[7] 王克玲，施荣富，袁会珍，等. 脑性瘫痪的研究进展. 临床荟萃，2007，22（20）：1519.

[8] 卢晓妹，杨李. 小儿脑性瘫痪的防治进展. 中华疾病控制杂志，2010，14（7）：668-671.

[9] WESTMORELAND S V, ALVAREZ X, DEBAKKER C, et al. Developmental expression patterns of CCR5 and CXCR4 in the rhesus macaque brain. J Neuroimmunol, 2002, 122 (1/2): 146-158.

[10] LU M, GROVE E A, MILLER R J. Abnormal development of the hippocampal dentate gyrus in mice lacking the CXCR4 chemokine receptor. Proc Natl Acad Sci U S A, 2002, 99 (10): 7090-7095.

[11] THAM T N, LAZARINI F, FRANCESCHINI I A, et al. Developmental pattern of expression of the alpha chemokine stromal cell-derived factor 1 in the rat central nervous system. Eur J Neurosci, 2001, 13 (5): 845-856.

[12] MCGRATH K E, KONISKI A D, MALTBY K M, et al. Embryonic expression and function of the chemokine SDF-1 and its receptor, CXCR4. Dev Biol, 1999, 213 (2): 442-456.

[13] ZOU Y R, KOTTMANN A H, KURODA M, et al. Function of the chemokine receptor CXCR4 in haematopoiesis and in cerebellar development. Nature, 1998, 393 (6685): 595-599.

[14] 王沙燕，张阮章，戴勇. 趋化因子在神经系统发育中的生物学作用. 医学综述，2003，9（7）：396-397.

[15] HESSELGESSER J, TAUB D, BASKAR P, et al. Neuronal apoptosis induced by HIV-1 gp120 and the chemokine SDF-1 alpha is mediated by the chemokine receptor CXCR4. Curr Biol, 1998, 8 (10): 595-598.

[16] LUAN J, FURUTA Y, DU J, et al. Developmental expression of two CXC chemokines, MIP-2 and KC, and their receptors. Cytokine, 2001, 14 (5): 253-263.

[17] ARAUJO D M, COTMAN C W. Trophic effects of interleukin-4, -7 and -8 on hippocampal neuronal cultures: potential involvement of glial-derived factors. Brain Res, 1993, 600 (1): 49-55.

[18] RAGOZZINO D, GIOVANNELLI A, MILEO A M, et al. Modulation of the neurotransmitter release in rat cerebellar neurons by GRO beta. Neuroreport, 1998, 9 (16): 3601-3606.

[19] LUO H, CHAUDHURI A, ZBRZEZNA V, et al. Deletion of the murine Duffy gene (Dfy) reveals that the Duffy receptor is functionally redundant. Mol Cell Biol, 2000, 20 (9): 3097-3101.

[20] 储子彦，陈晓萍，方晶晶. 趋化因子 SDF-1 及受体 CXCR4 研究进展. 生物学杂志，2006，23（1）：11-13.

21

第二十一章

趋化因子与
先天性脑积水

先天性脑积水是指婴儿出生时已经存在的脑积水。目前研究表明，脑室内出血、蛛网膜下腔出血、脑囊虫病、脑膜炎以及寨卡病毒感染等多种原因所致先天性脑积水的发生与一些趋化因子有关，比如 CC 亚家族趋化因子单核细胞趋化蛋白（MCP-1/CCL2）、巨噬细胞炎症蛋白 -1α（MIP-1α/CCL3）、巨噬细胞炎症蛋白 -1β（MIP-1β）、RANTES/CCL5、CCL12、CCL19，以及 CXC 亚家族趋化因子白细胞介素 -8（IL-8/CXCL8）、γ 干扰素诱导蛋白 10（IP-10/CXCL10）、基质细胞衍生因子 -1（SDF-1/CXCL12）、黑色素瘤生长刺激因子（GROα/CXCL1）、巨噬细胞炎症蛋白 -2（MIP-2），以及 C 亚家族趋化因子 XCL1、具有趋化作用的细胞因子 TGF-β 等。而这些趋化因子如何参与先天性脑积水的病理生理过程尚有待进一步阐明。

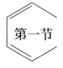

第一节　先天性脑积水简介

一、先天性脑积水的流行病学及治疗现状

正常情况下，颅内脑脊液是不断地产生和吸收的，保持动态平衡；若出现产生过多和 / 或吸收回流障碍，则脑室系统和 / 或蛛网膜下腔将积聚大量脑脊液而形成脑积水，导致脑室扩张及颅内压增高。不同类型的脑积水有不同的病理表现，先天性脑积水是指婴儿出生时已经存在的脑积水，大多在产前宫内或出生后早期（新生儿期、婴儿期或幼儿期）发现并确诊，表现为脑室内脑脊液异常蓄积伴脑室扩张，脑室周围白质轴突的破坏，神经传导通路变化、神经递质水平改变，以及下丘脑和小脑的损害等，是最常见的先天性神经系统畸形疾病之一。以世界卫生组织区域和收入水平为划分依据，对先天性脑积水发生率进行系统文献综述和 Meta 分析，结果表明先天性脑积水发生率在非洲和拉丁美洲最高（分别为每 10 万名新生儿中有 145 例和 316 例），在美国和加拿大最低（每 10 万名新生儿中有 68 例）。低收入和中等收入国家（每 10 万名新生儿中有 123 名）比高收入国家（每 10 万名新生儿中有 79 名）的发病率更高。据保守估计，全球每年将出现近 40 万例儿童脑积水新病例。疾病的最大负担落在非洲、拉丁美洲和东南亚地区，占新病例总数的四分之三。高出生率、高感染率以及高神经管缺陷发病率均导致低收入和中等收入国家的病例数量是高收入国家的 20 多倍[1]。我国 1996—2004 年期间围产儿先天性脑积水的发病率为 0.7%，

死亡率高达 87.75%[2]。1986 年 10 月至 1987 年 9 月，全国平均发生率为 9.2/ 万，仅次于神经管缺陷发病率，各省发生率在（4.4 ～ 22.9）/ 万之间波动。低体重儿或早产儿先天性脑积水发生率分别高于正常体重儿和足月儿；乡村发生率高于城镇；患儿无性别差异。在检出的病例中，最终存活的患儿仅占 7.7%[3]。

先天性脑积水多伴有神经系统畸形，临床治疗较复杂，除良性外部性脑积水可临床观察外，目前治疗主要依赖外科手术。手术又可分为胎儿期手术和出生后不同时期手术。胎儿期手术目前多数主张在妊娠 18 ～ 30 周实施，手术技术要求高，风险大，远期疗效仍需进一步观察。婴儿期手术治疗主要选择脑室 - 腹腔分流术（ventriculo-peritoneal shunt，VPS）或囊肿腹腔分流术，以及内镜下第三脑室造瘘术（endoscopic third ventriculostomy，ETV）。VPS 作为治疗脑积水的主要方式，已有 100 多年的临床应用历史，即将远端导管置入腹腔间隙，脑脊液与腹腔液体混合，经腋窝渗透扩散和淋巴引流吸收。远端导管也可以放置在右心房（心室 - 心房分流术）或胸膜间隙（心室 - 胸膜分流术）。脑室 - 腹腔分流术术后并发症较多，且发病率较高，常见有分流管感染、堵塞、硬膜下血肿、硬膜下积液、脑室内出血等。在儿童中现已报道的感染率变化较大，为 20% ～ 30%。使用固定压力分流管时，很容易出现分流过度或分流不足的问题，使用可调压式分流管则可避免该问题，术后只需体外调压便可适应病儿成长所带来的颅内压力变化。对梗阻性脑积水患者而言，第三脑室造瘘术在主要并发症、感染、再手术、手术时间和住院时间方面均比 VPS 具有优越性[4]。

近年来对脑积水的诊断治疗取得了一些新进展，例如应用核磁共振成像技术快速、准确诊断脑积水；应用注入抗生素的导管可以使和小儿脑积水分流相关的感染风险相对降低 63%。研究表明，某些药物治疗可能会降低动物模型中脑积水的发生率。转化生长因子 -β（transforming growth factor-β，TGF-β）的拮抗剂饰胶蛋白聚糖（decorin）在动物模型中可以防止幼年沟通性脑积水的发生。炎症或免疫调节剂可能对出血后脑积水发生率高的出血患者具有潜在的治疗作用。接受脑脊液引流、灌洗和纤维蛋白溶解治疗后，出血性脑积水婴儿 2 岁时死亡或严重残疾的可能性低于接受标准治疗的婴儿[5]。

二、先天性脑积水发病机制假说

先天性脑积水的病因多为先天发育异常，少数与先天性颅内肿瘤及遗传有关，包括Chiari 畸形、原发性导水管狭窄、脑室内囊肿或肿块、生发基质出血或宫内感染引起的神经胶质细胞增生、Dandy-Walker 囊肿等。神经管缺陷，尤其是脊髓脊膜膨出，与先天性脑积水高度相关。

脑积水是脑室系统、蛛网膜下腔或静脉窦的结构或功能障碍的结果。按脑脊液系统功能障碍的性质可分为梗阻性（非交通性）脑积水及交通性脑积水。最早由神经外科医生沃尔特·丹迪于 1913 年提出"梗阻性 / 交通性二分法"。前者是室间孔、第三脑室、中脑导水管、第四脑室及其中孔和侧孔以及小脑延髓池的不通畅，Dandy-Walker 综合征等引起的先天性脑积水多表现为梗阻性脑积水；后者多由脑脊液分泌过剩或吸收障碍所致，脉络丛分泌异常、静脉窦狭窄或阻塞、先天性脑脊液吸收障碍、胎儿期毒素作用和遗传等引起的先天性脑积水多表现为交通性脑积水。

第二节　趋化因子在先天性脑积水中的研究进展

　　趋化因子是具有趋化活性的细胞因子亚群，具有募集免疫细胞至感染部位的作用。目前发现一些趋化因子参与先天性脑积水发生过程，但具体作用及其机制尚未阐明。

　　研究表明，趋化因子可能通过介导炎症反应而参与脑积水的发生发展。Lattke 等[6] 发现，在产后早期发育的关键阶段，星形胶质细胞的 IKK/NF-κB 通路激活可导致动物脑积水和脑发育缺陷，趋化因子 CCL5、CXCL10 以及 MCP-1/CCL2 的基因表达显著上调，并且作为 NF-κB 的目标基因，调节免疫细胞的浸润。急性细菌性脑膜炎的死亡率和并发症居高不下，主要与免疫介导的脑功能障碍有关。脑水肿、脑积水和缺血性脑血管事件等严重并发症的发生，是脑脊液感染后释放的细胞因子、趋化因子、蛋白酶和氧化剂等复杂网络激活所导致的结果。采用生物信息学方法进行基因本体（GO）和京都基因和基因组数据库（KEGG）分析的结果表明，几种与免疫和炎症反应相关的通路可能在脑积水发生和发展中发挥重要作用；基于共表达网络的功能富集分析结果提示，趋化因子信号通路与脑积水关系密切。

　　婴儿出血后脑积水（post-hemorrhagic hydrocephalus，PHH）与脑室周围白质的损害有关，而脑积水的发展进一步加剧了白质的损害，炎症参与了整个病理过程。然而，Savman 等[7] 发现，虽然与对照组相比，PHH 早产儿的脑脊液中有高水平的促炎性细胞因子（TNF-α、IL-1、IL-6 和 IL-8），但未发现细胞因子的水平与白质病变或神经发育结果之间的相关性。所以推测高水平的细胞因子可能是对出血的反应，实际上并不反映脑损伤的严重程度。经测定发现，患有 PHH 的早产儿脑脊液中炎症细胞因子 IL-1α、IL-4、IL-6、IL-12、TNF-α，以及趋化因子 CCL3、CCL19 和 CXCL10 的绝对水平显著升高，而 XCL1 水平显著降低。将总蛋白标准化后，IL-1α、IL-1β、IL-10、IL-12、CCL3 和 CCL19 明显高于对照组，而 XCL1 仍然降低。其中，CCL19 水平与脑脊液中有核细胞、中性粒细胞和淋巴细胞的计数之间有显著相关性；IL-1β 和 CXCL10 与细胞总数及其有核细胞、红细胞、中性粒细胞的计数相关。提示神经炎症可能是 PHH 病理生理过程中的一个重要环节。在此过程中趋化因子 XCL1 降低而 CCL19 水平升高[8]。

　　脑动脉瘤破裂是蛛网膜下腔出血最常见的非创伤性原因，急性梗阻性脑积水又是蛛网膜下腔出血的一个重要且严重的并发症。研究显示，MCP-1 可能是无全身表现的脑动脉瘤的局部炎症标志物。

　　脑囊虫病是由带绦虫（幼虫）引起的中枢神经系统感染，16% ～ 51% 的患者在发病时出现脑积水。在感染过程中，包括室管膜在内的中枢神经系统屏障受损，导致稳态破坏和白细胞浸润，也检测到趋化因子 CCL12 的蛋白表达水平上调[9]。刚地弓形虫是一种专性细胞内寄生虫，全球已有超过三分之一的人口感染。这种寄生虫能穿过孕妇胎盘感染胎儿，导致先天性弓形体病，引发新生儿流产、脑积水以及神经和眼部疾病。感染弓形虫Me-49 株的 C57BL/6 小鼠的房水和血清中 TGF-β 水平都较未感染小鼠高，且感染小鼠房水中的 Fas 和 Fas-1 均升高[10]。

研究表明，CXCL8 和中性粒细胞趋化因子 1（CINC-1）与新生儿细菌性脑膜炎的发病密切相关，幸存者可能发生脑积水[11]。此外细菌性脑膜炎患者的脑脊液中 IL-8、Groα、MCP-1、MIP-1α 和 MIP-1β 等多种趋化因子明显升高，ELR-CXC 趋化因子似乎在脑脊液的白细胞募集中发挥着关键作用。

在 Theiler 鼠脑脊髓炎病毒 H101 株感染引起的急性脑膜炎伴脑积水动物中，也检测到了趋化因子 RANTES、MCP-1、CXCL-10（IP-10）、MIP-1β、MIP-1α 和 MIP-2 mRNA 的表达[12]。

尸检结果表明，妊娠早期感染寨卡病毒（Zika virus，ZIKV）可引起胎儿和新生儿的中枢神经系统发育异常，导致新生儿小头畸形，由于中脑及导水管扭曲而发生严重的梗阻性脑积水。ZIKV 感染的患者呈现出显著的全身炎症反应，具有高水平的促炎介质。一些炎症细胞因子和趋化因子 CXCL8、CCL2、CCL5 的表达呈现为伴随病毒血症的双峰分布[13]。此外，急性 ZIKV 病毒感染患者体内 CXCL10 和 RANTES 水平明显高于正常人，并且不同趋化因子的水平的变化与某种特殊临床症状相关，比如 IP-10 可以预测肌痛等[14]。

TGF-β 是一种多功能蛋白质，具有调节细胞增殖、分化和凋亡等多种生物活性。在中枢神经系统发育期间，TGF-β 超家族成员在控制各种脑区域神经元分化的模式中起重要作用。此外，TGF-β 也具有强烈的趋化作用，可吸引巨噬细胞和成纤维细胞，并释放多种血管活性因子。在中枢神经系统中过度表达 TGF-β1 的转基因小鼠会发生脑积水，提示 TGF-β1 与脑积水发生有关。作为早产的主要并发症之一，PHH 通常归因于纤维化蛛网膜炎、脑膜纤维化和室管膜下神经胶质增生，从而损害脑脊液的流动和再吸收。研究表明，急性实质压迫和缺血性损伤，以及细胞外基质蛋白在实质和血管周围的沉积增加，可能有部分归因于 TGF-β 的上调。TGF-β 被释放到脑脊液中，刺激细胞外基质蛋白如胶原蛋白、层粘连蛋白和纤维连接蛋白的沉积，这些蛋白质对脑脊液循环途径产生永久性阻塞。Heep 等[15] 发现持续性表达 TGF-β1 与发生 PHH 的早产患儿白质损伤之间存在相关性，脑脊液吸收不良可能通过 TGF-β1 信号级联反应促进 PHH 的发病。图 21-1 是趋化因子与先天性脑积水的关系总结。

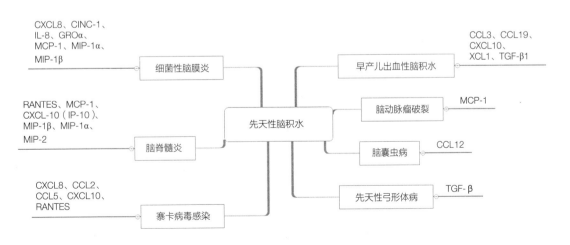

图21-1　趋化因子与先天性脑积水的关系总结图

第三节　趋化因子在先天性脑积水诊疗中的研究展望

目前研究证明，很多趋化因子与先天性脑积水的发生关系密切，某些趋化因子已被用作预测脑积水发病及其严重程度的生物标志物。研究开发趋化因子的拮抗剂用于防治先天性脑积水在未来具有广阔前景。

CXCL10 是一种参与胎儿神经元凋亡和急性炎症性脱髓鞘性多发性神经病的趋化因子，高维数据分析确定 CXCL10 是最有潜能的急性 ZIKV 感染的生物标志物，并且可能是判断感染严重程度的预测因子，在防治 ZIKV 感染及其脑积水并发症方面有潜在的临床应用价值[15]。

作为细胞外基质上调的生物标志物，TGF-β1 和 TGF-β2 可以用于判断患者是否会发生需要进行外科手术的脑积水。其中 TGF-β1 是唯一可以应用于常规临床，以确定哪些患有 PHH 的婴儿发生了阻塞性脑积水，并且可能通过 ETV 受益的细胞因子。动物实验结果业已证明，TGF-β1 的天然拮抗剂，饰胶蛋白聚糖（decorin）能够通过阻断 TGF-β 诱导的蛛网膜下腔纤维化，从而防止交通性脑积水损伤，预防幼年大鼠脑积水的发展，有望用于预防青少年交通性脑积水的发展，具有减轻白质细胞病理学改变的治疗潜力。重组人decorin 还可以通过抑制大鼠蛛网膜下腔出血后 TGF-β1/Smad/CTGF 通路，抑制细胞外基质积聚和蛛网膜下腔纤维化，减轻慢性脑积水，预防脑积水的发展，减轻蛛网膜下腔出血后的长期神经认知缺陷。

（石瑞丽）

参考文献

[1] DEWAN M C, RATTANI A, MEKARY R, et al. Global hydrocephalus epidemiology and incidence: systematic review and meta-analysis. J Neurosurg, 2018, 130 (4): 1065-1079.

[2] 代礼，周光萱，缪蕾，等. 1996 至 2004 年中国围产儿先天性脑积水的发生状况分析. 中华预防医学杂志，2006，40（3）：180-183.

[3] 张迅，朱军，须昌隆，等. 围产儿先天性脑积水的流行病学调查. 现代预防医学，1997，24（3）：276-279.

[4] JIANG L, GAO G, ZHOU Y. Endoscopic third ventriculostomy and ventriculoperitoneal shunt for patients with noncommunicating hydrocephalus: A PRISMA-compliant meta-analysis. Medicine (Baltimore)，2018, 97 (42): e12139.

[5] WHITELAW A, JARY S, KMITA G, et al. Randomized trial of drainage, irrigation and fibrinolytic therapy for premature infants with posthemorrhagic ventricular dilatation: developmental outcome at 2 years. Pediatrics, 2010, 125 (4): e852-e858.

[6] LATTKE M, MAGNUTZKI A, WALTHER P, et al. Nuclear factor κB activation impairs ependymal ciliogenesis and links neuroinflammation to hydrocephalus formation. J Neurosci, 2012, 32 (34):

11511-11523.

[7] SÄVMAN K, BLENNOW M, HAGBERG H, et al. Cytokine response in cerebrospinal fluid from preterm infants with posthaemorrhagic ventricular dilatation. Acta Paediatr, 2002, 91 (12): 1357-1363.

[8] HABIYAREMYE G, MORALES D M, MORGAN C D, et al. Chemokine and cytokine levels in the lumbar cerebrospinal fluid of preterm infants with post-hemorrhagic hydrocephalus. Fluids Barriers CNS, 2017, 14 (1): 35.

[9] MISHRA P K, TEALE J M. Transcriptome analysis of the ependymal barrier during murine neurocysticercosis. J Neuroinflammation, 2012, 9: 141.

[10] CALABRESE K S, TEDESCO R C, ZAVERUCHA DO VALLE T, et al. Serum and aqueous humour cytokine response and histopathological alterations during ocular Toxoplasma gondii infection in C57BL/6 mice. Micron, 2008, 39 (8): 1335-1341.

[11] BARICHELLO T, FAGUNDES G D, GENEROSO J S, et al. Pathophysiology of neonatal acute bacterial meningitis. J Med Microbiol, 2013, 62 (Pt 12): 1781-1789.

[12] THEIL D J, TSUNODA I, LIBBEY J E, et al. Alterations in cytokine but not chemokine mRNA expression during three distinct Theiler's virus infections. J Neuroimmunol, 2000, 104 (1): 22-30.

[13] NAVECA F G, PONTES G S, CHANG A Y, et al. Analysis of the immunological biomarker profile during acute Zika virus infection reveals the overexpression of CXCL10, a chemokine linked to neuronal damage. Mem Inst Oswaldo Cruz, 2018, 113 (6): e170542.

[14] BARROS J, DA SILVA P, KOGA R, et al. Acute Zika virus infection in an endemic area shows modest proinflammatory systemic immunoactivation and cytokine-symptom associations. Front Immunol, 2018, 9: 821.

[15] HEEP A, STOFFEL-WAGNER B, BARTMANN P, et al. Vascular endothelial growth factor and transforming growth factor-beta1 are highly expressed in the cerebrospinal fluid of premature infants with posthemorrhagic hydrocephalus. Pediatr Res, 2004, 56 (5): 768-774.

22

第二十二章

趋化因子与孤独症谱系障碍

孤独症谱系障碍（autism spectrum disorder，ASD）是一类神经发育障碍疾病，其主要症状是社会交往障碍和行为模式异常。研究表明，免疫功能障碍和神经炎症在 ASD 患者和实验模型中起关键作用。趋化因子是一类通过与趋化因子受体结合，调节细胞迁移和介导炎症反应的小分子蛋白，趋化因子和 / 或趋化因子受体可能参与神经发育障碍，并且与 ASD 的发病相关。本文就 ASD 中趋化因子和 / 或趋化因子受体的异常变化的研究，ASD 的临床治疗，以及与趋化因子和 / 或趋化因子受体相关药理学研究的最新进展进行总结。综述了趋化因子和 / 或趋化因子受体与 ASD 之间可能存在的联系，并为 ASD 的药物研发提供了新的潜在参考靶点。

第一节 孤独症谱系障碍简介

孤独症谱系障碍（ASD）是一类以社交互动和沟通交流障碍、行为和兴趣受限为特征的广泛性发育障碍[1]，主要包括孤独症、阿斯佩格综合征和待分类的广泛性发育障碍（PDD-NOS）。目前，约有 1% 的儿童患有孤独症[2]，且根据流行病学调查，男性比女性更容易患上 ASD[3]。

ASD 的实验动物模型主要分为两类[4]。其中一类是药物诱发的 ASD 模型。丙戊酸（valproic acid，VPA）是一种抗惊厥药，通常用于治疗癫痫和双相情感障碍[5]。ASD 相关的神经解剖学表明行为异常与母亲接触 VPA 有关[6]。研究发现，经 VPA 处理后的动物的脑重量和皮质厚度均有所降低。此外，眶额皮质（orbitofrontal cortex，OFC）、内侧前额皮质（mPFC）的树突分支以及 OFC、mPFC 和小脑的树突棘密度也随之减少[7-9]。在接触 VPA 的实验模型中还观察到社会行为障碍、身体畸形，以及谷氨酸能神经元标记物 VGLUT1 水平的升高[10-11]。一些研究表明 VPA 的作用是通过 GSK-3β/β-catenin 通路和 Wnt/β-catenin 通路等信号通路实现的[12-13]。丙酸（PPA）是另一种常用来诱导孤独症实验模型的药物。PPA 是人体和细菌共同产生的一种脂肪酸。研究表明，接触 PPA 与认知障碍和刻板行为等异常行为模式有关[14]。另外，在生化指标变化方面，PPA 导致氧化标记物增加，谷胱甘肽水平降低，谷胱甘肽过氧化物酶和过氧化氢酶活性下降，这些结果都表明 PPA 对实验动物具有神经毒性[15]。

另一类 ASD 的实验动物模型是通过诱变的方法进行造模的。目前已经发现多个基因与 ASD 有关。研究人员发现，这些基因的突变有助于 ASD 特征的形成，包括神经配蛋白（neuroligin，NL）、神经连接蛋白（neurexin）、SHANK、Mecp2、Foxp、Cntnap2、Ube3a 和 Tsc1/Tsc2[4]。然而，单基因突变只存在于相对较少比例的 ASD 患者中[16]。近年来，BTBR T⁺ Itpr3ᵗᶠ/J（BTBR）小鼠被认为是研究 ASD 较好的实验模型。BTBR 小鼠最初被用于糖尿病研究，后来人们发现 BTBR 小鼠表现出的三种症状均与孤独症相关，包括社交途径减少，青少年游戏行为异常，社交互动减少[17-18]。

免疫系统在神经发育中起着重要作用，在 ASD 患者中观察到多种免疫异常[19-20]。补体系统失调也与 ASD 有关，研究表明，与对照组相比，ASD 患者血浆中 C1q、C3、C4b 和 C5 的水平以及大脑中 C1q、C2、C3、CR3、C4、C5 和 MASP1 的表达量发生了改变。在 ASD 中也观察到补体系统介导的突触修剪减少，可能也与 ASD 的神经功能异常有关[21]。此外，研究表明，在实验模型中，母体感染可能导致 ASD 样行为，并且免疫激活促进了巨噬细胞 M1 型极化[22]。检测 ASD 患者的脑组织细胞因子发现，Th1 细胞因子的水平如 γ 干扰素（IFN-γ）等相比正常人显著升高，而 Th2 细胞因子 IL-4、IL-5 和 IL-1 没有显著性差异，且 Th1/Th2 细胞比率增加，这表明 ASD 的免疫反应可能主要通过 Th1 通路而不是 Th2 通路[20, 23]。多种细胞因子在 ASD 患者的血液中的异常升高，也被认为是有参考意义的免疫学生物标志物，帮助我们确定潜在的 ASD 发生。与对照组相比，ASD 患者血液中促炎细胞因子 IL-6、IL-1β、IL-12、IFN-γ、TNF-α 显著升高，而抗炎细胞因子 TGF-β 显著降低[20]。另外还有研究发现高水平的 IL-4、IL-5 和 IFN-γ 将导致儿童患 ASD 的风险增加[24]，粒细胞 - 巨噬细胞集落刺激因子（GM-CSF）、脑源性神经营养因子（BDNF）、NT-4 和 TGF-β 等生长因子也与 ASD 有关联[19]。

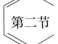

第二节　趋化因子在孤独症谱系障碍中的研究进展

一、CC 家族趋化因子及其受体与孤独症谱系障碍

CC 家族趋化因子由至少 28 种趋化因子组成，其信号转导主要通过 10 种已知受体（CCR1-10），CC 家族趋化因子受体主要由 T 细胞和单核巨噬细胞表达[25]。研究发现 CC 趋化因子在炎症的病理过程中发挥重要作用，与单核细胞和巨噬细胞的募集以及血管生成有关，对动脉粥样硬化、脂肪炎症和类风湿关节炎等多种疾病的发病有至关重要的作用[25-26]。

1. CCL2（MCP-1）　CCL2 也被称为单核细胞趋化蛋白 1（MCP-1），由 76 个氨基酸组成，分子量为 13kDa[27]。除了募集单核细胞和巨噬细胞到炎症部位[28]，CCL2 也被发现参与神经炎症和脑缺血再灌注损伤[29]。CCR2 是与 CCL2 结合的特异性受体，包括两种亚型：CCR2A 和 CCR2B。CCR2 的这两种亚型分别在不同类型的细胞中表达，CCR2A 主要在单核细胞和血管壁细胞表达，而 CCR2B 通常可见于卫星细胞、再生纤维和神经肌肉连接处[30]。

在 Han 等[31] 的研究中，与典型发育（TD）儿童相比，ASD 儿童外周血 CCL2 水平有升高的趋势。Abdallah 等[32] 以母体的羊水为材料，也报道了与对照组相比，ASD 病例羊水中 CCL2 水平升高。除此之外，Vargas 等 [33] 发现 ASD 患者的脑脊液（CSF）、前扣带回（ACC）和小脑半球（CBL）的 CCL2 水平也升高。Prosperi 等 [34] 使用 CBCL1.5-5，RBS-R，和 VABS-Ⅱ等临床评价方法发现 CCL2 的血浆水平升高与儿童行为功能呈正相关。与其他研究发现不同的是，Shen 等 [35] 报道了 ASD 组与对照组的 CCL2 水平无显著差异，根据社会反应性量表（SRS），血浆 CCL2 水平也与儿童的社会行为活动无显著相关性。因此，现有证据表明，ASD 中 CCL2 水平的变化是十分复杂的，CCL2 在脑脊液和羊水中有升高，而血浆中 CCL2 水平变化不大，这表明大脑直接接触高水平的 CCL2 可能是 ASD 患病的潜在风险。机制研究表明，CCL2 的释放受到补体系统的调控 [36]，而补体系统与 ASD 的发生有密切关联 [21]。此外，CCL2 也与微生物感染和感染后的免疫反应相关 [27]。由于母体内的免疫激活与 ASD 有关，因此升高的 CCL2 水平可能参与免疫反应而引起 ASD 的相关症状 [37]。

2. CCL3（MIP-1α） CCL3 也被称为"巨噬细胞炎症蛋白 -1α（MIP-1α）"，由大约70 个氨基酸组成，分子量约为 7kDa[38]。CCL3 与炎症反应中单核细胞和淋巴细胞的招募有关 [39]。在阿尔茨海默病（AD）、多发性硬化（MS）和癫痫疾病模型中都检测到较高的CCL3 水平，提示 CCL3 可能与神经退行性变性疾病有关 [40]。此外，CCL3 主要通过其受体 CCR1 和 CCR5 来参与多种生理活动 [41-42]。

Shen 等 [35] 的研究发现，与 TD 组相比，ASD 组血浆中 CCL3 水平升高，根据 SRS 评分发现 CCL3 水平与社会行为也相关。此外，Chen 等 [43] 也报道了 ASD 模型小鼠血清中CCL3 水平明显升高。然而，Abdallah 等 [32] 的研究表明，ASD 患者与对照组相比，母体羊水中的 CCL3 水平没有显著差异，提示 CCL3 可能没有参与 ASD 相关的母体免疫激活。目前的研究表明血浆和血清中 CCL3 水平均升高，而羊水中 CCL3 水平未见变化，脑脊液中 CCL3 水平的变化尚未见报道。CCL3 被认为是一种促炎性趋化因子 [39]，因此 ASD 患者血浆和血清中 CCL3 水平升高可能与炎症反应有关。

3. CCL4（MIP-1β） CCL4，通常被称为"巨噬细胞炎症蛋白 -1β（MIP-1β）"，是另一种 MIP-1 分子，与 CCL3 拥有 60% 相同的氨基酸序列 [38]。有报道称，多种免疫细胞均可表达 CCL4，包括 CD8+T 细胞、活化的 NK 细胞、活化的 B 细胞、树突状细胞和中性粒细胞等 [44]。CCL4 还被发现可通过激活小胶质细胞、诱导中枢神经系统的单核细胞从而导致神经细胞凋亡，与神经退行性病变密切相关 [45]。CCR1 和 CCR5 都能与 CCL4 结合，然而，由于 CCL4 与 CCR1 的亲和力较低，CCL4 的特异性受体为 CCR5[44]。

Enstrom 等 [46] 的研究结果表明，与对照组相比，ASD 患儿外周血中的 NK 细胞中CCL4 的基因表达增加，提示 NK 细胞的基因表达异常改变可能与 ASD 有关。在 Shen 等 [35] 的研究中，ASD 儿童血浆中 CCL4 水平明显升高。作为一种炎症介质，CCL4 在免疫应答中发挥着关键作用，血浆中 CCL4 水平的升高被认为是 ASD 患者炎症反应的结果。此外，Masi 等 [47] 还发现，CCL4 水平的降低与女性 ASD 症状严重程度的增加有关，而在男性中未观察到这种关联，提示性别可能是影响 CCL4 水平与 ASD 症状严重程度的潜在因素，因此，在研究 CCL4 与 ASD 时需考虑到不同性别的影响。另外，Tomova 等 [48] 的研究发现，CCL4 与 ADOS-2 的沟通模块评分有关，CCL4 可能在 ASD 儿童的微生物 - 神经元相互作用中发挥了影响。考虑到可能与 ASD 发病有关 [43]，CCL4 也可能通过参与肠脑轴的相互作用进而影响 ASD 的发病进程。

4．CCL5（RANTES）　CCL5 的通常被称为"T 细胞激活性低分泌因子"（RANTES 因子），是一种炎症介质，不仅由 T 细胞表达，还由其他细胞如巨噬细胞、血小板、成纤维细胞、嗜酸性粒细胞、子宫内膜细胞、上皮细胞和内皮细胞等表达。CCL5 与多种免疫细胞的招募有关[49-50]，研究表明 CCL5 可诱导白细胞在中枢神经系统的浸润，也与神经炎症有关[51]。CCL5 的受体有 CCR1、CCR3 和 CCR5，其中 CCR5 是最主要的受体。此外，还发现 CCR4 和 CD44 可以作为 CCL5 的辅助受体[52]。

与 TD 组相比，ASD 患儿外周血中 CCL5 水平明显升高，且 CCL5 水平与注意力不集中、多动行为的严重程度相关[31]。Ashwood 等[53]也报道了血浆 CCL5 水平升高与 ADI-R 评价的 ASD 儿童异常行为模式，以及运动技能、语言表达和视觉接收受损的严重程度有关。然而，SRS 临床评估不同于前面提到的结果，Shen 等[35]发现，CCL5 的血浆水平与 SRS 评价的各项得分都无相关性，表明 CCL5 水平与 ASD 儿童的社会行为之间无显著性关联。外周血和血浆中的高水平 CCL5 可能与神经炎症和补体系统的异常有关，而 CCL5 水平与行为模式之间关系的不同结果可能与使用的不同评价方法有关。Abdallah 等[54]的研究也显示，据粗略估计，新生儿 CCL5 水平降低与 ASD 风险升高相关，这可能是新生儿时期免疫细胞活性低下的结果。此外，Abdallah 等[32]发现 ASD 患者脑脊液 CCL5 水平与对照组相比无显著差异，表明可能 CCL5 和 ASD 相关的母体感染关系不大。然而，Openshaw 等[55]报道，聚肌苷酸-聚胞苷酸［poly（I∶C）］诱导的母体免疫激活可导致胚胎脑中 CCL5 水平升高，而母体血浆 CCL5 水平降低，这显示了在固有免疫应答中 CCL5 水平变化的复杂性。除此之外，他们还揭示了 poly（I∶C）诱导的母体免疫激活是由 MKK7-JNK 通路介导的，而且 MKK7-JNK 信号通路与母体和胎儿对趋化因子的诱导有关。

5．CCL7（MCP-3）　CCL7，也被称为"单核细胞趋化蛋白 3（MCP-3）"，由多种类型的细胞如单核细胞、血小板和成纤维细胞表达，能够募集多种白细胞并调节免疫功能。CCL7 由 76 个氨基酸组成，主要与 CCR1、CCR2、CCR3 结合[56-57]。

Chen 等[43]报道了 ASD 小鼠血清中 CCL7 水平下降。此外，Jyonouchi 等[58]对于患有行为模式波动、免疫损伤和胃肠道症状的 ASD 儿童（ASD/Inf+GI）的固有免疫研究显示 ASD/Inf+GI 患者单核细胞中 CCL7 水平上调。现有证据显示 ASD 患者和动物模型中血清 CCL7 水平升高，而脑脊液和羊水中 CCL7 水平的变化尚未见报道，提示 CCL7 与 ASD 的固有免疫应答和炎症反应密切相关。

6．CCL11（eotaxin）　CCL11 也指"嗜酸性粒细胞趋化因子（eotaxin）"，主要由淋巴细胞、成纤维细胞、内皮细胞、平滑肌细胞和具有趋化功能的单核细胞分泌[59]。CCR3 是 CCL11 的主要受体，由多种免疫细胞如 Th2 细胞、肥大细胞、嗜碱性粒细胞、嗜酸性粒细胞等表达[60]。此外，CCL11 诱导小胶质细胞的迁移，并可诱导活性氧的产生，从而导致神经元死亡和神经功能紊乱[61]。

Hu 等[62]报道 ASD 患儿血浆中 CCL11 水平高于对照组，尤其是女性的 CCL11 水平变化更为显著。根据临床评估，CCL11 与孤独症诊断观察量表（ADOS）的社会影响评分也呈负相关，但是 Shen 等[35]的研究结果显示 ASD 患儿的血浆 CCL11 水平与对照组相比无显著差异。考虑到 Shen 等的研究中女性仅 4 人，男性 36 人，这一有争议的结果可能与不同性别患者所具有的不同变化趋势有关。因此，性别因素对 ASD 患者的 CCL11 水平变化具有潜在的影响，必须予以考虑。CCL11 在病理条件下具有促炎作用，因此血浆中

CCL11 水平的变化可能与 ASD 病理过程中的炎症反应有关。

7. CCL17（TARC） CCL17 也称"胸腺激活调节趋化因子（TARC）"，是一种 Th2 型趋化因子，主要由成纤维细胞、角质形成细胞、内皮细胞和树突状细胞表达。CCL17 能够通过结合其受体 CCR4 从而发挥募集淋巴细胞的生理功能[63]。研究还表明，CCL17 可调节免疫功能，影响小胶质细胞和突触传递，并且可能与多种神经疾病有关[64]。

多项研究表明，ASD 患者血清和脑中 CCL17 均有显著变化，而在脑脊液中的变化不显著。AL-Ayadhi 等[65] 报道，与对照组相比，在 ASD 儿童中观察到血清 CCL17 水平升高，并且根据儿童孤独症评定量表（CARS）的临床评估结果，CCL17 水平与 ASD 症状的严重程度相关。与对照组相比，ASD 患者脑脊液中的 CCL17 水平没有差异，而 Vargas 等[33] 检测到 ASD 患者的 ACG 和 CBL 中的 CCL17 水平更高。CCL17 与神经炎症和淋巴细胞向炎症区域的募集相关，提示 CCL17 在大脑和血清中的表达升高与免疫系统激活和 ASD 相关的炎症反应有关。

8. CCL22（MDC） CCL22 主要由 M2 型巨噬细胞合成，也称为"巨噬细胞源性趋化因子（macrophages-derived chemokine，MDC）"，由巨噬细胞、破骨细胞、树突状细胞等多种细胞分泌[66-67]。此外，CCL22 与实验性变态反应性脑脊髓炎（EAE）相关，并且在 EAE 小鼠脊髓中的表达上调，与多发性硬化的发生相关[68]。

AL-Ayadhi 等[65] 的研究表明，CCL22 在 ASD 儿童的血清中升高，并且根据临床评价也与 ASD 儿童的症状相关。CCL22 与 CCL17 相似，都是 CCR4 的配体，它们在 ASD 患者血清中均显著升高，且都与症状严重程度有关。在免疫炎症反应中，CCL22 和 CCL17 被分泌并介导多种免疫反应。因此，CCL22 表达的增加可能与 ASD 中的神经炎症有关。此外，这些结果还表明，因为 CCR4 的配体 CCL22 和 CCL17 都可能参与了 ASD 的发病进程，所以抑制 CCR4 与配体的结合可能是一种潜在的治疗策略。

9. CC 趋化因子受体（CCR） CC 趋化因子受体（CCR）对趋化因子的活性至关重要。受体和配体之间的结合会进一步引发下游的级联反应。在 Ahmad 等[69] 的研究中，与对照组相比较，ASD 患者 CCR3+、CCR5+、CCR7+、CCR9+ 在 CD4+T 细胞和外周血单个细胞核（PBMC）中的水平升高，逆转录聚合酶链反应（RT-PCR）结果显示 ASD 患儿的 CD4+T 细胞和 PBMC 中这些趋化因子受体的基因表达也明显升高。除此之外，Ahmad 等也报道了 BTBR 小鼠的 CD8+T 细胞中 CCR3+、CCR4+、CCR5+、CCR6+ 和 CCR7+ 的升高。通过 RT-PCR 分析，与对照组相比，BTBR 小鼠脑组织中这些受体的 mRNA 水平也有所提高[70]。这些结果表明，CCR 在 ASD 的免疫异常中起关键作用，可能能作为治疗 ASD 药物开发的靶点。

二、CXC 家族趋化因子及其受体与孤独症谱系障碍

CXC 家族是趋化因子的另一个亚家族，其结构中两个半胱氨酸之间有一个氨基酸。根据结构中 N 端是否存在 Glu-Leu-Arg（ELR）基序，CXC 配体可分为 ELR+ 和 ELR- 两类。ELR+ 趋化因子（CXCL1-3 和 CXCL5-8）可与 CXCR1 和 / 或 CXCR2 结合，而 ELR- 趋化因子（CXCL4 和 CXCL9-14）可与 CXCR3、CXCR4、CXCR5 或 CXCR7 结合[71]。

1. CXCL1（GRO-α） CXCL1 在人体中也被称为"生长调节致癌基因 α（GRO-α）"，

它能够对中性粒细胞产生趋化作用。已有研究表明 CXCL1 的表达主要受 NF-κB 和 C/EBPβ 的调控，并与炎症反应有关[72]。脑缺血损伤模型中可检测到 CXCL1 表达上调，在缺血损伤过程中 CXCL1 也会促进炎症反应的发生[73]。

Suzuki 等[74] 的研究表明，在 ASD 组中 CXCL1 的血浆水平显著提高。对于 CXCL1 在 ASD 组中水平变化的报道目前较为有限，脑和脑脊液中的含量变化尚未见报道，CXCL1 在 ASD 患者或实验模型中的变化情况还有待进一步研究，此外 CXCL1 在 ASD 中的作用机制目前也尚不清楚。由于 CXCL1 在固有免疫激活中的重要作用和 CXCL1 本身具有的趋化作用，因此 CXCL1 水平的升高可能和 ASD 患者体内所产生的免疫反应相关。

2. CXCL5（ENA-78）　CXCL5 的另一个名称是"中性粒细胞激活肽 78（ENA-78）"。CXCL5 能够在免疫应答过程中招募淋巴细胞和嗜酸性粒细胞，主要由巨噬细胞、嗜酸性粒细胞和其他非免疫细胞如成纤维细胞和间皮细胞等表达[75]。

CXCL5 也被发现与 ASD 有密切的关联。Mostafa 等[76] 研究发现，与对照组相比，ASD 患者血清中 CXCL5 水平显著升高，据统计 CXCL5 水平较高的 ASD 患者比例为 69.35%。此外，机制研究表明，在 ASD 儿童患者中，血清中神经元自身抗体阳性率升高，且血清神经元自身抗体水平升高与血清 CXCL5 的升高的趋势相关，表明自身免疫反应可能也参与了 ASD 的发病。结果提示 CXCL5 水平升高可能促进 ASD 患者的自身免疫，其具体机制有待进一步研究。

3. CXCL7（NAP-2）　CXCL7 是血小板源性生长因子的一种，属于 CXC 趋化因子亚家族，也被称为"中性粒细胞激活蛋白 2（NAP-2）"。CXCL7 的主要功能是通过与 CXCR2 结合，招募和激活中性粒细胞，目前已发现 CXCL7 参与机体多种生理和病理过程[77]。

在 BTBR 小鼠大脑内皮细胞中观察到 CXCL7 水平的变化，而其在血浆或血清中的变化仍待进一步研究。Wang 等[78] 人报道 BTBR 小鼠脑血管提取物中的 CXCL7 水平显著升高。进一步研究发现，CXCL7 水平升高与较高水平的中性粒细胞组织蛋白酶 B 有关，CXCL7 水平升高与 ASD 动物模型中白细胞与血管内皮的黏附以及神经血管炎症有密切联系。白细胞对于血管内皮的黏附被认为是炎症反应的一个重要标志，因此，以上结果进一步表明 CXCL7 等趋化因子介导的神经炎症可能与 ASD 的发生有关。

4. CXCL8（IL-8）　CXCL8 是最早发现的趋化因子，也指中性粒细胞激活因子（NAF）或白细胞介素 -8（IL-8）。CXCL8 主要与 CXCR1 和 CXCR2 结合，由中性粒细胞、T 细胞、单核细胞、巨噬细胞、内皮细胞和上皮细胞表达[79]。CXCL8 能够在炎症反应中招募中性粒细胞和粒细胞，并且主要由促炎细胞因子在病理过程中所诱导[80]。研究发现 CXCL8 在缺血损伤中表达上调，并且参与缺血再灌注损伤和炎症过程[81]。

Eftekharian 等[82] 对 ASD 患者外周血样本进行分析，发现 CXCL8 的 mRNA 含量在 ASD 组与健康对照组之间无显著差异。此外，根据 Saghazadeh 等[83] 的 Meta 分析，ASD 组外周血 CXCL8 水平也未见明显变化。然而，Shen 等[84] 的研究显示 CXCL8 可能是 ASD 潜在的生物标志物，他们报道了 ASD 组的 CXCL8 的血浆水平明显升高并且与 ASD 的疾病状态、亲代细胞因子的水平，以及 SRS 评价的社交障碍评分相关，提示 CXCL8 可能参与 ASD 的病理过程，并且 CXCL8 的水平升高可能与 ASD 患者父母有关。综上所述，ASD 患者的 CXCL8 水平变化可能具有一定遗传性，不同报道中血液 CXCL8 水平变化的矛盾结果可能和父母与子女之间的关联性有关。然而，目前尚缺乏相关具体而明确的证据，

CXCL8 在 ASD 中的实际作用还有待进一步证实。

5. CXCL9（Mig）　CXCL9 也被称为"γ 干扰素诱导的单核因子（Mig）"，是由 IFN-γ 诱导的具有 T 细胞趋化作用的细胞因子。CXCL9 主要通过结合于其受体 CXCR3 从而参与多种免疫反应，而 CXCR3 主要在 T 细胞、NK 细胞、上皮细胞和内皮细胞中表达[85]。Th1 淋巴细胞释放的 IFN-γ 诱导炎症部位细胞分泌 CXCL9，引起炎症反应的进一步放大[86]。此外还有报道 CXCL9 对 PC12 细胞和大鼠交感神经细胞具有神经营养作用，而 CXCL9 的促进细胞存活作用可能是通过磷脂酰肌醇 -3- 羟激酶（PI3K）信号通路[87]。

研究表明，ASD 患者体内的 CXCL9 水平下降。Han 等[31] 报道，孤独症患儿外周血中 CXCL9 的水平比对照组约低二分之一，而 CXCL9 的降低与 ASD 患儿观察到的所有三个方面的行为异常均有关。此外，Shen 等[35] 的研究也发现 ASD 患儿的 CXCL9 血浆水平明显降低，但从 SRS 评分来看 CXCL9 与 ASD 患者的社会行为没有相关性。CXCL9 在 ASD 中的作用机制尚不清楚，考虑到另一个 CXCR3 配体——CXCL10 被发现与炎症反应相关[33, 88]，CXCL9 也可能参与 ASD 病理过程中的神经炎症调节。

6. CXCL10（IP-10）　CXCL10 分子量为 12kDa，也被称为"γ 干扰素诱导蛋白 -10（IP-10）"，是 CXCR3 的另一个配体。CXCL10 可招募多种免疫细胞，包括 Th1 细胞、树突状细胞、NK 细胞、γδT 细胞和巨噬细胞。主要由包括中性粒细胞、白细胞、单核细胞、嗜酸性粒细胞在内的免疫细胞以及基质细胞、上皮细胞、内皮细胞和角质细胞等非免疫细胞表达[89]。

与对照组相比，Vargas 等[33] 在 ASD 患者脑脊液中发现 CXCL10 水平升高。此外，Osborne 等[88] 报道了早期母体感染后血清中 CXCL10 水平显著升高，提示 CXCL10 与早期免疫激活过程有关。ASD 患者脑脊液中 CXCL10 的异常升高和感染引起的 CXCL10 水平的升高，这表明，母体感染和脑内免疫激活可能引起更高的 ASD 患病风险。

7. CXC 趋化因子受体（CXCR）　CXC 家族趋化因子通过 CXC 趋化因子受体（CXCR）参与多种生理和病理过程。因此，这些受体被认为是可能的 ASD 治疗靶点。一些研究表明，在 ASD 患者中 CXCR 的含量发生了改变。Ahmad 等[69] 发现在 ASD 患儿中，产生 CXCR2$^+$、CXCR3$^+$、CXCR5$^+$、CXCR7$^+$ 的 CD4$^+$ T 细胞数量增多，而且 CXCR2、CXCR3、CXCR5 和 CXCR7 的基因表达量也有所升高。此外，Bakheet 等[90] 的研究表明在 BTBR 小鼠中检测到更高含量的 CXCR3、CD4$^+$CXCR3$^+$、CXCR5$^+$、CD4$^+$CXCR5$^+$，同时也检测到 CXCR3 和 CXCR5 的 mRNA 含量的上调。这些结果表明，这些受体在 ASD 的发病机制中起关键作用，可能是 ASD 病理过程中重要的调控因素。

三、CX3C 家族趋化因子及其受体与孤独症谱系障碍

CX3CL1（fractalkine）/CX3CR1：CX3CL1 是 CX3C 家族趋化因子的唯一成员，也被称为"分形趋化因子（fractalkine，FKN）"。主要由巨噬细胞、内皮细胞、血小板和平滑肌细胞表达，参与多种炎症过程。CX3CR1 是与 CX3CL1 结合的 G 蛋白偶联受体，它们之间的相互作用与单核巨噬细胞的生存信号相关[91]。有报道称 CX3CL1/CX3CR1 在中枢神经系统中根据微环境的不同既发挥神经保护作用也具有神经毒性作用[92]。

产前感染被认为与 ASD 样行为有关。Fernandez de Cossio 等[93] 研究发现，在脂多糖

（LPS）诱导的母体感染小鼠模型的海马中，CX3CR1 表达量下降，而 CX3CL1 的变化不显著。此外，Ishizuka 等[94] 报道 CX3CR1 的基因变体 Ala55Thr 会通过中断 CX3CR1 信号通路从而导致更高的 ASD 患病风险。CX3CR1 敲除的小鼠表现出类似 ASD 的特征，如功能障碍和社会行为障碍、小胶质细胞减少、脑内功能连接异常和突触传递受损等[95]，这表明 CX3CR1 在神经发育中起着至关重要的作用。有报道称 CX3CL1 通过影响小胶质细胞的功能来调节神经发育，并与发育中的神经元的存活和轴突的生长有关[96]。ASD 是一类神经发育障碍疾病，因此 CX3CL1/CX3CR1 与神经发育的密切联系提示其可能与 ASD 发病中的神经发育异常有关。

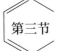

第三节　孤独症谱系障碍的治疗

一、临床治疗进展

目前，还没有针对 ASD 核心症状的治疗药物得到批准，对于这些核心症状的治疗多采用社会心理治疗。一些用于治疗其他神经疾病的药物也被试验用于改善 ASD 的症状。第二代抗精神病药——利培酮和阿立哌唑是仅有的两种被美国食品药品监督管理局（FDA）批准用于治疗 ASD 相关的易怒症状的药物。利培酮用于 5 ～ 16 岁的儿童和青少年，而阿立哌唑被批准用于 6 ～ 17 岁的儿童和青少年。然而，这些药物的副作用也有报道，包括嗜睡、体重增加、流口水、震颤和镇静等[97]。除了抗精神病药，目前已进行了多项治疗 ASD 的潜在药物的临床试验。抗癫痫药物和情绪稳定剂被发现可以减轻 ASD 的情绪障碍和行为异常[98]，此外，根据 Stepanova 等[99] 的一篇综述，其他神经类药物也被尝试用于改善 ASD 症状，如抗抑郁药物包括选择性 5- 羟色胺再摄取抑制剂（SSRI）、精神兴奋剂、去甲肾上腺素再摄取抑制剂、α_2 受体激动剂、催产素、谷氨酸和 γ- 氨基丁酸受体调节剂等。然而，这些药物的治疗效果较为复杂，有的实验结果甚至相互矛盾，这使得研究者难以确定推荐的治疗方法。

除了药物治疗，补充替代疗法也可能是治疗 ASD 的选择。DeFilippis 等[100] 的一篇综述总结了这些用于治疗 ASD 的各种补充疗法的临床试验，例如褪黑素、omega-3 脂肪酸、螯合疗法、消化酶治疗、特殊饮食、静脉注射免疫球蛋白等，但由于有益的证据较为有限，其治疗效果尚未得到证实。目前人们对 ASD 的确切发病机制知之甚少，因此 ASD 药物的开发面临许多困难。

二、与趋化因子相关的药物研究进展

多项研究表明，趋化因子和趋化因子受体在 ASD 的病理过程中非常重要。目前已有多项与趋化因子受体相关的药理学研究报道（图 22-1），提示趋化因子受体可能是 ASD 药物开发的潜在靶点。

1. CCR5 拮抗剂　CCR5 可以与 CCL3、CCL4 和 CCL5 结合，在炎症反应中募集一些

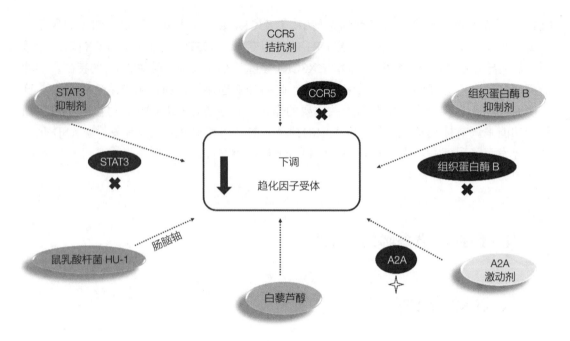

图22-1　与趋化因子受体相关的药理学研究

免疫细胞。D-Ala-peptide T-amide（DAPTA）是一种无毒的选择性 CCR5 拮抗剂，来源于靠近 HIV-1$_{SF-2}$ env 蛋白质的 V2 区域[101]。Ahmad 等人研究表明，DAPTA 可改善 BTBR 模型小鼠的刻板行为，降低 BTBR 小鼠的 CCR5$^+$ 细胞中 IL-6、IL-9 等促炎细胞因子的水平。此外，CCR5$^+$ 和 CD4$^+$CCR5$^+$ 的数量也有所减少。DAPTA 作用于 BTBR 小鼠后，调节性 T 细胞增多，Th17 细胞减少，说明 DAPTA 的作用可能是通过影响 Th17/Treg 细胞来实现的[102]。

2．白藜芦醇　白藜芦醇也被称为"反式 -3, 4, 5- 三羟基二苯乙烯（trans-3, 4, 5-trihydroxystilbene）"，是一种从红酒、浆果、葡萄和花生等天然来源中提取的多酚，具有很强的抗氧化和抗炎症活性[103]。Bakheet 等[90]人发现，白藜芦醇可以显著减少 BTBR 小鼠 CD4$^+$ 细胞中 CCR（CCR3$^+$、CCR5$^+$、CCR7$^+$、CCR9$^+$）和 CXCR（CXCR3$^+$、CXCR5$^+$）的含量，并且降低小鼠脾和脑组织中 CCR 和 CXCR 的基因表达量。除此之外，Bambini-Junior 等[104]也报道了白藜芦醇可以减轻 VPA 诱导的 ASD 动物模型的社会功能障碍，表明白藜芦醇可能是一种潜在的 ASD 治疗药物，但其具体作用机制尚未阐明。

3．STAT3 抑制剂　STAT3 在炎症反应中起着重要作用[105]。Ahmad 等人报道，选择性 STAT3 拮抗剂 S3I-201 可减轻 BTBR 小鼠的免疫异常变化。此外，BTBR 小鼠脾中促炎细胞因子 IL-6 和 TNF-α 的水平，表达 CCR6$^+$、CCR7$^+$、CXCR4$^+$、CXCR5$^+$ 的 CD4$^+$ T 细胞数量，以及这些趋化因子受体的 mRNA 水平均有显著降低[106]。这些结果表明，STAT3 抑制剂可能通过下调趋化因子受体从而改善 ASD 的异常免疫反应。

4．A2A 受体激动剂　腺苷受体有四种亚型，包括 A1、A2A、A2B 和 A3 受体。其中 A2A 和 A1 主要分布在中枢神经系统和外周，A2A 受体激动剂已被用于冠状动脉扩张和治疗炎症[107]。Ahmad 等[70]报道 A2A 受体激动剂 CGS21680（CGS）可显著降低 BTBR 小鼠的脾 CD8$^+$ 细胞中 CCR3$^+$、CCR4$^+$、CCR5$^+$、CCR6$^+$、CCR7$^+$、CXCR3$^+$ 和 CXCR4$^+$ 的含量，并且能下调编码这些受体的基因表达，这表明 A2A 受体的激活降低了多种趋化因子受体的表达，而 A2A 受体可能在 ASD 和其他神经发育疾病中起关键作用。

5．组织蛋白酶 B 抑制剂　Wang 等 [78] 研究发现，组织蛋白酶 B 抑制剂 CA-074Me 可减轻 BTBR 小鼠 CXCL7 升高的水平，降低与神经血管炎症相关的 ICAM-1 和 CD11b 的表达，该结果表明抑制组织蛋白酶 B 可以减轻 ASD 的神经炎症反应，可能成为一种新的 ASD 治疗方向。

6．鼠乳酸杆菌 HU-1　多项研究表明，母体微生物群失调（MMD）与神经发育障碍有关。Lebovitz 等 [108] 的研究表明，脑内由 MMD 引起的小胶质细胞的激活与 CX3CR1 信号通路有关。此外，他们还报道了使用一种肠道共生菌——鼠乳酸杆菌 HU-1 对 ASD 进行治疗可以减轻 MMD 引起的社会功能障碍，并减少可能与突触形成受损和小胶质细胞激活有关的 CX3CR1 水平的异常升高。

结论：ASD 的发病机制极其复杂，目前已有越来越多的证据支持神经炎症和免疫功能在 ASD 发病过程中具有关键的作用。趋化因子和趋化因子受体已被发现参与多种免疫过程，并与多种炎症相关的疾病有关。在 ASD 实验动物模型和 ASD 患者中，趋化因子的水平发生了改变（表 22-1）。此外，一些研究还发现，根据临床评估，多种趋化因子水平的变化与 ASD 的行为障碍有关，这些结果都提示了趋化因子 / 趋化因子受体与 ASD 的免疫异常有很密切的联系（图 22-2）。目前 ASD 的治疗方法有限，治疗效果也不理想。由于趋化因子 / 趋化因子受体在 ASD 中的可能作用，趋化因子 / 趋化因子受体可能是治疗 ASD 的潜在靶点。然而，由于中枢神经系统内趋化因子及其受体之间的复杂关系，趋化因子 / 趋化因子受体参与 ASD 病理过程的具体机制尚未明确，仍然有待进一步的研究。通过靶向趋化因子 / 趋化因子受体从而缓解 ASD 的免疫功能异常和神经炎症可能是未来 ASD 治疗的新方向。

表 22-1　ASD 趋化因子的变化

趋化因子		趋化因子分类	受体	外周血	羊水	脑脊液	血清	血浆	脑血管提取物
系统命名	通用名								
CCL2	MCP-1	CC	CCR2	增加	增加	增加	增加	未证实	无报道
CCL3	MIP-1α	CC	CCR1，CCR5	无报道	无差异	无报道	增加	增加	无报道
CCL4	MIP-1β	CC	CCR5	无报道	无报道	无报道	无报道	增加	无报道
CCL5	RANTES	CC	CCR1，CCR3，CCR5	增加	无差异	无报道	无报道	未证实	无报道
CCL7	MCP-3	CC	CCR1，CCR2，CCR3	无报道	无报道	无报道	减少	无报道	无报道
CCL11	eotaxin	CC	CCR3	无报道	无报道	无报道	无报道	未证实	无报道
CCL17	TARC	CC	CCR4	无报道	无报道	无差异	增加	无报道	无报道
CCL22	MDC	CC	CCR4	无报道	无报道	无报道	增加	无报道	无报道
CXCL1	GRO-α	CXC	CXCR2	无报道	无报道	无报道	无报道	增加	无报道
CXCL5	ENA-78	CXC	CXCR2	无报道	无报道	无报道	增加	无报道	无报道
CXCL7	NAP-2	CXC	CXCR2	无报道	无报道	无报道	无报道	无报道	增加

续表

趋化因子		趋化因子分类	受体	外周血	羊水	脑脊液	血清	血浆	脑血管提取物
系统命名	通用名								
CXCL8	IL-8	CXC	CXCR1，CXCR2	无差异	无报道	无报道	无报道	增加	无报道
CXCL9	Mig	CXC	CXCR3	减少	无报道	无报道	无报道	减少	无报道
CXCL10	IP-10	CXC	CXCR3	无报道	无报道	增加	增加	无报道	无报道

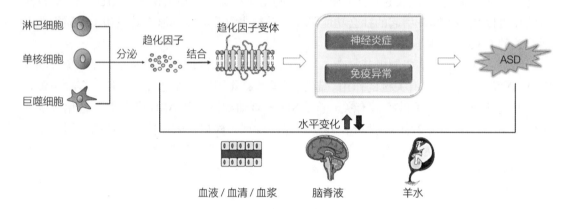

图22-2　趋化因子与ASD的关系

趋化因子主要由淋巴细胞、单核细胞和巨噬细胞等多种免疫细胞分泌，并通过与趋化因子受体结合参与神经炎症过程。趋化因子与 ASD 的神经炎症和免疫功能异常有关，在 ASD 患者的血液、血清、血浆、脑脊液和羊水中可检测到多种趋化因子水平的变化。

（叶君锐　王洪蕴　崔丽媛　谌浩东　马一丹　楚世峰　陈乃宏）

参考文献

[1] VOLKMAR F R, PAULS D. Autism. Lancet, 2003, 362 (9390): 1133-1141.

[2] SUN X, ALLISON C, WEI L, et al. Autism prevalence in China is comparable to Western prevalence. Mol Autism, 2019, 10: 7.

[3] ELSABBAGH M, DIVAN G, KOH Y J, et al. Global prevalence of autism and other pervasive developmental disorders. Autism Res, 2012, 5 (3): 160-179.

[4] TANIA M, KHAN M A, XIA K. Recent advances in animal model experimentation in autism research. Acta Neuropsychiatr, 2014, 26 (5): 264-271.

[5] DECKMANN I, SCHWINGEL G B, FONTES-DUTRA M, et al. Neuroimmune alterations in autism: a translational analysis focusing on the animal model of autism induced by prenatal exposure to valproic acid. Neuroimmunomodulation, 2018, 25 (5/6): 285-299.

[6] ROULLET F I, WOLLASTON L, DECATANZARO D, et al. Behavioral and molecular changes in the mouse in response to prenatal exposure to the anti-epileptic drug valproic acid. Neuroscience, 2010, 170 (2): 514-522.

[7] BAMBINI-JUNIOR V, RODRIGUES L, BEHR G A, et al. Animal model of autism induced by prenatal exposure to valproate: behavioral changes and liver parameters. Brain Res, 2011, 1408: 8-16.

[8] KIM K C, KIM P, GO H S, et al. The critical period of valproate exposure to induce autistic symptoms in Sprague-Dawley rats. Toxicol Lett, 2011, 201 (2): 137-142.

[9] MYCHASIUK R, RICHARDS S, NAKAHASHI A, et al. Effects of rat prenatal exposure to valproic acid on behaviour and neuro-anatomy. Dev Neurosci, 2012, 34 (2/3): 268-276.

[10] KIM K C, KIM P, GO H S, et al. Male-specific alteration in excitatory post-synaptic development and social interaction in pre-natal valproic acid exposure model of autism spectrum disorder. J Neurochem, 2013, 124 (6): 832-843.

[11] FAVRE M R, BARKAT T R, LAMENDOLA D, et al. General developmental health in the VPA-rat model of autism. Front Behav Neurosci, 2013, 7: 88.

[12] ZHANG Y, SUN Y, WANG F, et al. Downregulating the canonical Wnt/β-catenin signaling pathway attenuates the susceptibility to autism-like phenotypes by decreasing oxidative stress. Neurochem Res, 2012, 37 (7): 1409-1419.

[13] GO H S, KIM K C, CHOI C S, et al. Prenatal exposure to valproic acid increases the neural progenitor cell pool and induces macrocephaly in rat brain via a mechanism involving the GSK-3β/β-catenin pathway. Neuropharmacology, 2012, 63 (6): 1028-1041.

[14] SHULTZ S R, MACFABE D F, MARTIN S, et al. Intracerebroventricular injections of the enteric bacterial metabolic product propionic acid impair cognition and sensorimotor ability in the Long-Evans rat: further development of a rodent model of autism. Behav Brain Res, 2009, 200 (1): 33-41.

[15] EL-ANSARY A K, BEN BACHA A, KOTB M. Etiology of autistic features: the persisting neurotoxic effects of propionic acid. J Neuroinflammation, 2012, 9: 74.

[16] ABRAHAMS B S, GESCHWIND D H. Connecting genes to brain in the autism spectrum disorders. Arch Neurol, 2010, 67 (4): 395-399.

[17] MCFARLANE H G, KUSEK G K, YANG M, et al. Autism-like behavioral phenotypes in BTBR T+tf/J mice. Genes Brain Behav, 2008, 7 (2): 152-163.

[18] MEYZA K Z, BLANCHARD D C. The BTBR mouse model of idiopathic autism - Current view on mechanisms. Neurosci Biobehav Rev, 2017, 76 (Pt A): 99-110.

[19] GŁADYSZ D, KRZYWDZIŃSKA A, HOZYASZ K K. Immune abnormalities in autism spectrum disorder-could they hold promise for causative treatment?. Mol Neurobiol, 2018, 55 (8): 6387-6435.

[20] ROSE D, ASHWOOD P. Potential cytokine biomarkers in autism spectrum disorders. Biomark Med, 2014, 8 (9): 1171-1181.

[21] MAGDALON J, MANSUR F, TELES E SILVA A L, et al. Complement system in brain architecture and neurodevelopmental disorders. Front Neurosci, 2020, 14: 23.

[22] LUAN R, CHENG H, LI L, et al. Maternal lipopolysaccharide exposure promotes immunological functional changes in adult offspring CD4+ T Cells. Am J Reprod Immunol, 2015, 73 (6): 522-535.

[23] LI X, CHAUHAN A, SHEIKH A M, et al. Elevated immune response in the brain of autistic patients. J Neuroimmunol, 2009, 207 (1/2): 111-116.

[24] GOINES P E, CROEN L A, BRAUNSCHWEIG D, et al. Increased midgestational IFN-γ, IL-4 and

IL-5 in women bearing a child with autism: A case-control study. Mol Autism, 2011, 2: 13.

[25] WHITE G E, IQBAL A J, GREAVES D R. CC chemokine receptors and chronic inflammation: therapeutic opportunities and pharmacological challenges. Pharmacol Rev, 2013, 65 (1): 47-89.

[26] RIDIANDRIES A, TAN J T, RAVINDRAN D, et al. CC-chemokine class inhibition attenuates pathological angiogenesis while preserving physiological angiogenesis. FASEB J, 2017, 31 (3): 1179-1192.

[27] VAN COILLIE E, VAN DAMME J, OPDENAKKER G. The MCP/eotaxin subfamily of CC chemokines. Cytokine Growth Factor Rev, 1999, 10 (1): 61-86.

[28] BEHFAR S, HASSANSHAHI G, NAZARI A, et al. A brief look at the role of monocyte chemoattractant protein-1 (CCL2) in the pathophysiology of psoriasis. Cytokine, 2018, 110: 226-231.

[29] GUO Y Q, ZHENG L N, WEI J F, et al. Expression of CCL2 and CCR2 in the hippocampus and the interventional roles of propofol in rat cerebral ischemia/reperfusion. Exp Ther Med, 2014, 8 (2): 657-661.

[30] BARTOLI C, CIVATTE M, PELLISSIER J F, et al. CCR2A and CCR2B, the two isoforms of the monocyte chemoattractant protein-1 receptor are up-regulated and expressed by different cell subsets in idiopathic inflammatory myopathies. Acta Neuropathol, 2001, 102 (4): 385-392.

[31] HAN Y M, CHEUNG W K, WONG C K, et al. Distinct cytokine and chemokine profiles in autism spectrum disorders. Front Immunol, 2017, 8: 11.

[32] ABDALLAH M W, LARSEN N, GROVE J, et al. Amniotic fluid chemokines and autism spectrum disorders: an exploratory study utilizing a Danish Historic Birth Cohort. Brain Behav Immun, 2012, 26 (1): 170-176.

[33] VARGAS D L, NASCIMBENE C, KRISHNAN C, et al. Neuroglial activation and neuroinflammation in the brain of patients with autism. Ann Neurol, 2005, 57 (1): 67-81.

[34] PROSPERI M, GUIDUCCI L, PERONI D G, et al. Inflammatory biomarkers are correlated with some forms of regressive autism spectrum disorder. Brain Sci, 2019, 9 (12): 366.

[35] SHEN Y, OU J, LIU M, et al. Altered plasma levels of chemokines in autism and their association with social behaviors. Psychiatry Res, 2016, 244: 300-305.

[36] PRABHU S D, FRANGOGIANNIS N G. The biological basis for cardiac repair after myocardial infarction: from inflammation to fibrosis. Circ Res, 2016, 119 (1): 91-112.

[37] BILBO S D, BLOCK C L, BOLTON J L, et al. Beyond infection-Maternal immune activation by environmental factors, microglial development, and relevance for autism spectrum disorders. Exp Neurol, 2018, 299 (Pt A): 241-251.

[38] MENTEN P, WUYTS A, VAN DAMME J. Macrophage inflammatory protein-1. Cytokine Growth Factor Rev, 2002, 13 (6): 455-481.

[39] BABA T, MUKAIDA N. Role of macrophage inflammatory protein (MIP)-1α/CCL3 in leukemogenesis. Mol Cell Oncol, 2014, 1 (1): e29899.

[40] WATSON A, GOODKEY K, FOOTZ T, et al. Regulation of CNS precursor function by neuronal chemokines. Neurosci Lett, 2020, 715: 134533.

[41] YANG X, WALTON W, COOK D N, et al. The chemokine, CCL3, and its receptor, CCR1, mediate

thoracic radiation-induced pulmonary fibrosis. Am J Respir Cell Mol Biol, 2011, 45 (1): 127-135.

[42] SUN S, CHEN D, LIN F, et al. Role of interleukin-4, the chemokine CCL3 and its receptor CCR5 in neuropathic pain. Mol Immunol, 2016, 77: 184-192.

[43] CHEN K N, FU Y S, WANG Y L, et al. Therapeutic effects of the In vitro cultured human gut microbiota as transplants on altering gut microbiota and improving symptoms associated with autism spectrum disorder. Microb Ecol, 2020, 80 (2): 475-486.

[44] MUKAIDA N, SASAKI S I, BABA T. CCL4 Signaling in the tumor microenvironment. Adv Exp Med Biol, 2020, 1231: 23-32.

[45] WU Y P, PROIA R L. Deletion of macrophage-inflammatory protein 1 alpha retards neurodegeneration in Sandhoff disease mice. Proc Natl Acad Sci U S A, 2004, 101 (22): 8425-8430.

[46] ENSTROM A M, LIT L, ONORE C E, et al. Altered gene expression and function of peripheral blood natural killer cells in children with autism. Brain Behav Immun, 2009, 23 (1): 124-133.

[47] MASI A, BREEN E J, ALVARES G A, et al. Cytokine levels and associations with symptom severity in male and female children with autism spectrum disorder. Mol Autism, 2017, 8: 63.

[48] TOMOVA A, SOLTYS K, REPISKA G, et al. Specificity of gut microbiota in children with autism spectrum disorder in Slovakia and its correlation with astrocytes activity marker and specific behavioural patterns. Physiol Behav, 2020, 214: 112745.

[49] KRANJC M K, NOVAK M, PESTELL R G, et al. Cytokine CCL5 and receptor CCR5 axis in glioblastoma multiforme. Radiol Oncol, 2019, 53 (4): 397-406.

[50] MARQUES R E, GUABIRABA R, RUSSO R C, et al. Targeting CCL5 in inflammation. Expert Opin Ther Targets, 2013, 17 (12): 1439-1460.

[51] JALOSINSKI M, KAROLCZAK K, MAZUREK A, et al. The effects of methylprednisolone and mitoxantrone on CCL5-induced migration of lymphocytes in multiple sclerosis. Acta Neurol Scand, 2008, 118 (2): 120-125.

[52] ALDINUCCI D, COLOMBATTI A. The inflammatory chemokine CCL5 and cancer progression. Mediators Inflamm, 2014, 2014: 292376.

[53] ASHWOOD P, KRAKOWIAK P, HERTZ-PICCIOTTO I, et al. Associations of impaired behaviors with elevated plasma chemokines in autism spectrum disorders. J Neuroimmunol, 2011, 232 (1/2): 196-199.

[54] ABDALLAH M W, LARSEN N, GROVE J, et al. Neonatal chemokine levels and risk of autism spectrum disorders: findings from a Danish historic birth cohort follow-up study. Cytokine, 2013, 61 (2): 370-376.

[55] OPENSHAW R L, KWON J, MCCOLL A, et al. JNK signalling mediates aspects of maternal immune activation: importance of maternal genotype in relation to schizophrenia risk. J Neuroinflammation, 2019, 16 (1): 18.

[56] KURZEJAMSKA E, SACHARCZUK M, LANDAZURI N, et al. Effect of chemokine (C-C Motif) ligand 7 (CCL7) and its receptor (CCR2) expression on colorectal cancer behaviors. Int J Mol Sci, 2019, 20 (3): 686.

[57] LIU Y, CAI Y, LIU L, et al. Crucial biological functions of CCL7 in cancer. PeerJ, 2018, 6: e4928.

[58] JYONOUCHI H, GENG L, STRECK D L, et al. Children with autism spectrum disorders (ASD) who exhibit chronic gastrointestinal (GI) symptoms and marked fluctuation of behavioral symptoms exhibit distinct innate immune abnormalities and transcriptional profiles of peripheral blood (PB) monocytes. J Neuroimmunol, 2011, 238 (1/2): 73-80.

[59] LIESCHKE S, ZECHMEISTER B, HAUPT M, et al. CCL11 differentially affects post-stroke brain injury and neuroregeneration in mice depending on age. Cells, 2019, 9 (1): 66.

[60] PARK J Y, KANG Y W, CHOI B Y, et al. CCL11 promotes angiogenic activity by activating the PI3K/ Akt pathway in HUVECs. J Recept Signal Transduct Res, 2017, 37 (4): 416-421.

[61] PARAJULI B, HORIUCHI H, MIZUNO T, et al. CCL11 enhances excitotoxic neuronal death by producing reactive oxygen species in microglia. Glia, 2015, 63 (12): 2274-2284.

[62] HU C C, XU X, XIONG G L, et al. Alterations in plasma cytokine levels in chinese children with autism spectrum disorder. Autism Res, 2018, 11 (7): 989-999.

[63] MALMQVIST A, SCHWIELER L, ORHAN F, et al. Increased peripheral levels of TARC/CCL17 in first episode psychosis patients. Schizophr Res, 2019, 210: 221-227.

[64] FÜLLE L, OFFERMANN N, HANSEN J N, et al. CCL17 exerts a neuroimmune modulatory function and is expressed in hippocampal neurons. Glia, 2018, 66 (10): 2246-2261.

[65] AL-AYADHI L Y, MOSTAFA G A. Elevated serum levels of macrophage-derived chemokine and thymus and activation-regulated chemokine in autistic children. J Neuroinflammation, 2013, 10: 72.

[66] FLYTLIE H A, HVID M, LINDGREEN E, et al. Expression of MDC/CCL22 and its receptor CCR4 in rheumatoid arthritis, psoriatic arthritis and osteoarthritis. Cytokine, 2010, 49 (1): 24-29.

[67] KIMURA S, NANBU U, NOGUCHI H, et al. Macrophage CCL22 expression in the tumor microenvironment and implications for survival in patients with squamous cell carcinoma of the tongue. J Oral Pathol Med, 2019, 48 (8): 677-685.

[68] CUI L Y, CHU S F, CHEN N H. The role of chemokines and chemokine receptors in multiple sclerosis. Int Immunopharmacol, 2020, 83: 106314.

[69] AHMAD S F, ANSARI M A, NADEEM A, et al. Upregulation of peripheral CXC and CC chemokine receptor expression on CD4[+] T cells is associated with immune dysregulation in children with autism. Prog Neuropsychopharmacol Biol Psychiatry, 2018, 81: 211-220.

[70] AHMAD S F, ANSARI M A, NADEEM A, et al. Immune alterations in CD8[+] T cells are associated with neuronal C-C and C-X-C chemokine receptor regulation through adenosine A2A receptor signaling in a BTBR T[+] Itpr3 (tf)/J autistic mouse model. Mol Neurobiol, 2018, 55 (3): 2603-2616.

[71] LEE N H, NIKFARJAM M, HE H. Functions of the CXC ligand family in the pancreatic tumor microenvironment. Pancreatology, 2018, 18 (7): 705-716.

[72] SILVA R L, LOPES A H, GUIMARÃES R M, et al. CXCL1/CXCR2 signaling in pathological pain: Role in peripheral and central sensitization. Neurobiol Dis, 2017, 105: 109-116.

[73] SONG H, ZHANG X J, CHEN R, et al. Cortical neuron-derived exosomal microRNA-181c-3p inhibits neuroinflammation by downregulating CXCL1 in astrocytes of a rat model with ischemic brain injury. Neuroimmunomodulation, 2019, 26 (5): 217-233.

[74] SUZUKI K, MATSUZAKI H, IWATA K, et al. Plasma cytokine profiles in subjects with high-

functioning autism spectrum disorders. PLoS One, 2011, 6 (5): e20470.

[75] ZHANG W, WANG H, SUN M, et al. CXCL5/CXCR2 axis in tumor microenvironment as potential diagnostic biomarker and therapeutic target. Cancer Commun (Lond)，2020, 40 (2/3): 69-80.

[76] MOSTAFA G A, AL-AYADHI L Y. The possible link between elevated serum levels of epithelial cell-derived neutrophil-activating peptide-78 (ENA-78/CXCL5) and autoimmunity in autistic children. Behav Brain Funct, 2015, 11: 11.

[77] GUO Q, JIAN Z, JIA B, et al. CXCL7 promotes proliferation and invasion of cholangiocarcinoma cells. Oncol Rep, 2017, 37 (2): 1114-1122.

[78] WANG H, YIN Y X, GONG D M, et al. Cathepsin B inhibition ameliorates leukocyte-endothelial adhesion in the BTBR mouse model of autism. CNS Neurosci Ther, 2019, 25 (4): 476-485.

[79] BIE Y, GE W, YANG Z, et al. The crucial role of CXCL8 and its receptors in colorectal liver metastasis. Dis Markers, 2019, 2019: 8023460.

[80] LIU Q, LI A, TIAN Y, et al. The CXCL8-CXCR1/2 pathways in cancer. Cytokine Growth Factor Rev, 2016, 31: 61-71.

[81] RUSSO R C, GARCIA C C, TEIXEIRA M M, et al. The CXCL8/IL-8 chemokine family and its receptors in inflammatory diseases. Expert Rev Clin Immunol, 2014, 10 (5): 593-619.

[82] EFTEKHARIAN M M, GHAFOURI-FARD S, NOROOZI R, et al. Cytokine profile in autistic patients. Cytokine, 2018, 108: 120-126.

[83] SAGHAZADEH A, ATAEINIA B, KEYNEJAD K, et al. A meta-analysis of pro-inflammatory cytokines in autism spectrum disorders: Effects of age, gender, and latitude. J Psychiatr Res, 2019, 115: 90-102.

[84] SHEN Y, LI Y, SHI L, et al. Autism spectrum disorder and severe social impairment associated with elevated plasma interleukin-8. Pediatr Res, 2021, 89 (3): 591-597.

[85] ELIA G, GUGLIELMI G. CXCL9 chemokine in ulcerative colitis. Clin Ter, 2018, 169 (5): e235-e241.

[86] RAGUSA F. Dermatomyositis and MIG. Clin Ter, 2019, 170 (2): e142-e147.

[87] UWABE K, MATSUMOTO M, NAGATA K. Monokine induced by interferon-gamma acts as a neurotrophic factor on PC12 cells and rat primary sympathetic neurons. J Biol Chem, 2005, 280 (40): 34268-34277.

[88] OSBORNE B F, TURANO A, CAULFIELD J I, et al. Sex- and region-specific differences in microglia phenotype and characterization of the peripheral immune response following early-life infection in neonatal male and female rats. Neurosci Lett, 2019, 692: 1-9.

[89] ROMAGNANI P, CRESCIOLI C. CXCL10: a candidate biomarker in transplantation. Clin Chim Acta, 2012, 413 (17/18): 1364-1373.

[90] BAKHEET S A, ALZAHRANI M Z, NADEEM A, et al. Resveratrol treatment attenuates chemokine receptor expression in the BTBR T+tf/J mouse model of autism. Mol Cell Neurosci, 2016, 77: 1-10.

[91] ROWINSKA Z, KOEPPEL T A, SANATI M, et al. Role of the CX3C chemokine receptor CX3CR1 in the pathogenesis of atherosclerosis after aortic transplantation. PLoS One, 2017, 12 (2): e0170644.

[92] LUO P, CHU S F, ZHANG Z, et al. Fractalkine/CX3CR1 is involved in the cross-talk between neuron and glia in neurological diseases. Brain Res Bull, 2019, 146: 12-21.

[93] FERNÁNDEZ DE COSSÍO L, GUZMÁN A, VAN DER VELDT S, et al. Prenatal infection leads to ASD-like behavior and altered synaptic pruning in the mouse offspring. Brain Behav Immun, 2017, 63: 88-98.

[94] ISHIZUKA K, FUJITA Y, KAWABATA T, et al. Rare genetic variants in CX3CR1 and their contribution to the increased risk of schizophrenia and autism spectrum disorders. Transl Psychiatry, 2017, 7 (8): e1184.

[95] BAR E, BARAK B. Microglia roles in synaptic plasticity and myelination in homeostatic conditions and neurodevelopmental disorders. Glia, 2019, 67 (11): 2125-2141.

[96] ARNOUX I, AUDINAT E. Fractalkine signaling and microglia functions in the developing brain. Neural Plast, 2015, 2015: 689404.

[97] SHAFIQ S, PRINGSHEIM T. Using antipsychotics for behavioral problems in children. Expert Opin Pharmacother, 2018, 19 (13): 1475-1488.

[98] CANITANO R. Mood stabilizers in children and adolescents with autism spectrum disorders. Clin Neuropharmacol, 2015, 38 (5): 177-182.

[99] STEPANOVA E, DOWLING S, PHELPS M, et al. Pharmacotherapy of emotional and behavioral symptoms associated with autism spectrum disorder in children and adolescents. Dialogues Clin Neurosci, 2017, 19 (4): 395-402.

[100] DEFILIPPIS M, WAGNER K D. Treatment of autism spectrum disorder in children and adolescents. Psychopharmacol Bull, 2016, 46 (2): 18-41.

[101] POLIANOVA M T, RUSCETTI F W, PERT C B, et al. Chemokine receptor-5 (CCR5) is a receptor for the HIV entry inhibitor peptide T (DAPTA). Antiviral Res, 2005, 67 (2): 83-92.

[102] AHMAD S F, ANSARI M A, NADEEM A, et al. DAPTA, a C-C chemokine receptor 5 (CCR5) antagonist attenuates immune aberrations by downregulating Th9/Th17 immune responses in BTBR T(+) Itpr3tf/J mice. Eur J Pharmacol, 2019, 846: 100-108.

[103] MALAGUARNERA L. Influence of resveratrol on the immune response. Nutrients, 2019, 11 (5): 946.

[104] BAMBINI-JUNIOR V, ZANATTA G, DELLA FLORA NUNES G, et al. Resveratrol prevents social deficits in animal model of autism induced by valproic acid. Neurosci Lett, 2014, 583: 176-181.

[105] HILLMER E J, ZHANG H, LI H S, et al. STAT3 signaling in immunity. Cytokine Growth Factor Rev, 2016, 31: 1-15.

[106] AHMAD S F, ANSARI M A, NADEEM A, et al. The Stat3 inhibitor, S3I-201, downregulates lymphocyte activation markers, chemokine receptors, and inflammatory cytokines in the BTBR T[+] Itpr3 (tf)/J mouse model of autism. Brain Res Bull, 2019, 152: 27-34.

[107] CONGREVE M, BROWN G A, BORODOVSKY A, et al. Targeting adenosine A(2A) receptor antagonism for treatment of cancer. Expert Opin Drug Discov, 2018, 13 (11): 997-1003.

[108] LEBOVITZ Y, KOWALSKI E A, WANG X, et al. Lactobacillus rescues postnatal neurobehavioral and microglial dysfunction in a model of maternal microbiome dysbiosis. Brain Behav Immun, 2019, 81: 617-629.

23

第二十三章

趋化因子与
多发性硬化

多发性硬化（MS）是一种慢性炎症性疾病，其特征在于白细胞浸润和随后的轴突损伤，脱髓鞘性炎症以及脑组织中形成硬化斑块。对该病患者的各种研究结果表明，自身免疫和炎症对 MS 的发病机制具有重要影响。趋化因子是炎症发展和细胞迁移的关键介质，介导各种免疫细胞反应，包括趋化性和免疫激活，在免疫和炎症方面非常重要。因此，我们主要关注趋化因子及其受体在多发性硬化中的作用。本章总结了主要趋化因子及其受体在 MS 患者和实验性变态反应性脑脊髓炎（简称"EAE"）动物模型中作用的研究成果，并讨论了它们在炎症性损伤和 MS 修复中的潜在意义。本章总结了近年来以趋化因子受体为靶标的多发性硬化疾病拮抗剂的治疗进展。

第一节　多发性硬化简介

多发性硬化是一种免疫介导的慢性脱髓鞘病，通常被认为是由尚不清楚的环境和遗传因素的相互作用导致的[1-2]。它是年轻人最常见的神经系统疾病，同时也是年轻人身体残疾的主要原因[2-3]。当前的 MS 表型分类包括复发缓解型多发性硬化（RRMS）、临床孤立综合征（CIS）、原发进展型多发性硬化（PPMS）和继发进展型多发性硬化（SPMS）[4]。其中，RRMS 占大多数（约 80%）[5]。MS 的标志是脑组织的白细胞浸润以及随后的轴突损伤，脱髓鞘炎症和硬化斑块的形成[6]。

CD4$^+$ T 细胞引发的异常炎症反应会促进 EAE 和 MS 的中枢神经系统（CNS）组织损伤。在 CD4$^+$ T 细胞中，Th1 细胞和 Th17 细胞占优势，前者产生 IFN-γ（γ 干扰素），后者分泌 IL-17A、IL-17F、IL-21、IL-22 和 GM-CSF[7-8]。分泌的物质进入中枢神经系统后，它们激活星形胶质细胞和小胶质细胞，产生大量的趋化因子和细胞因子，并将周围的免疫细胞募集到炎症部位[8]。使用 CXCR3 和 CCR6 作为 Th17 细胞鉴定的标志物，不仅可反映 Th17 细胞的促炎状态，还可反映 Th17 细胞迁移到局部炎症部位的能力[9]。T 细胞进入中枢神经系统是由整合素依赖性血管黏附因子和趋化因子驱动的跨血脑屏障过程控制的[10]。MS 的病理生理尚未完全明晰，似乎 Th17 细胞介导的侵袭性攻击的自身免疫活性是关键机制之一。Th1 细胞分泌细胞因子（IL-4，IL-10）导致巨噬细胞活化和细胞毒性，而 Th2 细胞产生的细胞因子（IFN-γ）导致 B 细胞活化并诱导抗体产生。Th1 细胞因子抑制 Th2 发育，而 Th2 相关细胞因子抑制 Th1 反应。一些研究的结果表明，Th1 介导的特异性免疫反应是 MS 疾病的发病机制，抑制 Th1 反应对 MS 的发展具有保护作用。并且据报道，从 Th1 到 Th2 细胞因子的转变，对 MS 临床病程可产生有益的影响[11]。

尽管大多数关于 MS 发病机制的研究都集中在 CD4+ T 细胞的作用上，但实际上，与大多数动物模型相比，MS 患者中枢神经系统中发现的主要 T 细胞是 CD8+ T 细胞，这表明 CD8+ T 细胞可能在人类疾病中起重要作用[12]。越来越多的证据表明成功的治疗方法通常与许多其他淋巴细胞亚群的变化有关，包括 B 细胞、NK 细胞、Lti 细胞、其他 ILC 细胞、γδT 细胞、NKT 细胞、MAIT 细胞和先天性 B 细胞。这些发现不仅表明该疾病的发病机制涉及多个淋巴细胞亚群，而且还将这些细胞确定为免疫疗法的潜在靶点[13]。

经典的研究 MS 动物模型是：①过敏性脑脊髓炎 / 实验性变态反应性脑脊髓炎（EAE）；②病毒诱导的模型；③毒素诱导的脱髓鞘模型[14]。EAE 是人 MS 的实验动物模型，根据髓磷脂少突胶质细胞蛋白（MOG）、蛋白脂蛋白（PLP）或髓鞘碱性蛋白质（MBP）在某些易感实验动物如小鼠和其他啮齿动物中的免疫和诱导作用，以获得 EAE 动物模型[15]。此外，EAE 可由髓磷脂抗原特异性 T 细胞，CD8+ T 淋巴细胞以及 Th1 和 Th17 型 CD4+ 细胞的过继转移触发[5, 16]。EAE 的发病机制包括两个阶段。第一步是 EAE 启动阶段：树突状细胞（DC）迁移至外周淋巴结进行自身抗原呈递，诱导产生致脑炎的 Th 细胞。第二步是致脑炎 Th 细胞在 CNS 中聚集，在局部和 CNS 侵袭性 APC（抗原呈递细胞，同源抗原）上重新产生同源抗原[17]。EAE 的病理学特征并不统一，所用动物的类型和表位的类型不同，它们的差异很大。EAE 模型主要与 RRMS 相关。MOG 在 C57BL/6 小鼠中诱发接近于 SPMS 的慢性进行性疾病，而在 NOD/Lt 和 SJL 小鼠以及 Lewis 大鼠中诱发慢性复发 - 缓解疾病[5]，在 PL/J 小鼠中诱发非经典慢性复发性 EAE。MOG 35-55 免疫的 NOD 小鼠首先是急性 EAE 发作，然后进行继发性进行性 EAE 进程。该模型可用于模拟某些 MS 患者的继发性进行性疾病[18]。在 DA（Dark Agouti）大鼠中，重组大鼠 MOG 可用于诱导 EAE，其特征是皮下和血管周围炎性浸润引起脱髓鞘和脊髓损伤[19]。在 SJL/J 小鼠中，PLP 139-151 诱发了模仿复发缓解型 EAE 的疾病[19-20]。MBP 可诱发豚鼠急性自限性或慢性复发性疾病 / 进行性疾病。与 MBP 肽反应的 T 细胞克隆在 SJL/J 小鼠中诱发 EAE，其特征是急性麻痹发作，小鼠可以部分或完全康复[18]。此外，脊髓匀浆可用于在 Biozzi ABH 小鼠中诱导 EAE，此模型包括 MS 的临床特征：继发性进行性残疾和复发缓解发作，可解决适应性免疫应答在神经变性中的作用[21]。

小鼠肝炎（冠状病毒）和泰勒氏病毒（TMEV）是两种使用最广泛的病毒，可诱发慢性脑脊髓炎作为 MS 动物模型。动物全身暴露于双环己酮草酰二腙（CPZ），最常用于毒性脱髓鞘模型，由局灶性毒素引起的其他脱髓鞘模型，包括在特定的白质区域内局部注射溶血磷脂酰胆碱或溴化乙啶，以及未广泛使用的其他毒素，例如脊髓中的离子霉素、白喉毒素或 6- 氨基烟酰胺等[22-23]。其中，CPZ 模型模拟了 MS 的急性和慢性病程，可能是开发保护少突胶质细胞和刺激髓磷脂再生的新疗法的有用工具。TMEV 感染模型是专门研究病毒介导的急性和原发进展型 MS 机制的动物模型[5]。众所周知，趋化因子调节淋巴组织的发育，淋巴细胞的运输和归巢以及白细胞的成熟[24]。在自身免疫性疾病（例如 MS）中，其特征在于不受控制的炎症状态和免疫细胞浸润到组织实质，趋化因子的表达上调与巨噬细胞、单核细胞和淋巴细胞在病变和斑块中的浸润增加有关[25]。特定趋化因子配体（例如 CCL2、CCL5、CXCL12 和 CX3CL1）的水平持续上升，导致免疫细胞持续浸润[26-27]。组织中局部产生的多种趋化因子通过选择性受体将不同种类的白细胞吸引到感染和炎症部位[24]。趋化因子可以诱导和激活白细胞黏附分子，建立趋化浓度梯度，引起跨内皮单层募集[28-29]。蛋白酶的诱导促进血脑屏障（BBB）的开放并介导白细胞在中枢神经系统中的保留。趋化因子还可以通过与白细胞整合素相互作用来增加靶细胞穿过 BBB 的黏附和迁移[30-31]。例如，自身反应性 T 细胞靶向髓磷脂成分是 MS 疾病的诱因，也是将炎症性 T 细胞转运到 MS 的 CNS 中的关键步骤。许多报道分析了趋化因子和趋化因子受体在 MS 中 T 细胞鞘内积累中的作用[32]。

第二节　趋化因子与多发性硬化

趋化因子是常规免疫监测过程中炎症发展和细胞迁移的关键介质[33]，可由活化的 T 淋巴细胞分泌并调节单核细胞 / 巨噬细胞和淋巴细胞向受损的中枢神经系统区域的积累和迁移，并促进分化，由此得以维持免疫应答过程[34]。趋化因子受体是 γ 亚家族视紫红质 GPCR（G 蛋白耦联受体）。这个家族包括血管紧张素，生长抑素，fMLP，缓激肽和肾上腺髓质素受体（ADMR）[35]。绝大多数趋化因子结合并激活多种受体，因此大多数趋化因子受体也对一种以上的趋化因子产生反应[36]。趋化因子与 GPCR（更准确的应该说是趋化因子受体）结合会引起构象变化，参与细胞激活和运动的细胞内信号通路调节[35]，从而介导包括趋化性和免疫激活在内的各种白细胞反应[8]。

不同的趋化因子 / 趋化因子受体代表不同的免疫反应类型。

CCR1、CCR5 和 CXCR3 是 Th-1 免疫应答的特征，而 CCR3、CCR4 和 CCR10 是 Th-2 免疫应答的特征[10]。此外，CCR4 和 CCR6 在 Th17 细胞中高表达，而 CCR6 和 CXCR3 在 Th17.1 细胞中高表达[10, 37]。趋化因子受体在人类和小鼠的记忆 T 细胞和效应细胞亚群中，具有不同的表达水平，为稳态和炎症状态下的细胞运输提供了特异性。CCR6 引导 Th17 细胞进入 CNS，CXCR7 抑制 T 细胞迁移。CCR7 将幼稚 T 细胞和中央记忆 T 细胞迁移到外周淋巴结[16]。在疾病的初期，小分子介导的 CCR7 上调可以通过这种作用改善 EAE，为更有效地治疗 MS 的发展提供了一种有希望的策略[16]。MS 和急性 EAE 中的中枢神经系统白质损伤显示出高水平的 CCL2、CCL3、CCL4、CCL5 和 CCL7，这与表达 CCR2、CCR4、CCR5 和 CCR6 受体的白细胞的聚集和活化有关[8]。

一、MS 中的 CC 家族及其受体

CC 类趋化因子是四类趋化因子中趋化因子数目最多的一类[38]，至少由 CCL1 ～ CCL28 的 28 个趋化因子组成，它们通过 CCR1 ～ CCR10 发出信号。CC 类趋化因子对单核细胞和淋巴细胞亚群有趋化作用，也会刺激嗜酸性粒细胞、嗜碱性粒细胞和自然杀伤细胞[39]。结合 CC 类趋化因子的趋化因子受体主要由单核细胞、巨噬细胞和 T 细胞表达，这些细胞类型与伴有持续的白细胞浸润炎症部位的慢性炎症（如多发性硬化）有关[40]。

1. CCL2/CCR2　CCL2，也称为"MCP-1"，是一种有效的趋化因子，可将巨噬细胞、

单核细胞、活化的 T 细胞和 NK 细胞募集至 CNS[41]。MCP 是 CC 亚家族的重要成员。迄今为止，已识别出五种 MCP：MCP-1 到 MCP-5，分别是 CCL2、CCL8、CCL7、CCL13 和 CCL12。在 MCP 中，MCP-1 是第一个被发现的且是人类最具特征的 CC 亚类趋化因子[42]。CCL2 可以由内皮细胞、星形胶质细胞、巨噬细胞和小胶质细胞等细胞产生[41]。一项研究表明，CCL2 可能是由星形胶质细胞 ABC 转运蛋白（MRP-1 和 P 糖蛋白）介导产生，从而促进免疫细胞穿过脑内皮细胞的迁移，参与到神经炎症过程[43]。

已经确定五种 MCP 全部是通过与 CCR2 受体相互作用而发挥作用，因此 CCR2 对诱导急性 EAE 非常关键[42]。由于 CCL2 对 CCR2 的亲和力最高，大多数研究都集中在 CCL2 和 CCR2 上[44]。人 CCR2 有两种剪接类型，CCR2A 和 CCR2B，分别有 360 个和 374 个氨基酸[42]。CCR2 在 T 细胞亚群，未成熟树突状细胞和单核细胞上表达，介导其向内源性 CC 趋化因子如 CCL2 的迁移[45]。人 CCR2 的内源性配体是 CCL2、CCL7、CCL8、CCL11、CCL13、CCL16、CCL24 和 CCL26。值得注意的是，前六个是激动剂，后两个是拮抗剂[36]。在小鼠中，CCR2 的内源性配体是 CCL2、CCL7、CCL8 和 CCL11，在大鼠中是 CCL2、CCL7 和 CCL11。

在 MS 的疾病活动增加期间，CNS 中的 CCL2 水平降低[46]。Franciotta 等[47] 发现，CCL2 可以在大脑中组成型产生，急性 MS 中 CCL2 的 CSF 水平低于稳定 MS。正如 MRI 上的 GD 增强病变所显示，急性加重的 RRMS 患者的 CSF 和血清 CCL2 水平显著低于无增强病变的患者[48]。然而，在另一项研究中，与对照组相比，RRMS 患者的 CSF 中 CCL2 水平较高。不同研究之间的这种差异可能是人群之间的差异，疾病不同阶段产生 CCL2 的差异，很少使用健康对照组或研究中对照组的不同组成部分所导致的[49]。已经证明，MS 复发是由 Th2 细胞因子的降低和 Th1 细胞因子的增多引起的，而 CCL2 可以影响 T 细胞分化并调节 Th1 / Th2 细胞因子的分布。因此，CSF 中 CCL2 水平降低可能反映了急性发作期间 Th1 细胞活性增加[48]。在 MS 复发期间，脊髓和大脑中的 CCL2 mRNA 表达水平显著增加，大脑中 CCL2 蛋白的表达水平显著上调。使用抗 CCL2 治疗能够改善复发性临床疾病的能力，因此 CCL2 的表达在复发性 EAE 疾病过程中具有生物学功能。复发性 EAE 的抑制与巨噬细胞浸润减少有关[50]。

数据表明，在临床前的 B6129PF2/J 或 C57BL/6J 小鼠中，CNS 中 CCL2 蛋白的表达水平较低，但是随着疾病（由 MOG 引起）的发展，可由最初的临床症状迅速发展到急性疾病高峰阶段[51]。Hulkower 等不仅证明了大鼠中枢神经系统中 CCL2（MCP-1）mRNA 的表达与症状发作的时间密切相关，还指出当疾病进入缓解期时不再能检测到 CCL2 的 mRNA。一个合理的假设是，致脑炎性 T 细胞分泌某些促炎细胞因子，如 IFN-γ 和 TNF-α，能够诱导星形胶质细胞表达 CCL2（MCP-1）和 RANTES 等，从而导致其他单核细胞的募集[50]。脱髓鞘区域附近的活化少突胶质祖细胞中 CCL2 上调，CCL2 可能通过增强少突胶质祖细胞的活性，形成少突胶质细胞，分化为成熟的髓鞘，从而实现髓鞘再生[52]。CCL2 和 CCL3 以区域特异性方式，在 CPZ 诱导（在 C57BL/6J 小鼠中）的脱髓鞘作用和星形胶质细胞活化中发挥作用，对灰质有特殊作用[41]。此外，目前的 MS 治疗（甲泼尼龙或 IFN-β1a 治疗）不能改变 CCL2 的循环水平[47]。众所周知，CNS 中 CCR2[+] Ly6C[high] 细胞的比例与 EAE 临床评分呈正相关。促炎性 CCR2[+] Ly6C[high] 单核细胞亚群的募集涉及趋化因子 CCL2[53]。此外，与对照组小鼠相比，CCR2[-/-] 小鼠未显示中枢神经系统的病理学或临床 EAE（用 MOG 在 B6129PF2/J 或 C57BL/6J 小鼠中诱导的）以及 T 细胞浸润的明显降低[51]。最近的证据表明，由血液来源的 CCR2[rfp/+] 单核细胞产生的强吞噬能力的炎性巨噬细胞会引起 EAE 脱髓鞘。根据 Nielsen 等的研究，评估 CCR2[+] 单核细胞对皮质的脱髓鞘作用显示：Th/[+]CCR2[-/-] 小鼠的 EAE 发生时间比 Th/[+]CCR2[+/+] 小鼠晚，但其严重程度却相当。更重要的是，与 Th/[+]CCR2[+/+] 小鼠相比，Th/[+]CCR2[-/-] 小鼠的血管周围皮质和椎间髓鞘脱髓鞘（用 MOG 在 C57BL/6J 小鼠中诱导的）均显著降低[54]。CCR2[+] 190G/A（rs1799864）多态性可能会增加对多发性硬化的敏感性，但这种作用似乎仅限于没有主要风险等位基因 HLA-DRB1*15：01 的个体[55]。

2. CCL3/CCR1　MIP-1 包括 MIP-1α（CCL3）、MIP-1β（CCL4）、MIP-1δ（CCL9/10）和 MIP-1γ（CCL15），是由各种细胞（尤其是巨噬细胞、淋巴细胞和树突状细胞）产生的。MIP-1 蛋白通过 CCR1，CCR3～CCR5 作用于 B 细胞、T 细胞、树突状细胞、嗜酸性粒细胞，以趋化作用和促炎作用而著称，还可以促进体内稳态[56-57]。具体地，CCL3 和 CCL4 在炎症的急性期具有趋化作用、吞噬作用，与炎症介质的合成、靶细胞的脱颗粒以及白细胞的活化和再循环等相关[58]。CCL3 是一种有效的淋巴细胞和单核细胞趋化因子，其最独特的功能之一是它能够协调 MPC（髓样前体细胞）的区室化和运输。临床前研究进一步证明，在诱导 Th1 反应后 CCL3 被释放[57]。

CCR1 在大量白细胞上表达，包括树突状细胞、单核细胞、NK 细胞、T 细胞、嗜碱性粒细胞和嗜酸性粒细胞。由于在尸检的免疫组织化学研究中观察到了 CCL3 和 CCR1 的血管周围染色，因此 CCR1 被认为是 MS 的靶标[59]。趋化因子 CCL3、CCL5 和 CCL7 及其受体 CCR1 在患者的脑炎灶中大量表达[60]。

在 Soleimani 等[58] 的研究中，他们发现 RMSS 患者的 CSF CCL3 水平明显高于对照组。Eltayeb S 等人发现，通过 DNA 疫苗接种生成 CCL3 的免疫中和抗体可有效抑制 DA 大鼠 EAE（MOG 诱导）的疾病诱导。敲除 CCR1 基因对 MS 小鼠模型中的部分疾病有保护作用。以上数据提供了一个强有力的论据，即 CCL3 介导的表达 CCR1 的巨噬细胞对 EAE 中的神经炎症过程至关重要[60]。

3. CCL5/CCR5　CCL5 又称"RANTES"，是 M1 巨噬细胞的标记。浸润性 T 细胞能够表达和分泌趋化因子 CCL5[61]，但 CCL5 主要在血管周细胞、血管内皮细胞和星形胶质细胞中表达[52]。CCL5 可以调节 MS 脑中谷氨酸的释放和可塑性，具有与疾病临床表现相关的作用[62]，并在活跃的脱髓鞘 MS 病变中被检测到。CCL5 及其受体 CCR5 具有很强的单核细胞趋化性[63]。CCR5 主要在未成熟的树突状细胞、T 细胞和少量单核细胞中表达[59]，在炎症性 MS 病变中的大多数单核细胞、巨噬细胞和 CD8[+]T 细胞中表达[52]。CCR5 参与 MS 的发病机制有两种途径：一种是 MS 患者 CCR5 阳性且分泌 INF-γ 的循环 T 细胞数量增加，另一种是具有吞噬功能的单核细胞极大地丰富了 CSF 和外周血中 CCR5 的表达[64]。

在 Sindern 等[48] 的研究中，RRMS 患者的 CSF 中未检测到 CCL5，但血清中 CCL5 的释放增加了。然而，在 Mori 等[62] 的研究中，包括 RRMS 患者，患者 CSF 中的 CCL5 水平高于对照组，且 MS 疾病活动期间 CCL5 升高。除此之外，Sorensen 等人的一项研究，证实急性 MS 患者脑脊液中 CCL5 升高，以及在解剖脑组织的活动性 MS 病变中淋巴细胞表达 CCR5。上述证据表明了 CCL5 在 MS 发展中的作用[48]。

大脑感染了小鼠肝炎病毒（MHV）的 C57BL/6J 小鼠可导致急性脑脊髓炎并进一步发展为慢性脱髓鞘病。在慢性疾病阶段，神经病理学主要是免疫介导的类似于人脱髓鞘病 MS（多发性硬化）。这种动物模型的急性疾病期间，CCL5 在中枢神经系统中显著表达，抗 CCL5 单克隆抗体介导的中和作用导致病毒清除延迟，同时伴随 CCL5 诱导的病毒特异性 T 细胞、活化的巨噬细胞和 T 细胞浸润减少，脱髓鞘减少。实验表明，CCL5 有助于巨噬细胞进入脊髓和脱髓鞘[61]。然而，在另一种动物模型，即 MS 的 EAE 模型中，CCL5 的免疫中和没有调节作用。使用 DNA 疫苗接种方案生成针对 CCL5 的免疫中和抗体也未能抑制大鼠 EAE（在 DA 大鼠中用 MOG 诱导）的疾病诱导。CCR5 基因组缺失也不能保护 EAE 小鼠[60, 65]。

CCL5 遗传多态性（高生产者等位基因）的影响与 MS 残疾的恶化有关，而低生产者等位基因与严重轴突丢失的风险降低相关[34]。CCL5 的表达可能被基因突变和其受体 CCR5 的下调所破坏。例如，遗传多态性，即 CCL5 基因启动子的 403 位的单核苷酸取代（A 被替换为 G）导致 CCL5 或其受体 CCR5 启动子序列 X32（32 个碱基对）的 303 位表达降低。CCR5 基因编码区的缺失与较低的 MS 严重程度指数相关[62]。尽管在 MS 患者中发现 CCR5 表达显著增加，但除了 CCR5Δ32 突变外，其他单倍型或多态性以及其他可能的表观遗传和遗传因素对于多发性硬化患者 CCR5 表达也至关重要[66]。另外，根据一篇综述的总结，关于 CCR5Δ32 突变与 MS 的关联似乎尚未达成共识，并且报告中的差异可能反映了研究人群的遗传背景及其在环境因素中的暴露情况的差异[66]。

4. CCL18　CCL18 也称为"替代性巨噬细胞激活相关 CC 趋化因子"，AMAC-1 或 PARC[67]。CCL18 是 M2 巨噬细胞的一种特异性标志物，在几种人类慢性炎症疾病的趋化因子中表达水平是最高的，由树突状细胞和单核细胞在感染或炎症过程中合成[68]。它具有吸引 T 细胞的功能，诱导 CD4$^+$CD25$^+$FoxP3 调节性 T 细胞表型，这可能是抑制中枢神经系统局部促炎性免疫反应的重要因素[69]。

CCL18 水平与神经变性和炎性脑 MRI 结果相关：与健康个体和 RRMS 患者相比，进行性多发性硬化中 CCL18 水平更高，并且发现了与 MRI 测量值的各种相关性。CCL18 水平升高与深灰质（DGM）降低，归一化皮质体积（NCV）和丘脑体积降低以及病变体积（T2-LV）和侧脑室体积（LVV）升高有关。这些证据支持 CCL18 在 MS 进展中的功能，但未发现 CCL18 水平与扩展的残疾状态量表（EDSS）以及疾病持续时间之间存在相关性[34]。但是，另一项研究表明，CCL18 可以抑制 CCR1、CCR2、CCR4 和 CCR5 介导的趋化性[70]。

CCL18 被认为是慢性活动性 MS 病灶边缘的前 3 个上调基因之一，该病灶中有大量空泡和髓磷脂积累的小胶质细胞和／或巨噬细胞。这与 Boven 等先前的研究一致[71-72]。CCL18 募集一部分人类调节性 T 细胞，并通过体外产生 IL-10 抑制效应 T 细胞的增殖。巨噬细胞表达的 CCL18 也摄入髓磷脂，产生免疫抑制表型[72]。小胶质细胞与地塞米松一起孵育会导致 CCL18 的显著上调[69]。CCL18 被认为是一种抗炎因子[73]。

5. CCL20/CCR6　CCL20 由多种细胞产生，包括内皮细胞和对 IL-6、IFN-γ、TNF-α、IL-1β 等刺激作出反应的巨噬细胞[74]。CCL20 吸引淋巴细胞但不吸引单核细胞[10]。CCL20 在 T 细胞进入 CNS 的表达被称为"脉络丛的位点表达"。CCL20 的受体 CCR6 由产生细胞因子 IL-17 的 CD4$^+$T 细胞选择性表达。因此，CCL20 和 CCR6 相互作用参与了 BBB 的破坏和病原性 T 细胞向 CNS 的后续迁移[75]。此外，循环 Th17 细胞分泌的 IL-17 通过

NF-κB 信号转导扩大促炎反应，从而增强 CCL20 的转录。

在 El Sharkawi 等[75] 的一项研究中，SPMS 和 RRMS 患者的血清 CCL20 水平明显高于健康受试者。这一趋势与 Li 等 2017 年对 RRMS 患者和对照组 CCL20 血清水平的研究结果；以及 Jafarzadeh 等在 2014 年一项研究中发现，在 SPMS、RRMS 和 PPMS 患者中 CCL20 的血清水平更高的研究结果相同[74, 76]。该研究还显示，血清 CCL20 水平与疾病进展指数相关，并显示复发期高于缓解期，而治疗类型并不影响趋化因子水平。这也与之前的研究结果一致。然而，据报道，缓解期的血清 CCL20 水平明显高于复发期[75]。一项研究表明患者的 SIRT1 活性水平与血清 CCL20 水平呈负相关。推测 SIRT1 可以通过使 CCL20 基因的启动子区域中的 p65 去乙酰化而下调 NF-κB 的转录活性，从而降低 CCL20 的表达。这个假设需要进一步的研究来证明[74]。血清 CCL20 水平不受疾病类型、性别和治疗选择的影响[76]。研究人员发现抗 CCL20 水平与 EAE 的临床严重程度呈负相关，MS 患者的抗 CCL20 抗体水平低于健康对照组。此外，人血清中高水平的抗 CCL20 抗体具有抑制 Th17 CCR6 阳性 T 细胞迁移的生物学活性。基于实验结果，Abraham 等[10] 假设抗 CCL20 的天然疫苗可以保护人类免受自身免疫性 MS 侵害。进一步研究发现，在生命早期接触病原体可能会导致自身产生 CCL20 抗体，并形成对 MS 的保护作用。在 Jafarzadeh 等的研究中，与对照组相比，使用 PBS 的 EAE 小鼠（在 C57BL/6J 小鼠中用 MOG 诱发）的脊髓中 CCL20 和 CCR6 表达水平明显升高[15, 77]。

单核苷酸多态性［-NP=-786T>C（rs6749704）］对 MS 易感性的影响研究结果表明，CCL20 基因中 rs6749704 的 CT 基因型频率和多发性硬化患者的 C 等位基因频率明显高于对照组。埃及 MS 患者伴随的基因多态性显示 MS 风险增加并不是单个基因位点风险增加[75]。来自伊朗的另一项研究表明，rs6749704 多态性与 SPMS 模型相关[76]。

6. CCL22/CCR4　CCL22 是一种由小胶质细胞和星形胶质细胞产生的趋化因子，可用于表达 CCR4 的细胞（包含 Th2/Treg 细胞）向炎症部位的聚集和迁移[15, 78]。巨噬细胞衍生的趋化因子（CCL22）是由单核细胞衍生的树突状细胞和巨噬细胞经抗 CD40 抗体或微生物产物刺激产生的，可被 Th1 型细胞因子下调，以及 Th2 型细胞因子上调[11]。

CCR4 已被确定为 MS 的风险基因之一，并在 Treg 细胞、Th2 细胞和 Th17 细胞上发现。且 CCR4 是 Th2 细胞的标志物[59]。Th2 细胞产生抗炎细胞因子，因此 CCL22 参与了大脑中具有抗炎功能的部分细胞的聚集。调节性 T 细胞提示 CCL22 可能参与抵抗促炎性 Th1 反应，并最终导致髓鞘损伤程度降低[79]。

据报道，多发性硬化患者血清 CCL22 水平降低[11]。在 2008 年的一项研究中，女性 CCL22 的 CSF 水平高于男性。CCL22 可能仅对女性的 MS 发展有影响，影响大脑中可以产生抗炎细胞因子的 Th2 细胞的募集[80]。在 2014 年的一项研究中，女性 MS 患者的血清 CCL22 水平较低，这表明趋化因子水平的降低可能对女性 MS 的发病机制产生重大影响[11]。与 OND（非炎性神经系统疾病）患者相比，MS 患者基线时的脑脊液 CCL22 水平明显升高[81]。与对照组相比，MS 患者中 CCL22 C/A SNP 的 A 等位基因有下降趋势[79]。CCL22 可能主要吸引 Treg 细胞，有效地抑制了适应性免疫反应[82]。EAE 小鼠（C57BL/6J 小鼠用 MOG 诱发）的脊髓中 CCR4 和 CCL22 的表达水平显著增加[15, 77]。CCL22 的表达与 EAE 的严重程度有关，抗 CCL22 的治疗可能通过调节炎症性巨噬细胞的积累来改善 EAE 的发展[83]。

二、CXC 家族及其在 MS 中的受体

在 CXCL 亚家族中，趋化因子可分为 ELR+ve（ELR 阳性）组和 ELR–ve（ELR 阴性）组。前者具有特征性的三序列 ELR（Glu-Leu-Arg），而后者没有。ELR+ve 趋化因子（例如 CXCL1～CXCL3，CXCL7～CXCL8）与 CXCR2 结合，通常会吸引中性粒细胞并激活中性粒细胞脱粒，从而释放髓过氧化物酶和一些其他酶[39, 84]。ELR 阴性的 CXC 趋化因子（包括 CXCL4、CXCL10 和 CXCL12～13）与 CXCR3～5 结合，与 XCL 趋化因子一起控制淋巴细胞的趋化性[84]。

1. CXCL1/CXCL5/CXCR2　Rumble 等首次证明血浆 CXCL5（ELR+CXC 趋化因子）的峰值水平与复发性 MS 患者新发炎性病变的发生一致。还证明了 CXCL1 和 CXCL5 的表达与 MS 中 CNS 病变的放射学和临床测量有关[85]。

MS 斑块中炎症诱导型受体 CXCR2 在内皮中的表达增加，Haarmann 等[86]证明 CXCL5 和 CXCL8 通过 CXCR2 干扰内皮细胞膜屏障形态和功能。抑制脑内皮细胞中的 CXCR2 可以抑制 EAE 中的 BBB 分解，但不会直接影响血管通透性。CXCR2 是第一个显示出有助于控制髓鞘再生和引起脱髓鞘的炎症过程的趋化因子受体，中枢神经系统中的少突胶质谱系细胞和中性粒细胞表达 CXCR2，且 CXCR2 阳性的中性粒细胞促进炎症性脱髓鞘[87]。

2. CXCL12/CXCR4　CXCL12 是一种有效的免疫细胞趋化因子，可与 CXCR4 受体相互作用，并与非典型趋化因子受体 3 结合。体外使用 CXCR4 中和抗体可以抑制 B 细胞、CD4+ 细胞和 CD8+ 细胞的迁移。CXCL12 在非活动性和活动性 MS 病变以及 MS 患者的星形胶质细胞中均升高。一些报告发现，MS 患者比健康受试者的 CSF CXCL12 水平更高。

CXCR4 是唯一被证明对生命至关重要的趋化因子受体，其在各种组织中组成型表达[88]。CXCR4 在人脑的许多细胞中被发现，如小胶质细胞、星形胶质细胞、神经元、幼稚 T 细胞、效应 T 细胞和血管内皮细胞[88-89]。

CXCL12 $_{(P2G2)}$ 是一种 CXCL12 突变体，已被证明是 CXCL12 的拮抗剂，与人 CXCL12（1-67）相同，只是第 2 位脯氨酸被甘氨酸取代。Kohler 等[88]的研究数据显示 CXCL12 $_{(P2G2)}$ 可以有效抑制 CXCL12 激活的小鼠 T 细胞的迁移。干扰 CXCR4 的作用和合成的受体拮抗剂可抑制 EAE（PLP 诱导 SJL/J 小鼠）并减少 CNS 中致脑炎性 CD4+ T 细胞的聚集，从而抑制 EAE 的致敏期。CXCL11 参与了 CNS 的定位 T 细胞，CXCL11 抑制了免疫反应的效应期，因此靶向 CXCR4 和 CXCR3 可能对 CNS 自身免疫性疾病的治疗有益。

3. CXCL13/CXCR5　CXCL13 是一种 B 细胞趋化因子，也称为"B 淋巴细胞趋化因子（BLC）或 B 细胞吸引趋化因子（BCA-1）"。炎症过程中，浸润性巨噬细胞 /DC 髓样细胞和小胶质细胞可能是中枢神经系统中 CXCL13 的来源之一。另外，仅在具有大量浸润性白细胞增殖的脑干脑膜中发现了表达 CXCL13 的细胞[90]。Sellebjerg 等[91]发现在 RRMS、PPMS、CIS、RRMS 患者中，CSF 中 CXCL13 的浓度与 CSF 中白细胞计数显著相关，并且 CIS 和 SPMS 患者 CSF 的 B 细胞计数甚至更高。除 B 细胞外，MS 患者的脑脊液中 CXCL13 水平与成浆细胞和 T 细胞数量之间存在直接相关性[92]。Khademi 等研究人员确定了健康对照人群和 MS 患者及其他神经系统疾病（细菌和病毒感染）患者 CSF

中 CXCL13 的浓度，结果表明，MS 患者的 CXCL13 浓度升高幅度较小。综上所述，研究认为 CXCL13 的早期检测可预测疾病的预后[93]。CXCR5 在脑脊液中的大多数 B 细胞中和在血液中的所有 B 细胞中表达，在 20% ～ 30% 的 CSF 和血液 CD20+ T 细胞中表达[94]。CXCL13 的缺乏减轻了 EAE 急性和慢性期的神经胶质增生和白质炎症，表明病情有所改善[95]。结果反映出 CXCL13 可以结合 CXCR3。因此，CXCL13 可能参与将表达 CXCR5 或 CXCR3 的单核细胞募集到 MS 的鞘内腔中的过程[91]。那他珠单抗治疗可降低 MS 中的 CXCL13 水平[46, 93]。根据 Quinn 等[96]的研究，针对 CXCL13 的抗体可以阻断 Tfh 转运并显著降低 Th17 EAE（由髓鞘特异性 Th17 细胞在 C57BL/6J 小鼠中转移引起的 EAE）的疾病表达。

三、MS 中的 CX3C 家族及其受体

CX3C 家族只有一个成员 CX3CL1，是一种非典型的趋化因子，有膜结合型以及能够通过非整联蛋白依赖性机制作为有效的黏附分子和趋化因子的可溶型[97]。

CX3CL1 也称为"分形趋化因子（fractalkine）"，具有 373 个氨基酸。CX3CL1 是体内唯一具有促炎、抗炎和神经保护作用的神经元趋化因子[98]。在大脑中，CX3CL1 在神经元细胞中表达，当用 TNF-α 和 IFN-γ 刺激时，小胶质细胞和星形胶质细胞也产生 CX3CL1。CX3CL1 也可以通过位于腔表面的活化内皮细胞（EC）来表达，这表明它阻止了 EC 膜中的循环细胞[99]。CX3CL1 在神经炎症过程中促进神经胶质细胞的激活、ICAM-1 的表达、促炎细胞因子的分泌以及 CD4+ T 细胞向 CNS 的募集[100]。CX3CL1 以两种形式存在：脱落的糖蛋白和膜锚定。脱落的糖蛋白可溶形式对单核细胞、T 细胞和 NK 细胞具有趋化活性[101]。

CX3CL1 仅与 CX3CR1 结合，CX3CR1 是由小胶质细胞、星形胶质细胞、树突状细胞（DC）、NK 细胞、单核细胞、B 细胞和 T 细胞亚群表达的 G 蛋白耦联受体（GPCR）[99]。

CIS 患者的脑脊液样本、RRMS 患者的脑脊液和血清样本中 CX3CL1 水平升高。在多发性硬化的早期炎症反应中，CX3CL1 诱导了 CNS 中 CX3CR1（+）ICAM-1（+）CD4+ T 细胞的蓄积[99]。Broux[102]等的研究结果表明，CD4+CD28-T 细胞迁移至与 CX3CL1 趋化梯度相对应的炎症部位有助于 MS 患者的炎症过程。

脉络丛是脑脊液与大脑血液之间的屏障，是免疫细胞进入中枢神经系统的主要部位。在 EAE 期间，CX3CL1 在脉络丛上被诱导。结果表明，阻断 CX3CL1 可阻止 EAE 的发展，并抑制淋巴细胞进入 CNS[103]。阻断 CX3CL1 可以保护小鼠免受 EAE 侵害。朱文俊等[104]的研究数据表明，脊髓前角 SC 神经元中的 CX3CL1 信号转导可激活前髓鞘性 MS 炎性早期的伤害性传递相关的上调途径。MOG 诱导的 EAE（在 DA 大鼠中）与表达 CX3CR1 mRNA 的细胞大量聚集在炎性脑损伤中有关。这些细胞中的绝大多数是小胶质 - 巨噬谱系细胞，除小胶质细胞以外的其他细胞的积累表明，CX3CL1 可能参与控制外周白细胞向大脑的侵袭[105]。

在缺失 CX3CR1 的 EAE 小鼠的炎症中枢神经系统中，NK 细胞明显减少（在 C57BL/6J 小鼠中用 MOG 或 PLP 诱导），而在 EAE 期间将单核细胞 / 巨噬细胞，T 细胞和 NKT 细胞募集到 CNS 中，不需要 CX3CR1 和 CX3CL1 介导特异性地向 CNS 趋化 NK 细胞[106]。

Arli 等[98] 相信 V249I CX3CL1 受体单倍型的 Ⅵ 型对转化为 SPMS 可能具有保护作用，但 V249I CX3CL1 受体单倍型的 Ⅱ 型患者有更高的残疾风险。

第三节　趋化因子受体作为多发性硬化的治疗靶标

趋化因子受体拮抗剂的研究为 MS 的治疗以及 EAE 发病机制的深入理解提供了潜在的先导化合物。它们的抗炎作用可能是由于抑制趋化作用，从而抑制白细胞向组织的浸润[107]。调节趋化因子受体的方法有以下几种：肽拮抗剂、中和抗体和小的非肽拮抗剂[64]。特定趋化因子（例如 CCL3）的免疫中和不能提供哪些是关键受体的信息，因为它们通常会与多种趋化因子受体相互作用。以 CCL3 举例，CCR5 和 CCR1 都可以与之结合。从治疗和机制研究两个角度来看，在自身免疫应答的诱导阶段，施用选择性的小分子药物来抑制趋化因子受体的有效作用对急性 EAE 和 MS 都是有意义的[60]。考虑到在病理学中趋化因子表达的冗余，优先选择同时阻断多种炎性趋化因子受体的化合物。

一、CCR1 拮抗剂

CCR1 是一种趋化因子受体，在被刺激时，尤其是在 CCL3 和 CCL5 的刺激下，介导单核细胞迁移到炎症部位[108]。CCR1 对于控制活动性 MS 和晚期 EAE 中炎症性脑损伤边界区域最早的促炎事件很重要[60]。用特异性抗体干扰 CCL3 介导的 CCR1 在体内的激活或通过 CCR1 基因的基因组缺失可导致麻痹性疾病的明显减少[60]。

第一种选择性 CCR1 拮抗剂 BX-471 已由 Berlex Biosciences 推进临床试验。口服施用的 CCR1 拮抗剂（BX-471）对 RRMS 患者的 ICAM-3 表达没有显著影响[109]。而由于缺乏疗效，BX-471 在 Ⅱ 期试验中失败。但这为其他趋化因子受体拮抗剂的临床开发奠定了基础[110]。Merritt 等[108] 的组合系列产品通过高通量筛选鉴定出了一种新的、中度有效的 CCR1 拮抗剂 "化合物 3"。优化库中的苗头化合物 3，合成更优的先导化合物，获得了 "化合物 4"。抑制 CCR1 介导的单核细胞趋化性的化合物 4 的 IC_{50} 为 20nmol/L。研究结果表明，尽管该拮抗剂并没有阻止外周抗 MOG 反应（在 DA 大鼠中），但它有效地抑制了 T 细胞浸润、巨噬细胞浸润和激活，从而抑制了模型中随后的 CNS 炎症。单一的 CCR1 选择性拮抗剂 5-［4-（4- 氯苯基）-4- 羟基哌啶 -1- 基］-2, 2- 二苯基戊腈，可以抑制 MOG 诱导的 EAE，表明 CCR1 在此阶段起非冗余作用[60]。

二、CCR2 拮抗剂

许多疗法靶向 CNS 中的白细胞运输和炎症。过去，一些已进入 MS 临床试验的靶向 CCR2 的药物，通常显示出良好的安全性但疗效不佳，目前不参与临床研究[52]。

BMS22 是经典的 CCR2 竞争性拮抗剂[111]。对由 83 种 CCR2 拮抗剂组成的数据集进行了大量的多维定量构效关系（QSAR）建模（例如，药效学作图，3D-QSAR CoMFA

等），以设计更高活性的分子。Amin 等设计了 7 个新分子，它们有望比该系列中最佳的活性拮抗剂（cpd 34）具有更高的活性[112]。反式细胞外环 1（ECL1i）是一种天然 7-d- 氨基酸肽 CCR2 抑制剂，对人和小鼠 CCR2 具有变构拮抗作用，有选择性且可有效抑制 CCL2 的趋化作用[111]。MLN-1202 是一种人源化抗 CCR2 抗体，尽管 MLN-1202 的使用减少了外周血中循环单核细胞的数量，在多发性硬化患者中并未显示出疗效[113]。INCB3344 是一种小分子拮抗剂，治疗剂量可显著减轻 EAE 小鼠（用 MOG 诱导 C57BL/6 小鼠）疾病的临床症状（疾病发生率和严重程度）[114]。Buntinx 等[115] 已确定 JNJ-27141491 为非竞争性有效 hCCR2 拮抗剂，可在表达转基因 hCCR2 的小鼠中发挥抗炎活性。JNJ-27141491治疗（20mg/kg，1 次 /d）可短暂但显著延迟 EAE 的发作并减轻神经系统的体征。但是，没有证据表明该疾病可以长期改善。因此，研究认为在 MS 患者中使用 JNJ-27141491 可能不会成功。

默克公司已经公开了许多 CCR2 拮抗剂，包括化合物 MK-0812。MK-0812 的 IC_{50} 为 5.0nmol/L，表明其具有有效的 CCR2 拮抗活性，并且已进入 MS 的临床试验。试验的主要终点是 MRI 检查发现新的 GD 增强病变。MK-0812 进入 MS 的 Ⅱ 期临床试验，但与安慰剂相比没有明显的改善作用[52, 116]。Incyte（因塞特医疗）也开发了多种 CCR2 拮抗剂，INCB3284 是多发性硬化 Ⅱ 期临床研究中的化合物之一，但此后没有相关试验结果的报告[116]。Lagumersindez-Denis 等[54] 假设靶向 CCR2 可能是皮质脱髓鞘的有效治疗策略。他们开发了一种新型的旨在消除 $CCR2^+$ 单核细胞的小鼠抗人 CCR2 单克隆抗体。与同型对照组相比，单核细胞消除的动物血管周围 2 型皮质脱髓鞘和椎下 3 型皮质脱髓鞘显著减少，这与改善的临床疾病进程一致。

三、CCR4 和 CCR6 拮抗剂

CCR4 主要在 Th2/Treg 淋巴细胞上表达[15]。CCR4 拮抗剂分为脂溶性芳基磺酰胺和杂芳烃两类[117]。小分子拮抗剂，如内源性配体，也显示出可能与不同的生物学效应有关的不同的诱导受体内化的能力。一些 CCR4 拮抗剂与 CCR4 的变构位点结合，而不与 CCR4和配体的结合位点结合[17]。可能是这个原因，CCR4 拮抗剂化合物 22 抑制 Th1 和 Th17细胞极化并改善 EAE，但是 CCR4 拮抗剂 AF399/420/18025 对 EAE 的临床评分没有明显影响[118-119]。并不乐观的是多数测试的 CCR4 拮抗剂尚未被批准用于 MS 治疗。例如，在Ⅰ 期临床试验中，只有一种 CCR4 拮抗剂 GSK2239633 作为哮喘的可能治疗药物，但由于生物利用度低而没有进一步研究。这种情况可能是尚未解决的例如表面表达和转运方面的CCR4 调控等复杂的药理学引起的[17]。据报道，缺乏 CCR4 的小鼠（在 C57BL/6 小鼠中用 MOG 诱导）表现出轻微的 EAE 症状[120]。

CCR6 在 Th17 细胞，未成熟的树突状细胞和朗格汉斯细胞上表达。CCR6 是独特的趋化因子受体，因为它仅与趋化因子 CCL20 结合[15]。CCR6 缺陷型小鼠对由 MOG 免疫诱导的 EAE 具有很高的抵抗力[77]。此外，$CCR4^{-/-}$ 和 $CCR6^{-/-}$ 双敲除小鼠显示出较低的EAE 严重程度（在 C57BL/6 小鼠中用 MOG 诱导）。与野生型小鼠相比，基因敲除小鼠的CNS 浸润细胞数量明显减少[78]。Th17 细胞高表达 CCR6。此外，树突状细胞，B 细胞和其他 T 细胞亚群也表达 CCR6[10]。

四、CCR5 拮抗剂

CCL3、CCL4 和 CCL5 是通过与受体 CCR5 相互作用诱导免疫细胞浸润到 CNS 的主要趋化因子[66]。初步研究表明，靶向破坏 CCR5 基因不会影响 EAE 的严重程度[10]。

马拉韦罗（maraviroc，CELSENTRI™）是第一种被欧洲药品管理局（EMA）批准用于治疗 HIV-1 感染的 CCR5 拮抗剂[121]。AMD3100（CXCR4 拮抗剂）的批准使用以及目前正在进行的大量小分子和生物制剂临床试验，反映出人们相信趋化因子系统可以作为治疗靶点[110]。在流感病毒感染导致 EAE 疾病发展期间，CCL5/CCR5 可能介导 I 型 T 细胞浸润 CNS。CCR5 拮抗剂 TAK-779 的使用显著改善了恶化的 EAE[121]。

五、CX3CR1 拮抗剂

Ridderstad 等[122]证实了 CX3CR1 的 mRNA 在 MS 脑尸检活性斑块区域的炎症细胞上的表达。CX3CR1 抑制剂 AZD8797 在中枢神经系统外有效。为验证 CX3CR1 在 MS 发病机制中的功能，给予 MOG 诱导 EAE 的 DA 大鼠 AZD8797，发现中枢神经系统的病理减轻，麻痹和复发减少，并在急性期后有效。Karlström 等[122]人开发了两个平行的 CX3CR1 拮抗剂系列，用于 MS 治疗的 A 系列和 B 系列。通过修饰 7- 氨基 -5- 硫代噻唑并［4, 5-d］嘧啶，他们开发了第一种选择性有效的 CX3CR1 口服拮抗剂 18a[123]。在中枢神经系统外阻断白细胞上的 CX3CR1 可能是治疗多发性硬化的另一种替代方法。

MS 的发作与炎症，少突胶质细胞死亡、髓磷脂的丧失和不同程度的轴突损伤的免疫功能障碍等密切相关。MS 斑块的形成始于抗原呈递细胞激活髓磷脂反应性 T 淋巴细胞导致的多灶免疫细胞浸润 CNS（图 23-1）[34]。在具有活动性脱髓鞘病变的炎性浸润细胞中，CD8+ 和 CD4+ T 细胞占 10%，常驻小胶质细胞和浸润单核细胞的巨噬细胞占 90%[124]。活

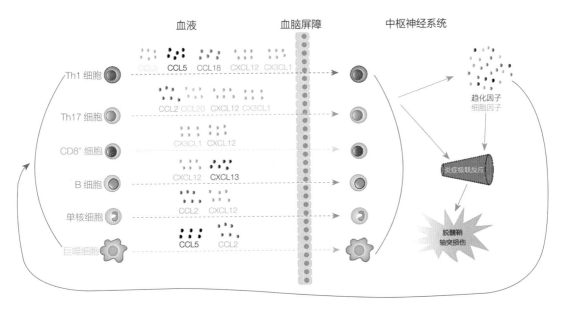

图23-1　多发性硬化疾病期间，不同趋化因子趋化不同的免疫细胞浸润中枢神经系统

化的免疫细胞激活中枢神经系统中的促炎细胞因子级联反应，最终导致脱髓鞘、神经胶质瘢痕和轴突病变。调节中枢神经系统的免疫反应和细胞浸润是一种治疗策略，可以提高治疗效果[8]。人们已经认识到趋化因子及其受体在自身免疫和炎症，以及正常的体内平衡（包括淋巴组织发育和细胞运输）中的重要作用。趋化因子系统富含配体和受体，研究表明，许多趋化因子及其受体可以成为 MS 疾病的有效治疗靶标。通过特异性干扰趋化因子和趋化因子受体的功能，可以减少炎症细胞的浸润，控制炎症的级联反应，还可以减少脱髓鞘的损害并促进髓鞘再生，为 MS 带来了新的治疗方法。但是，单一趋化因子受体拮抗剂的开发并没有取得想象中的成功，克服趋化因子作用的冗余，开发多靶点拮抗剂或多种拮抗剂的组合可能是 MS 药物开发的未来方向。

（崔丽媛　周欣　彭也　冯聚玲　郑晓溪　楚世峰　陈乃宏）

参考文献

[1] KATZ SAND I. Classification, diagnosis, and differential diagnosis of multiple sclerosis. Curr Opin Neurol, 2015, 28 (3): 193-205.

[2] DE ANGELIS F, JOHN N A, BROWNLEE W J. Disease-modifying therapies for multiple sclerosis. BMJ, 2018, 363: k4674.

[3] OWENS T. The enigma of multiple sclerosis: inflammation and neurodegeneration cause heterogeneous dysfunction and damage. Curr Opin Neurol, 2003, 16 (3): 259-265.

[4] LUBLIN F D, REINGOLD S C, COHEN J A, et al. Defining the clinical course of multiple sclerosis: the 2013 revisions. Neurology, 2014, 83 (3): 278-286.

[5] PALUMBO S, PELLEGRINI S. Experimental in vivo models of multiple sclerosis: state of the art// Zagon I S, McLaughlin P J. Multiple Sclerosis: Perspectives in Treatment and Pathogenesis. Brisbane (AU): Codon, 2017: 173-183.

[6] KHAIBOULLINA S F, GUMEROVA A R, KHAFIZOVA I F, et al. CCL27: Novel cytokine with potential role in pathogenesis of multiple sclerosis. Biomed Res Int, 2015, 2015: 189638.

[7] KURSCHUS F C. T cell mediated pathogenesis in EAE: Molecular mechanisms. Biomed J, 2015, 38 (3): 183-193.

[8] ZHANG Y, HAN J J, LIANG X Y, et al. miR-23b Suppresses leukocyte migration and pathogenesis of experimental autoimmune encephalomyelitis by targeting CCL7. Mol Ther, 2018, 26 (2): 582-592.

[9] VAN LANGELAAR J, VAN DER VUURST DE VRIES R M, JANSSEN M, et al. T helper 17.1 cells associate with multiple sclerosis disease activity: perspectives for early intervention. Brain, 2018, 141 (5): 1334-1349.

[10] ABRAHAM M, KARNI A, MAUSNER-FAINBERG K, et al. Natural and induced immunization against CCL20 ameliorate experimental autoimmune encephalitis and may confer protection against multiple sclerosis. Clin Immunol, 2017, 183: 316-324.

[11] JAFARZADEH A, EBRAHIMI H A, BAGHERZADEH S, et al. Lower serum levels of Th2-related chemokine CCL22 in women patients with multiple sclerosis: a comparison between patients and

healthy women. Inflammation, 2014, 37 (2): 604-610.

[12] KASKOW B J, BAECHER-ALLAN C. Effector T Cells in multiple sclerosis. Cold Spring Harb Perspect Med, 2018, 8 (4): a029025.

[13] VAN KAER L, POSTOAK J L, WANG C, et al. Innate, innate-like and adaptive lymphocytes in the pathogenesis of MS and EAE. Cell Mol Immunol, 2019, 16 (6): 531-539.

[14] PROCACCINI C, DE ROSA V, PUCINO V, et al. Animal models of multiple sclerosis. Eur J Pharmacol, 2015, 759: 182-191.

[15] JAFARZADEH A, AZIZI S V, ARABI Z, et al. Vitamin D down-regulates the expression of some Th17 cell-related cytokines, key inflammatory chemokines, and chemokine receptors in experimental autoimmune encephalomyelitis. Nutr Neurosci, 2019, 22 (10): 725-737.

[16] LI X, LU T, XUE W, et al. Small molecule-mediated upregulation of CCR7 ameliorates murine experimental autoimmune encephalomyelitis by accelerating T-cell homing. Int Immunopharmacol, 2017, 53: 33-41.

[17] SCHEU S, ALI S, RULAND C, et al. The C-C chemokines CCL17 and CCL22 and their receptor CCR4 in CNS autoimmunity. Int J Mol Sci, 2017, 18 (11): 2306.

[18] GLATIGNY S, BETTELLI E. Experimental autoimmune encephalomyelitis (EAE) as animal models of multiple sclerosis (MS). Cold Spring Harb Perspect Med, 2018, 8 (11): a028977.

[19] CONSTANTINESCU C S, FAROOQI N, O'BRIEN K, et al. Experimental autoimmune encephalomyelitis (EAE) as a model for multiple sclerosis (MS). Br J Pharmacol, 2011, 164 (4): 1079-1106.

[20] BURROWS D J, MCGOWN A, JAIN S A, et al. Animal models of multiple sclerosis: from rodents to zebrafish. Mult Scler, 2019, 25 (3): 306-324.

[21] KIPP M, NYAMOYA S, HOCHSTRASSER T, et al. Multiple sclerosis animal models: a clinical and histopathological perspective. Brain Pathol, 2017, 27 (2): 123-137.

[22] BJELOBABA I, BEGOVIC-KUPRESANIN V, PEKOVIC S, et al. Animal models of multiple sclerosis: focus on experimental autoimmune encephalomyelitis. J Neurosci Res, 2018, 96 (6): 1021-1042.

[23] LASSMANN H, BRADL M. Multiple sclerosis: experimental models and reality. Acta Neuropathol, 2017, 133 (2): 223-244.

[24] BAGGIOLINI M. Chemokines and leukocyte traffic. Nature, 1998, 392 (6676): 565-568.

[25] LASSMANN H. Multiple sclerosis pathology. Cold Spring Harb Perspect Med, 2018, 8 (3): a028936.

[26] ROY I, EVANS D B, DWINELL M B. Chemokines and chemokine receptors: update on utility and challenges for the clinician. Surgery, 2014, 155 (6): 961-973.

[27] CARDONA S M, GARCIA J A, CARDONA A E. The fine balance of chemokines during disease: trafficking, inflammation, and homeostasis. Methods Mol Biol, 2013, 1013: 1-16.

[28] LAUFER J M, LEGLER D F. Beyond migration-Chemokines in lymphocyte priming, differentiation, and modulating effector functions. J Leukoc Biol, 2018, 104 (2): 301-312.

[29] SØRENSEN T L, TANI M, JENSEN J, et al. Expression of specific chemokines and chemokine receptors in the central nervous system of multiple sclerosis patients. J Clin Invest, 1999, 103 (6):

807-815.

[30] BARLIC J, MURPHY P M. Chemokine regulation of atherosclerosis. J Leukoc Biol, 2007, 82 (2): 226-236.

[31] SELLEBJERG F, SØRENSEN T L. Chemokines and matrix metalloproteinase-9 in leukocyte recruitment to the central nervous system. Brain Res Bull, 2003, 61 (3): 347-355.

[32] SOSPEDRA M, MARTIN R. Immunology of multiple sclerosis. Semin Neurol, 2016, 36 (2): 115-127.

[33] ALLEN S J, CROWN S E, HANDEL T M. Chemokine: receptor structure, interactions, and antagonism. Annu Rev Immunol, 2007, 25: 787-820.

[34] ZILIOTTO N, BERNARDI F, JAKIMOVSKI D, et al. Increased CCL18 plasma levels are associated with neurodegenerative MRI outcomes in multiple sclerosis patients. Mult Scler Relat Disord, 2018, 25: 37-42.

[35] DEVRIES M E, KELVIN A A, XU L, et al. Defining the origins and evolution of the chemokine/chemokine receptor system. J Immunol, 2006, 176 (1): 401-415.

[36] STONE M J, HAYWARD J A, HUANG C, et al. Mechanisms of regulation of the chemokine-receptor network. Int J Mol Sci, 2017, 18 (2): 342.

[37] LINTERMANS L L, RUTGERS A, STEGEMAN C A, et al. Chemokine receptor co-expression reveals aberrantly distributed TH effector memory cells in GPA patients. Arthritis Res Ther, 2017, 19 (1): 136.

[38] RIDIANDRIES A, TAN J T, RAVINDRAN D, et al. CC-chemokine class inhibition attenuates pathological angiogenesis while preserving physiological angiogenesis. FASEB J, 2017, 31 (3): 1179-1192.

[39] PALOMINO D C, MARTI L C. Chemokines and immunity. Einstein (Sao Paulo), 2015, 13 (3): 469-473.

[40] WHITE G E, IQBAL A J, GREAVES D R. CC chemokine receptors and chronic inflammation: therapeutic opportunities and pharmacological challenges. Pharmacol Rev, 2013, 65 (1): 47-89.

[41] JANSSEN K, RICKERT M, CLARNER T, et al. Absence of CCL2 and CCL3 ameliorates central nervous system grey matter but not white matter demyelination in the presence of an intact blood-brain barrier. Mol Neurobiol, 2016, 53 (3): 1551-1564.

[42] BOSE S, CHO J. Role of chemokine CCL2 and its receptor CCR2 in neurodegenerative diseases. Arch Pharm Res, 2013, 36 (9): 1039-1050.

[43] KOOIJ G, MIZEE M R, VAN HORSSEN J, et al. Adenosine triphosphate-binding cassette transporters mediate chemokine (C-C motif) ligand 2 secretion from reactive astrocytes: relevance to multiple sclerosis pathogenesis. Brain, 2011, 134 (Pt 2): 555-570.

[44] ZWEEMER A J, TORASKAR J, HEITMAN L H, et al. Bias in chemokine receptor signalling. Trends Immunol, 2014, 35 (6): 243-252.

[45] ZHENG Y, QIN L, ZACARÍAS N V, et al. Structure of CC chemokine receptor 2 with orthosteric and allosteric antagonists. Nature, 2016, 540 (7633): 458-461.

[46] NOVAKOVA L, AXELSSON M, KHADEMI M, et al. Cerebrospinal fluid biomarkers as a measure of

disease activity and treatment efficacy in relapsing-remitting multiple sclerosis. J Neurochem, 2017, 141 (2): 296-304.

[47] FRANCIOTTA D, MARTINO G, ZARDINI E, et al. Serum and CSF levels of MCP-1 and IP-10 in multiple sclerosis patients with acute and stable disease and undergoing immunomodulatory therapies. J Neuroimmunol, 2001, 115 (1/2): 192-198.

[48] SINDERN E, NIEDERKINKHAUS Y, HENSCHEL M, et al. Differential release of beta-chemokines in serum and CSF of patients with relapsing-remitting multiple sclerosis. Acta Neurol Scand, 2001, 104 (2): 88-91.

[49] OCKINGER J, STRIDH P, BEYEEN A D, et al. Genetic variants of CC chemokine genes in experimental autoimmune encephalomyelitis, multiple sclerosis and rheumatoid arthritis. Genes Immun, 2010, 11 (2): 142-154.

[50] KARPUS W J, RANSOHOFF R M. Chemokine regulation of experimental autoimmune encephalomyelitis: temporal and spatial expression patterns govern disease pathogenesis. J Immunol, 1998, 161 (6): 2667-2671.

[51] FIFE B T, HUFFNAGLE G B, KUZIEL W A, et al. CC chemokine receptor 2 is critical for induction of experimental autoimmune encephalomyelitis. J Exp Med, 2000, 192 (6): 899-905.

[52] FANTUZZI L, TAGLIAMONTE M, GAUZZI M C, et al. Dual CCR5/CCR2 targeting: opportunities for the cure of complex disorders. Cell Mol Life Sci, 2019, 76 (24): 4869-4886.

[53] JIANG W, ST-PIERRE S, ROY P, et al. Infiltration of CCR2+Ly6Chigh proinflammatory monocytes and neutrophils into the central nervous system is modulated by nicotinic acetylcholine receptors in a model of multiple sclerosis. J Immunol, 2016, 196 (5): 2095-2108.

[54] LAGUMERSINDEZ-DENIS N, WRZOS C, MACK M, et al. Differential contribution of immune effector mechanisms to cortical demyelination in multiple sclerosis. Acta Neuropathol, 2017, 134 (1): 15-34.

[55] JAVOR J, PÁRNICKÁ Z, MICHALIK J, et al. The +190 G/A (rs1799864) polymorphism in the C-C chemokine receptor 2 (CCR2) gene is associated with susceptibility to multiple sclerosis in HLA-DRB1*15: 01-negative individuals. J Neurol Sci, 2015, 349 (1/2): 138-142.

[56] MAURER M, VON STEBUT E. Macrophage inflammatory protein-1. Int J Biochem Cell Biol, 2004, 36 (10): 1882-1886.

[57] SCHALLER T H, BATICH K A, SURYADEVARA C M, et al. Chemokines as adjuvants for immunotherapy: implications for immune activation with CCL3. Expert Rev Clin Immunol, 2017, 13 (11): 1049-1060.

[58] SOLEIMANI M, SOLEYMANI A, SEYYEDIRAD N. Elevated CSF concentration of CCL3 and CCL4 in relapsing remitting multiple sclerosis patients. J Immunoassay Immunochem, 2019, 40 (4): 378-385.

[59] ALLEGRETTI M, CESTA M C, GARIN A, et al. Current status of chemokine receptor inhibitors in development. Immunol Lett, 2012, 145 (1/2): 68-78.

[60] ELTAYEB S, SUNNEMARK D, BERG A L, et al. Effector stage CC chemokine receptor-1 selective antagonism reduces multiple sclerosis-like rat disease. J Neuroimmunol, 2003, 142 (1/2): 75-85.

[61] GLASS W G, HICKEY M J, HARDISON J L, et al. Antibody targeting of the CC chemokine ligand 5 results in diminished leukocyte infiltration into the central nervous system and reduced neurologic disease in a viral model of multiple sclerosis. J Immunol, 2004, 172 (7): 4018-4025.

[62] MORI F, NISTICÒ R, NICOLETTI C G, et al. RANTES correlates with inflammatory activity and synaptic excitability in multiple sclerosis. Mult Scler, 2016, 22 (11): 1405-1412.

[63] RAGHU H, LEPUS C M, WANG Q, et al. CCL2/CCR2, but not CCL5/CCR5, mediates monocyte recruitment, inflammation and cartilage destruction in osteoarthritis. Ann Rheum Dis, 2017, 76 (5): 914-922.

[64] MATSUI M, WEAVER J, PROUDFOOT A E, et al. Treatment of experimental autoimmune encephalomyelitis with the chemokine receptor antagonist Met-RANTES. J Neuroimmunol, 2002, 128 (1/2): 16-22.

[65] ROTTMAN J B, SLAVIN A J, SILVA R, et al. Leukocyte recruitment during onset of experimental allergic encephalomyelitis is CCR1 dependent. Eur J Immunol, 2000, 30 (8): 2372-2377.

[66] GHORBAN K, DADMANESH M, HASSANSHAHI G, et al. Is the CCR5 Δ 32 mutation associated with immune system-related diseases? Inflammation, 2013, 36 (3): 633-642.

[67] SCHRAUFSTATTER I U, ZHAO M, KHALDOYANIDI S K, et al. The chemokine CCL18 causes maturation of cultured monocytes to macrophages in the M2 spectrum. Immunology, 2012, 135 (4): 287-298.

[68] TARIQUE A A, LOGAN J, THOMAS E, et al. Phenotypic, functional, and plasticity features of classical and alternatively activated human macrophages. Am J Respir Cell Mol Biol, 2015, 53 (5): 676-688.

[69] MELIEF J, SCHUURMAN K G, VAN DE GARDE M D, et al. Microglia in normal appearing white matter of multiple sclerosis are alerted but immunosuppressed. Glia, 2013, 61 (11): 1848-1861.

[70] KROHN S C, BONVIN P, PROUDFOOT A E. CCL18 exhibits a regulatory role through inhibition of receptor and glycosaminoglycan binding. PLoS One, 2013, 8 (8): e72321.

[71] STERNBERG N, HOESS R. The molecular genetics of bacteriophage P1. Annu Rev Genet, 1983, 17: 123-154.

[72] HENDRICKX D, VAN SCHEPPINGEN J, VAN DER POEL M, et al. Gene expression profiling of multiple sclerosis pathology identifies early patterns of demyelination surrounding chronic active lesions. Front Immunol, 2017, 8: 1810.

[73] BROWNE R W, JAKIMOVSKI D, ZILIOTTO N, et al. High-density lipoprotein cholesterol is associated with multiple sclerosis fatigue: a fatigue-metabolism nexus?. J Clin Lipidol, 2019, 13 (4): 654-663, e1.

[74] LI R, SUN X, SHU Y, et al. Serum CCL20 and its association with SIRT1 activity in multiple sclerosis patients. J Neuroimmunol, 2017, 313: 56-60.

[75] EL SHARKAWI F Z, ALI S A, HEGAZY M I, et al. The combined effect of IL-17F and CCL20 gene polymorphism in susceptibility to multiple sclerosis in Egypt. Gene, 2019, 685: 164-169.

[76] JAFARZADEH A, BAGHERZADEH S, EBRAHIMI H A, et al. Higher circulating levels of chemokine CCL20 in patients with multiple sclerosis: evaluation of the influences of chemokine gene

polymorphism, gender, treatment and disease pattern. J Mol Neurosci, 2014, 53 (3): 500-505.

[77] JAFARZADEH A, ARABI Z, AHANGAR-PARVIN R, et al. Ginger extract modulates the expression of chemokines CCL20 and CCL22 and their receptors (CCR6 and CCR4) in the central nervous system of mice with experimental autoimmune encephalomyelitis. Drug Res (Stuttg)，2017, 67 (11): 632-639.

[78] MORIGUCHI K, MIYAMOTO K, TANAKA N, et al. The importance of CCR4 and CCR6 in experimental autoimmune encephalomyelitis. J Neuroimmunol, 2013, 257 (1/2): 53-58.

[79] GALIMBERTI D, SCALABRINI D, FENOGLIO C, et al. Gender-specific influence of the chromosome 16 chemokine gene cluster on the susceptibility to Multiple Sclerosis. J Neurol Sci, 2008, 267 (1/2): 86-90.

[80] GALIMBERTI D, FENOGLIO C, COMI C, et al. MDC/CCL22 intrathecal levels in patients with multiple sclerosis. Mult Scler, 2008, 14 (4): 547-549.

[81] MELLERGÅRD J, EDSTRÖM M, VRETHEM M, et al. Natalizumab treatment in multiple sclerosis: marked decline of chemokines and cytokines in cerebrospinal fluid. Mult Scler, 2010, 16 (2): 208-217.

[82] BURMAN J, SVENSSON E, FRANSSON M, et al. The cerebrospinal fluid cytokine signature of multiple sclerosis: a homogenous response that does not conform to the Th1/Th2/Th17 convention. J Neuroimmunol, 2014, 277 (1/2): 153-159.

[83] DOGAN R N, LONG N, FORDE E, et al. CCL22 regulates experimental autoimmune encephalomyelitis by controlling inflammatory macrophage accumulation and effector function. J Leukoc Biol, 2011, 89 (1): 93-104.

[84] VINADER V, AFARINKIA K. A beginner's guide to chemokines. Future Med Chem, 2012, 4 (7): 845-852.

[85] RUMBLE J M, HUBER A K, KRISHNAMOORTHY G, et al. Neutrophil-related factors as biomarkers in EAE and MS. J Exp Med, 2015, 212 (1): 23-35.

[86] HAARMANN A, SCHUHMANN M K, SILWEDEL C, et al. Human brain endothelial CXCR2 is inflammation-inducible and mediates CXCL5- and CXCL8-Triggered Paraendothelial Barrier Breakdown. Int J Mol Sci, 2019, 20 (3).

[87] LIU L, DARNALL L, HU T, et al. Myelin repair is accelerated by inactivating CXCR2 on nonhematopoietic cells. J Neurosci, 2010, 30 (27): 9074-9083.

[88] KOHLER R E, COMERFORD I, TOWNLEY S, et al. Antagonism of the chemokine receptors CXCR3 and CXCR4 reduces the pathology of experimental autoimmune encephalomyelitis. Brain Pathol, 2008, 18 (4): 504-516.

[89] ASASHIMA T, IIZASA H, TERASAKI T, et al. Rat brain pericyte cell lines expressing beta2-adrenergic receptor, angiotensin Ⅱ receptor type 1A, klotho, and CXCR4 mRNAs despite having endothelial cell markers. J Cell Physiol, 2003, 197 (1): 69-76.

[90] LONDOÑO A C, MORA C A. Role of CXCL13 in the formation of the meningeal tertiary lymphoid organ in multiple sclerosis. F1000Res, 2018, 7: 514.

[91] SELLEBJERG F, BÖRNSEN L, KHADEMI M, et al. Increased cerebrospinal fluid concentrations of the chemokine CXCL13 in active MS. Neurology, 2009, 73 (23): 2003-2010.

[92] KRUMBHOLZ M, THEIL D, CEPOK S, et al. Chemokines in multiple sclerosis: CXCL12 and CXCL13 up-regulation is differentially linked to CNS immune cell recruitment. Brain, 2006, 129 (Pt 1): 200-211.

[93] KHADEMI M, KOCKUM I, ANDERSSON M L, et al. Cerebrospinal fluid CXCL13 in multiple sclerosis: a suggestive prognostic marker for the disease course. Mult Scler, 2011, 17 (3): 335-343.

[94] PICCIO L, NAISMITH R T, TRINKAUS K, et al. Changes in B- and T-lymphocyte and chemokine levels with rituximab treatment in multiple sclerosis. Arch Neurol, 2010, 67 (6): 707-714.

[95] BAGAEVA L V, RAO P, POWERS J M, et al. CXC chemokine ligand 13 plays a role in experimental autoimmune encephalomyelitis. J Immunol, 2006, 176 (12): 7676-7685.

[96] QUINN J L, KUMAR G, AGASING A, et al. Role of TFH Cells in promoting T helper 17-induced neuroinflammation. Front Immunol, 2018, 9: 382.

[97] APOSTOLAKIS S, SPANDIDOS D. Chemokines and atherosclerosis: focus on the CX3CL1/ CX3CR1 pathway. Acta Pharmacol Sin, 2013, 34 (10): 1251-1256.

[98] ARLI B, IRKEC C, MENEVSE S, et al. Fractalkine gene receptor polymorphism in patients with multiple sclerosis. Int J Neurosci, 2013, 123 (1): 31-37.

[99] BLAUTH K, ZHANG X, CHOPRA M, et al. The role of fractalkine (CX3CL1) in regulation of CD4 (+) cell migration to the central nervous system in patients with relapsing-remitting multiple sclerosis. Clin Immunol, 2015, 157 (2): 121-132.

[100] STUART M J, SINGHAL G, BAUNE B T. Systematic review of the neurobiological relevance of chemokines to psychiatric disorders. Front Cell Neurosci, 2015, 9: 357.

[101] MIZUNO T, KAWANOKUCHI J, NUMATA K, et al. Production and neuroprotective functions of fractalkine in the central nervous system. Brain Res, 2003, 979 (1/2): 65-70.

[102] BROUX B, PANNEMANS K, ZHANG X, et al. CX(3)CR1 drives cytotoxic CD4 (+)CD28 (–) T cells into the brain of multiple sclerosis patients. J Autoimmun, 2012, 38 (1): 10-19.

[103] MILLS J H, ALABANZA L M, MAHAMED D A, et al. Extracellular adenosine signaling induces CX3CL1 expression in the brain to promote experimental autoimmune encephalomyelitis. J Neuroinflammation, 2012, 9: 193.

[104] ZHU W, ACOSTA C, MACNEIL B, et al. Elevated expression of fractalkine (CX3CL1) and fractalkine receptor (CX3CR1) in the dorsal root ganglia and spinal cord in experimental autoimmune encephalomyelitis: implications in multiple sclerosis-induced neuropathic pain. Biomed Res Int, 2013, 2013: 480702.

[105] SUNNEMARK D, ELTAYEB S, NILSSON M, et al. CX3CL1 (fractalkine) and CX3CR1 expression in myelin oligodendrocyte glycoprotein-induced experimental autoimmune encephalomyelitis: kinetics and cellular origin. J Neuroinflammation, 2005, 2: 17.

[106] HUANG D, SHI F D, JUNG S, et al. The neuronal chemokine CX3CL1/fractalkine selectively recruits NK cells that modify experimental autoimmune encephalomyelitis within the central nervous system. FASEB J, 2006, 20 (7): 896-905.

[107] BAGGIOLINI M. Chemokines in pathology and medicine. J Intern Med, 2001, 250 (2): 91-104.

[108] MERRITT J R, LIU J, QUADROS E, et al. Novel pyrrolidine ureas as C-C chemokine receptor 1

(CCR1) antagonists. J Med Chem, 2009, 52 (5): 1295-1301.

[109] REUSS R, SCHREIBER V, KLEIN A, et al. No significant effect of orally administered chemokine receptor 1 antagonist on intercellular adhesion molecule-3 expression in relapsing—remitting multiple sclerosis patients. Mult Scler, 2010, 16 (3): 366-369.

[110] SCHOLTEN D J, CANALS M, MAUSSANG D, et al. Pharmacological modulation of chemokine receptor function. Br J Pharmacol, 2012, 165 (6): 1617-1643.

[111] AUVYNET C, BAUDESSON DE CHANVILLE C, HERMAND P, et al. ECL1i, d(LGTFLKC), a novel, small peptide that specifically inhibits CCL2-dependent migration. FASEB J, 2016, 30 (6): 2370-2381.

[112] AMIN S A, ADHIKARI N, BAIDYA S K, et al. Structural refinement and prediction of potential CCR2 antagonists through validated multi-QSAR modeling studies. J Biomol Struct Dyn, 2019, 37 (1): 75-94.

[113] VILUMS M, ZWEEMER A J, BARMARE F, et al. When structure-affinity relationships meet structure-kinetics relationships: 3-[(Inden-1-yl)amino]-1-isopropyl-cyclopentane-1-carboxamides as CCR2 antagonists. Eur J Med Chem, 2015, 93: 121-134.

[114] BRODMERKEL C M, HUBER R, COVINGTON M, et al. Discovery and pharmacological characterization of a novel rodent-active CCR2 antagonist, INCB3344. J Immunol, 2005, 175 (8): 5370-5378.

[115] BUNTINX M, HERMANS B, GOOSSENS J, et al. Pharmacological profile of JNJ-27141491 [(S)-3-[3, 4-difluorophenyl)-propyl]-5-isoxazol-5-yl-2-thioxo-2, 3-dihydro-1H-imidazole-4-carboxyl acid methyl ester], as a noncompetitive and orally active antagonist of the human chemokine receptor CCR2. J Pharmacol Exp Ther, 2008, 327 (1): 1-9.

[116] PEASE J, HORUK R. Chemokine receptor antagonists. J Med Chem, 2012, 55 (22): 9363-9392.

[117] SOLARI R, PEASE J E. Targeting chemokine receptors in disease：a case study of CCR4. Eur J Pharmacol, 2015, 763 (Pt B): 169-177.

[118] MORIGUCHI K, MIYAMOTO K, TANAKA N, et al. C-C chemokine receptor type 4 antagonist Compound 22 ameliorates experimental autoimmune encephalomyelitis. J Neuroimmunol, 2016, 291: 54-58.

[119] OTHY S, TOPÇU S, KAVERI S V, et al. Effect of CC chemokine receptor 4 antagonism on the evolution of experimental autoimmune encephalomyelitis. Proc Natl Acad Sci U S A, 2012, 109 (37): E2412- E2414.

[120] FORDE E A, DOGAN R N, KARPUS W J. CCR4 contributes to the pathogenesis of experimental autoimmune encephalomyelitis by regulating inflammatory macrophage function. J Neuroimmunol, 2011, 236 (1/2): 17-26.

[121] CHEN Q, LIU Y, LU A, et al. Influenza virus infection exacerbates experimental autoimmune encephalomyelitis disease by promoting type Ⅰ T cells infiltration into central nervous system. J Autoimmun, 2017, 77: 1-10.

[122] RIDDERSTAD WOLLBERG A, ERICSSON-DAHLSTRAND A, JURÉUS A, et al. Pharmacological inhibition of the chemokine receptor CX3CR1 attenuates disease in a chronic-relapsing rat model for

multiple sclerosis. Proc Natl Acad Sci U S A, 2014, 111 (14): 5409-5414.

[123] KARLSTRÖM S, NORDVALL G, SOHN D, et al. Substituted 7-amino-5-thio-thiazolo[4, 5-d] pyrimidines as potent and selective antagonists of the fractalkine receptor (CX3CR1). J Med Chem, 2013, 56 (8): 3177-3190.

[124] CHARO I F, RANSOHOFF R M. The many roles of chemokines and chemokine receptors in inflammation. N Engl J Med, 2006, 354 (6): 610-621.

24

第二十四章

趋化素样因子1
的药理学研究
进展

第一节　趋化素样因子 1 简介

趋化素样因子 1（chemokine-like factor 1，CKLF1，GenBank 编号 AF096895）是一种使用植物凝集素（PHA）刺激 U937 细胞分离得到的新型趋化因子[1]。CKLF1 基因定位于染色体 16q 22.1，由 4 个外显子和 3 个内含子组成。CKLF1 的分子量是 10.9kDa，是一种高度疏水的碱性蛋白。除此之外 CKLF1 是第一个被发现的 CKLFSF 家族成员（趋化素样因子超家族）。CKLFSF 家族包括 9 个基因，名为 CKLFs 和 CMTM1 ～ 8（CKLF 样 MARVEL 跨膜的结构域包含 1 ～ 8）[2]。细胞因子、趋化因子和 CKLF1 之间的关系如图 24-1 所示。如图 24-2 所示，CKLF1 有 CC 趋化因子家族的典型特征，序列上具有两个连续的半胱氨酸残基，但是它和其他典型的 CC 趋化因子家族成员相比，没有明显的同源性。成熟的 CKLF1 蛋白只包含保守的单个 CC 修饰而缺乏额外的 C 端半胱氨酸[1]。CKLF1 代表一个新的趋化因子家族，韩文玲等将其命名为"趋化素样因子 1"。

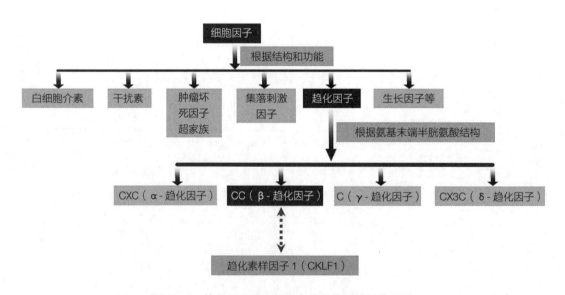

图24-1　趋化因子是一组具有趋化作用的细胞因子

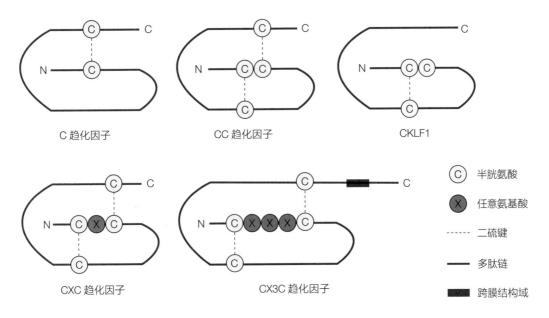

图24-2　CKLF1和经典趋化因子家族的结构

CKLF1 具有显著的 CC 趋化因子家族特征，这意味着序列中有两个连续的半胱氨酸残基。但是成熟的 CKLF1 蛋白仅含有单个保守的 CC 基序并且缺少额外的 C 末端半胱氨酸。CKLF1 至少有三种可变剪切体，CKLF2、CKLF3 和 CKLF4。科学家已经克隆出和人类 CKLFs 同源的两种大鼠和四种小鼠的 CKLFs，命名为大鼠 CKLF1、大鼠 CKLF2、mCKLF2、mCKLF4、mCKLF5 和 mCKLF6[3-4]。CKLF2 是全长的 cDNA 的产物。虽然趋化作用弱，但是 CKLF2 有明显的促进骨骼肌增殖和分化效应，这种效应比 CKLF1 作用更强[5-6]。因此，CKLF2 在肌肉萎缩及退化疾病的治疗上具有一些潜在的应用价值，但是目前相关研究并不多。此外，CKLF2 可能参与了心肌梗死的病理过程以及心肌肥大的初始阶段[6-7]。大鼠 CKLF1 的 mRNA 在睾丸有高表达，在肝、脾、肺、脑和心脏有较低表达。在大多数组织中，大鼠 CKLF2 的表达高于大鼠 CKLF1[3]。大鼠 CKLF2 和小鼠 CKLF2 在 C 端区域都包含一个 CX3C 修饰。因此，研究者推测 CKLFs 是 CC 趋化因子和 CX3C 趋化因子的桥联分子[5]。CKLFs 的表达水平在大多数组织中是不同的。CKLF1 和 CKLF2 的表达水平相似，其表达水平高于 CKLF4，但是 CKLF3 的表达水平最低。CKLF1 和 CKLF3 是分泌蛋白，它们在分泌途径中表达；然而，CKLF2 和 CKLF4 是跨膜蛋白，所以它们主要以膜结合形式表达[1, 8]。

如表 24-1 和图 24-3 所示，相比于胎儿的脾，CKLF1 和它的变异体在成人的脾和肺有更高的表达水平。CKLF1 在胎儿的肺几乎检测不到。相反，CKLF1 及其变异体在成人的骨骼肌、胸腺、心脏和大脑表达水平更低或无法检测到，但它们在胎儿的骨骼肌、胸腺、心脏和大脑等器官中具有较高的表达。在成人和胎儿的肝和肾脏中，CKLF1 及其变异体的表达水平很低或无法检测到[1]。在不同器官中，CKLF1 及其变异体在人体生长的不同阶段的表达改变可能涉及人体的生理过程。所以其异常表达能够用来预测人的病理状态。CKLF1 是一种对 CC 趋化因子受体 4（CCR4）具有强亲和力的新型的配体。作为 CC 趋化因子受体家族的一员，CCR4 是一种重要的 CKLF1 已经识别的受体之一[9-10]。CKLF1 对许多细胞具有广谱的趋化活性，如淋巴细胞、巨噬细胞、骨髓细胞和神经细胞等。此外，CKLF1 有明显促进细胞增殖和分化的作用，如人的骨髓细胞。CKLF1 能够刺激人造血干细胞的增殖和增加粒细胞单核细胞集落生成单位（CFU-GM）[11-12]。从果蝇表达系统中纯化重组 CKLF1 蛋白显示出 CKLF1 包含至少两种 C 端多肽的分泌形式，C19 肽和 C27 肽。和 C27 肽比较，C19 肽 N 端缺乏 8 个氨基酸，从而在受体趋化性、钙流量和肝素结合显示出差异性。C27 肽和肝素的结合常数比 C19 肽和肝素的结合常数高出3 倍[13]。C27 肽和 C19 肽都能够通过 CCR4 诱导细胞迁移，同时 C27 肽比 C19 肽有更强的效应。C27 肽作为 CCR4 的激动剂，与此同时 C19 肽作为 CCR4 的拮抗剂。C19 肽的趋化活性比 C27 肽的弱，但仍保留了与其配体的结合能力，因此它可以抑制许多趋化因子介导的趋化性，包括 CKLF1、TARC/CCL17、MDC/CCL22、RANTES/CCL5、嗜酸性粒细胞趋化因子 /CCL11、SDF-1/CXCL12 等[14]。C19 肽可能是 CKLF1 的候选拮抗剂之一。有关 CKLFs 更多的细节如表 24-1 和表 24-2 所示。本章将讨论有关 CKLF1 和多种疾病的关系；CKLF1 作为潜在治疗药物的靶点，靶向 CKLF1 的新药等相关内容。

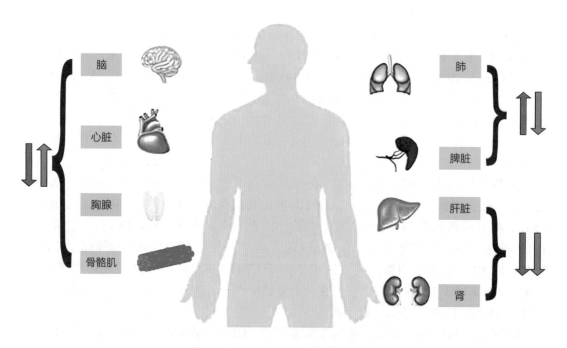

图24-3　CKLF1在体内的表达分布

注：红色箭头表示 CKLF1 及其变体在人体器官中的表达水平，绿色箭头表示它们在胎儿器官中的表达水平。箭头向上表示高表达水平，箭头向下表示低表达水平甚至无表达。

表 24-1　CKLFs 四种亚型

CKLFs 亚型	特点	表达方式	分泌的多肽	编码的氨基酸数	功能	受体	高表达的组织	低表达的组织	几乎检测不到的组织	参考文献
CKLF1	具有 CC 趋化因子家族的显著特点	分泌	C-terminal peptides C19, C27	99	见表 24-2	CCR3, CCR4, CCR5	人脾、肺、睾丸、卵巢、外周血白细胞、胎盘、胰腺、胎儿脑、胎儿骨骼肌、胎儿胸腺和心脏	人骨骼肌、肝、胸腺、结肠、前列腺、胎儿脾和胎儿肝	人脑、肾、心、肠和胎儿肺、肾脏	[7, 14, 20]
CKLF2	CKLFs 最大的亚型，全长 cDNA 产物	跨膜	未知	152	促进成纤维细胞增殖并抑制其凋亡，促进 C2C12 骨骼肌细胞的存活和增殖	未知				[11-13]
CKLF3	组织中最低表达水平	分泌	未知	67	未知	未知				[7]
CKLF4	表达水平仅次于 CKLF1 和 CKLF2	跨膜	未知	120	未知	未知				[7]

表 24-2　CKLF1 功能

CKLF1 功能	影响的细胞	相关的疾病	相关的药物	参考文献
趋化活性	淋巴细胞、巨噬细胞、骨髓细胞、单核细胞、粒细胞、U937、K562 等	哮喘、肺纤维化、脑缺血再灌注、不育等	C19 肽，化合物 41，IMM-H004，IMMLG-5521，抗 -CKLF1 抗体	[14, 16, 26, 31, 38, 58-62, 74]
促进增殖和分化	造血干/祖细胞，心肌细胞	造血障碍性疾病，免疫缺陷、心肌梗死	CKLF1 激动剂	[17, 18, 47, 52, 54, 55, 65, 66]
	人主动脉内皮细胞	血管新生，心肌梗死		
	成肌细胞、骨骼肌细胞	肌肉萎缩性疾病		
	巨噬细胞和成纤维细胞	肺纤维化	CKLF1 拮抗剂，比如 C19 多肽	
	血管平滑肌细胞	再狭窄		
	人动脉平滑肌细胞	动脉粥样硬化		
	真皮微血管内皮细胞	银屑病	未知	
抑制增殖	软骨细胞	关节炎	CKLF1 拮抗剂	[42, 43]
抑制凋亡	造血干/祖细胞	造血障碍性疾病	未知	[18]

第二节　趋化素样因子 1 和疾病的研究进展

一、趋化素样因子 1 和超敏反应

人体能够通过高效免疫应答保持内环境稳态，但是过度的免疫反应会造成超敏反应。根据反应的速度、病理和临床特性，超敏反应可以分为Ⅰ型、Ⅱ型、Ⅲ型和Ⅳ型。其中Ⅰ型超敏反应介导超敏反应或过敏症，包括鼻炎、支气管哮喘、特应性皮炎和食物过敏等。在大多数情况下，Ⅲ型超敏反应是一种复合的自身免疫病，Ⅱ型和Ⅳ型超敏反应部分涉及自身免疫病。身体免疫系统是如何参与免疫损伤、感染、肿瘤和自身免疫病的呢？如图 24-4 所示，过强的免疫应答导致免疫损伤，太弱的免疫应答导致感染或肿瘤。负免疫应答不能排斥它们自身的抗原，从而造成自身免疫病。接下来将介绍 CKLF1 如何参与到过敏症和自身免疫病的。

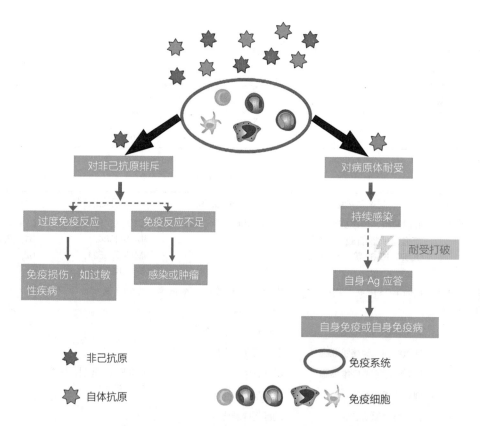

图24-4　免疫系统参与免疫损伤、感染、肿瘤和自身免疫病的机制

注：在非自身抗原排斥或不抑制自身抗原的情况下，身体处于生理稳定状态。过强的免疫反应导致免疫损伤，例如过敏反应，过低的免疫反应导致感染或肿瘤。不抵抗自身抗原的免疫反应会引起自身免疫病。在这些病理状况中，升高的 CKLF1 使疾病状态恶化或对其具有治疗效果。

1．CKLF1 和过敏症（Ⅰ型超敏反应）　过敏症的发病存在于各个年龄层，并且具有遗传倾向。它们经常产生没有组织损害的生理功能紊乱。趋化因子和它们的受体涉及过敏症，它们提供新的治疗介入靶点[15]。2 型 T 辅助细胞（Th2）是一类过敏特异性细胞，识别关键作用在于介导过敏炎症。他们大量出现在白细胞浸润的过程中，这是一种慢性过敏炎症的特征。CCR4 表达细胞出现在过敏炎症位点，同时 CCR4 在 Th2 细胞中显著表达。因此，阻断 Th2 细胞的募集是一种针对过敏症的有效治疗策略[16-17]。在此基础上，阻断 CKLF1/CCR4 是一种潜在的治疗过敏症的策略[10]。下文将着重介绍 CKLF1 在变应性鼻炎和特应性皮炎中的研究。

（1）变应性鼻炎：变应性鼻炎又称"过敏性鼻炎"，是一种鼻黏膜上的慢性炎症疾病，主要的临床特征是阵发性打喷嚏、鼻痒、鼻炎和鼻塞[18]。在变应性鼻炎患者的鼻黏膜上 CKLF1 的转录和蛋白水平都有明显升高[19]。通过抑制 Th2 细胞活化和入侵来减少骨髓的嗜酸性粒细胞的产生和鼻腔内的渗透，C19 肽对变应性鼻炎小鼠具有治疗作用。然而，对变应性鼻炎模型小鼠，鼻腔给予 C27 肽并没有明显的治疗效果。此外，用 C19 肽治疗鼻内和腹膜内过敏能够和布地奈德一样有效地缓和症状，鼻内治疗展现出比腹膜内治疗更好的效果[20]。不同于布地奈德，C19 肽是衍生于人类 CKLF1。所以采用 C19 肽治疗能够减少免疫应答，并在低剂量下提供更好的治疗效果。CCR3 和 CCR4 趋化因子受体对于变应性鼻炎具有重要作用[21]，C19 肽通过调节趋化因子受体 CCR3 和 CCR4 来产生抑制效应。因此，C19 肽可能是一个治疗变应性鼻炎的潜在药物。

（2）特应性皮炎：特应性皮炎（atopic dermatitis，AD）又称"过敏性皮炎"，是一种具有瘙痒和湿疹特征的慢性炎症皮肤病。AD 常发生于婴幼儿[22]，并且其中的大多数都会发展成为变应性鼻炎或哮喘。因此 AD 是所谓的"遗传性过敏症进行曲"的第一步。目前，AD 的病因和病理学复杂而未完全明确，当前 AD 的病理学和治疗学正在经历转变[23]。直到现在，AD 的治疗主要集中在控制症状，现在用于治疗 AD 的推荐药物是类固醇和抗组胺剂，这两类药物也同样适用于变应性鼻炎。作为一种重要的趋化因子受体，CCR4 将是治疗 AD 患者皮肤损伤的靶点，因为 CCR4 在大多数的 AD 皮肤损伤中高表达[24]。CKLF1 水平在 AD 患者的血清和皮肤上都有显著升高，CKLF1 mRNA 也在 AD 患者的皮肤损伤中高表达，因此 CKLF1 可能参与了 AD 的多种免疫性炎症病理过程[25]。但是目前尚没有靶向阻断 CKLF1 和 CCR4 相互作用的药物。因此研究者认为 CKLF1 与 CCR4 结合可能是 AD 发病的重要机制，且可能具有成为靶点的特征，并为 AD 治疗药物发展提供新的理论。

2．CKLF1 和自身免疫病　自身免疫病是机体对自身抗原产生身体免疫应答而造成的疾病。目前有将近 100 种不同的自身免疫病，这些自身免疫病可以分成器官特异性免疫疾病和系统性免疫疾病[26]。器官特异性自身免疫疾病以特定类型细胞加速死亡并引起组织损伤为特征。抗原 - 抗体复合物广泛沉积在血管壁，从而带来多种系统性器官损伤。在刺激条件下，体内自身反应性 T 淋巴细胞产生免疫反应从而发展出自身免疫病。根据文献报道，CKLF1 可能涉及 T 细胞活化。因此对 CKLF1 和 T 细胞活化的作用进行进一步的研究能够提供一种未来靶向诊断和自身免疫病的治疗[27]。这里主要介绍 CKLF1 涉及的狼疮肾炎、关节炎和银屑病。

（1）狼疮肾炎：系统性红斑狼疮（systemic lupus erythematosus，SLE）是一种难以

诊断的影响多器官的自身免疫病[28]。男女发病比例约为 10∶1，SLE 的临床表现复杂多变。40%～70% 的 SLE 患者会发展成具有致死性的狼疮肾炎[29]。目前，免疫抑制剂通常用于狼疮肾炎的治疗。考虑到免疫抑制剂强烈的副作用，趋化因子和趋化因子受体可能会变成一个狼疮肾炎可选择的潜在治疗靶点[30]。一项新的研究显示，少量 CKLF1 在肾组织中的表达可能起着正常的生理趋化效应。CKLF1 的高表达可能过度参与狼疮肾炎的炎症细胞的趋化效应和介导免疫炎症反应过程[31]。利用肌肉介导的电脉冲基因导入 CKLF1 基因转染至 SLE 模型小鼠中，结果发现 CKLF1 的高表达提高了 SLE 小鼠尿蛋白水平，并增加了炎症反应[31]。由此看来，CKLF1 可能是参与了狼疮肾炎的介质之一。

（2）关节炎：关节炎的病因是复杂的，主要与炎症、自身免疫反应、感染、代谢紊乱和创伤等有关。关节炎主要包括风湿性关节炎（rheumatic arthritis，RA）、强直性脊柱炎（ankylosing spondylitis，AS）和骨关节炎（osteoarthritis，OA）等。RA 主要的病理学改变过程是关节滑膜、结缔组织增生和关节软骨破坏，但具体的发病机制并不明确[32]。AS是慢性进展性炎症疾病，主要通过侵入脊柱和骶骨关节造成。OA 是退行性疾病，主要包括关节软骨退化损伤，关节边缘和软骨相关的骨反应增生。研究者发现在 OA 的外周血和关节液中具有大量的促炎因子和趋化因子[33]。趋化因子抑制关节软骨的合成和新陈代谢，并促进在关节炎病理学中起重要作用的基质降解[34]。通过分析相关患者的关节液发现，特别是 AS 和 RA 患者中 CKLF1 的表达上调，但是 CCR4 mRNA 水平只在 RA 患者中增加[35]。韩文玲等[36]发现 CKLF1 能够抑制软骨细胞增殖、胶原和蛋白多糖合成，因此阻断或抑制 CKLF1 在关节软骨的降解将提供一种潜在的有效治疗关节炎的方法。综上所述，CKLF1 可能涉及 T 淋巴细胞活化，而过度活化的 T 淋巴细胞与哮喘和 RA 等疾病有关[27]。此外，实验观察到大鼠 CKLF1 在踝关节链球菌细胞壁诱导的关节炎模型中表达上调[37]。因此 CKLF1 作为靶点是关节炎治疗的潜在方向。

（3）银屑病：是以外皮细胞异常增生为特征的皮肤紊乱。目前，有效地治疗银屑病对于皮肤医生来说仍是一个巨大的挑战[38]。越来越多的证据表明，某些趋化因子及其受体参与了银屑病损伤的进程。角质细胞是银屑病发病的关键细胞，会产生广泛的趋化因子[39]。研究显示 CKLF1 通过促进微血管内皮细胞增殖和参与局部炎症，从而在银屑病的病理过程扮演重要的角色。CKLF1 和 CCR4 在银屑病损伤中都表达增加。此外，C19 肽和 C27肽能够促进人脐静脉内皮细胞（human umbilical vein endothelial cell，HUVEC）的发育能力和增殖，其中 C27 肽表现出更好的效应。经证实，促分裂原活化的蛋白激酶 / 胞外信号调节激酶（MAPK/ERK）信号通路在银屑病的表皮细胞的病理生理学中很重要。研究表明 C19 肽和 C27 肽通过结合 CCR4 和激活 MAPK/ERK 信号通路发挥生物学作用。因此，靶向 MAPK/ERK 信号通路和破坏 CCR4 与 C19 肽和 C27 肽的结合在未来可能是一种新颖的治疗手段[40]。在大多数研究中，C19 肽表现出对 CKLF1 的拮抗能力，所以它可能在疾病中具有保护作用。但是在银屑病的研究中，C19 肽和 C27 肽都有助于微血管内皮细胞的增殖。对于与以往相反的结果，此现象可能是因为相同的趋化因子在不同的细胞中可能诱导多种生物学效应。然而，更多有关 CKLF1 和银屑病的机制研究需要更多的实验数据来证实。

二、趋化素样因子 1 和肿瘤

恶性肿瘤的发生和转移是一个复杂的过程，同时它也是全世界致死的重要原因。趋化因子及其受体在肿瘤发生和进展的所有阶段都起作用[41]，它们在肿瘤的生物反应中有着双向调节作用。一方面，它们在肿瘤中显示出对某些免疫细胞的趋化作用，并增强抗肿瘤免疫或抑制新血管的形成。另一方面，肿瘤组织自分泌一些趋化因子及其受体，从而刺激肿瘤细胞的生长[42]。在肿瘤研究中发现，CKLF1 在恶性卵巢癌中高表达，其表达水平与肿瘤生物学反应相关[43]。早期卵巢癌不容易明确诊断，大部分患者在治疗期间转移到腹腔，这也是高致死率的主要原因。在卵巢组织中有少量的 CKLF1 的表达，这可能与正常生理趋化有关。初步研究表明，CKLF1 在卵巢癌中起着重要作用，但是特殊信号通路需要进一步研究。此外，另一个研究证实氢通过抑制 rCKLF1 的表达来抑制炎症细胞的补充，从而抑制腹部主动脉瘤（abdominal aortic aneurysm，AAA）的发展[44]。CKLF1 协同骨调素造成 AAA 的发生和发展[45]。CKLF1 在患者损伤中的高表达为肿瘤的临床诊断提供了一个新的依据。C19 肽和 C27 肽可能是在肿瘤转移治疗中潜在的候选药物，同时它们还具有副作用小的优点[46]。在研究中应该注意的是，CKLF1 可能在肿瘤的发展中起着双重作用。因此，在进一步研究中应该着重关注 CKLF1 的拮抗和活化作用。

三、趋化素样因子 1 和心脑血管疾病

心脑血管疾病（cardio-cerebrovascular disease，CCVD）的发病机制包括多种因素，主要诱发因素有高脂血症、动脉粥样硬化、高血黏度及高血压等。每年全球死于 CCVD 的人数高达 1 500 万人，居于所有致死原因的首位。血管平滑肌细胞（vascular smooth muscle cell，VSMC）是血管壁主要的细胞组分，以保持血管的张力，所以其结构和功能的改变参与多种 CCVD 的发病机制。VSMC 的迁移和增殖受多种细胞因子的调控。通过下调 Bax 和 caspase-3（胱天蛋白酶 -3）和上调 Bcl-2 的表达，CKLF1 能够诱导人类的 VSMC 的增殖和抑制其凋亡[47]。在体外暴露于 CKLF1 的条件下，CKLF1 促进小鼠主动脉平滑肌细胞的增殖。此外，CKLF1 对人的动脉平滑肌细胞（ASMC）有显著的趋化效应[48]。接下来，将介绍 CKLF1 在多种 CCVD 中的研究状况。

1. **脑缺血再灌注** 血栓通过阻塞脑血管造成大脑代谢紊乱，而缺血区血液回流将进一步恶化缺血损伤。脑缺血再灌注损伤对脑有巨大的影响，最明显的改变是神经损伤和脑水肿。缺血再灌注损伤是由一系列复杂的病理生理学事件引起的，如兴奋性毒性、梗死坏死灶周围去极化、炎症和程序性细胞死亡[49]。缺血半影区的许多神经元在不干预的情况下都会发生凋亡，所以靶向和避免缺血区域的细胞凋亡似乎是可行的[50]。在缺血侧脑区域会产生一些促炎介质，如细胞因子和趋化因子。此外，本课题研究组证实 CKLF1 的表达变化在脑缺血后是具有时间依赖性。缺血脑组织中 CKLF1 的分布具有空间特异性，主要分布在大鼠损伤的一侧皮质、海马、丘脑和下丘脑[51]。我们还发现作为 CKLF1 的拮抗剂，C19 肽能有效保护缺血脑损伤。C19 肽能够减小梗死体积和脑水肿，提高神经功能，所以它可能是治疗脑缺血理想的多肽类药物[52]。在脑缺血再灌注后，CKLF1 和神经元凋亡相关，CKLF1 中和抗体在缺血半球能够显著提高皮质葡萄糖的代谢从而产生抗凋

亡作用。因此，研究者猜测 CKLF1 的抑制可能有助于保护葡萄糖的利用和促进缺血半球的功能恢复 [53]。尽管已经证实 CKLF1 的表达与脑缺血损伤有关，但缺血后 CKLF1 来源并不明确，因此需要进一步研究来确定 CKLF1 的脑内来源和其调控作用的特殊机制 [52]。同本课题组前期结果一致，给予 CKLF1 中和抗体来选择性抑制 CKLF1 活性能够通过调控 MAPK 信号通路而显著降低中性粒细胞在缺血区域的募集 [54]。维持中枢神经系统（central nervous system，CNS）的正常生理状态依赖于血脑屏障（blood brain barrier，BBB）的完整性。研究发现抑制 CKLF1 能够维持大鼠 BBB 完整性、抑制 BBB 通透性和减少大脑水肿 [55]。CKLF1 中和抗体的效能等同于 C19 在脑卒中的效能。此外，通过阻碍 CKLF1 与 CCR4 结合和抑制炎症细胞渗透，推测 C19 肽对缺血区域的保护效应有剂量依赖，但需要进一步实验来证明。上述数据显示，利用 C19 肽或抗 CKLF1 抗体来抑制 CKLF1，主要通过抗炎症、抗细胞凋亡和维持 BBB 结构的完整性等进而保护其免受脑缺血再灌注损伤。CKLF1 及其肽在永久性脑缺血和出血脑卒中的研究是较少的，接下来应着重于研究 CKLF1 在这两类模型中的作用。

2．血管再狭窄、动脉粥样硬化和心肌梗死　再狭窄（restenosis，RS）一般是在经皮腔内冠状动脉成形术（percutaneous transluminal coronary angioplasty，PTCA）后 6 个月内出现的 [56]。异常转移、增殖和分泌大量胞外基质进入 VSMC 从而导致内膜增生是 RS 发生的主要机制。VSMC 的增殖是由细胞因子双重调控的 [57]。已有实验证明 CKLF1 通过介导 VSMC 转移在内膜增生中起着关键作用，且 C19 肽在 RS 中抑制 CKLF1 介导的这种趋化效应 [58]。在动物新生内膜的形成中，CKLF1 有促进作用，C19 肽有抑制作用。C19 肽的增加在体内抑制了新生内膜的形成，在体外抑制 VSMC 的转移，表明其在 RS 中有保护作用。有一种可能性是 C19 肽通过与 CKLF1 竞争性结合 CCR4 来实现抑制 VSMC 转移的效应。这显示出，VSMC 产生 CKLF1，CKLF1 通过自分泌方式影响 VSMC 的转移和增殖。因此，抑制 CKLF1 活性是在血管损伤后潜在的抑制内膜增生的靶点 [59]。动脉粥样硬化是慢性炎症疾病，炎症反应通过动脉粥样硬化的多个阶段起作用。炎症机制不仅与动脉粥样硬化的出现和发展有关，而且与多种相关并发症的出现密切相关 [60]。现在，抗炎症治疗已经成为一种新的预防和治疗动脉粥样硬化的策略 [61]。在平滑肌细胞、内皮细胞和单核巨噬细胞都证实了 CKLF1 表达的来源主要是动脉粥样硬化斑块。在人的动脉粥样硬化斑块的平滑肌细胞中，CKLF1 mRNA 和蛋白的表达水平显著高于正常动脉，表明 CKLF1 可能在动脉粥样硬化的发病机制中起着重要作用 [62]。具有冠状动脉粥样硬化的患者经常演变成为心肌梗死。研究发现在心肌梗死之后，CKLF1 促进小鼠心肌细胞的增殖。此外，CKLF1 基因转移限制心肌梗死的团块，提高后梗死期心脏功能 [63]。除了趋化作用，CKLF1 有明显的促进造血干 / 祖细胞的增殖和分化效应。在心肌梗死之后，CKLF1 的这个功能可能与提高心脏功能的效应相关，在短时间内细胞因子调动显著增加了 CD34$^+$ 细胞在外周血中的数量，这有益于梗死之后的心肌修复。此外，研究者也发现，在心肌梗死的情况下，CKLF1 动员骨髓中 CD34$^+$ 细胞，并显著增加外周血中的 CD34$^+$ 细胞的数量，如上结果表明 CKLF1 可能修复受损心肌 [64]。该实验证实了靶向 CKLF1 可能是一种治疗心肌梗死的药物开发的有效策略。

四、趋化素样因子 1 和呼吸系统疾病

呼吸系统是人体所有系统中与外界环境接触最多的系统。呼吸系统疾病主要包括哮喘、支气管炎、肺源性心脏病和肺结核等，大多数与人体免疫系统功能紊乱有关。各种趋化因子都与呼吸疾病密切相关，小分子趋化因子受体拮抗剂可能在呼吸疾病的治疗中起着重要作用[65]。研究者发现 CKLF1 与多种呼吸系统疾病密切相关。在正常人的气管上皮细胞中有少量的 CKLF1 mRNA 表达，CKLF1 的过度表达涉及炎症、损伤、支气管和肺的修复过程。因此，CKLF1 可能是一个涉及哮喘炎症、气管重塑和肺纤维化的重要趋化因子[66-67]。接下来，主要介绍 CKLF1 如何影响支气管哮喘和肺纤维化的发病机制。

支气管哮喘是一种 Th2 型淋巴细胞介导的炎症疾病，以过敏性支气管炎、气流受阻和气道高反应性为特征。靶向趋化因子和其受体是近些年抗哮喘发展的主要思路。但是这种想法并没有明确是哪种趋化因子和 / 或哪种趋化因子受体在哮喘发展的过程中起主要作用，所以直到现在也没有真正靶向趋化因子家族的抗哮喘药。一项研究表明，与对照组相比，CKLF1 基因的表达在哮喘动物组的肺中显著增加。相似地，CKLF1 mRNA 的水平在哮喘患者外周血中的单核细胞显著高于正常人。此外，CKLF1 质粒 DNA 单剂量肌内注射 BALB/c 小鼠以致系统效应，同时最明显的病理学变化是肺部[66-67]。CCR4 表达的 Th2 细胞通过产生 Th2 细胞因子在支气管哮喘的病理机制中起着关键作用[68]。正如前面所述，CCR4 在 Th2 细胞上广泛表达，在将 Th2 细胞征募到受过敏刺激的气道的过程中，起着至关重要的作用[27]。因此除去 CCR4 足以控制过敏气道炎症和气道高反应性。小鼠的哮喘模型显示 C19 肽能抑制 Th2 应答[20]。CKLF1 能够激活 NF-κB 信号通路，从而促进 Th2 细胞分化和调控促炎症介导物（促进哮喘）的产生[69]。C19 肽通过抑制小鼠哮喘模型 CCR3 和 CCR4 介导的趋化效应来减轻气管嗜酸性粒细胞增多、肺炎和气道高反应性。相反，C27 肽没有显示出过敏性哮喘的特征效应[70]。除了参与肺炎，CKLF1 可能在气道重塑和肺纤维化中起着重要的作用。研究显示 CKLF1 促进支气管平滑肌细胞和成纤维细胞的增殖，这些细胞活性增加是肺纤维化形成的关键因素[67]。因此，C19 肽对于治疗人的肺部疾病具有重要意义。

五、趋化素样因子 1 和神经系统疾病

CNS 的细胞迁移是一种普遍现象，神经细胞需要迁移才能到达其作用部位。神经细胞迁移在脑发展的过程中起着重要的作用[71]。异常神经细胞迁移导致异常神经发展，所以通过研究神经细胞迁移来理解神经系统疾病的机制显得至关重要。证据显示 CKLF1 在大脑发展中起着重要的作用。对于人类来说，胎儿大脑中 CKLF1 大量表达，但是在正常成人的大脑中几乎检测不到，这可能由于 CKLF1 的趋化活性是大脑发育过程所需的[1, 72]。我们也发现 CKLF1 诱导神经细胞迁移，例如 SH-SY5Y 细胞，CKLF1 通过非细胞外 Ca^{2+} 依赖性酪氨酸激酶通路调控 SH-SY5Y 迁移，并具有剂量依赖性，与此同时 SH-SY5Y 细胞同样具有 CCR4 表达[73]。在体外试验中，CKLF1 能够诱导大鼠皮质神经元的迁移，同样具有剂量依赖性[74]。总之，CKLF1 参与神经细胞的迁移。进一步研究 CKLF1 在神经细胞迁移的作用可能能找到治疗神经疾病的新靶点和新思路。

第三节　药物靶向趋化素样因子 1 和转基因动物研究概况

　　研究人员利用异硫氰酸荧光素（FITC）标记 CKLF1-C27 已经成功地建立了 CKLF1-CCR4 相互作用的基于细胞的筛选体系。作为一种有效的 CKLF1 拮抗剂，化合物 41 阻断钙瞬变，并减少 CKLF1-C27 诱导的趋化效应。化合物 41 通过干扰 CCR4 和 CKLF1 的结合抑制 NF-κB 的激活，在人体 CKLF1 转染小鼠的肺组织中进一步减少了哮喘的病理改变[10]。IMM-H004 是一种通过不断优化得到的衍生于化合物 41 的 3- 哌嗪香豆素化合物，研究人员证实了它能够在 PC12 细胞的氧糖剥夺 / 再灌注（OGD/R）模型诱导的细胞凋亡中发挥保护作用[75]。此外，IMM-H004 能够通过大鼠的 BBB，减轻 tPA 的副作用[76]。IMM-H004 通过上调生存素 - 肝炎 BX- 相互作用蛋白（survivin-HBXIP）复合物的表达从而有效保护大鼠全脑缺血损伤，减少细胞凋亡和维持突触结构完整性，减少梗死大小和大脑水容量来保护局部脑缺血损伤，提高神经功能，抑制皮质和海马的神经损伤和病理学改变，保护 BBB 的完整性[77-80]。除了上述提到的疾病，IMM-H004 也对伴有小胶质细胞活化的 CNS 紊乱有神经保护效应，如阿尔茨海默病（Alzheimer disease，AD）和帕金森病（Parkinson's disease，PD）[81-83]。化合物 41 的另一个衍生物 IMMLG-5521，在体外和体内都显示出抑制炎症的作用。IMMLG-5521 对角叉菜胶诱发的胸膜炎显示出显著的抗炎作用，能抑制大鼠由交联葡聚糖诱发的肺损伤[84-86]。总之，除了化合物 41、IMM-H004 和 IMMLG-5521，还有少量 CKLF1 拮抗剂正在开发。然而，在设计靶向 CKLF1 及其受体的新型药剂的过程中产生了一系列问题。首先，CKLF1 的抑制剂是否会造成其他趋化因子的失衡；其次，如何实现选择性抑制，例如 CKLF1 中和抗体需要注射进入大鼠侧脑室以达到治疗目的；最后，通过研究 CKLF1 和多种疾病的关系，能够得出结论，CKLF1 是一把双刃剑，CKLF1 在不同疾病和同一疾病的不同阶段起着不同的作用，所以仍然需要去证实给予患者 CKLF1 拮抗剂或激动剂治疗的有效性。

　　在体电脉冲基因转导法可作为一种有价值的评估动物新基因功能的方法，因此研究者已经使用此方法研究 CKLF1[67]。虽然抗 CKLF1 抗体和 C19 肽于在体实验中显出明显的保护作用，但是靶向作用更需要通过在人类疾病组织的表达研究和使用转基因或基因敲除（knockout，KO）小鼠或大鼠作为疾病模型进行验证。据研究所知，目前没有 CKLF1 基因敲除动物实验的报道。目前已经设计并获得未伴有其他生理异常的 CKLF1 KO 小鼠，推测 CKLF1 KO 小鼠可能降低了炎症的损伤和免疫相关疾病，同时也需要更多的实验来证实猜想。

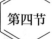

第四节　趋化素样因子 1 的研究展望

　　CKLF1 作为一种新型的趋化因子，对它的研究仍然处在起步阶段，有待进一步发展。许多与 CKLF1 相关的疾病仍未被彻底研究，如肿瘤、再生障碍性贫血和肝病等。除了上述提到的疾病，CKLF1 也在瘢痕瘤患者中高表达[87]。大鼠 CKLF1 和 CKLF2 能够促进成肌细胞的增殖，所以它们对某些肌肉萎缩疾病的病理学机制和临床治疗有着深远的意义[88]。CKLF1 质粒转染造成大鼠输精管的病理学改变和不育[89]。CKLF1 促进人类和小鼠的骨髓造血干 / 祖细胞的增殖和分化，表明它可能有治疗造血功能障碍的潜力。靶向趋化因子及其受体的药物在临床应用中将有巨大的潜力，它们中的一些已经用于治疗炎症疾病、抗 HIV 和抗肿瘤等。目前已有课题组对 CKLF1 进行深入研究，并发现 CKLF1 涉及局部脑缺血、哮喘和神经细胞迁移。这有助于某些与检测 CKLF1 基因转录水平、CKLF1 受体表达率和 CKLF1 容量相关的疾病的诊断。对于缺乏 CKLF1 或 CKLF1 水平异常升高的，我们能够使用 CKLF1 类似物或 CKLF1 拮抗剂来调控其平衡，最后阻断疾病的发展。根据现在的研究，CKLF1 在疾病中起着双重作用：由于其炎症因子的趋化效应，CKLF1 可能在急性期时加重炎症反应；然而又因为 CKLF1 促进许多细胞的增殖和迁移，它可能在慢性疾病中有修复功能。

总之，人类基因组的新药靶点的发现和发展是药物发展的热点区域，有着良好的前景。许多研究结果都预示着 CKLF1 可能是一个对过敏疾病、自身免疫病、肿瘤和 CCVD 等有效的靶点。丰富有关 CKLF1 自身性质和明确其在多种疾病中的作用将扩展新型的治疗策略。因此，作为一种许多疾病的潜在治疗靶点，CKLF1 及其多肽值得进一步研究。

（刘丹丹　郑清炼　马文玉　刘杨波　何佳琪　陈乃宏）

参考文献

[1] HAN W, LOU Y, TANG J, et al. Molecular cloning and characterization of chemokine-like factor 1 (CKLF1), a novel human cytokine with unique structure and potential chemotactic activity. Biochem J, 2001, 357 (Pt 1): 127-135.

[2] HAN W, DING P, XU M, et al. Identification of eight genes encoding chemokine-like factor superfamily members 1-8 (CKLFSF1-8) by in silico cloning and experimental validation. Genomics, 2003, 81 (6): 609-617.

[3] LOU Y, XIA D, HAN W, et al. Molecular cloning and characterization of rat chemokine-like factor 1 and 2. Gene, 2003, 307: 125-132.

[4] RUI M, XIA D, ZHANG Y, et al. Molecular cloning and characterization of four isoforms of mCKLF, mouse homologues of human chemokine-like factor. Mol Biol Rep, 2003, 30 (4): 229-237.

[5] XIA D, LI X, LOU Y, et al. Overexpression of chemokine-like factor 2 promotes the proliferation and survival of C2C12 skeletal muscle cells. Biochim Biophys Acta, 2002, 1591 (1/2/3): 163-173.

[6] 任鸿坤，洪涛，蒋捷，等. 趋化素样因子 2 mRNA 在心肌肥厚大鼠心肌中的表达. 北京大学学报（医学版），2004，36（4）：399-402.

[7] 龚艳君，洪涛，蒋捷，等. 大鼠趋化素样因子 2 mRNA 在心肌梗死大鼠心脏中的表达. 北京大学学报（医学版），2003，35（4）：438-440.

[8] 韩文玲，马大龙. 一个新的多功能细胞因子 - 趋化素样因子. 上海免疫学杂志，2002（4）：217-219.

[9] WANG Y, ZHANG Y, YANG X, et al. Chemokine-like factor 1 is a functional ligand for CC chemokine receptor 4 (CCR4). Life Sci, 2006, 78 (6): 614-621.

[10] LI G, WANG D, SUN M, et al. Discovery and optimization of novel 3-piperazinylcoumarin antagonist of chemokine-like factor 1 with oral antiasthma activity in mice. J Med Chem, 2010, 53 (4): 1741-1754.

[11] 韩文玲，芮珉，张颖妹，等. 趋化素样因子（CKLF1）对骨髓细胞增殖活性的研究. 中国医学科学院学报，2001，23（2）：119-122.

[12] 克晓燕，贾丽萍，景红梅，等. 新的人趋化素样因子对骨髓造血干 / 祖细胞的体外刺激作用. 中华血液学杂志，2002，23（6）：301-303.

[13] LIU Y, ZHANG S, LING X, et al. Analysis of the interactions between the peptides from secreted human CKLF1 and heparin using capillary zone electrophoresis. J Pept Sci, 2008, 14 (8): 984 -988.

[14] WANG Y, ZHANG Y, HAN W, et al. Two C-terminal peptides of human CKLF1 interact with the chemokine receptor CCR4. Int J Biochem Cell Biol, 2008, 40 (5): 909-919.

[15] WELLS T N, POWER C A, SHAW J P, et al. Chemokine blockers：therapeutics in the making?. Trends Pharmacol Sci, 2006, 27 (1): 41-47.

[16] BANWELL M E, ROBINSON D S, LLOYD C M. Adenoid-derived TH2 cells reactive to allergen and recall antigen express CC chemokine receptor 4. J Allergy Clin Immunol, 2003, 112 (6): 1155-1161.

[17] YOSHIE O, MATSUSHIMA K. CCR4 and its ligands: from bench to bedside. Int Immunol, 2015, 27 (1): 11-20.

[18] SKONER D P. Allergic rhinitis: definition, epidemiology, pathophysiology, detection, and diagnosis. J Allergy Clin Immunol, 2001, 108 (1 Suppl): S2-S8.

[19] 张建辉. 趋化素样因子 1（CKLF1）在变应性鼻炎发病机制中的作用研究 [D]. 南充：川北医学院，2010.

[20] ZHENG Y, GUO C, ZHANG Y, et al. Alleviation of murine allergic rhinitis by C19, a C-terminal peptide of chemokine-like factor 1 (CKLF1). Int Immunopharmacol, 2011, 11 (12): 2188-2193.

[21] PEASE J E, HORUK R. Recent progress in the development of antagonists to the chemokine receptors CCR3 and CCR4. Expert Opin Drug Discov, 2014, 9 (5): 467-483.

[22] LEUNG D Y, BOGUNIEWICZ M, HOWELL M D, et al. New insights into atopic dermatitis. J Clin Invest, 2004, 113 (5): 651-657.

[23] MALAJIAN D, GUTTMAN-YASSKY E. New pathogenic and therapeutic paradigms in atopic dermatitis. Cytokine, 2015, 73 (2): 311-318.

[24] NAKATANI T, KABURAGI Y, SHIMADA Y, et al. CCR4 memory CD4+ T lymphocytes are increased in peripheral blood and lesional skin from patients with atopic dermatitis. J Allergy Clin Immunol, 2001, 107 (2): 353-358.

[25] YANG G Y, CHEN X, SUN Y C, et al. Chemokine-like factor 1 (CLFK1) is over-expressed in patients with atopic dermatitis. Int J Biol Sci, 2013, 9 (8): 759-765.

[26] WANG L, WANG F S, GERSHWIN M E. Human autoimmune diseases: a comprehensive update. J Intern Med, 2015, 278 (4): 369-395.

[27] LI T, ZHONG J, CHEN Y, et al. Expression of chemokine-like factor 1 is upregulated during T lymphocyte activation. Life Sci, 2006, 79 (6): 519-524.

[28] YU C, GERSHWIN M E, CHANG C. Diagnostic criteria for systemic lupus erythematosus: a critical review. J Autoimmun, 2014, 48-49: 10-13.

[29] MOHAN C, PUTTERMAN C. Genetics and pathogenesis of systemic lupus erythematosus and lupus nephritis. Nat Rev Nephrol, 2015, 11 (6): 329-341.

[30] VIELHAUER V, ANDERS H J, SCHLÖNDORFF D. Chemokines and chemokine receptors as therapeutic targets in lupus nephritis. Semin Nephrol, 2007, 27 (1): 81-97.

[31] 季迎，张浩，袁洪，等. 趋化素样因子 -1 在狼疮性肾炎患者肾组织中的表达. 中南大学学报（医学版），2007，32（3）：490-493.

[32] KOURILOVITCH M, GALARZA-MALDONADO C, ORTIZ-PRADO E. Diagnosis and classification of rheumatoid arthritis. J Autoimmun, 2014, 48-49: 26-30.

[33] YANG P, TAN J, YUAN Z, et al. Expression profile of cytokines and chemokines in osteoarthritis patients: Proinflammatory roles for CXCL8 and CXCL11 to chondrocytes. Int Immunopharmacol, 2016, 40: 16-23.

[34] BORZÌ R M, MAZZETTI I, CATTINI L, et al. Human chondrocytes express functional chemokine receptors and release matrix-degrading enzymes in response to C-X-C and C-C chemokines. Arthritis Rheum, 2000, 43 (8): 1734-1741.

[35] TAO K, TANG X, WANG B, et al. Distinct expression of chemokine-like factor 1 in synovium of osteoarthritis, rheumatoid arthritis and ankylosing spondylitis. J Huazhong Univ Sci Technolog Med Sci, 2016，36 (1): 70-76.

[36] 程爱新，韩文玲，马大龙，等. 趋化素样因子 1（CKLF1）对关节软骨细胞增殖及代谢的影响. 北京大学学报（医学版），2003，35（4）：399-401.

[37] RIOJA I, CLAYTON C L, GRAHAM S J, et al. Gene expression profiles in the rat streptococcal cell wall-induced arthritis model identified using microarray analysis. Arthritis Res Ther, 2005, 7 (1): R101- R117.

[38] MACDONALD A, BURDEN A D. Psoriasis: advances in pathophysiology and management. Postgrad Med J, 2007, 83 (985): 690-697.

[39] SINGH T P, LEE C H, FARBER J M. Chemokine receptors in psoriasis. Expert Opin Ther Targets, 2013, 17 (12): 1405-1422.

[40] TAN Y, WANG Y, LI L, et al. Chemokine-like factor 1-derived C-terminal peptides induce the proliferation of dermal microvascular endothelial cells in psoriasis. PLoS One, 2015, 10 (4): e0125073.

[41] ARYA M, PATEL H R, WILLIAMSON M. Chemokines: key players in cancer. Curr Med Res Opin, 2003, 19 (6): 557-564.

[42] ROLLINS B J. Inflammatory chemokines in cancer growth and progression. Eur J Cancer, 2006, 42 (6): 760-777.

[43] XIONG Y, CHANG X H, YU L M. Expression and significance of chemokine like factor-1 in ovarian cancer. Ningxia Med, 2009, 31: 106.

[44] CHEN F, ZHANG T, XIONG J, et al. Suppression of abdominal aortic aneurysm by hydrogen through chemokine-like factor1. Zhonghua Yi Xue Za Zhi, 2014, 94 (1): 59-61.

[45] LI J, BAO X, LI Y, et al. Study of the functional mechanisms of osteopontin and chemokine-like factor 1 in the development and progression of abdominal aortic aneurysms in rats. Exp Ther Med, 2016, 12 (6): 4007-4011.

[46] ZHANG Y, TIAN L, ZHENG Y, et al. C-terminal peptides of chemokine-like factor 1 signal through chemokine receptor CCR4 to cross-desensitize the CXCR4. Biochem Biophys Res Commun, 2011, 409 (2): 356-361.

[47] ZHANG T, XIONG J, SHEN C Y, et al. Effects of chemokine-like factor 1 on the proliferation and apoptosis of human vascular smooth muscle cell. Zhonghua Yi Xue Za Zhi, 2012, 92 (29): 2069-2074.

[48] 宣成睿，陈瑶，何培英，等. 人趋化素样因子 1 对人动脉血管平滑肌细胞的趋化作用. 北京大学学报（医学版），2009，41（2）：148-151.

[49] DIRNAGL U, IADECOLA C, MOSKOWITZ M A. Pathobiology of ischaemic stroke: an integrated view. Trends Neurosci, 1999, 22 (9): 391-397.

[50] BROUGHTON B R, REUTENS D C, SOBEY C G. Apoptotic mechanisms after cerebral ischemia. Stroke, 2009, 40 (5): e331- e339.

[51] KONG L L, HU J F, ZHANG W, et al. Expression of chemokine-like factor 1 after focal cerebral ischemia in the rat. Neurosci Lett, 2011, 505 (1): 14-18.

[52] KONG L L, HU J F, ZHANG W, et al. C19, a C-terminal peptide of chemokine-like factor 1, protects the brain against focal brain ischemia in rats. Neurosci Lett, 2012, 508 (1): 13-16.

[53] KONG L L, WANG Z Y, HU J F, et al. Inhibition of chemokine-like factor 1 protects against focal cerebral ischemia through the promotion of energy metabolism and anti-apoptotic effect. Neurochem Int, 2014, 76: 91-98.

[54] KONG L L, WANG Z Y, HAN N, et al. Neutralization of chemokine-like factor 1, a novel C-C chemokine, protects against focal cerebral ischemia by inhibiting neutrophil infiltration via MAPK pathways in rats. J Neuroinflammation, 2014, 11: 112.

[55] KONG L L, WANG Z Y, HU J F, et al. Inhibition of chemokine-like factor 1 improves blood-brain barrier dysfunction in rats following focal cerebral ischemia, Neurosci Lett, 2016, 627: 192-198.

[56] WEINTRAUB W S. The pathophysiology and burden of restenosis. Am J Cardiol. 2007, 100 (5A): 3K-9K.

[57] BRAUN-DULLAEUS R C, MANN M J, DZAU V J. Cell cycle progression: new therapeutic target for vascular proliferative disease. Circulation, 1998, 98 (1): 82-89.

[58] ZHANG T, QIAO Z, CHEN F, et al. Antagonistic effect of C19 on migration of vascular smooth muscle cells and intimal hyperplasia induced by chemokine-like factor 1. Mol Biol Rep, 2013, 40 (4): 2939-2946.

[59] ZHANG T, ZHANG X, YU W, et al. Effects of chemokine-like factor 1 on vascular smooth muscle cell migration and proliferation in vascular inflammation. Atherosclerosis, 2013, 226 (1): 49-57.

[60] HANSSON G K. Inflammation, atherosclerosis, and coronary artery disease. N Engl J Med, 2005, 352 (16): 1685-1695.

[61] VIOLA J, SOEHNLEIN O. Atherosclerosis - A matter of unresolved inflammation. Semin Immunol, 2015, 27 (3): 184-193.

[62] 娄雅欣，刘雅楠，宋泉声，等. 大鼠趋化素样因子 1 对主动脉平滑肌细胞的趋化作用和增殖促进作用. 北京大学学报（医学版），2006，38（2）：128-131.

[63] 杨波，洪涛，刘倩竹，等. 人趋化素样因子 1 基因转移对急性心肌梗死大鼠心功能的影响. 北京大学学报（医学版），2009，41（2）：144-147.

[64] 冯雪茹，洪涛，龚艳君，等. 人趋化素样因子 1 基因转移对心肌梗死大鼠外周血 CD34+ 细胞的影响. 北京大学学报（医学版），2006（6）：592-596.

[65] SABROE I, LLOYD C M, WHYTE M K, et al. Chemokines, innate and adaptive immunity, and respiratory disease. Eur Respir J, 2002, 19 (2): 350-355.

[66] TAN Y X, YANG T, CHEN Q L, et al. Outcome and significance of pulmonary pathological changes induced by a single intramuscular injection of chemokine-like factor 1 in mice. Zhonghua Yi Xue Za Zhi, 2009, 89 (34): 2408-2411.

[67] TAN Y X, HAN W L, CHEN Y Y, et al. Chemokine-like factor 1, a novel cytokine, contributes to airway damage, remodeling and pulmonary fibrosis. Chin Med J (Engl), 2004, 117 (8): 1123-1129.

[68] HONJO A, OGAWA H, AZUMA M, et al. Targeted reduction of CCR4+ cells is sufficient to suppress allergic airway inflammation. Respir Investig, 2013, 51 (4): 241-249.

[69] LI G, LI G Y, WANG Z Z, et al. The chemokine-like factor 1 induces asthmatic pathological change by activating nuclear factor-κB signaling pathway. Int Immunopharmaco, 2014, 20 (1): 81-88.

[70] TIAN L, LI W, WANG J, et al. The CKLF1-C19 peptide attenuates allergic lung inflammation by inhibiting CCR3- and CCR4-mediated chemotaxis in a mouse model of asthma. Allergy, 2011, 66 (2): 287-297.

[71] HATTEN M E. New directions in neuronal migration. Science, 2002, 297 (5587): 1660-1663.

[72] WANG Z Z, ZHANG Y, YUAN Y H, et al. Developmental expression of chemokine-like factor 1, a novel member of chemokines family, in postnatal rat cerebral cortex. Neurosci Lett, 2012, 519 (1): 51-55.

[73] WANG Z Z, LI G, CHEN X Y, et al. Chemokine-like factor 1, a novel cytokine, induces nerve cell migration through the non-extracellular Ca2+-dependent tyrosine kinases pathway. Brain Res, 2010, 1308: 24-34.

[74] WANG Z Z, YUAN Y H, ZHANG Y, et al. Chemokine-like factor 1 promotes the migration of rat primary cortical neurons by the induction of actin polymerization. Neuroreport, 2014, 25 (15): 1221-1226.

[75] JI H J, WANG D M, HU J F, et al. IMM-H004, a novel courmarin derivative, protects against oxygen- and glucose-deprivation/restoration-induced apoptosis in PC12 cells. Eur J Pharmacol, 2014, 723: 259-266.

[76] ZUO W, CHEN J, ZHANG S, et al. IMM-H004 prevents toxicity induced by delayed treatment of tPA in a rat model of focal cerebral ischemia involving PKA-and PI3K-dependent Akt activation. Eur J Neurosci, 2014, 39 (12): 2107-2118.

[77] SUN M, HU J, SONG X, et al. Coumarin derivatives protect against ischemic brain injury in rats. Eur

J Med Chem, 2013, 67: 39-53.

[78] ZUO W, ZHANG W, HAN N, et al. Compound IMM-H004, a novel coumarin derivative, protects against CA1 cell loss and spatial learning impairments resulting from transient global ischemia. CNS Neurosci Ther, 2015, 21 (3): 280-288.

[79] NIU F, SONG X Y, HU J F, et al. IMM-H004, A new coumarin derivative, improved focal cerebral ischemia via blood-brain barrier protection in rats. J Stroke Cerebrovasc Dis, 2017, 26 (10): 2065-2073.

[80] CHU S F, ZHANG Z, ZHANG W, et al. Upregulating the expression of survivin-HBXIP complex contributes to the protective role of IMM-H004 in transient global cerebral ischemia/reperfusion. Mol Neurobiol, 2017, 54 (1): 524-540.

[81] SONG X Y, HU J F, SUN M N, et al. IMM-H004, a novel coumarin derivative compound, protects against amyloid beta-induced neurotoxicity through a mitochondrial-dependent pathway. Neuroscience, 2013, 242: 28-38.

[82] SONG X Y, HU J F, SUN M N, et al. IMM-H004, a novel coumarin derivative compound, attenuates the production of inflammatory mediatory mediators in lipopolysaccharide-activated BV2 microglia. Brain Res Bull, 2014, 106: 30-38.

[83] SONG X Y, WANG Y Y, CHU S F, et al. A new coumarin derivative, IMM-H004, attenuates okadaic acid-induced spatial memory impairment in rats. Acta Pharmacol Sin, 2016, 37 (4): 444-452.

[84] LI Z, HU J, SUN M, et al. Anti-inflammatory effect of IMMLG5521, a coumarin derivative, on Sephadex-induced lung inflammation in rats. Int Immunopharmacol, 2012, 14 (2): 145-149.

[85] LI Z P, HU J F, SUN M N, et al. Effect of compound IMMLG5521, a novel coumarin derivative, on carrageenan-induced pleurisy in rats. Eur J Pharmacol, 2011, 661 (1/2/3): 118-123.

[86] LI Z, HU J, SUN M, et al. In vitro and in vivo anti-inflammatory effects of IMMLG5521, a coumarin derivative. Int Immunopharmacol, 2013, 17 (2): 400-403.

[87] ZHANG M, XU Y, LIU Y, et al. Chemokine-Like Factor 1 (CKLF-1) is Overexpressed in Keloid Patients: A Potential Indicating Factor for Keloid-Predisposed Individuals. Medicine (Baltimore), 2016, 95 (11): e3082.

[88] LAN X D, XIN L Y, LING H W, et al. Study on the enhancing effect of rCKLF1, 2 on the proliferation of myoblast cells. Journal of Cellular and Molecular Immunology, 2002, 18 (4): 313-315.

[89] ZHONG W D, ZENG G Q, CAI Y B. Pathological changes in seminiferous tubules in infertility rats induced by chemokine-like factor I. Chinese Journal of Experimental Surgery, 2003, 20 (11): 1027-1028.

25

第二十五章

趋化因子的
生物学功能
研究进展

趋化因子在许多生理和病理过程中发挥调节作用。除了最初发现的白细胞运输功能外，它们还调节着许多细胞类型在各自微环境中的迁移、增殖、存活和基因的表达。趋化因子可以通过相应的 G 蛋白耦联受体发挥生物学功能。近十年来，趋化因子及其受体在免疫学及肿瘤生物学中的功能及机制研究取得大量的发现，本章节将根据趋化因子的结构类型，介绍其重组蛋白的表达或合成方式，进而逐一阐述趋化因子在调节免疫、调节肿瘤形成和转移的相关作用。

细胞因子是一种分子量为 8 ～ 12kDa 的分泌蛋白，可以激活并介导免疫细胞之间的交流，调节造血和炎症期间的免疫反应。趋化细胞因子是细胞因子中的一个大的亚族，约有 50 种。与其他细胞因子相似，趋化因子的主要功能是通过同源 G 蛋白耦联受体（GPCR）刺激细胞迁移的能力，它们共享四个半胱氨酸，形成两个独特的二硫键，这对它们的保守结构至关重要，被称为"趋化因子折叠"[1]。因此，趋化因子具有相同的二级和三级结构，其分类主要是根据半胱氨酸的排列及不同具体生物学功能划分的。

在生理浓度下，趋化因子会发生低聚反应，这一过程通常由硫酸乙酰肝素（heparan sulfate）等硫酸糖辅助[2-3]。但是，单体状态的趋化因子也具有生物活性并可以完成体内的生物学功能。在某些情况下，单体和二聚体可以在同一受体上诱导不同的反应[4-6]。此外，除了同分异构体外，趋化因子还可与其他不同的趋化因子发生寡聚，并引发反应。这些反应往往发生在炎症部位，多个趋化因子同时产生，协同作用比单独的趋化因子所引发的生物活性更为显著。最后，趋化因子可以与异种蛋白质相互作用，如 CXCL12 与 HMGB1 蛋白结合，后者由炎症部位的免疫细胞分泌，二者共同与受体结合引起更为显著的下游信号激活[7]。通过调节趋化因子治疗疾病的临床研究还处于起步阶段。类固醇可以通过抑制趋化因子 / 细胞因子轴来影响其功能，但目前还没有专门的临床试验来研究大多数趋化因子的药理作用。目前没有明确的证据表明在急性肺炎中使用类固醇能提高生存率，而在某些情况下还会恶化预后。本章第一节将分别阐述趋化因子的结构分类及其与生物活性之间的关系，进而通过 CXCL8 的重组、纯化表达，综述体外获得具有生物活性趋化因子的方法。第二节将从细胞信号通路的角度阐述趋化因子的生物学研究方法。

第一节　趋化因子的表达与纯化研究进展

一、趋化因子的结构与活性

人类趋化因子超家族由约 50 个分子量为 8 ～ 12kDa 的可溶性小分子肽组成[8]。趋化因子最初由于其对不同的白细胞亚群具有趋化作用而被发现。在过去的二十年中，除了研究趋化因子在白细胞的聚集和活化方面的功能外，还研究了趋化因子参与脊椎动物发育、体内平衡和病理的各种过程。趋化因子家族根据肽段中两个保守的 N 端半胱氨酸残基与另外两个半胱氨酸残基建立二硫键，分为四个亚家族。这些保守的半胱氨酸残基被一个氨基酸（CXC- 或 α 趋化因子）、直接相邻的（CC- 或 α 趋化因子）或三个氨基酸（CX3C 或 α 趋化因子）分离。唯一的例外是淋巴细胞趋化因子（lymphotactin），它只有一个 N 端半胱氨酸残基。CXC- 趋化因子具有相同的 ELR 模体，这些 ELR+ 趋化因子可以通过它们共同的受体 CXCR2 发挥血管生成作用，与此同时，一些不具有 ELR 模体的趋化因子却具有稳定血管结构的特性[9]。

除了这种基于结构的分类，趋化因子还可以区分为稳态趋化因子和炎症趋化因子，以及那些根据环境条件同时具有这两种属性的趋化因子。趋化因子的表达具有一种内在的稳态，它调节白细胞及其前体的生理迁移过程，例如淋巴细胞迁移到淋巴器官的不同位置，从而支持它们的成熟[10]。除免疫系统外，趋化因子还可促进组织和器官的发育和维持，例如在大脑中，趋化因子影响着组织和器官向不同谱系的迁移和模式形成以及分化[11-13]。此外，有研究发现，在大脑中，趋化因子发挥着除了神经递质和神经肽以外的细胞间沟通的作用。无论是在生理条件下还是在神经炎症和神经病理性疼痛等疾病中，它都介导和调节神经元和胶质细胞之间的应答[14-15]。促炎的趋化因子主要由促炎细胞因子诱导，如白细胞介素 -1（IL-1）诱导 CCL2 和 CXCL8，肿瘤坏死因子 α（TNF-α）诱导 CXCL10，干扰素 γ 诱导 CXCL10 等[16-17]。它们可以将白细胞聚集到炎症区域并促进其穿过血脑屏障，从而促进炎症过程[18-20]。此外，带有 ELR 的 CXC 趋化因子（如 CXCL8）还具有促进正常组织或肿瘤血管生成，支持伤口愈合的作用[21]。

趋化因子通过与趋化因子受体家族的 G 蛋白耦联 7 次跨膜受体结合，发挥其功能作用（图 25-1）。到目前为止，已经确定了大约 20 种人类趋化因子受体，虽然有些配体只与一种受体结合，但其他配体可能与各自受体家族的几个成员相互作用。这种冗余也是单个受体的突变和缺失可以得到补偿，进而无法影响表型显著变化的原因。

趋化因子受体家族的成员虽然缺乏一般的特征，但却具有促进配体结合和下游信号转导的几个共同的模体。DRYLAIVHA 模体被认为是细胞内第二回路的关键信号[21]。细胞内 C 端尾部含有丝氨酸和苏氨酸残基，这些残基可以通过配体结合磷酸化，从而引发细胞内信号转导，如 G 蛋白募集、胞内钙水平升高和肌醇磷酸的生成[22]。此外，β- 制动蛋白（β-arrestin）与 C 端不同的丝氨酸残基结合，决定 G 蛋白耦联并启动受体（和结合配体）的内化，这是调节趋化因子功能的一个重要特征[23-24]。

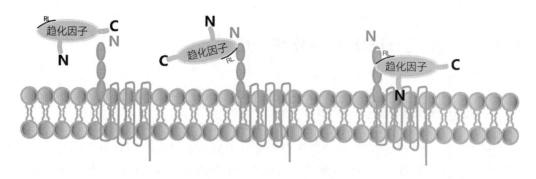

图25-1　趋化因子受体结合模型

注：趋化因子首先通过其刚性环（RL）与七螺旋受体的 N 端连接。随后，趋化因子的 N 端进入跨膜螺旋内的结合囊，导致受体构象改变（椭圆图形所示）和受体活化。

除了在几种炎症疾病中的影响，趋化因子和它们的受体在肿瘤生物学中也发挥着不同的作用，如影响白细胞的募集、新生血管的形成和肿瘤的进展等[25-26]。有研究发现，CXCL12/SDF-1 及其受体 CXCR4 对乳腺癌的迁移有显著影响[27]。CXCL12 为基质细胞分泌的可溶性 B 细胞前体生长刺激因子（PBSF），支持骨髓 B 细胞的祖细胞增殖。而其受体 CXCR4/LESTR/Fusin 从单核细胞文库中独立克隆为细胞因子 / 趋化因子受体和 HIV 侵入的辅助因子，表明了 CXCL12 和 CXCR4 的相互作用[28]。此外，CXCL12 是引导表达 CXCR4 的造血祖细胞向骨髓迁移的主要影响因素，在其他干细胞和祖细胞及其各自分布位置的迁移中也同样观察到 CXCL12 与 CXCR4 的作用。

有研究发现，CXCR4 和 CXCL12 敲除会严重损害小鼠的造血功能、血管和中枢神经系统发育[29]。长期以来，CXCR4 与 CXCL12 被认为是彼此唯一的受体和配体，然而，基于与其他趋化因子受体的结构相似性，孤儿受体 RDC-1 在 T 淋巴细胞上同样可以结合并内化 CXCL12。放射标记的 CXCL12 与 CXCR4 缺陷小鼠肝细胞结合实验，显示出 CXCL12 与 CXCR4 持续的亲和力。

二、CXCL8 的鉴别及其重组表达

中性粒细胞是血液循环中最丰富的白细胞，它构成脊椎动物先天免疫系统的前线防御。在 20 世纪 80 年代后期，几乎同时有四个实验室报告了单核细胞衍生的中性粒细胞激活肽的序列。其中三个在欧洲，一个在美国[30]。瑞士伯尔尼大学 Theodor Kocher 研究所的 Marco Baggiolini 实验室分离出最初称为中性粒细胞活化因子（NAF）的 CXCL8，后来更名为 NAP-1 和 IL-8。在所有实验室中，CXCL8 都是从激活的单核细胞上清液中通过经典的生化蛋白纯化程序（包括硫酸铵沉淀，柱层析的不同步骤如大小排除，离子交换 - 反相高压液相色谱法）纯化得到[31-34]。实验采用中性粒细胞胞内颗粒的趋化性和酶释放作为检测指标，以跟踪纯化过程中不同组分的活性。在那时，尚未有人类基因组的测序，因此采用 Edman 降解法进行经典氨基酸测序来揭示原始序列。结果表明，这一序列与从 cDNA 中推断出的一种预测分泌蛋白的序列相同，cDNA 是通过有丝分裂原刺激的白细胞的 mRNA 逆转录得到的。然而，这个假设的产物并没有被表征出来[35]。

伯尔尼大学的实验室和维也纳的 Sandoz（后来的 Novartis）研究所继续通过 6 个重叠的合成寡核苷酸杂交，合成了成熟的 CXCL8 基因。该人工基因被插入质粒并转导到大肠杆菌中产生蛋白质[36]。趋化因子在细菌中表达时，通常不溶于水，而是形成密集的非晶态包涵体[37-38]。包涵体形成的原因可能是：许多趋化因子或者在全长构象中具有杀菌作用；或者作为裂解产物，细菌可能将有毒物质储存在非活性构象中[39]。

趋化因子可以很容易地从包涵体中提取并折叠成为功能构象，是 80% ～ 90% 纯趋化因子的来源。差速离心分离包涵体，用温和的氢键破坏试剂（如 2mol/L 尿素）严格洗涤，然后在强还原性的 6mol/L 盐酸胍中溶解，破坏二硫键。为了方便起见，重组趋化因子经常与组氨酸结合作为标记，使其能在固定化金属离子亲和柱（IMAC）上，从而易于分离。这个色谱步骤通常产生超过 95% 的纯趋化因子，这些趋化因子呈线性或展开的构象。透析法去除鸟嘌呤在大多数情况下会导致一些物质沉淀，但却是一种方便的分离方法，然后在高蛋白浓度（5 ～ 10mg/ml）的强还原性条件下增溶。由于它们呈碱性，未展开的趋化因子在低 pH 的条件下是可溶的。因此，在 pH=3 平衡的脱盐柱上进行简单的缓冲交换，可以去除还原剂。随后迅速稀释成生理 pH 的氧化还原平衡缓冲液，这有利于在低分子量伴随物（如精氨酸）存在下形成二硫键，从而使趋化因子有效折叠。稀释后的趋化因子可通过阳离子层析或反相层析在中性、耐 pH 的基质上进行回收[37]。

重组趋化因子的一个关键步骤是形成一个正确的 N 端。天然趋化因子由其基因翻译而来，在 N 端有一个分泌所必需的前导序列，它在膜转位后被切断。这种自然的截断并非倾向于 N 端氨基酸，而使用细菌表达的趋化因子开始于甲酰化蛋氨酸，它可以显著改善受体的激活。利用蛋氨酸氨基肽酶纯化重组趋化因子后，可以通过酶法去除重组趋化因子的起始氨基酸。此外，如果纯化亲和标签添加在 N 端，插入一个蛋白水解裂解的一致序列可以去除这部分标签。肠激酶是一种便于裂解的蛋白酶，因为该酶在其特定的一致序列之后进行切割，在趋化因子的 N 端不留下任何不需要的氨基酸[37, 40]。用反相高效液相色谱法可以很容易地从未裂解的物质或剪切的 N 端分离出成熟的趋化因子。

此外，将 N 末端聚组氨酸 - 小分子泛素相关修饰物蛋白（SUMO）双标记融合到趋化因子上，对于生成功能性趋化因子具有两个益处。首先，添加一个 SUMO-tag 标签可以增加重组趋化因子融合蛋白可溶性，并阻止其在包涵体中积累。在经典的 IMAC 上，可溶性的多组氨酸标记的趋化融合蛋白可以很容易地纯化。其次，使用 SUMO 蛋白酶 1（Ulp1）释放具有正确成熟 N 端的天然趋化因子，可以特异并高效率地分离出聚合组氨酸 SUMO-tag[41-42]。

三、趋化因子的化学合成

另一种生成趋化因子的方法是全化学固相合成。由于氨基酸序列相对较短，折叠性能较好，化学合成是一种高效的方法，但这种方法需要专业的化学实验室设备和相关知识，而这些在生命科学专用实验室并不常见。20 世纪 90 年代早期，温哥华的 Ian Clarke-Lewis 是最早开始合成趋化因子的人之一[43]。他的方案是基于自动固相合成趋化因子，这些趋化因子随后从树脂中分离出来，在化学上失去保护，并从有机溶剂中沉淀出来。采用鸟嘌呤和强还原性条件，在 pH=3 的缓冲液中对原油进行溶解。在反相柱上分离后，趋化因子被折叠。正确折叠的蛋白质通常具有更加亲水的表面活性，因而可以很容易地与未折叠的材料分离。化学合成有几个优点，只得到一个确定序列的产物，不需要从 N 端裂解氨基酸，还可以控制蛋白质序列，引入非天然氨基酸。由于随机的化学标记干扰受体结合，在缺乏可用的受体特异性抗体的情况下，生物学研究常常需要受体亲和力和受体表面表达的测定。荧光标记或生物素化的氨基酸常被引入 C 端附近，并被证明不改变受体的相互作用。化学合成也被用于对 CXCL8 的第一个半胱氨酸之前的氨基末端序列进行截断和修饰，继而通过生物学方法揭示该区域对受体结合和激活的重要性。结构 - 功能关系的广泛研究包括大量单氨基酸取代的合成类似物，表明除了半胱氨酸和谷氨酸 - 亮氨酸 - 精氨酸基序（ELR 基序）外，功能 CXCL8 受体相互作用似乎不需要其他残基 [44]。

四、趋化因子及其与受体的相互作用

趋化因子以调节白细胞的转运而闻名 [45-46]。白细胞迁移是免疫平衡、监测和对浸润性病原体的反应所必需的。因此，趋化因子在功能上被细分为两组：①主要控制着体内平衡的免疫细胞运输，但在病理条件下最终会上升的趋化因子；②主要是在炎症条件下诱导和表达的趋化因子，通常称为"炎症"趋化因子 [47]。

趋化因子受体在系统遗传学上与 rhodopsin-like 受体 γ 亚家族中的一组 GPCR 相对应，它们具有介导细胞迁移的能力 [48]。趋化因子受体一般与异三聚体 G 蛋白耦联，因此用百日咳博德氏杆菌毒素可以抑制大多数反应。目前共鉴定出 19 个受体：7 个 CXCRs（CXCR1 ~ 6 和 CXCR8）也称为 GPR35，10 个 CCRs（CCR1 ~ 10），CX3CR1 和 CKR1。与大约 50 种趋化因子相比，这 19 个受体通常结合不止一种趋化因子，然而，几种趋化因子也可以结合多个受体。这种趋化因子系统的混杂状态对免疫反应有重要的影响，因为一个给定的受体可能会根据触发其激活的趋化因子诱导不同的反应。例如已知 Th1 和 Th2 型 T 细胞介导不同的免疫反应，当 CXCR3 受到高亲和力配体 CXCL11 的刺激时，T 细胞会向 Th2 表型转化，而 CXCL10 与同一受体的亲和力较低，会诱导 Th1 分化 [49]。

CCR7 与两个趋化因子 CCL19 和 CCL21 结合，是白细胞（如树突状细胞、B 细胞和 T 细胞）向二级淋巴器官迁移的关键调控因子。虽然 CCL19 和 CCL21 都与 CCR7 结合，但这两种配体可以诱导不同的信号通路。CCL19 与 CCR7 的结合导致受体内化，而 CCL21 通过其扩展的 C 端与 CCR7 的紧密结合促进细胞黏附 [50]。

在骨髓中对造血干细胞的迁移和维持起主要作用的趋化因子是 CXCL12，它是 CXCR4 的唯一配体。CXCL12/CXCR4 轴对 B 细胞的发育至关重要，CXCL12/CXCR4 轴在淋巴细胞生成、生发中心反应的分化过程中都起着无可代替的作用，其同样可驱动干细胞迁移至骨髓。CXCL12/CXCR4 耦联对骨髓的形成也是必要的。CXCL12 虽然主要被认为是一种稳态趋化因子，但也可能参与炎症反应 [1]。

另一对单配偶由 CXCL13/CXCR5 组成。在健康和炎症条件下，这对组合的关键功能是调节二级淋巴器官内的白细胞转运。因此 CXCL13 引导 CXCR5+ 的 T 细胞和 B 细胞进入囊泡。此外，CXCL13 和 CXCL12 分别是继发性淋巴结生发中心明区和暗区分离的主要趋化因子[1]。在增殖过程中，B 细胞成熟并经历受体类转换，这是产生高亲和力抗体的关键步骤。在暗区促进 B 细胞增殖，而在明区则是筛选高亲和力抗原特异性的 B 细胞。

炎症性 CXC 趋化因子中有 7 种含有 ELR 模体，位于第一个半胱氨酸的前面。所有含有 ELR 模体的趋化因子都与 CXCR2 具有类似的亲和力，CXCR2 是最初发现的可与 CXCL8 结合的第二个受体，而 CXCR1 仅对 CXCL8 具有高亲和力[1]。有趣的是，CXCL8 与 CXCR1 和 CXCR2 结合，通过 CXCR1 诱导更强的反应。受体在中性粒细胞上表达，介导免疫细胞向炎症部位的聚集[51]。

在 CC 组炎症趋化因子受体中，CCR1、CCR2、CCR2 和 CCR5 在炎症过程中对白细胞的聚集最为重要。由于特异性部分重叠，这些受体共享多个 CC 趋化因子作为激动剂。局部产生的同源趋化因子将淋巴细胞和骨髓细胞聚集到感染部位。相比之下，CCR4 的表达主要局限于 T 细胞，似乎参与了 T 淋巴细胞的皮肤归巢。CCR4 结合两个趋化因子，即 CCL17 和 CCL22[1]。

一些趋化因子除了协调白细胞在体内平衡和炎症中的转运方面发挥重要作用外，对发育和肿瘤病理学也至关重要。CXCL12 在小鼠中具有特殊的作用，其基因敲除的小鼠可出现围产期死亡，这种小鼠在中枢神经系统发育、心脏功能、B 细胞淋巴管生成和血管形成方面存在明显缺陷。此外，CXCR4 是 CXCL12 唯一的功能受体，它在许多癌细胞上表达，并在肿瘤细胞转移（如分别向骨髓和淋巴器官转移）方面发挥作用[1]。

从趋化因子及其受体的作用来看，趋化因子及其受体的一些治疗策略可能能为肿瘤或肝病治疗提供一个新的方向。药物抑制 CCR2 通过阻止 ly6c 阳性巨噬细胞的浸润而抑制肝炎和纤维化[52]。与此一致的是，先前的研究表明 CCL2 或 CCR2 的药理抑制可显著改善几种代谢疾病模型中的胰岛素抵抗、脂肪变性和炎症[53]。值得注意的是，CCR2 和 CCR5 拮抗剂 cenicriviroc（CVC）有可能在动物模型中发挥抗炎和抗纤维化作用。在 Ⅱ 期研究中，在患有非酒精性脂肪性肝炎（NASH）的肥胖成人中，CVC 在治疗非酒精性脂肪性肝病（NAFLD）方面虽没有达到理想的效果，但显示出纤维化评分降低，最近在 NASH 的 Ⅱ b 阶段研究中也验证了类似的结果。此外，谷氨酰胺环化酶抑制剂可能通过破坏 NAFLD 实验模型中的 CCL2 从而减轻肝炎[54]。此外，马拉韦罗作为一种 CCR5 的拮抗剂，在 NAFLD 小鼠模型中显示出改善肝脂肪变性发展的能力。混合谱系激酶 3（MLK3）的药理抑制作用介导了含 CXCL10 的细胞外囊泡从脂毒性肝细胞中释放出来的过程。抗 CXCL16 可减少 NAFLD 肝巨噬细胞浸润和脂肪肝变性[55]。提示趋化因子及其受体可能是 NAFLD 的潜在治疗靶点。趋化因子及其受体在 NAFLD 中的应用需要进一步研究。

如图 25-2 所示，趋化因子受体 CXCR4 和 CXCR7 的下游信号有以下作用：①调节配体的可用性；②和特定配体有共同的亲和力，能够竞争结合；③受体相互作用；④通过 G 蛋白或 β-arrestin 的耦联来启动下游信号通路；⑤不同信号激酶的激活和磷酸化。这些机制使细胞能够广泛而良好地调控受体激活的反应。

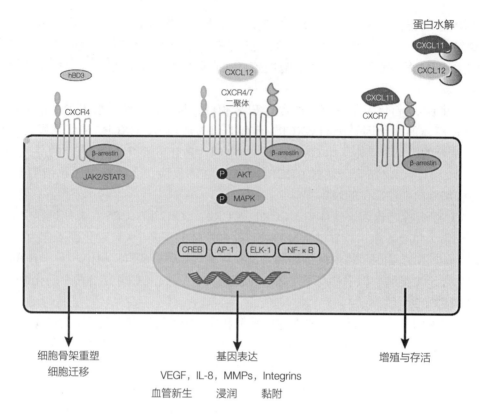

图25-2　CXCR4和CXCR7信号的调节

 第二节　**趋化因子的分类与生物学功能研究进展**

一、趋化因子 CXCL12 及其受体 CXCR4 和 CXCR7 的信号转导研究

在不同的肿瘤细胞类型中，CXCL12 的受体 CXCR4 和 CXCR7 可能是单一表达，也可能是联合表达，这取决于分化状态和环境。例如，大多数人胶质母细胞瘤细胞系都表达 CXCR7，而不是 CXCR4；小细胞肺癌细胞系转录 CXCR4，而不是 CXCR7；而在一些乳腺癌细胞系中可见这两种受体的同时表达[56]。当 CXCR4 和 CXCR7 同时表达时，可能会形成同源或异源二聚体，尤其是异源二聚体在下游信号的调节中起着重要的作用[57]。受体相互作用，G 蛋白和 β-arrestin 的招募，受体内化和特定细胞内信号通路的激活等等都受到异源二聚体的调节。

早期对 CXCR4 信号转导的研究显示，G 蛋白耦联后，Giα 亚基抑制腺苷酸环化酶产生较低的 cAMP 水平，而肌醇三磷酸（IP3）依赖于细胞内钙的动员。相比之下，CXCR7 缺乏 G 蛋白募集所必需的特定 DRYLAIV 模体，即使与配体结合也不能改变胞内钙浓度[58]。因此，CXCR7 最初的功能被认为是用于清除 CXCL12 以阻止 CXCR4 的信号传递，直到进一步的研究发现 CXCL12 介导的 CXCR7 单独激活可能引发细胞内信号通路的激活，如

MAP-kinase 通路。该信号转导依赖于 β-arrestin 的募集，其通常与活化的 7 跨膜受体的磷酸化丝氨酸残基结合，初始化配体 - 受体复合物的内化，这导致了细胞脱敏。然而，还可能有其他的 G 蛋白募集机制[59]。很多文献报道除了钙流入和仅由 CXCR4 介导的对腺苷酸环化酶的抑制，单独的 CXCR4 和 CXCR7 或单独的 CXCR7 均可以激活细胞内信号转导途径，包括 Akt 和 MAP 激酶的磷酸化途径（例如 ERK1/2，p38）和 JAK2 / STAT3 的激活。然而，一些以前的文献认为当 CXCL12 效应仅由 CXCR4 介导时，不能排除 CXCR7 对信号转导的作用。相关文献已经证实了 E26（ETS）样转录因子 1，核因子 κ-B（NF-κB），cAMP 应答元件结合蛋白质（CREB）和激活蛋白 -1（AP-1）的下游激活和易位[60-61]。

在早期研究中已经报道了 β-arrestin 介导了 CXCR4 内化，并且 CXCR7 也在配体结合时和 β-arrestin-2 募集时内化[62]。我们最近对 CXCR4 和 CXCR7 混合异质二聚体形成的研究结果表明，CXCR7 在与 CXCL11 结合时可能造成 CXCR4 内化，或者与不同的 CXCR4 配体结合时也可能造成 CXCR4 内化。CXCR4 向溶酶体的内化和运输的过程强烈依赖于在配体结合时泛素化的赖氨酸残基。有趣的是，细胞质中 CXCR7 的尾部在细胞表面表达时构成泛素化，而去泛素化仅在激动剂结合时发生，这可能是受体 - 配体复合物内化的支持信号[63]。因此，CXCR4 和 CXCR7 介导的信号通路的微调可以通过异质二聚体的共内部化和细胞质中的受体尾部泛素化对内部化和转运的差异调控来实现。

CXCR4 和 CXCR7 的共同配体是 CXCL12，CXCL12 在骨髓、淋巴结、肝和大脑等多种组织表达。有活性的 CXCL12 的浓度可以通过蛋白水解降解来调节，例如 CD26/DPP4（二肽基肽酶 4），它还通过与细胞外基质成分（如硫酸肝素蛋白聚糖）的连接和随后的调控释放[64]。CXCL12 存在于两个主要的剪接变体 CXCL12α 和 CXCL12β 中，其具有 4 个额外的氨基酸并且更耐受血清中 DPP4 的降解。在生理条件和浓度下，CXCL12 可以作为单体或二聚体存在，并且二聚体在适当的例子环境中更稳定，如细胞外基质的葡糖胺聚糖。有研究发现单体和二聚体 CXCL12 在体内的作用不同，但其具体机制还有待进一步研究阐明。

CXCR7 与另一种众所周知的趋化因子 CXCL11 相比，亲和力降低至十分之一。CXCL11/I-TAC（干扰素诱导的 T 细胞 α 趋化因子）在脑、胰腺、肺和脾等组织中均有表达，与主要存在于白细胞上的受体 CXCR3 相互作用，并可能被 DPP4 和 DPP8 蛋白水解[65]。尽管与 CXCL12 相比具有较低的亲和力，但 CXCL11 可与 CXCR7 结合并诱导 CXCR3 阴性肿瘤和非肿瘤细胞中的细胞内信号转导。

此外，报道发现了一些其他的 CXCR4 配体。巨噬细胞移动抑制因子（MIF）在结构上与 CXCL8 二聚体有关，但缺乏 N 端半胱氨酸残基。MIF 与 CXCR4 以及 CXCR2 的结合存在竞争，但 MIF 与 CXCR2 的亲和力较 CXCR4 低。MIF 可诱导钙内流和整联蛋白（integrin）激活，从而导致所研究的单核细胞和 T 细胞的停滞和趋化[66]。三叶因子（trefoil factor-2，TFF2）广泛表达于胃肠道，具有保护黏膜免受机械应激和炎症的作用。虽然 TFF 家族已经被证明可以激活多种信号通路，但在 TFF2 和 CXCR4 相互作用被报道之前，人们还不知道其表面受体。TFF2 通过 CXCR4 激活细胞内信号通路，促进淋巴细胞和上皮性肿瘤细胞增殖。然而，用于刺激的 TFF2 浓度相对较高（600nmol/L），尚未对 TFF 家族其他成员与 CXCR7 或其他趋化因子受体的结合进行进一步研究[67]。

据报道，除了这些非趋化因子激动剂之外，浓度相对较高（10μg/ml）的人 β-defensin 3

（hBD3）作为 CXCR4 的内源性拮抗剂，其结合并诱导 CXCR4 的内化，但不激活细胞内信号级联反应或引起细胞效应[68]。然而，这种内化会导致对 CXCL12 信号的脱敏，但也可能阻止 HIV 进入。

总之，CXCR4 和 CXCR7 具有各种不同亲和力的配体，这些配体可以广泛产生或局部浓缩而稳定或快速降解。这些配体可以特异性地结合 CXCR4 和 / 或 CXCR7，或者可以与其他（趋化因子）受体共享。结合 CXCR4 和 CXCR7 的表达模式、相互作用和内化，这种多样的配体可以允许对两种受体的下游信号转导进行微调，从而促进各种细胞效应。比如在生理和病理条件下，CXCR4 和 CXCR7 信号介导多种细胞效应。PI3K 活化主要导致细胞骨架重排，从而影响细胞迁移和趋化。MAPK 和 AKT 通路的激活促进细胞存活和增殖，多个基因的转录调控影响细胞的血管生成、侵袭和黏附。

二、CXCL12 与 CXCR4 在肿瘤生物学中的功能研究

胶质瘤一词概括了一组起源于胶质细胞的原发性颅内肿瘤，如星形胶质细胞瘤、少突胶质细胞瘤和混合肿瘤。高度恶性星形细胞瘤（WHO Ⅳ级，多形性胶质母细胞瘤，GBM）是成人中最常见的胶质肿瘤，尽管进行了手术和辅助放射及化疗，但预后较差[69]。

在人类胶质母细胞瘤中，受体 CXCR4 在血管生成区域被检测到表达，并且是在具有干细胞特性的胶质母细胞瘤细胞亚群中表达[70]。相比之下，大多数已建立的胶质母细胞瘤细胞系以及大多数分化程度更高的胶质母细胞瘤细胞只表达 CXCR7。在体外分化具有干细胞特性的胶质母细胞瘤中可以通过体外诱导，实现受体 CXCR4 表达下降、CXCR7 表达升高，同时伴随着形态学和标记物表达的改变。促炎细胞因子 TNF-α 和 IL-1β，生长因子如肝细胞生长因子（HGF），血管内皮生长因子（VEGF）或者缺氧，均可上调 CXCR4 的表达。使用替莫唑胺（一种用于胶质母细胞瘤辅助治疗的烷化药物）可诱导 CXCR7 的上调，但 CXCR7 对一些细胞因子、生长因子和缺氧等并不敏感[56]。

由大脑本身和胶质母细胞瘤细胞自身产生的 CXCL12 可通过以上所述的两种受体引起 MAPK 和 Akt 通路的激活[56, 71]。CXCR4 活化主要通过具有干细胞特性的胶质母细胞瘤细胞表达，通过调控基质金属蛋白酶（MMP）促进增殖、迁移、侵袭，通过调控 VEGF 促进血管生成。相反，CXCR7 的激活不影响胶质母细胞瘤细胞的增殖、迁移、蛋白酶或生长因子的表达，但可以防止细胞毒性药物诱导的细胞凋亡[56]。考虑到 CXCL12 在不同的胶质母细胞瘤细胞亚群中的不同影响，靶向的受体抑制剂似乎是一种新的治疗策略。CXCR4 拮抗剂 AMD3100（普乐沙福，plerixafor）已显示抑制小鼠胶质母细胞瘤异种移植物中的肿瘤生长，并且复发性胶质瘤的临床试验也在进行中，而 CXCR7 拮抗剂如 CCX662 目前已经进行了临床前研究。

除了胶质瘤，CXCL12 及其受体的表达在多种实体肿瘤和肿瘤细胞中都有报道，包括乳腺癌、肺癌、前列腺癌和胰腺癌[58, 72]。对于胶质瘤，增殖和促血管生成作用已被广泛研究，抗凋亡和存活作用也已被报道。肿瘤干细胞理论已被用于包括胶质瘤在内的许多其他类型的肿瘤，如乳腺癌、前列腺癌、结肠癌和胰腺癌。在前列腺癌的肿瘤祖细胞研究中发现，CXCR4 也有表达，CXCR4 靶向其拮抗剂 AMD3100 可提高异种移植物抗肿瘤治疗的效率[73]。而 CXCR4 和 CXCR7 在不同肿瘤细胞亚群中的明显分布是一种普遍特征还是

属于胶质瘤特异性，CXCL12-CXCR4/CXCR7 在非胶质瘤的肿瘤干细胞生物学中是否也发挥重要作用，目前尚不清楚。

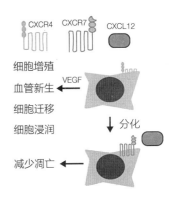

图25-3　CXCL12-CXCR4/CXCR7轴在胶质瘤发生发展中的作用

　　胶质瘤的发展仅限于中枢神经系统，但许多实体肿瘤趋向于释放肿瘤细胞，许多肿瘤细胞在附近的淋巴结或远处器官中驻留并形成转移。这种转移过程的关键步骤包括肿瘤细胞迁移和离开原发肿瘤，穿过内皮细胞和基底膜，在淋巴或血管中的迁移，正常实质器官的黏附、侵袭和浸润。CXCL12-CXCR4/CXCR7 轴在这些步骤发挥的作用如图 25-3 所示。

　　CXCL12 及其受体对肿瘤迁移的促进作用可能和提高细胞运动能力有关，例如通过影响细胞骨架重构[74]，或通过诱导、激活基质金属蛋白酶间接促进细胞迁移[75]。在靶向淋巴结和器官转移方面的研究中发现，外周血中 CXCL12（2ng/ml）可能促进血液转移和淋巴管转移。然而有研究发现，头颈部鳞状瘤细胞（HNSCC）内 CXCL12 高水平表达与较长的疾病无转移期以及较高的生存率相关。此外，CXCR7 对 CXCL12 的清除作用可能会减少肿瘤内 CXCR4 阳性肿瘤细胞，但到目前为止，这一假设只是推测性的[76]。

　　CXCR4 阳性肿瘤细胞向靶器官转移的过程可能受到组织内高 CXCL12 浓度的影响，例如在大脑和骨髓中，CXCL12 浓度可以吸引类似于白细胞祖细胞的受体肿瘤细胞趋化[77]。在到达靶器官之前，先要穿过内皮和基底膜（脑转移甚至透过血脑屏障）。CXCR4 和 CXCR7 也促进了这种跨细胞迁移（TEM）和外渗。最后，扩散的肿瘤细胞必须在目标环境中定居并生存，这依赖于相关生长因子、细胞因子 / 趋化因子和细胞外基质的组成[78]。例如，由贮脂细胞（Ito 细胞）分泌的 CXCL12 有利于肝转移，而在接种位点阻断 CXCL12-CXCR4，则可能会减小前列腺转移的程度[79]。

　　趋化因子 CXCL12 及其受体 CXCR4、CXCR7 在体内外对肿瘤细胞均有多种作用，包括促进肿瘤生长、侵袭、血管生成和进展。最初认为 CXCL12 只针对 CXCR4，而 CXCR7 作为"诱骗"受体只起到限制 CXCR4 作用的观点需要进一步探讨。虽然缺乏经典的 G 蛋白耦联，CXCR7 信号还可通过 arrestin 和其他可能的途径有效地传递。其他趋化因子和非趋化因子配体已被证实能够促进 CXCR4 和 CXCR7 信号转导。这些替代配体中最突出的似乎是 CXCL11，在研究肿瘤与基质细胞的相互作用时需要考虑到 CXCL11 是 CXCR7 的一种细胞因子诱导的趋化因子配体。此外，尽管对 CXCR4 在不同类型肿瘤中的表达已经有广泛的研究，但在肿瘤微环境中，这两种受体的共表达模式及其调控研究仍然较少。因此，需要更详细地研究 CXCL12-CXCR4 介导的肿瘤细胞相互作用。然而，考虑到这两种受体，CXCL12-CXCR4/CXCR7 仍然是一个值得研究的药物干预靶点。目前，CXCR4 和 CXCR7 的拮抗剂对包括原发性或复发性胶质瘤在内的多种肿瘤的疗效正处于临床前和临床研究阶段，但尚缺乏联合拮抗剂的开发。CXCL12-CXCR4 的相互作用在多种干细胞和祖细胞的迁移和转运中发挥着重要作用，因此这些研究应考虑受体拮抗剂可能严重干扰成体干细胞的生物功能。此外，体内和体外的拮抗药研究应与其他癌症疗法相结合，以充分发挥治疗潜力。

（马寅仲　陈乃宏）

参考文献

[1] BURKHARDT A M, et al. International Union of Basic and Clinical Pharmacology. [corrected]. L X X XI X. Update on the extended family of chemokine receptors and introducing a new nomenclature for atypical chemokine receptors. Pharmacol Rev, 2014, 66 (1): 1-79.

[2] CROWN S E, YU Y, SWEENEY M D, et al. Heterodimerization of CCR2 chemokines and regulation by glycosaminoglycan binding. J Biol Chem, 2006, 281 (35): 25438-25446.

[3] HANDEL T M, JOHNSON Z, RODRIGUES D H, et al. An engineered monomer of CCL2 has anti-inflammatory properties emphasizing the importance of oligomerization for chemokine activity in vivo. J Leukoc Biol, 2008, 84 (4): 1101-1108.

[4] KUSCHER K, DANELON G, PAOLETTI S, et al. Synergy-inducing chemokines enhance CCR2 ligand activities on monocytes. Eur J Immunol, 2009, 39 (4): 1118-1128.

[5] PAOLETTI S, PETKOVIC V, SEBASTIANI S, et al. A rich chemokine environment strongly enhances leukocyte migration and activities. Blood, 2005, 105 (9): 3405-3412.

[6] PROUDFOOT A E, UGUCCIONI M. Modulation of chemokine responses: synergy and cooperativity. Front Immunol, 2016, 7: 183.

[7] SCHIRALDI M, RAUCCI A, MUÑOZ L M, et al. HMGB1 promotes recruitment of inflammatory cells to damaged tissues by forming a complex with CXCL12 and signaling via CXCR4. J Exp Med, 2012, 209 (3): 551-563.

[8] ROLLINS B J. Chemokines. Blood, 1997, 90 (3): 909-928.

[9] STRIETER R M, BURDICK M D, GOMPERTS B N, et al. CXC chemokines in angiogenesis. Cytokine Growth Factor Rev, 2005, 16 (6): 593-609.

[10] YOSHIE O, IMAI T, NOMIYAMA H. Novel lymphocyte-specific CC chemokines and their receptors. J Leukoc Biol, 1997, 62 (5): 634-644.

[11] REISS K, MENTLEIN R, SIEVERS J, et al. Stromal cell-derived factor 1 is secreted by meningeal cells and acts as chemotactic factor on neuronal stem cells of the cerebellar external granular layer. Neuroscience, 2002, 115 (1): 295-305.

[12] PADOVANI-CLAUDIO D A, LIU L, RANSOHOFF R M, et al. Alterations in the oligodendrocyte lineage, myelin, and white matter in adult mice lacking the chemokine receptor CXCR2. Glia, 2006, 54 (5): 471-483.

[13] HATTERMANN K, LUDWIG A, GIESELMANN V, et al. The chemokine CXCL16 induces migration and invasion of glial precursor cells via its receptor CXCR6. Mol Cell Neurosci, 2008, 39 (1): 133-141.

[14] ADLER M W, GELLER E B, CHEN X, et al. Viewing chemokines as a third major system of communication in the brain. AAPS J, 2006, 7 (4): E865-E870.

[15] ROSTÈNE W, DANSEREAU M A, GODEFROY D, et al. Neurochemokines: a menage a trois providing new insights on the functions of chemokines in the central nervous system. J Neurochem, 2011, 118 (5): 680-694.

[16] KASAHARA T, MUKAIDA N, YAMASHITA K, et al. IL-1 and TNF-alpha induction of IL-8 and

monocyte chemotactic and activating factor (MCAF) mRNA expression in a human astrocytoma cell line. Immunology, 1991, 74 (1): 60-67.

[17] NARUMI S, HAMILTON T A. Inducible expression of murine IP-10 mRNA varies with the state of macrophage inflammatory activity. J Immunol, 1991, 146 (9): 3038-3044.

[18] SMITH W B, GAMBLE J R, CLARK-LEWIS I, et al. Interleukin-8 induces neutrophil transendothelial migration. Immunology, 1991, 72 (1): 65-72.

[19] EBISAWA M, YAMADA T, BICKEL C, et al. Eosinophil transendothelial migration induced by cytokines. III. Effect of the chemokine RANTES. J Immuno, 1994, 153 (5): 2153-2160.

[20] VAN GOLEN K L, YING C, SEQUEIRA L, et al. CCL2 induces prostate cancer transendothelial cell migration via activation of the small GTPase Rac. J Cell Biochem, 2008, 104 (5): 1587-1597.

[21] KEELEY E C, MEHRAD B, STRIETER R M. Chemokines as mediators of tumor angiogenesis and neovascularization. Exp Cell Res, 2011, 317 (5): 685-690.

[22] MURPHY P M, BAGGIOLINI M, CHARO I F, et al. International union of pharmacology. X XII. Nomenclature for chemokine receptors. Pharmacol Rev, 2000, 52 (1): 145-176.

[23] HARIBABU B, RICHARDSON R M, FISHER I, et al. Regulation of human chemokine receptors CXCR4. Role of phosphorylation in desensitization and internalization. J Biol Chem, 1997, 272 (45): 28726-28731.

[24] ORSINI M J, PARENT J L, MUNDELL S J, et al. Trafficking of the HIV coreceptor CXCR4. Role of arrestins and identification of residues in the c-terminal tail that mediate receptor internalization. J Biol Chem, 1999, 274 (43): 31076-31086.

[25] BARLIC J, KHANDAKER M H, MAHON E, et al. beta-arrestins regulate interleukin-8-induced CXCR1 internalization. J Biol Chem, 1999, 274 (23): 16287-16294.

[26] O'HAYRE M, SALANGA C L, HANDEL T M, et al. Chemokines and cancer: migration, intracellular signalling and intercellular communication in the microenvironment. Biochem J, 2008, 409 (3): 635-649.

[27] VANDERCAPPELLEN J, VAN DAMME J, STRUYF S. The role of CXC chemokines and their receptors in cancer. Cancer Lett, 2008, 267 (2): 226-244.

[28] MÜLLER A, HOMEY B, SOTO H, et al. Involvement of chemokine receptors in breast cancer metastasis. Nature, 2001, 410 (6824): 50-56.

[29] CHEN W, ZHANG J, FAN H N, et al. Function and therapeutic advances of chemokine and its receptor in nonalcoholic fatty liver disease. Therap Adv Gastroenterol, 2018, 11: 1756284818815184.

[30] BAGGIOLINI M. CXCL8 - The First Chemokine. Front Immunol, 2015, 6: 285.

[31] WALZ A, PEVERI P, ASCHAUER H, et al. Purification and amino acid sequencing of NAF, a novel neutrophil-activating factor produced by monocytes. Biochem Biophys Res Commun, 1987, 149 (2): 755-761.

[32] YOSHIMURA T, MATSUSHIMA K, TANAKA S, et al. Pillars article: purification of a human monocyte-derived neutrophil chemotactic factor that has peptide sequence similarity to other host defense cytokines. Proc. Natl. Acad. Sci. USA 1987. 84: 9233-9237. J Immunol, 2019, 202 (1): 5-9.

[33] GREGORY H, YOUNG J, SCHRÖDER J M, et al. Structure determination of a human lymphocyte

derived neutrophil activating peptide (LYNAP). Biochem Biophys Res Commun, 1988, 151 (2): 883-890.

[34] VAN DAMME J, VAN BEEUMEN J, OPDENAKKER G, et al. A novel, NH2-terminal sequence-characterized human monokine possessing neutrophil chemotactic, skin-reactive, and granulocytosis-promoting activity. J Exp Med, 1988, 167 (4): 1364-1376.

[35] LEBRUN P, SPIEGELBERG H L. Concomitant immunoglobulin E and immunoglobulin G1 formation in Nippostrongylus brasiliensis-infected mice. J Immunol, 1987, 139 (5): 1459-1465.

[36] LINDLEY I, ASCHAUER H, SEIFERT J M, et al. Synthesis and expression in Escherichia coli of the gene encoding monocyte-derived neutrophil-activating factor: biological equivalence between natural and recombinant neutrophil-activating factor. Proc Natl Acad Sci USA, 1988, 85 (23): 9199-9203.

[37] MOEPPS B, THELEN M. Monitoring Scavenging Activity of Chemokine Receptors. Methods Enzymol, 2016, 570: 87-118.

[38] PROUDFOOT A E, BORLAT F. Purification of recombinant chemokines from E. coli. Methods Mol Biol, 2000, 138: 75-87.

[39] WOLF M, MOSER B. Antimicrobial activities of chemokines: not just a side-effect? Front Immunol, 2012, 3: 213.

[40] YANG O O, SWANBERG S L, LU Z, et al. Enhanced inhibition of human immunodeficiency virus type 1 by Met-stromal-derived factor 1beta correlates with down-modulation of CXCR4. J Virol, 1999, 73 (6): 4582-4589.

[41] LU Q, BURNS M C, MCDEVITT P J, et al. Optimized procedures for producing biologically active chemokines. Protein Expr Purif, 2009, 65 (2): 251-260.

[42] VELDKAMP C T, KOPLINSKI C A, JENSEN D R, et al. Production of recombinant chemokines and validation of refolding. Methods Enzymol, 2016, 570: 539-565.

[43] CLARK-LEWIS I. Synthesis of chemokines. Methods Mol Biol, 2000, 138: 47-63.

[44] KIM K S, CLARK-LEWIS I, SYKES B D. Solution structure of GRO/melanoma growth stimulatory activity determined by 1H NMR spectroscopy. J Biol Chem, 1994, 269 (52): 32909-32915.

[45] BAGGIOLINI M. Chemokines and leukocyte traffic. Nature, 1998, 392 (6676): 565-568.

[46] THELEN M, STEIN J V. How chemokines invite leukocytes to dance. Nat Immunol, 2008, 9 (9): 953-959.

[47] THELEN M, UGUCCIONI M. Function of Chemokines and Their Receptors in Immunity - ScienceDirect. Encyclopedia of Immunobiology, 2016, 2: 572-578.

[48] FREDRIKSSON R, LAGERSTRÖM M C, LUNDIN L G, et al. The G-protein-coupled receptors in the human genome form five main families. Phylogenetic analysis, paralogon groups, and fingerprints. Mol Pharmacol, 2003, 63 (6): 1256-1272.

[49] KARIN N, WILDBAUM G, THELEN M. Biased signaling pathways via CXCR3 control the development and function of CD4[+] T cell subsets. J Leukoc Biol, 2016, 99 (6): 857-862.

[50] HAUSER M A, LEGLER D F. Common and biased signaling pathways of the chemokine receptor CCR7 elicited by its ligands CCL19 and CCL21 in leukocytes. J Leukoc Biol, 2016, 99 (6): 869-882.

[51] JONES S A, WOLF M, QIN S, et al. Different functions for the interleukin 8 receptors (IL-8R) of

human neutrophil leukocytes: NADPH oxidase and phospholipase D are activated through IL-8R1 but not IL-8R2. Proc Natl Acad Sci USA, 1996, 93 (13): 6682-6686.

[52] MIURA K, YANG L, VAN ROOIJEN N, et al. Hepatic recruitment of macrophages promotes nonalcoholic steatohepatitis through CCR2. Am J Physiol Gastrointest Liver Physiol, 2012, 302 (11): G1310-G1321.

[53] BAECK C, WEHR A, KARLMARK K R, et al. Pharmacological inhibition of the chemokine CCL2 (MCP-1) diminishes liver macrophage infiltration and steatohepatitis in chronic hepatic injury. Gut, 2012, 61 (3): 416-426.

[54] FRIEDMAN S, SANYAL A, GOODMAN Z, et al. Efficacy and safety study of cenicriviroc for the treatment of non-alcoholic steatohepatitis in adult subjects with liver fibrosis: CENTAUR Phase 2b study design. Contemp Clin Trials, 2016, 47: 356-365.

[55] WEHR A, BAECK C, ULMER F, et al. Pharmacological inhibition of the chemokine CXCL16 diminishes liver macrophage infiltration and steatohepatitis in chronic hepatic injury. PLoS One, 2014, 9 (11): e112327.

[56] HATTERMANN K, HELD-FEINDT J, LUCIUS R, et al. The chemokine receptor CXCR7 is highly expressed in human glioma cells and mediates antiapoptotic effects. Cancer Res, 2010, 70 (8): 3299-3308.

[57] LEVOYE A, BALABANIAN K, BALEUX F, et al. CXCR7 heterodimerizes with CXCR4 and regulates CXCL12-mediated G protein signaling. Blood, 2009, 113 (24): 6085-6093.

[58] BURNS J M, SUMMERS B C, WANG Y, et al. A novel chemokine receptor for SDF-1 and I-TAC involved in cell survival, cell adhesion, and tumor development. J Exp Med, 2006, 203 (9): 2201-2213.

[59] ODEMIS V, LIPFERT J, KRAFT R, et al. The presumed atypical chemokine receptor CXCR7 signals through G(i/o) proteins in primary rodent astrocytes and human glioma cells. Glia, 2012, 60 (3): 372-381.

[60] MAJKA M, RATAJCZAK J, KOWALSKA M A, et al. Binding of stromal derived factor-1alpha (SDF-1alpha) to CXCR4 chemokine receptor in normal human megakaryoblasts but not in platelets induces phosphorylation of mitogen-activated protein kinase p42/44 (MAPK), ELK-1 transcription factor and serine/threonine kinase AKT. Eur J Haematol, 2000, 64 (3): 164-172.

[61] HAN Y, HE T, HUANG D R, et al. TNF-alpha mediates SDF-1 alpha-induced NF-kappa B activation and cytotoxic effects in primary astrocytes. J Clin Invest, 2001, 108 (3): 425-435.

[62] LUKER K E, STEELE J M, MIHALKO L A, et al. Constitutive and chemokine-dependent internalization and recycling of CXCR7 in breast cancer cells to degrade chemokine ligands. Oncogene, 2010, 29 (32): 4599-4610.

[63] CANALS M, SCHOLTEN D J, DE MUNNIK S, et al. Ubiquitination of CXCR7 controls receptor trafficking. PLoS One, 2012, 7 (3): e34192.

[64] UCHIMURA K, MORIMOTO-TOMITA M, BISTRUP A, et al. HSulf-2, an extracellular endoglucosamine-6-sulfatase, selectively mobilizes heparin-bound growth factors and chemokines: effects on VEGF, FGF-1, and SDF-1. BMC Biochem, 2006, 7: 2.

[65] AJAMI K, PITMAN M R, WILSON C H, et al. Stromal cell-derived factors 1alpha and 1beta, inflammatory protein-10 and interferon-inducible T cell chemo-attractant are novel substrates of dipeptidyl peptidase 8. FEBS Lett, 2008, 582 (5): 819-825.

[66] BERNHAGEN J, KROHN R, LUE H, et al. MIF is a noncognate ligand of CXC chemokine receptors in inflammatory and atherogenic cell recruitment. Nat Med, 2007, 13 (5): 587-596.

[67] SAINI V, STAREN D M, ZIAREK J J, et al. The CXC chemokine receptor 4 ligands ubiquitin and stromal cell-derived factor-1α function through distinct receptor interactions. J Biol Chem, 2011, 286 (38): 33466-33477.

[68] FENG Z, DUBYAK G R, LEDERMAN M M, et al. Cutting edge: human beta defensin 3: a novel antagonist of the HIV-1 coreceptor CXCR4. J Immunol, 2006, 177 (2): 782-786.

[69] STUPP R, MASON W P, VAN DEN BENT M J, et al. Radiotherapy plus concomitant and adjuvant temozolomide for glioblastoma. N Engl J Med, 2005, 352 (10): 987-996.

[70] EHTESHAM M, MAPARA K Y, STEVENSON C B, et al. CXCR4 mediates the proliferation of glioblastoma progenitor cells. Cancer Lett, 2009, 274 (2): 305-312.

[71] PING Y F, YAO X H, JIANG J Y, et al. The chemokine CXCL12 and its receptor CXCR4 promote glioma stem cell-mediated VEGF production and tumour angiogenesis via PI3K/AKT signalling. J Pathol, 2011, 224 (3): 344-354.

[72] WANG J, SHIOZAWA Y, WANG J, et al. The role of CXCR7/RDC1 as a chemokine receptor for CXCL12/SDF-1 in prostate cancer. J Biol Chem, 2008, 283 (7): 4283-4294.

[73] DUBROVSKA A, ELLIOTT J, SALAMONE R J, et al. CXCR4 expression in prostate cancer progenitor cells. PLoS One, 2012, 7 (2): e31226.

[74] KIJIMA T, MAULIK G, MA PC, et al. Regulation of cellular proliferation, cytoskeletal function, and signal transduction through CXCR4 and c-Kit in small cell lung cancer cells. Cancer Res, 2002, 62 (21): 6304-6311.

[75] ZHANG R, PAN X, HUANG Z, et al. Osteopontin enhances the expression and activity of MMP-2 via the SDF-1/CXCR4 axis in hepatocellular carcinoma cell lines. PLoS One, 2011, 6 (8): e23831.

[76] IWASA S, YANAGAWA T, FAN J, et al. Expression of CXCR4 and its ligand SDF-1 in intestinal-type gastric cancer is associated with lymph node and liver metastasis. Anticancer Res, 2009, 29 (11): 4751-4758.

[77] TAICHMAN R S, COOPER C, KELLER E T, et al. Use of the stromal cell-derived factor-1/CXCR4 pathway in prostate cancer metastasis to bone. Cancer Res, 2002, 62 (6): 1832-1837.

[78] ZABEL B A, LEWÉN S, BERAHOVICH R D, et al. The novel chemokine receptor CXCR7 regulates trans-endothelial migration of cancer cells. Mol Cancer, 2011, 10: 73.

[79] SUN Y X, SCHNEIDER A, JUNG Y, et al. Skeletal localization and neutralization of the SDF-1 (CXCL12)/CXCR4 axis blocks prostate cancer metastasis and growth in osseous sites in vivo. J Bone Miner Res, 2005, 20 (2): 318-329.

26

第二十六章

以趋化因子为靶点的神经系统创新药物研发策略

大量研究证明，趋化因子除了参与免疫系统的调节外，在中枢神经系统中也发挥重要作用[1-2]。许多趋化因子及其受体在中枢神经系统的多种细胞中组成型表达，参与多种神经生理和病理过程，特别是细胞间的交流，如参与神经元的激活、神经信号的传导、介导神经细胞的趋化和递质释放等。研究表明，趋化因子及其受体参与了多发性硬化（MS）、阿尔茨海默病（AD）、脑卒中、脑外伤和疼痛等病理过程，针对趋化因子及其受体的干预能够影响这些疾病病理过程的发生和发展（图 26-1）[3]。因此，以趋化因子及其受体为靶点也成为药物研发的热点。本章主要介绍以趋化因子为靶点的神经系统创新药物的研究进展及研发策略，为相关新药研发提供参考依据。

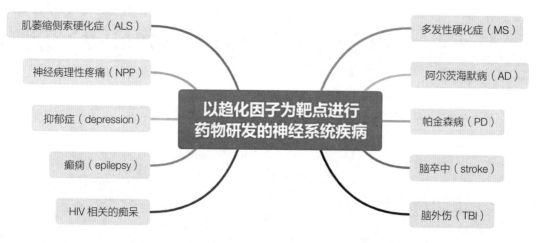

图26-1　以趋化因子为靶点进行药物研发的神经系统疾病

一、以趋化因子为靶点的抗多发性硬化药物研究进展及研发策略

多发性硬化（multiple sclerosis，MS）是一种脱髓鞘性神经病变，患者脑或脊髓中的神经细胞表面的髓鞘受到破坏，导致神经系统信号转导受损，引起肢体无力、感觉异常、共济失调、精神异常等一系列症状。MS 的病因和发病机制至今尚未完全明确，其主要病理因素包括自身免疫、病毒感染、遗传倾向、环境因素及个体易感等。其中，免疫系统受损可能是其主要发病机制。

中枢神经系统中自身反应性 T 细胞，巨噬细胞和其他炎性免疫细胞的浸润、积聚和活化是 MS 神经病理发生和发展的关键步骤。在 MS 中，趋化因子及其受体在诱导致病细胞进入神经系统中起主要作用。目前已经有许多研究调查了趋化因子及其受体水平或活性的变化如何促进免疫细胞向神经系统迁移并导致 MS 的机制。在 MS 患者的脱髓鞘病变和脑脊髓液中，特异性趋化因子和趋化因子受体的表达上调，其中涉及的趋化因子及其受体包括：CXCR3 和 CXCL9/CXCL10、CCR2 和 CCL2、CXCR4 和 CXCL12、CCR1 和 CCL3/CCL4/CCL5、CCR5 和 CCL3/CCL4/CCL5、CCR6 和 CCL20、CCR4 和 CCL22 等均与 MS 的病理过程相关 [4]。这些趋化因子通过与其相应的受体结合介导炎症反应影响 MS 的进程和发展。因此，调节趋化因子及其受体成为治疗 MS 的新策略。

研究表明，通过调节趋化因子系统，即干扰趋化因子 - 受体相互作用可以起到治疗 MS 的作用，包括趋化因子受体拮抗剂、中和抗体和趋化因子结合蛋白等阻断趋化因子和受体的结合。此外，减弱趋化因子相关的信号转导机制，如减少趋化因子的合成以及与受体结合后的作用、降低趋化因子的翻译水平，以及趋化因子突变也是治疗 MS 的重要策略。

目前，针对 MS 相关的趋化因子的药物研发已经取得了一定的进展，发现了一些趋化因子受体拮抗剂，而且已经有部分药物进入临床试验。如 CCR1 拮抗剂 BX-471、MLN-3897 和 MLN-3701，CCR2 拮抗剂 MLN-1202、INCB-8696、MK-0812 和 CCX-915。但由于疗效和成药性问题，BX-471、MLN-3897、MK-0812 和 CCX-915 已经终止临床试验，而 MLN-3701、MLN-1202、INCB-8696 正在进行 II 期临床试验 [5]。

研究表明，由于趋化因子 - 受体相互作用的复杂性，仅阻断趋化因子网络中的一个成员对于 MS 的治疗是不够的。一方面，趋化因子的异源二聚体、异二聚体和寡聚体以及趋化因子受体的异二聚体增加了趋化因子网络的复杂性。另一方面，趋化因子除了对细胞的趋化作用外，还参与了其他过程的调节，如血管生成、造血和器官发生等。因此，准确确定由特定趋化因子调节的其他过程至关重要。此外，由于多种趋化因子的受体相同，或者趋化因子水平比受体更容易上调，因此用靶向趋化因子受体的抗体比趋化因子本身更有效，如靶向 CCR1 和 CCR5 比 MIP1-α 或 RANTES 更有效 [6]。

尽管趋化因子受体拮抗剂在 MS 动物模型中的数据显示了其治疗 MS 的有效性，但与临床试验的结果还存在一定差异。在不同种属之间，趋化因子及其受体的多样性及其补偿机制不同，使得在动物模型中获得的有效药物难以应用于临床。此外，几种人类特有的趋化因子在啮齿动物中没有功能和 / 或结构同源物，这使得结果难以扩展到人类。

MS 是一种复杂的疾病，简单地阻断一种受体进行治疗并未取得较好的效果。因此，如果能将患者细分为趋化因子受体特异性亚群，就可以精确选择特异的趋化因子受体拮抗剂来治疗 MS。尽管目前的临床研究结果尚不理想，但趋化因子及其受体仍然是 MS 治疗的有希望的靶点。

二、以趋化因子为靶点的抗阿尔茨海默病药物研究进展及研发策略

阿尔茨海默病（AD）是一种进行性和不可逆转的神经退行性疾病。在 AD 患者中，记忆和认知功能逐渐被破坏，并最终发展成为综合性认知功能障碍。AD 的主要神经病理

学标志包括 β 淀粉样蛋白（Aβ）的细胞外沉积形成的老年斑，由 τ 蛋白形成的细胞内神经原纤维缠结以及神经元和突触的缺乏 [7]。

AD 的发病机制复杂，涉及多种学说，如 β 淀粉样蛋白学说、τ 蛋白代谢异常学说、自由基损伤学说、炎症反应学说、胆碱能损害学说等。目前并没有可以阻止或逆转 AD 病程的治疗药物，只有少数药物可以暂时缓解或改善症状，如乙酰胆碱酯酶抑制剂和 N- 甲基 -D- 天冬氨酸受体拮抗剂等。因此，研发新的有效的治疗药物成为全球热点。而随着针对 β 淀粉样蛋白药物研发的不断失败，人们开始将目光转移到了其他发病机制上。

慢性神经炎症是 Aβ 引发的继发性反应，也是 AD 的重要病理特征之一。炎症病变会促进 AD 样神经衰退性病变的发展。在此过程中，Aβ 沉淀物会刺激神经胶质细胞释放细胞因子。这些细胞因子不仅可以诱导炎症细胞进入中枢神经系统，参与神经免疫炎症过程，还可以选择性地诱发白细胞释放整合素、促炎因子和黏附分子，进一步加剧炎症反应，炎症又影响趋化因子及其他细胞因子的表达，形成一种反馈调节机制。与正常人相比，AD 患者血清、脑脊液和脑组织中多种趋化因子的水平发生了不同程度的变化。因此，趋化因子及其受体参与了 AD 的病理发展过程。趋化因子及其受体可以通过激活星形胶质细胞和小胶质细胞诱导炎症反应、诱导细胞迁移、影响 β 淀粉样蛋白斑块和神经原纤维缠结的形成过程、直接对神经元产生毒性作用等参与 AD 的病理过程。临床研究发现，AD 患者的血清、脑脊液和脑组织中趋化因子及其受体水平发生了显著的变化，并且与 AD 的病理进程密切相关 [8]。目前发现的涉及 AD 病理过程的趋化因子及其受体包括 MCP-1/CCR2、fractalkine/CX3CR1、SDF-1α/CXCR4、MIP-1α/CCR5、IP-10/CXCR3、IL-8/CXCR1/CXCR2 和 RANTES/CCR1/CCR3/CCR5 等，这将为 AD 的治疗提供新的治疗靶点和策略 [9]。

研究发现，利用趋化因子受体拮抗剂、小干扰 RNA（siRNA）和其他干扰趋化因子网络的方法能够影响 AD 的病理过程。CCR5 拮抗剂 DAPTA 能够减轻神经炎症，改善 AD 症状。在大鼠 AD 模型中，CXCR2 拮抗剂 SB332235 抑制炎症反应，发挥神经保护作用 [10]。尽管以趋化因子及其受体为靶点的药物研发在 AD 动物模型中取得了一定进展，但临床试验尚需一定的时间。而在经历了多次失败的抗 AD 药物研发亟需新的突破口，趋化因子及其受体可能成为新的抗 AD 药物研发的热点。

三、以趋化因子为靶点的抗脑卒中药物研究进展及研发策略

脑卒中是严重威胁人类健康和生命安全的重大疾病，发病机制复杂。近年来，越来越多的证据表明炎症反应是加重脑卒中的一个重要因素。脑卒中与一系列的炎症反应有关，如循环中免疫细胞（如中性粒细胞、淋巴细胞、巨噬细胞）的浸润、脑内固有细胞（如星形胶质细胞、小胶质细胞、内皮细胞）的激活。这些细胞能够表达和释放一些前炎症介质（如细胞因子、趋化因子等），这些前炎症介质使血管内皮细胞表面的黏附分子表达上调，诱导炎症细胞向缺血区募集，而募集的炎症细胞又可以表达释放细胞因子和趋化因子，进一步激活星形胶质细胞和小胶质细胞，并最终导致神经元的死亡，加重组织损伤 [11]。

许多研究报道缺血脑组织中趋化因子的表达在炎症细胞浸润的过程中发挥了重要的作

用。已有的研究证实了一些趋化因子通过趋化炎症细胞的迁移、介导炎症损伤，在脑卒中中发挥有害作用。另外一些研究则证实，有些趋化因子可能通过促进神经干细胞的迁移保护缺血脑组织[12]。

在脑缺血的实验动物模型中，阻断大脑中动脉能够引起多种趋化因子及其受体表达的增加，如 CXCL1、CXCL8、CXCL10、CCL2、CCL3、CCL4、CCL7、CX3CL1 和趋化因子受体 CXCR3 及 CX3CR1 等[13]。而通过抑制这些趋化因子及其受体对缺血性脑损伤具有明显的保护作用。因此，趋化因子及其受体已经成为抗缺血药物治疗的新靶点。

现在，针对趋化因子及其受体的抗脑卒中药物取得了一定的进展。CXCR4 拮抗剂 AMD3100（普乐沙福，plerixafor）是 FDA 批准的作为造血干细胞动员剂用于临床，研究发现 AMD3100 能够减轻炎症反应，改善脑卒中预后[14]。此外，CXCR4 拮抗剂 CX549 也对脑卒中具有神经保护作用[15]。CCR5 拮抗剂马拉韦罗是 FDA 批准的用于成人 HIV 患者的抗逆转录病毒新药，其在脑卒中的 II 期临床试验中显示能够改善脑卒中的预后。而针对趋化因子及其受体的基因敲除研究也显示对脑缺血有一定的干预作用。MCP-1、CCR2、RANTES 和 FKN 等基因的敲除研究均能够显著降低脑梗死体积，保护缺血脑组织。

此外，趋化因子在脑缺血中可以促进神经干细胞的迁移，参与发挥神经保护作用。脑缺血后中枢神经系统干细胞被激活，发生增殖、迁移和分化。MCP-1 能够趋化神经母细胞向缺血区定向迁移，而 MCP-1 或 CCR2 基因敲除小鼠神经母细胞向缺血部位的定向迁移则显著减少。骨髓基质细胞和人脐带血干细胞在特定的诱导条件下可向神经元样细胞分化，移植的骨髓基质细胞和人脐带血干细胞均能显著改善脑缺血后神经功能缺陷。研究发现，MCP-1 有增强人骨髓基质细胞的迁移活动和促进人脐带血干细胞移行的作用，脑缺血后 24 小时移植人脐带血（HUCB）的报道表明，脑缺血后时间较长（48 小时）可能对这些细胞的移植更为有利，这就可能进一步延长脑卒中的治疗时间窗。脑缺血后神经再生过程也有 SDF-1/CXCR4 系统的参与。脑缺血后 SDF-1 与脑室下区（SVZ）神经祖细胞表面的 CXCR4 结合，趋化神经祖细胞向缺血区迁移以发挥神经修复作用，而应用 CXCR4 阻滞剂则能显著抑制神经祖细胞迁移。以上研究表明，在脑缺血中，发挥趋化因子促神经干细胞的迁移作用对于脑卒中后的神经功能恢复具有重要的治疗价值。因此，如何抑制趋化因子及其受体引起的炎症反应，发挥其神经干细胞迁移作用是治疗脑卒中的关键，这也为趋化因子类的抗脑卒中药物研发提供了新的思路。

由于炎症反应是脑卒中的重要病理过程，贯穿于脑卒中的发生和发展的全过程。因此，以趋化因子及其受体为靶点进行干预能够扩大脑卒中的治疗时间窗。目前的实验研究已经证明，针对趋化因子及其受体的药物干预对脑卒中的治疗具有积极的作用。因此，针对抗脑卒中的趋化因子类药物的治疗和研发应注意：①联合用药。由于脑卒中病理机制复杂，只针对神经炎症的干预对于脑卒中的治疗效果有限。因此，抑制趋化因子及其受体的同时与组织型纤溶酶原激活物（t-PA）溶栓联合应用可能扩大 t-PA 的治疗时间窗，发挥神经保护作用。②治疗时间的选择。脑卒中病理过程随时间而变化，不同时期的治疗手段也有所不同，如何在不同的时间点对趋化因子进行相应干预，趋利避害，值得深入研究。③趋化因子及其受体治疗药物的选择。在脑卒中的病理过程中，大量趋化因子及其受体发生改变，每一类趋化因子的作用各有侧重，又相互重叠，选择特异性还是广谱性的趋化因子及其受体拮抗剂，让其在抑制神经炎症的同时发挥其有益的作用，仍然需要进一步研究。④改善脑卒中的预后。在脑卒中后期，针对趋化因子及其受体的干预可以促进神经干细胞的迁移和神经功能恢复，对脑卒中的预后治疗具有重要意义，也是抗脑卒中新药研发的重要方向。

四、以趋化因子为靶点的抗帕金森病药物研究进展及研发策略

帕金森病（PD）作为一种老年多发的中枢神经系统中常见疾病之一，主要表现为静止性震颤、齿轮样强直、运动迟缓和姿势性反射障碍等症状。PD 以黑质区多巴胺能神经元变性缺失和路易体的形成为其主要病理特征。研究显示，PD 患者炎症反应明显，炎症 T 细胞亚型活化、炎症细胞因子和趋化因子增加，B 细胞抗体分泌活动增强。

研究表明，T 淋巴细胞侵入到黑质纹状体系统可能与趋化因子及其受体有关。Th1 通常免疫标记为 CD4/CXCR3，Th2 标记为 CD4/CCR4，Th17 标记为 CD4/CD45RO/CCR6，提示三者表面都稳定表达着一些趋化因子受体。而 CNS 中的小胶质细胞可以分泌和释放众多的趋化因子，如 CCL2、CCL3、CCL5、CXCL8 ～ 11、CXCL16 等，同时表面也存在趋化因子受体。因此 T 淋巴细胞可以在趋化因子的作用下通过受损的 BBB，进入 CNS 而发挥免疫应答作用。在 PD 的病理变化过程中，一些趋化因子及其受体的表达发生了显著的变化，如 CXCR4/CXCL12 不仅在 PD 患者的黑质 - 纹状体系统中的表达增加，而且在外周血单核细胞中 CXCR4 的表达也显著增加，并且 CXCL12 的血清水平比正常人显著升高。MCP-1/CCR2 在 PD 患者的外周血单核细胞和脑脊液中的表达升高，并与其病理变化相关[16]。而 CCL3、CCL11、CCL24、CXCL8 和 CXCL10 在 PD 患者血清中的水平并未发生明显变化[17]。这就提示在 PD 患者中，存在特异的趋化因子及其受体参与 PD 的病理过程调控，干预这些趋化因子可能产生积极的治疗作用。

目前 PD 的治疗主要是对症治疗，仅能起到缓解症状的作用，不能逆转病情，因此加强对 PD 神经免疫炎症机制的研究，从中发掘 PD 治疗上的突破点具有重要意义。趋化因子及其受体相关通路在神经炎症中发挥了重要作用，以趋化因子网络为靶点能够调控神经炎症，发挥治疗 PD 的作用。目前以趋化因子及其受体网络为靶点的抗 PD 药物的研究较少，尚不能确定趋化因子网络是否能够成为抗 PD 药物的治疗靶点。但是，鉴于特定趋化因子及其受体在外周血细胞及血清中的变化水平，趋化因子及其受体可能成为诊断 PD 的潜在生物标志物，为 PD 的诊断提供有价值的信息。

五、以趋化因子为靶点的抗肌萎缩侧索硬化药物研究进展及研发策略

肌萎缩侧索硬化（amyotrophic lateral sclerosis，ALS）是一种严重的神经系统变性疾病，该疾病为选择性中枢神经系统上下运动神经元丢失，临床表现为进行性加重的肌肉萎缩、无力，严重时影响呼吸肌，出现呼吸衰竭，生存期从数月到几十年不等，病程通常是在首次症状出现后的 3 年内。研究发现，遗传、免疫炎症、神经纤维丝重链基因突变、氨基酸兴奋性中毒等多种病理机制与 ALS 的发病相关，其中免疫炎症机制引起越来越多的注意。

多项研究表明神经炎症在介导神经元损伤和疾病进展中起着至关重要的作用。在

ALS 患者和突变型 SOD1 小鼠模型的脑干和脊髓等病变组织中出现大量小胶质细胞的活化增殖，T 淋巴细胞的浸润以及各种炎症因子的产生，均提示神经炎症参与 ALS 的发生发展过程。在运动神经元受损早期的 ALS 动物模型中，激活的小胶质细胞可释放细胞因子和营养因子修复损伤的运动神经元，促进再生，这一过程可能与 fractalkine 有关。此外，通过与小胶质细胞受体 CX3CR1 结合，fractalkine 参与了神经元和胶质细胞间的作用。ALS 病程中，fractalkine 对受损的运动神经元可能起保护作用，ALS 患者的血浆 fractalkine 水平比正常人低，提示其与 ALS 有一定关联[18]。

在 ALS 患者的外周血单核细胞中 CCR2mRNA 表达降低，与轻度损伤的 ALS 患者相比，严重和中度损伤的 ALS 患者中 CCR2 阳性的外周血单核细胞和 CCR2 mRNA 的转录水平均显著降低，导致变性部位白细胞的浸润减少，这也直接揭示了其神经保护作用[19]。另一项研究表明，单核细胞激活可能在 ALS 病理过程中发挥重要作用。MCP-1 在 ALS 患者血浆中的水平显著升高，但 CCR2 水平显著降低，表明单核细胞 CCR2 的表达与 ALS 中单核细胞 / 巨噬细胞活化的程度呈负相关[20]。因此，有缺陷的单核细胞 / 巨噬细胞可能在 ALS 中发挥积极作用。另外，CX3CR1 基因的变异也影响 ALS 患者的存活[21]。这些研究均表明在 ALS 中，趋化因子及其受体发挥了重要的作用。

目前，美国 FDA 批准用于 ALS 治疗并在我国上市的药物只有利鲁唑（riluzole）和依达拉奉（edaravone），临床上亟需更多针对不同靶点的药物以供选择。在抗神经炎症方面，塞来昔布、重组人促红素、醋酸格拉替雷、米诺环素、NP001、吡格列酮和丙戊酸钠在 SOD1 模型小鼠中有一定的效果，然而在临床试验中全部失败。鉴于趋化因子及其受体相关通路在神经炎症中的作用，以此为靶点可能对 ALS 的治疗具有一定的作用。但是，目前对趋化因子及其受体在 ALS 中的作用研究较少，缺乏相关药物的研究信息，尚不能确定基于趋化因子及其受体相关靶点的药物是否会对 ALS 的治疗产生积极作用。

六、以趋化因子为靶点的抗创伤性脑损伤药物研究进展及研发策略

创伤性脑损伤（traumatic brain injury，TBI），即外力造成的大脑创伤性结构损害和 / 或神经生理功能紊乱。无论在平时生活、体育或是战时军事斗争中，TBI 均有很高的发生率。TBI 致伤机制复杂，其对人体的损害作用主要分为机械性冲击造成的原发性损伤和一系列病理生理过程触发的继发性损伤。后者包括脑组织缺血缺氧损伤、兴奋性毒性、氧化应激和慢性炎症等，造成迟发性和长期性脑损伤，为幸存者留下严重的远期后遗症。

TBI 的继发性损伤的变化具有时间相关性，其病理生理过程大体可分为 3 个阶段，但却又相互重叠。早期阶段通常发生在 24 小时以内，主要是由于脑血流量减少引发的缺血级联反应，引发钙超载、线粒体功能障碍等一系列能量代谢障碍，进而导致细胞死亡；中期阶段是脑创伤后几天内，由于神经炎症的发生，进一步导致血管损伤和血脑屏障破坏，引起脑水肿；最后阶段发生在几周甚至几个月，与 TBI 患者的不良预后相关。

脑损伤后炎症细胞因子表达发生改变，且迁延整个病理过程，已经成为研究脑损伤发生发展机制、病理生理变化和药物研发的新突破点，探究它们在脑损伤中的作用将有助于诊断、实施合理的临床治疗方案和判断预后。脑损伤后，多种趋化因子的表达发生改变，如 CCL2、CCL3、CXCL1、CXCL2、CXCL8/IL-8、CXCL10、CCR2、CCR5、CXCR4 和

CX3CR1 的表达。在动物模型中，许多细胞因子和趋化因子的水平在 TBI 后 4 ～ 12 小时达到峰值 [22]。此外，大多数趋化因子在脑脊液中的含量高于血浆，表明趋化因子主要由脑内细胞表达和释放。

由于不能完全预防损伤，因此阻断继发性脑病理学的发展成为脑创伤的主要治疗策略。趋化因子及其受体在 TBI 中的特异性改变，使之成为 TBI 治疗的潜在靶标。早期研究结果表明减少 CCR2 信号转导能够改善认知和神经功能以及组织损伤的神经病理学特征。由于 CCR2 在大脑的多种细胞中表达，包括浸润的炎症细胞。因此，当以 CCR2 为靶点时，应明确 CCR2 在这些细胞中的确切作用，以减少 CCR2 引起的副作用。此外，随着干细胞治疗的发展，CXCR4+ 神经干细胞的移植或激活常驻 CXCR4+ 细胞可能成为脑创伤可行的治疗选择 [23]。此外，其他与 TBI 相关的趋化因子及受体的改变，都应阐明其在 TBI 中的功能及意义，在此基础上，再考虑作为药物靶标进行相应的药物开发，以最大限度的发挥治疗作用，避免毒副作用。

总之，趋化因子系统的某些特征，例如趋化因子的时间和空间调节及其在 TBI 中的受体变化，为药物开发提供了靶标。调节 TBI 中的趋化因子信号转导，这种方式有可能是通过预防初始损伤后引发的继发性病理学变化发挥治疗作用。由于 TBI 与神经退行性疾病风险之间的联系，TBI 的成功治疗可以潜在地降低神经退行性疾病的发生率。

七、以趋化因子为靶点的抗神经病理性疼痛药物研究进展及研发策略

神经病理性疼痛是慢性疼痛的一种，也是困扰人类健康的严重问题之一。临床上常见的炎症、外伤、手术、癌症、代谢性疾病、免疫性疾病等都可以引起神经病理性疼痛，表现为自发痛、触诱发痛和痛觉过敏。神经病理性疼痛的特点是疼痛剧烈，持续时间长，经常在原发病治愈后，疼痛依然存在数月、数年乃至终生。目前，我国至少有 1 600 万神经病理性疼痛患者。虽然临床治疗药物和手段众多，但只有 50% 的人可达到 30% 的缓解程度。

神经病理性疼痛通常是一种神经元可塑性的表现，包括外周敏化和中枢敏化，外周敏化指周围神经系统中初级感觉神经元的敏感性和兴奋性增加，中枢敏化指中枢神经系统中伤害性感受神经元的活性和兴奋性增加，两者均促进神经病理性疼痛的发展和维持。神经损伤后，损伤部位、背根神经节、脊髓的非神经元细胞释放多种炎症介质参与调节伤害性信息的传递。在受损神经中，会出现免疫细胞浸润并对神经病理性疼痛的早期启动发挥重要作用。脊髓、星形胶质细胞和小胶质细胞，不但发生形态上的改变，还出现胞内信号激酶的激活、膜受体和通道蛋白表达增加以及炎症介质的表达和释放增多。这些炎症介质包括促炎因子、趋化因子等作用于神经元或胶质细胞，从而增强神经元的兴奋性或进一步放大胶质细胞介导的炎症反应。

趋化因子及其受体所介导的信号转导通路是疼痛传导和治疗的重要分子机制。趋化因子可以通过激活伤害性神经元及其他损伤细胞的趋化因子受体来介导炎症反应，进而引起巨噬细胞和小胶质的活化，促进其迁移，并进一步活化。更重要的是，趋化因子还可以直接作用于伤害性感觉神经元从而产生兴奋和疼痛，如 RANTES、SDF-1α、MCP-1

和 fractalkine 等。此外，特定的趋化因子或趋化因子受体可以使周围神经损伤的感应超敏化，最终导致慢性疼痛状态。目前，趋化因子及其受体和相关的信号转导通路已被证实是潜在的镇痛的重要机制和靶点，抑制趋化因子受体及功能的药物将成为治疗神经性疼痛新的研究方向。

神经病理性疼痛中趋化因子及其受体的表达、分布和功能已经在不同的疼痛动物模型上进行了研究。CCL2/CCR2、CXCL1/CXCR2、CX3CL1/CX3CR1、CCL21、CCL3、CXCL12/CXCR4、CCL5 和 CCL7 等已被证明与神经病理性疼痛的发生发展具有密切的关系[24]。如趋化因子 MCP-1 参与了炎症反应的同时，也通过激活背根神经节的 CCR2 直接诱导了疼痛。因此，抑制趋化因子及其受体具有两方面的作用，即减少炎症反应的同时发挥镇痛作用，这就为其在神经病理性疼痛中的应用奠定了基础。

神经元可塑性在神经病理性疼痛的发展和维持中发挥重要作用。因此，神经病理性疼痛治疗的发展一直以神经元作为靶点，尤其是阻断神经传递。虽然某些药物，如 NMDA 受体拮抗剂、选择性 5- 羟色胺 / 去甲肾上腺素再摄取抑制剂、阿片类镇痛药、钠通道阻滞剂和三环类抗抑郁药等，它们在一些患者中起到镇痛的作用，但往往只能短暂减轻疼痛。此外，这些药物存在严重的副作用，如恶心、镇静、嗜睡、眩晕以及镇痛耐受性等，这些副作用极大地限制了它们的临床应用。因此，开发新的治疗药物尤为迫切。目前的研究证明靶向趋化因子或趋化因子受体的药物，包括单克隆抗体、趋化因子突变体和小分子拮抗剂显示出了良好的镇痛作用。近年来，制药公司一直致力于针对不同的趋化因子受体非肽类小分子拮抗剂的研究，开发了多种趋化因子受体拮抗剂如 CCR1 ～ 5、CCR8、CCR9、CXCR1 ～ 4。但在临床试验中，并没有取得积极的疗效。其可能原因在于种属差异，药代动力学性质和药物组织分布的差异[25]。

神经病理性疼痛的治疗是临床面临的挑战。越来越多的证据表明，趋化因子调节神经元与胶质细胞的相互作用，这种作用在神经病理性疼痛的产生和维持中十分重要。因此，靶向趋化因子及其信号通路将可能成为治疗神经病理性疼痛的新方法。由于趋化因子系统的复杂性以及中枢神经系统内趋化因子的重要性，开发能够进入中枢神经系统的受体拮抗剂，并能靶向多种趋化因子受体，将成为治疗疼痛的有效手段。

八、以趋化因子为靶点的其他神经系统疾病药物研究进展及研发策略

除了上面提到的疾病外，在其他神经系统疾病中，如抑郁症、亨廷顿病、癫痫、焦虑、人类免疫缺陷病毒性脑病等疾病，趋化因子及其受体也发挥了重要的作用（表 26-1）。研究发现，CX3CL1/CX3CR1、CXCL8、CCL2、CCL3、CCL11、CXCL4、CXCL10 等与抑郁症的发生密切相关[26]。CX3CL1/CX3CR1、CCL2/CCR2 和 CXCL12/CXCR4 在人类免疫缺陷病毒性脑病中发挥重要作用[3]。CXCL13/CXCR5、MIP-1α/CCR5、CCL27、CCL28 和 CCR10 等参与了癫痫的病理过程[27]。目前，在这些疾病的药物研发中，针对趋化因子及其受体的药物研究在动物实验中也取得了一定的进展，但尚未有临床应用的报道。

表 26-1　参与不同神经系统疾病的趋化因子及受体汇总

疾病种类	参与的趋化因子及受体
多发性硬化	CXCR3、CXCL9/CXCL10、CCR2、CCL2、CXCR4、CXCL12、CCR1、CCL3/CCL4/CCL5、CCR5、CCL3/CCL4/CCL5、CCR6、CCL20、CCR4、CCL22
阿尔茨海默病	MCP-1/CCR2、fractalkine/CX3CR1、SDF-1α/CXCR4、MIP-1α/CCR5IP-10/CXCR3、IL-8/CXCR1/CXCR2、RANTES/CCR1/CCR3/CCR5
脑卒中	CXCL1、CXCL8、CXCL10、CCL2、CCL3、CCL4、CCL7、CX3CL1、CXCR3、CX3CR1
脑外伤	CCL2、CCL3、CXCL1、CXCL2、CXCL8 / IL-8、CXCL10、CCR2、CCR5、CXCR4、CX3CR1
帕金森病	CXCR4/CXCL12、MCP-1/CCR2
肌萎缩侧索硬化	CCR2、CX3CR1
神经病理性疼痛	CCL2/CCR2、CXCL1/CXCR2、CX3CL1/CX3CR1、CCL21、CCL3、CXCL12/CXCR4、CCL5 和 CCL7
人类免疫缺陷病毒性脑病	CX3CL1/CX3CR1、CCL2/CCR2 和 CXCL12/CXCR4
抑郁症	CX3CL1 /CX3CR1、CXCL8、CCL2、CCL3、CCL11、CXCL4、CXCL10
癫痫	CXCL13/CXCR5、MIP-1α/CCR5、CCL27、CCL28、CCR10

　　趋化因子及其受体的数量众多，参与多种神经系统疾病的病理过程。而在同一疾病中，涉及的趋化因子及其受体也较多。同时，趋化因子及其受体是一个复杂的网络，存在相互作用，在不同的病理时期发挥不同的作用，这些都为相应的药物研发带来了困难。但靶向趋化因子及其受体的优点在于趋化因子受体是 G 蛋白耦联受体，有助于药物的开发。然而趋化因子信号转导涉及多种疾病状态，目前只有两种靶向趋化因子受体的药物进入市场。而靶向趋化因子系统的困难在于多个趋化因子与多个受体的结合。

　　根据目前的研究进展及结果，我们认为针对趋化因子及其受体的药物研发策略应注意以下几方面：①由于神经炎症广泛参与中枢神经系统疾病，应根据疾病的病理特点选择特异的趋化因子及其受体进行相应的药物研发，以达到治疗疾病、减少不良反应的目的。②针对趋化因子及其受体在疾病中的变化规律及其在疾病不同时期的作用，选择特定时期进行干预可能取得更好的效果。③由于神经系统疾病病理机制复杂，涉及因素较多，只针对神经炎症的干预效果有限。因此多靶点多途径的治疗可能会产生更好的效果。天然产物具备多靶点的特性，并且具有较好的安全性和有效性，目前已经成为创新药物发现的热点。因此，从天然产物中进行趋化因子及其受体干预药物的筛选和研究，可能会获得更好的治疗药物。④由于种属之间的差异性，甚至一些趋化因子只在人体中表达，这就导致动物实验与临床试验的结果差异较大。因此，在进行相关药物的研究时一定要考虑种属差异。⑤由于神经系统疾病病理机制复杂，动物模型难以完全模拟临床病理变化过程，这也对趋化因子的作用研究造成了一定的困难。因此，以趋化因子为靶点的药物研发应该更注重从病理机制出发，建立更有临床代表性的动物模型，科学合理地设计临床试验，从而开发出预防、缓解甚至逆转病情的药物。⑥尽管目前以趋化因子及其受体相关通路为靶点的药物研发进展缓慢，但由于趋化因子及其受体在疾病中的表达变化具有一定的时间性和空间性。因此，可以考虑将趋化因子及其受体在外周血、血清、脑脊液等的变化作为神经系统疾病的潜在生物标志物，为疾病的早期诊断和治疗提供帮助。⑦目前，干细胞治疗已经广泛用于神经系统疾病的治疗中，如脑卒中、AD、TBI 等。趋化因子及其受体通路在神经系统发育、促进干细胞的迁移过程中也发挥了重要作用，可以以此为靶点进行相应的药物开发，促进神经系统的修复，从而达到治疗疾病的目的。

尽管针对趋化因子及其受体的药物研发存在诸多困难，但由于其在神经炎症中的重要作用，因此仍是神经系统疾病相关药物研发的重点。虽然目前趋化因子及其受体相关药物的临床前研究取得了一定的进展，但距临床应用仍然任重而道远。

（孔令雷）

参考文献

[1] CARTIER L, HARTLEY O, DUBOIS-DAUPHIN M, et al. Chemokine receptors in the central nervous system: role in brain inflammation and neurodegenerative diseases. Brain Res Brain Res Rev, 2005, 48 (1): 16-42.

[2] BANISADR G, ROSTÈNE W, KITABGI P, et al. Chemokines and brain functions. Curr Drug Targets Inflamm Allergy, 2005, 4 (3): 387-399.

[3] RÉAUX-LE GOAZIGO A, VAN STEENWINCKEL J, ROSTÈNE W, et al. Current status of chemokines in the adult CNS. Prog Neurobiol, 2013, 104: 67-92.

[4] MAZZI V. Cytokines and chemokines in multiple sclerosis. Clin Ter, 2015, 166 (1): e62-e66.

[5] SADEGHIAN-RIZI T, KHANAHMAD H, JAHANIAN-NAJAFABADI A. Therapeutic targeting of chemokines and chemokine receptors in multiple sclerosis: opportunities and challenges. CNS Neurol Disord Drug Targets, 2018, 17 (7): 496-508.

[6] HAMANN I, ZIPP F, INFANTE-DUARTE C. Therapeutic targeting of chemokine signaling in Multiple Sclerosis. J Neurol Sci, 2008, 274 (1/2): 31-38.

[7] MARTIN E, DELARASSE C. Complex role of chemokine mediators in animal models of Alzheimer's Disease. Biomed J, 2018, 41 (1): 34-40.

[8] LIU C, CUI G, ZHU M, et al. Neuroinflammation in Alzheimer's disease: chemokines produced by astrocytes and chemokine receptors. Int J Clin Exp Pathol, 2014, 7 (12): 8342-8355.

[9] 罗飘，楚世峰，朱天碧，等. 趋化因子参与阿尔茨海默病的研究进展. 中国药理学通报，2017，33（8）：1051-1055.

[10] RYU J K, CHO T, CHOI H B, et al. Pharmacological antagonism of interleukin-8 receptor CXCR2 inhibits inflammatory reactivity and is neuroprotective in an animal model of Alzheimer's disease. J Neuroinflammation, 2015, 12: 144.

[11] ANRATHER J, IADECOLA C. Inflammation and stroke: an overview. Neurotherapeutics, 2016, 13 (4): 661-670.

[12] FRANGOGIANNIS N G. Chemokines in ischemia and reperfusion. Thromb Haemost, 2007, 97 (5): 738-747.

[13] CHEN C, CHU S F, LIU D D, et al. Chemokines play complex roles in cerebral ischemia. Neurochem Int, 2018, 112: 146-158.

[14] HUANG J, LI Y, TANG Y, et al. CXCR4 antagonist AMD3100 protects blood-brain barrier integrity and reduces inflammatory response after focal ischemia in mice. Stroke, 2013, 44 (1): 190-197.

[15] WU K J, YU S J, SHIA K S, et al. A novel CXCR4 antagonist CX549 induces neuroprotection in stroke brain. Cell Transplant, 2017, 26 (4): 571-583.

[16] BAGHERI V, KHORRAMDELAZAD H, HASSANSHAHI G, et al. CXCL12 and CXCR4 in the peripheral blood of patients with Parkinson's disease. Neuroimmunomodulation, 2018, 25 (4): 201-205.

[17] SCALZO P, DE MIRANDA A S, GUERRA AMARAL D C, et al. Serum levels of chemokines in Parkinson's disease. Neuroimmunomodulation, 2011, 18 (4): 240-244.

[18] 阎俊, 徐运, 曹翔, 等. 肌萎缩侧索硬化患者血浆中趋化因子 FKN 表达降低及其意义. 南京医科大学学报（自然科学版）, 2017, 37（11）: 1441-1444.

[19] GUPTA P K, PRABHAKAR S, SHARMA N K, et al. Possible association between expression of chemokine receptor-2 (CCR2) and amyotrophic lateral sclerosis (ALS) patients of North India. PLoS One, 2012, 7 (6): e38382.

[20] ZHANG R, GASCON R, MILLER R G, et al. MCP-1 chemokine receptor CCR2 is decreased on circulating monocytes in sporadic amyotrophic lateral sclerosis (sALS). J Neuroimmunol, 2006, 179 (1/2): 87-93.

[21] CALVO A, MOGLIA C, CANOSA A, et al. Common polymorphisms of chemokine (C-X3-C motif) receptor 1 gene modify amyotrophic lateral sclerosis outcome: a population-based study. Muscle Nerve, 2018, 57 (2): 212-216.

[22] MORGANTI-KOSSMANN M C, SEMPLE B D, HELLEWELL S C, et al. The complexity of neuroinflammation consequent to traumatic brain injury: from research evidence to potential treatments. Acta Neuropathol, 2019, 137 (5): 731-755.

[23] GYONEVA S, RANSOHOFF R M. Inflammatory reaction after traumatic brain injury: therapeutic potential of targeting cell-cell communication by chemokines. Trends Pharmacol Sci, 2015, 36 (7): 471-480.

[24] MONTAGUE K, MALCANGIO M. The therapeutic potential of targeting chemokine signalling in the treatment of chronic pain. J Neurochem, 2017, 141 (4): 520-531.

[25] 高永静, 张志军, 曹德利. 趋化因子介导的神经炎症反应和神经病理性疼痛. 中国细胞生物学学报, 2014, 36（3）: 297-307.

[26] 郑清炼, 楚世峰, 任倩, 等. 趋化因子与抑郁症关系的研究进展. 中国药理学通报, 2019, 35（5）: 615-619.

[27] 彭安娇, 何时旭, 朱曦, 等. 炎症在癫痫发病机制中的研究进展. 癫痫杂志, 2018, 4（1）: 36-39.